Occupational Therapy in
Community-Based Practice Settings

地域に根ざした作業療法

理論と実践

Marjorie E. Scaffa──編著

山田　孝──監訳

協同医書出版社

Occupational Therapy in Community-Based Practice Settings / Marjorie E. Scaffa

The original English language work has
been published by F.A. DAVIS
Philadelphia, Pennsylvania, U.S.A.
Copyright © 2001. All rights reserved.

他の人々が無視するものを見,
他の人々が恐れるものを抱きしめ,
他の人々が通ることのできる新しい道を拓くような,
すべての特別の人々へ.

序　文

　25年前，私は最初に論文を書いた時に，良き指導者の1人であったFlorence Cromwell先生と一緒に仕事をする機会を得た．新聞は作業療法学生が地域場面で働く準備を始めたと解説した（Cromwell and Kielhofner, 1976）．私は，将来の作業療法実践の多くが地域実践になるであろうと認識していた良き指導者と仕事をするという幸運を体験した．四半世紀前には，これはまだ新しい考えであった．

　そのときから今日まで，ヘルスケア，健康実態人口統計学，そして健康サービスの資金提供などにおける多くの変化は，地域に根ざした実践を作業療法における実践の中で一般的なものに方向づけただけでなく，将来の方向性として最も有望なものにしてきた．

　私のかつての教え子の1人が，地域実践に関する初めての包括的な大著を編集し続けたことを目にして，私は大きな満足を感じている．この野心的な大著を作り上げている各章の視野と質を目にして，さらに大きな満足を感じている．地域実践は，地域の場面における物理的な場所以上のことを意味している．重要なことに，それは（第2章の中でScaffaが書いているように）伝統的な病院やリハビリテーション場面において見られたものとは異なるケアのパラダイムを示している．地域で働いているセラピストは，ほとんどが，実践に対する哲学，診療報酬，そして期待が，伝統的な医学的に定義づけられた場面とは非常に異なる組織の中で仕事をしているであろう．さらに，サービスを受けている人々の声や眼差しが，伝統的な場面におけるよりも，一段と重みを持つことが少なくないであろう．地域実践において効果的でありたいと望むセラピストは，新しい役割を担い，通常にはない危険を冒し，そして，創造的な方法でのサービスを心に描くという準備を受けなければならない．このように，地域実践は，25年前のようには変則的ではなくなってきているものの，それは作業療法のほとんどの人々にとっては，依然として新しい分野を代表するものである．

　Marjorie Scaffaと彼女の同僚は，地域実践における作業療法士のために，注目すべき資料を整理してくれている．各章の視野と奥行きは，一瞥しただけで，本書を地域実践に対する権威ある研究であり，また，かけがえのない資料である．

Gary Kielhofner, DrPH, OTR

Cromwell, F.S., and Kielhofner, G.(1976). An educational strategy for occupational therapy community service. American Journal of Occupational Therapy, 30, 629-633.

緒　言

　本書は，私が心理学を主専攻に，健康科学を副専攻にした学部生であったときに始まり，作業療法士になるために資格取得レベルの修士課程へと進学した専門職の旅における一つの側面の集大成である．Virginia Commonwealth 大学の作業療法学生であった年月に，私は人間作業モデルを紹介され，非医療場面での実践に向けた可能性に次第に興奮を覚えるようになった．レポートのテーマを選ぶ機会を与えられたときに，私は地域健康における作業療法の役割について書き，後に本書へと発展することになった種が蒔かれたのであった．

　作業療法士としての実践の中で，私は様々な場面で経験を積んできたが，最もエネルギーを燃やし，また，興奮したのは在宅健康実践であった．在宅でのサービスを提供することは，私を身辺処理，仕事，レジャーに参加するその人の日常生活の文脈の一部になるようにさせてくれた．私は，作業が，現実の生活環境の中で，人々とその家族にとっていかに多くの意味を持つものなのかということに深く印象づけられた．

　もし作業が機能を回復することができ，障害者とその家族の生活の質を強化することができるとすれば，おそらく，それはまた，障害を予防し，健康を増進するためにも用いることができるかもしれないという考えが，私の中に浮かんだ．こうして，家族と地域の健康に焦点を当てた健康教育における博士号に向けて，私の追求が始まった．私は，作業療法学で学んできたことの多くが予防と健康増進に役立てることができること，そして，作業療法実践家の思考法と概念的枠組みとは全く異なった健康教育者の思考法と概念的枠組みに接して自分が文化的に変容する必要があることを，間もなく実感した．私は，個人に向けたリハビリテーション的介入よりも，グループや母集団に向けた予防的介入を計画し，実行し，評価することに興味をそそられた．

　専門職の旅のこの時点で，私は失望，混乱，そして，ある意味では専門家としての特権の剥奪を感じ始めた．私は作業療法にも健康教育にも，全面的に属していなかったし，その意味では，戻る所のない雑種であったために，どちらにも不適任者であった．心の探求の数年の後，私は自分の両方の専門職としての同一性を吸収し始め，それが私に本書を構想させ，編集させ，書かせることになった．これは明らか，かつ率直な，健康の文脈としての地域の重要性の認識を持つ作業療法の教科書である．

　読者によっては，本書をこの専門分野における草分けと賞賛する方もいるかもしれない．しかし，それは正確には，1900年代初期に Hull Houese で実践したような作業療法への回帰である．読者によっては，本書を表面的であって，作業療法実践のためのきわめて伝統的な地域に根ざした場面を反映したものであり，また，実践家のための非常に有望ないくつかの新たな役割を無視するものであると批判する方もいるかもしれない．この教科書は文献に束縛されており，また，現在利用できる文書を支持しているというのは真実である．しかし，本書を通して，将来の実践の方向を思索するために，また，臨床に根ざした作業療法実践家を地域に根ざした実践場面の同僚として参加するよう促すために，努力が払われた．

　本書は，今日の作業療法における地域実践に関係する論点に関する役立つ書であり，また，この実践がなされる様々な場面の説明であってほしいと願っている．これは，学部学生のための教科書に予定されているが，また，医学モデルでの実践から地域に根ざした実践への移行を容易にしようと望んでいる実践家にとっても役立つことが示されているはずである．私は，予防，健康増進，地域健康におけるこの専門職の拡大しつつある役割に参加し，また，貢献する機会を得たことに感謝している．

Marjorie E. Scaffa

監訳者序文

　本書 "Occupational Therapy in Community-Based Practice Settings" を最初に紹介してくれたのは，第Ⅲ部の訳者でもある山形県立保健医療大学の竹原敦さんでした．4年前に出版されてすぐのことで，さっそく購入して読み進めていくうちに，非常に興味をそそられたことを今でも鮮明に覚えています．何とか翻訳して，日本の作業療法のコミュニティ（地域）に紹介したいと思いました．しかし，京都大学医療技術短期大学部を辞して都立保健科学大への赴任ということもあって，なかなか翻訳が進まずにおりました．東京に来る直前に，協同医書出版社の中村氏に本書の翻訳出版のお願いをしたところ，ご検討いただき，特に移行（transition）という視点で書かれていることを評価していただき，出版の承諾がえられました．

　私が本書に興味を抱いたことの中で，特に，1981年に政権を取ったアメリカのロナルド・レーガン大統領が当時のスタグフレーション状況にあった経済を立て直すために実施した「聖域なき」経費削減政策が，保健医療領域に与えた影響ということがありました．いわゆるバブルがはじけた今日の日本の経済状況と極めて類似しており，日本の保健福祉の近未来状況を予想した時に，本書の内容は大いに参考になると考えたからです．病院や施設から地域への移行，という本書のテーマは，私が考えていた地域という概念と重なるものがありました．

　最初に本書を読んだ時に，私にとっては慣れ親しんだ事柄と，はじめてで戸惑う事柄も印象に残りました．前者は，親しい友人であるKielhofnerが本書の巻頭言と第8章を書いており，第1章と第2章には彼が別の著書で述べていることが本著者によって繰り返されていました．パラダイムとパラダイム転換，アメリカ作業療法の歴史分析などでした．序文を読むと，著者のScaffaさんがKielhofnerの教え子であったと書かれていましたので，得心しました．第8章の内容は，Kielhofnerの著書（山田監訳；人間作業モデル，改訂第2版．協同医書出版社，1999）の第15章を展開したものでした．

　戸惑ったことは，新しい概念や実践が紹介され，何と訳したら良いのかわからない言葉がたくさんあったことでした．例えば，州立病院の閉鎖により行き場のなくなった人々（クライエントだけでなく，医師や作業療法士などのスタッフも）によるprogram for assertive community treatment（PACT）などは，どのようなものなのかということから，何と訳したら良いのかということまで，戸惑いました．4年後の今日ではさすがに，これらの言葉も，また実践も，日本に入って来ており，インターネットを開くとホームページが次々に出てきていますが，4年前にはそのような状況にはありませんでした．こうしたことはわが国の作業療法にも大きな影響を及ぼすものと思いますので，その意味でも本書の価値は高いと思っております．

　本書はその他にも，公衆衛生学などの他の領域の理論を紹介していますが，こうしたことは地域で働く作業療法士には必須の知識であると思います．というのは，他の専門職はこうした知識に基づいて実践しているからです．

　この4月から，私の所属する大学は首都大学東京健康福祉学部に変革を遂げます．まさに，東京都の財政状況の変化をはじめとする現実世界における様々な変化を受けての移行（transition）であると考えることができます．医療の現場では，管理ケア（managed care）による入院日数の抑制や回復期リハビリテーション病棟の開設，精神病院の病床数削減など，介護の現場では，老人保健施設（このモデルとなったものはskilled nursing care facilities［本書では専門老人ケア施設と訳した］）の設置や特別養護老人ホームの大増設などの変化がみられてきていますし，今春に予定されている介護保険の改定では，施設入所のアパート代と食事代が全額自己負担となるといったような状況にあります．こうしたことは，既にアメリカでは1980年代後半から1990年代にかけて起こった

ことであることが本書に示されています．その底流には，クライエント中心の考え方や消費者主義といった考え方があることと同時に，経済状況が医療・保健・福祉システムに大きな影響を及ぼしていることを理解しなければならないと思います．日本の小泉首相の言う「聖域なき構造改革」はレーガン元アメリカ大統領の二番煎じではあるものの，私たち作業療法専門職にも大きな影響を及ぼすことは間違いのないことだと思います．

地域作業療法の実践を広め，実りあるものにするためには，きちんとした理論を身につけ，現場のニーズを把握し，それに沿ったサービスを提供することが必要になります．私自身も，今春から実験的な取り組みを考えていますが，その取り組みがうまくいったならば，きちんと報告したいと思っています．そうした小さな1歩が大きなうねりとなっていくことだと思っています．

東京都立保健科学大学は，私が転勤してきた年から大学院修士課程を開設しました．私の担当講座は「地域作業療法学」でしたので，前期には本書の第Ⅰ部を紹介して，院生とディスカッションを重ねました．後期には本書の第Ⅱ部の各章を院生に課題として翻訳してもらいました．院生達の訳はお世辞にも良いとは言えない状態で，自分が訳した方が早かったと反省もしていますが，若い人たちを育てるためには必要なことであったと思っています．院生だけでは足りなかったので，学科の助手の方々にも，また，秋田大学医学部保健学科作業療法学専攻の石井良和教授にも加わっていただきました．

本書の翻訳者は以下のとおりです（院生は2004年3月まで）．

　第1章〜第7章，付録　山田　孝（東京都立保健科学大学保健科学部作業療法学科 兼 大学院保健科学研究科博士課程教授）
　第5章　鈴木圭介（東京都立保健科学大学保健科学部作業療法学科助手）
　第8章　藤田早苗（修士課程院生．現・JR東京総合病院）
　第9章　川口弘子（修士課程院生，現・埼玉医科大学総合医療センター）
　第10章　山内寿恵（修士課程院生，現・新宿区立障害者福祉センター，博士課程院生）
　第11章　中村裕美（修士課程院生，現・日本リハビリテーション専門学校，博士課程院生）
　第12章　中村伸子（修士課程院生，現・老人保健施設スターホーム）
　第13章　籔脇健司（東京都立保健科学大学保健科学部作業療法学科助手）
　第14章　有吉正則（修士課程院生，現・日本リハビリテーション専門学校）
　第15章　石井良和（秋田大学医学部保健学科作業療法学専攻教授）
　第16章　谷村厚子（東京都立保健科学大学保健科学部作業療法学科助手）
　第17章〜第18章　竹原　敦（山形県立保健医療大学保健医療学部作業療法学科講師）

なお，私がすべての翻訳を点検したため，最終的には，翻訳の全責任は私にあることを申し添えておきたいと思います．

最後に，本書の翻訳出版を快く引き受けていただいた協同医書出版社の木下攝社長，中村三夫氏，および，長期にわたり原稿の整理と校正を担当していただいた関川宏氏に，厚く感謝を申し上げます．

2005年3月3日　ひな祭りの日に

監訳者　山田　孝

謝　辞

　地域に根ざした実践の私の展望，かかわり，興奮を共有してくれた同僚や執筆者諸氏，そして，私を組織化し，また，書いているときに中断から守ってくれた管理補佐Cherie McGee氏が提供してくれた時間と才能がなければ，本書は世に出ることはなかったであろう．また，Lynn Borders Caldwell, Sharon Lee, Christa Fratantoro, そして，Margaret Biblis の諸氏をはじめとするF.A.Davis社の素晴らしいスタッフ，また，フリーランサーMaryann Foley氏からは，この企画への格別な導きと支援という恩恵を受けている．

　有名な物理学者Werner Heisenbergの言葉を言い換えると，「2つの異なる考えが衝突するときに，人間の思考における最も革新的な展開が起こることが多い」，ということになる．このことは，私の専門性における2つの自分自身を統合する試みを，部分的に象徴している本書にとっても，疑うことなく最も真実である．作業療法における恩師Gary Kielhofner博士，健康教育における恩師Robert Gold博士とGlen Gilbert博士，そして，私が自分の専門の道，心を持つ道を見つけ出すのを援助していただいた南アラバマ大学教育問題担当副学長Pat C. Covey博士に，特に感謝申し上げたい．

　そして最後に，しかし，決して小さくはないことだけは確かであるが，私の家族，特に私がまだ非常に若かりし頃に教育の楽しみと価値を教えてくれ，また，読書と学ぶことで愛を吹き込んでくれたことに対して，母Doris R. Scaffaに感謝したい．そして，私とこの本を信じ，自分でも疑問であったときにも，原稿を検討し，本書に含まれた考えについて私と話し合うために，数え切れない時間を費やしてくれた夫，S. Blaise Chromiak, MDに感謝したい．彼は私と一緒にこの旅に就き，ときには，私を道から外れないように運んでくれた．彼の愛は私を星のかなたに届くほどに鼓舞し続けており，私は心の底から感謝している．

執筆者

Felecia Moore Banks, MEd, OTR
Department of Occupational Therapy
Howard University
Washington, DC

Robin E. Bowen, EdD, OTR, FAOTA
Occupational Therapy Education Program
Rockhurst College
Kansas City, Missouri

Brent H. Braveman, MEd, OTR
Director of Clinical Services
University of Illinois at Chicago
Chicago, Illinois

Carol A. Brownson, MSPH
Division of Health Behavior Research
Washington University in St. Louis
School of Medicine
St. Louis, Missouri

S. Blaise Chromiak, MD
Family Physician
Mobile, Alabama

Sharon Desmond, PhD
Department of Health Education
University of Maryland
College Park, Maryland

Kathy E. Gifford, MA, OTR
Department of Occupational Therapy
University of South Alabama
Mobile, Alabama

Linda Gray, OTR
Department of Occupational Therapy
University of South Alabama
Mobile, Alabama

Gary Kielhofner, DrPH, OTR, FAOTA
Department of Occupational Therapy
University of Illinois at Chicago
Chicago, Illinois

Penelope A. Moyers, EdD, OTR, FAOTA
School of Occupational Therapy
University of Indianapolis
Indianapolis, Indiana

Michael Pizzi, MS, OTR, CHES, FAOTA
Clinical Assistant Professor and Wellness
  Consultant
Program in Occupational Therapy
Sacred Heart University
Fairfield, Connecticut

S. Maggie Reitz, PhD, OTR, FAOTA
Department of Occupational Therapy
Towson University
Towson, Maryland

Vanessa Russell, OTR
Department of Occupational Therapy
University of South Alabama
Mobile, Alabama

Marjorie E. Scaffa, PhD, OTR, FAOTA
Department of Occupational Therapy
University of South Alabama
Mobile, Alabama

Marian Scheinholz, MS, OTR
Mental Health Program Manager
American Occupational Therapy Association
Bethesda, Maryland

Supriya Sen, MS, OTR
Department of Occupational Therapy
University of Illinois at Chicago
Chicago, Illinois

Anne Shordike, MOT, OTR
Department of Occupational Therapy
Eastern Kentucky University
Richmond, Kentucky

Virginia C. Stoffel, MS, OTR, FAOTA
Department of Occupational Therapy
University of Wisconsin–Milwaukee
Milwaukee, Wisconsin

Nancy Van Slyke, EdD, OTR
Department of Occupational Therapy
University of South Alabama
Mobile, Alabama

Donna A. Wooster, MS, OTR, BCP
Department of Occupational Therapy
University of South Alabama
Mobile, Alabama

レビューを依頼した方々

S. Kay Ashworth, MAT, OTR/L
Program Director and Professor
Department of Occupational Therapy
  Assistant
Sinclair Community College
Dayton, Ohio

Rebecca R. Bahnke, OTR/L
Program Director
Occupational Therapy Assistant Program
Parkland College
Champaign, Illinois

Carol A. Brownson, MSPH
Division of Health Behavior Research
Washington University School of Medicine
Saint Louis, Missouri

Julie Carson, MA, OTR
Program Director
Department of Occupational Therapy
St. Mary of the Woods College
St. Mary of the Woods, Indiana

E. Nelson Clark, MS, OTR/L
Lt. Com. MSC, USN Retired
Currently Part-Time Drug and Alcohol
  Counselor
Hollidaysburg, Pennsylvania

Jeanenne Dallas, MA, OTR/L
Instructor and Community Practice
  Therapist
Program in Occupational Therapy
Washington University School of Medicine
Saint Louis, Missouri

Stephen L. Heater, OTR, EdD, FAOTA
Dean, Waldron College of Health
  and Human Services
Radford University
Radford, Virginia

Gary Kielhofner, DrPH, OTR, FAOTA
Professor and Head, Department
  of Occupational Therapy
Professor, School of Public Health
University of Illinois at Chicago
Chicago, Illinois

Heather J. Moulton, MS, MPH, OTR/L
Faculty
Graduate Program in Occupational
  Therapy
Department of Occupational Therapy
Mercy College
Dobbs Ferry, New York

**Karin J. Opacich, PhD (cand.), OTR/L,
  FAOTA**
Occupational Therapy Program
  Developer/Director
North Park University
Chicago, Illinois

S. Maggie Reitz, PhD, OTR, FAOTA
Associate Professor and Chairperson
Department of Occupational Therapy
Towson University
Towson, Maryland

**Sharan L. Schwartzberg, EdD, OTR,
  FAOTA**
Professor and Chair
Tufts University
Boston School of Occupational Therapy
Medford, Massachusetts

Ruth Zemke, PhD, OTR, FAOTA
Professor and Graduate Program
  Coordinator
Department of Occupational Science
  and Occupational Therapy
University of Southern California
Los Angeles, California

訳　　者

山田　孝
首都大学東京健康福祉学部作業療法学科，大学院保健科学研究科
（第1章～第7章，付録，全体の監訳）

鈴木圭介
介護老人保健施設ひばり苑
（第5章）

藤田　早苗
JR東京総合病院
（第8章）

川口　弘子
埼玉医科大学総合医療センター
（第9章）

山内　寿恵
新宿区立障害者福祉センター
（第10章）

中村　裕美
日本リハビリテーション専門学校作業療法学科
（第11章）

中村　伸子
老人保健施設スターホーム
（第12章）

籔脇　健司
首都大学東京健康福祉学部作業療法学科
（第13章）

有吉　正則
日本リハビリテーション専門学校作業療法学科
（第14章）

石井　良和
秋田大学医学部保健学科
（第15章）

谷村　厚子
首都大学東京健康福祉学部作業療法学科
（第16章）

竹原　敦
山形県立保健医療大学保健医療学部作業療法学科
（第17章，第18章）

目　次

第1部　基本的原理と関連事項　1

第1章　地域に根ざした実践：文脈の中での作業　3
Marjorie E. Scaffa　山田孝・訳

はじめに　4
能力障害の特性　6
ヘルスケアにおける過渡期　6
地域に根ざした実践　7
　用語の定義　7
　歴史展望　9
　実践場面のトレンド　12
　地域に根ざした実践の役割　12
作業療法の役割　13
　役割の説明　13
うまく実践している地域に根ざした作業療法実践家の特徴　14

第2章　パラダイム転換：医学モデルから地域モデルへ　19
Marjorie E. Scaffa　山田孝・訳

はじめに　20
パラダイム転換　21
作業療法におけるパラダイム転換　23
　システム理論の基本原理　25
他の学問領域におけるパラダイム転換　26
　公衆衛生学と医学　26

障害者に対するヘルスケアの供給　28
職業リハビリテーション　29
地域実践パラダイム　29

第3章　公衆衛生，地域健康，作業療法　33
Marjorie E. Scaffa, Sharon Desmond, Carol A. Brownson　山田孝・訳

はじめに　34
公衆衛生　34
　健康増進　35
　予防　36
　医学との違い　36
地域健康　37
合衆国の国家健康目標と目的　38
能力障害の人口統計学と予防の必要性　40
作業を通しての地域健康の改善　41
　健常高齢者の研究　41
　地域健康における実践家の役割　43

第4章　地域に根ざした実践のための理論的枠組み　49
S. Maggie Reitz, Marjorie E. Scaffa
山田孝・訳

はじめに　50
理論と知識の組織化　50
　地域に根ざした実践に対する理論の重要性　50

用語の検討　51
　　　知識の組織化　54
　地域に根ざした実践に関連する理論　56
　　　作業療法実践の概念モデルの選択　57
　　　健康教育と公衆衛生のモデルと理論の選択　65
　　　地域組織化の理論とモデル　72

第5章　法律と政策の問題　81
Nancy Van Slyke　山田孝, 鈴木圭介・訳

　はじめに　82
　法律と障害　83
　　　保護とケアに言及した法律　85
　　　教育と発達に言及した法律　86
　　　医学的リハビリテーションに言及した法律　86
　　　市民権に言及した法律　87
　　　環境に言及した法律　87
　　　消費者に言及した法律　88

第6章　地域健康のためのプログラム開発：計画立案，実施，評価の戦略　91
Carol A. Brownson　山田孝・訳

　はじめに　92
　プログラム計画立案上の原則　93
　　　過程の計画　93
　　　人々との計画　93
　　　データによる計画　93
　　　実行の計画　94
　　　優先順位の計画　94
　　　評価の計画　94
　　　測定可能な成果の計画　94
　計画立案の過程　94
　　　事前計画立案　94
　　　ニーズ評価　96
　　　プログラム計画立案の開発　101
　プログラムの実施　108
　プログラム評価　108
　制度化　109

第7章　アクセス可能性の問題　113
Felecia Moore Banks　山田孝・訳

　はじめに　114
　アクセス可能性の循環　115
　法的問題　116
　　　政治的方針　116
　　　法律と修正条項　117
　　　調整機関　118
　テクノロジーの問題　121
　　　支援テクノロジー　123
　　　非効率で不適切なテクノロジー　123
　　　テクノロジーへの過剰依存　123
　教育的イニシアティブ　124
　作業療法の役割　125
　　　交渉可能性対アクセス可能性　125
　　　教育と研究の必要性　127

第2部　地域に根ざした多様な実践場面　131

第8章　地域に根ざした仕事プログラム　133
Brent H. Braveman, Supriya Sen, Gary Kielhofner　藤田早苗・訳

はじめに　134
　仕事関連の実践に対する影響　134
　　地域に根ざした仕事プログラムへの移行　135
　高品質の地域に根ざした仕事プログラム　136
　　寄与要因　136
　　一般的特徴　142
　　地域に根ざした仕事プログラムの例　142
　ケーススタディ　150

第9章　成人デイケアプログラム　157
Nancy Van Slyke　川口弘子・訳

　はじめに　158
　合衆国における成人デイケアの発展　159
　成人デイケアプログラムのモデル　159
　　社会モデルのセンター　160
　　医療／健康回復モデルのセンター　160
　作業療法の役割　161
　　直接ケアの臨床家　161
　　活動プログラムコーディネーター　162
　　ケースマネージャー　162
　　コンサルタント　163
　　管理者　163

第10章　自立生活プログラム　167
Robin E. Bowen　山内寿恵・訳

　はじめに　168
　自立生活　169
　　医学モデルと自立生活モデルの比較　169
　　自立生活運動　170
　自立生活プログラム　172
　　自立生活プログラムのタイプ　172
　　プログラムのバリエーション　173
　　自立生活プログラムのスタッフ　173
　　自立生活プログラムにおける作業療法の役割　174
　　作業療法の評価と介入計画　175
　　記録　176
　ケーススタディ　176

第11章　在宅健康　181
Kathy E. Gifford, Donna A. Wooster, Linda Gray, S.Blaise Chromiak
中村裕美・訳

　はじめに　182
　在宅健康と作業療法　183
　　歴史的概要　183
　　在宅健康に影響を及ぼす要因　183
　　在宅でのケアの特有な側面　185
　　チームの諸メンバー　190
　　サービスへの依頼　194
　　支払い　195
　　サービスへの要求　198
　在宅健康における作業療法の機能　200
　　評価と測定　200
　　介入　204
　　作業療法サービスの終了　205
　　記録　207
　ケーススタディ　211

第12章　在宅健康における専門化された実践　215
Donna A. Wooster, Linda Gray, Kathy E. Gifford　中村伸子・訳

　はじめに　216
　精神病を持つ人々の評価と介入　217

傾向　217
　　評価　217
　　介入　219
　ケーススタディ　221
　妊娠女性に対する評価と介入　222
　　周産期の在宅健康ケア　222
　ケーススタディ　226
　子どもたちに対する評価と介入　228
　　子どもたちの健康に影響を及ぼす領域　229
　　評価の道具　235
　　初回訪問と両親へのインタビュー　237
　　介入　237
　ケーススタディ　238

第13章　ホスピス　243
　　　Michael Pizzi, S.Blaise Chromiak
　　　籔脇健司・訳

　はじめに　244
　ホスピスケアの概念　245
　　歴史的概観　245
　　理念　245
　作業療法とホスピス：理念と実践の共通性
　　246
　　ホスピスチームの一部門としての作業療法
　　　246
　　地域に根ざしたホスピスに対する作業療法の
　　　かかわり　247
　　ホスピスというテーマに関連する作業療法
　　　249
　ホスピスにおける作業療法の役割　251
　　作業遂行の評価　251
　　ホスピスでの介入計画　251
　　記録と診療報酬　252
　地域に根ざしたホスピス実践の開発　252

　　第1段階：ニーズの評価　253
　　第2段階：戦略の形成　253
　　第3段階：提案の展開　253
　　第4段階：アイデアのマーケティング　253
　ケーススタディ　255

第14章　早期介入プログラム　261
　　　Donna A. Wooster　有吉正則・訳

　はじめに　262
　早期介入プログラム　263
　　ニーズの表明　263
　　早期介入の構成要素　264
　　チームメンバー　266
　　移行計画　268
　早期介入における作業療法サービス　268
　　作業療法評価　268
　　家族の参加　270
　　親の教育　271
　　機器と消耗品　272
　　記録　273
　早期介入における特別な考慮点　273
　　農村地帯でのサービス供給　273
　　大家族　273
　　文化的多様性　274
　　専門職の準備　274
　ケーススタディ　275

第15章　地域に根ざした精神健康サービス　281
　　　Marian K. Scheinholz　石井良和・訳

　はじめに　282
　精神健康の障害　283
　　作業療法と関連する歴史的側面　283

病因論と疫学　284
専門用語　285
症状　286
介入アプローチとモデル　288
予防　288
医学的治療アプローチ　288
リハビリテーションアプローチ　289
治療場面：サービスの連続体　292
移動式行動健康ケア　292
職業プログラム場面　294
在宅健康サービス　297
地域に根ざした精神健康プログラムに対する財源　298
作業療法の特殊な役割　299
ケースマネジメント，ケアマネジメント　299
コンサルテーション（相談）　301
ケーススタディ　302

第16章　物質使用障害に対する地域アプローチ　307
Penelope A. Moyers, Virginia C. Stoffel　谷村厚子・訳

はじめに　308
物質使用　309
障害　309
使用範囲　310
物質使用障害の地域への影響　312
物質使用障害と作業　313
変化の段階　315
地域介入　316
作業療法と地域プログラム　321
ケーススタディ　324

第3部　将来展望　331

第17章　地域に根ざした実践における今後の方向　333
Marjorie E. Scaffa, Vanessa Russell, Carol A. Brownson　竹原敦・訳

はじめに　334
エコロジカルな世界観　335
地域における機会を作り出すこと　336
行動に移される革新的アイデア　336
ケースマネジメント　337
起業家　339
刑事司法制度　340
支援を受けての生活施設　342
アパートプログラム　342
人間工学　343
運転プログラム　344
水中セラピー　344
乗馬療法　345
福祉から仕事へのプログラム　346
暴力予防　346
地域に根ざしたプログラムの基金　347
政府基金　347
財団基金　348
他の基金源　349
地域に根ざしたプログラムのマーケティング　350

第18章　専門職の教育と研究との関連　353
Marjorie E. Scaffa, Carol A. Brownson, Anne Shordike　竹原敦・訳

はじめに　354
専門職の教育：当時と現在　354
　過去の影響　355
　現在の影響　356
　将来の関連　359
専門職の準備における創造的戦略　359
　東ケンタッキー大学：教員促進型臨床実習モデル　360
　ワシントン大学（セントルイス）：地域実践プログラム　364
　南アラバマ大学：地域サービス学習アプローチ　368
地域に根ざした実践における研究　371
新機軸の広がり　371

付　録　早期介入のための作業療法の評価道具　375

索　引　383

第1部

基本的原理と関連事項

Basic Principles and Relevant Issues

第1章

地域に根ざした実践：文脈の中での作業

Marjorie E. Scaffa, PhD, OTR, FAOTA

COMMUNITY-BASED PRACTICE :
OCCUPATION IN CONTEXT

概　要

はじめに
能力障害の特性
ヘルスケアにおける過渡期
地域に根ざした実践
　用語の定義
　歴史展望
　実践場面のトレンド
　地域に根ざした実践の役割
作業療法の役割
　役割の説明
うまく実践している地域に根ざした作業療法実践家の特徴

キーとなる用語

- ケースマネージャー（Case manager）
- 地域（Community）
- 地域に根ざした実践
  （Community-based practice）
- 地域に根ざしたリハビリテーション
  （Community-based rehabilitation）
- 地域に根ざしたサービス
  （Community-based service）
- 地域での健康増進
  （Community health promotion）
- 地域モデル（Community model）
- コンサルタント（Consultant）
- 能力障害（Disability）
- 起業家（Entrepreneur）
- 健康（Health）
- 健康の仲介者（Health agent）
- 作業遂行（Occupational performance）
- パラダイムの転換（Paradigm shift）
- システム的見方（Systems perspective）

学習目標

本章は，読者が以下のことができるように書かれたものである．

- 能力障害という概念を，作業療法が典型的なサービスに含めていない母集団に拡大することが，この専門職に及ぼす影響を論じつつ，「能力障害」という用語を定義づけること．
- 過去25年間にわたる作業療法実践家の実践場面の傾向を説明すること．
- 地域モデルのサービスの中心的特徴を明らかにすること．
- 作業療法における地域に根ざした実践の歴史を説明すること．
- 地域に根ざした実践における作業療法実践家の様々な役割を説明すること．
- うまく実践を行っている地域に根ざした実践家の特徴を説明すること．
- 地域場面で提供することができるヘルスサービスの種類を明らかにしつつ，「地域」という用語を定義づけること．
- 作業療法士の「脱施設化」と関係している鍵となる問題を明らかにすること．

我々は自分が誰なのかを知っているが，自分がどうなるのかを知らない．シェークスピア

◆はじめに

1961年にMary Reillyは，「作業療法は20世紀医療の偉大な観念の1つとなりうる（Reilly, 1962）」と題するエレナー・クラーク・スレーグル記念講演を行った．21世紀に入った今日，この言葉は，時間の枠組みがほんのわずかに変わったものの，これまでよりも真実になっている．Reilly（1962）は「作業療法は，医療が支援し，また，社会が報いるに値する十分に活力に満ちた特有のサービスなのか」という疑問を発した．今日のヘルスケア市場に照らしてみたとき，作業療法は医療コミュニティの支援の先を見据えなければならないし，その使命と役割をもっと広い展望を持つものへと定義し直さなければならない．

それから30年以上も後に，Gail Fidler（1997）は，Christianson & Baumの「Occupational Therapy：Enabling Function and Well-Being（作業療法：機能と健全な状態をもたらすもの）」と題した教科書の巻頭言の中で，作業療法は医学（medical science）より

も健康科学（health science）として概念を形成し直す必要があると述べることで，Reillyの意見を再び主張した．今日の社会が強調している問題は医学だけでは解決できず，むしろ，ヘルスケア，社会サービス，地域連携，公的政策を含む介入システムで解決されるであろう．作業療法の専門知識の哲学や見方は社会の諸問題に特有な解決をもたらす．作業療法は現在も，1つの専門職として，その哲学的基盤に忠実でありながら，個人，家族，地域，そして社会の健康を求めるニーズを満たすために，その見方，役割，サービスを拡大している．作業療法の「本質的な価値」は，この専門職がこれらの挑戦をどのように果たすのかということ，そして，健康に影響を及ぼす多くの社会的問題を解決する上でどのようなリーダーシップを発揮するのかを示すことであろう．

Paula Steibは，OT Week誌（1997年2月13日号）の論文で，過去10年間に出現したヘルスケアにおける10の傾向を説明している．これらの傾向とは以下のものである．

1. 管理ケア（managed care）の拡大
2. 1990年の全米障害者法（Americans with Disabilities Act）の成立
3. コンピュータの利用とインターネットへのアクセスの増加
4. ヘルスケア領域の市場における競争の増加とヘルスケアにおける消費者へのエンパワーメントの増大
5. 成果研究への焦点
6. 地域に根ざしたサービスの増加
7. 障害者個別教育法（Individuals with Disabilities Education Act）による学校でのサービスの増加
8. ケースマネジメントの力点の増大
9. 代替医療の受け入れの拡大
10. 新規作業療法職員数の劇的な増加

これらの傾向の多くは相互に関連しており，作業療法実践に顕著な影響を及ぼしている．管理ケアの興隆と経費抑制の強調により，ヘルスケア費用を引き下げる一方法として，地域に根ざしたサービスへの転換が促進されてきている．施設・設備に対する執行命令権を持つ1990年の全米障害者法（ADA）や，早期介入を強調した障害者個別教育法（IDEA）などの法律の影響は，作業療法実践家に，ヘルスケアにおける擁護者，ケースマネージャー，地域オーガナイザーといった新たな役割をもたらしている．

作業療法の実践，管理，研究におけるコンピュータおよび関連するインターネット資源の利用は，この専門職を特定のサービス提供の場に張りつけることなしに，移動を可能にさせている．ますます情報を持ち，エンパワーメントされた消費者は，治療のためと同様に健康増進と障害予防のために作業療法サービスを選択したり要求する能力を備えてきている．作業療法士はもはや厳密な意味では医療社会の処方に頼る必要はなくなっている．現在は施設場面で行われている成果研究も，地域でのサービスが効果的かつ効率的であることを確認するために，地域に根ざした場面で実施される必要がある．同時に，地域における作業療法サービスは，病院場面で提供されるサービスよりも効率的かつ対費用効果がある可能性が極めて高い．

一般大衆や伝統的医療社会による代替医療の受容の高まり，代替医療や補完医療の研究のために合衆国国立健康研究所へのセンターの設置，健康増進と疾病予防に対する力点の強化などは，すべてが作業療法の哲学や実践と両立しうるものである．作業療法専門職は健康増進や障害予防の戦略を取り込んだ新たな実践領域を作り出すことができる．実践家のマンパワーの拡大は，作業療法が新たな適切な場を開発するのに必要な職員を供給し，また，こうした新たに創発される地域に根ざした場面にサービスを浸透させるであろう．

フロリダ州オーランド市で開催された1997年のアメリカ作業療法協会総会で，Gail Fidler，Carolyn Baum，Susan Fineの3名の過去のスレーグル記念講演受賞者たちが，自分のもともとの講演に現時点のメッセージを追加して今日的なものにした．彼女たちのメッセージは人を感動させずにはおかないものであったし，また，ほとんど緊迫した語りでなされた．作業療法士となって50年になるFidlerは，実践家たちに，伝統的なリハビリテーションを越えて，ソー

シャルワーク，教育，心理などの専門家たちとの新たな連携を作り出すよう熱心に説いた．Baum はこの専門職がもっとクライエント中心のケアという方向に向かう運動の最前線に立つように訴えた．彼女は作業療法実践家が自らのサービスを拡大し，福祉を受けている人々やホームレスの人々を自分たちの対象に含めるよう主張した．Fine は実践家たちが，新たな職業経歴の機会を作り出すために打って出るように熱心に説いた．彼女はこの専門職がヘルスケアにおける新たな現実に応じた新たなパラダイムを作り出す必要があると述べた．

本章では，作業療法のための地域に根ざした実践の概要を示す．本章はパラダイム転換の基礎として，ヘルスケアの過渡期を示す「能力障害」という用語の範囲を拡大する．本章では，作業療法実践家が現在働いている実践場面における劇的な転換を強調しつつ，また，地域に根ざした実践と関連する様々な役割を明らかにしつつ，地域に根ざした実践の歴史を振り返る．本章ではまた，効果的な地域に根ざした作業療法実践に必要な作業療法の役割と特徴とを説明する．

◆ 能力障害の特性

作業療法は長年にわたり，障害者に対するサービスに焦点を当ててきた．しかし，能力障害を非常に幅狭く定義づけており，したがって，サービスを受ける母集団を制限してきた．作業療法実践家が典型的には無視してきた他の母集団を含めるために，**能力障害**という用語をもっと広げる必要がある．American Heritage College 辞典（1997，p.394）は，能力障害を以下のように定義している．

1. できないという状態．無能力
2. 不利または欠陥．特に，通常の達成を妨げる身体的または精神的な機能障害
3. 妨げたり無能力にする何らかのもの

したがって，能力の潜在的可能性を最大限にはさせないことや妨げることといった制限を持ついかなる個人，家族，集団，組織，地域社会も作業療法サービスの候補者である．この幅広い定義を示すために，「能力のない（dis-ability）」という考え方を検討してみよう．ホームレス保護施設，虐待され叩かれる配偶者や子どもたち，凶暴なギャングたち，そして，貧困の中で生活する人々などのすべてが，作業療法介入の候補者となる．これらすべてのケースは，日常生活活動，仕事，遊びやレジャーという**作業遂行**領域に，また，様々な作業遂行要素に，顕著な機能障害が明らかである．

Fidler（1997）は，欠陥や機能障害に当てた狭い焦点から，人間の遂行に対するより包括的な見方へこの専門職を動かしたとして，Baum と Christianson を讃えている．正常発達においても，健康と疾病においても，この専門職がその焦点を生涯にわたる作業遂行に当てていることは，社会の極めて大きなニーズと関心事に取り組む特有の枠組みをもたらしている．

さらに，作業療法はその介入の焦点を健康増進と障害予防を含むように拡大しなければならない．作業療法の原理による介入を，障害が起こってしまった後まで待つ必要があるだろうか．作業療法の哲学と原理は，リハビリテーションに適用可能であるばかりでなく，健康増進と予防にも適用可能である．作業療法はヘルスケアの全領域にわたって提供する専門的技術とサービスを持っているのである．

このような幅広い見方をとるためには，この専門職が「全体的な癒し（holistic healing）」というその信念を，心身の全体論と人間と環境の相互依存性という作業療法の信念を取り入れたシステム志向的問題解決を含むものへと拡大する必要がある．障害を持つ「個人」を変えることに当てた焦点は，社会における能力障害を永続させているすべての要素，つまり，環境的，態度的，社会政策的な要素を変えることに焦点を当てた**システム的見方**に道を譲らなければならない．

◆ ヘルスケアにおける過渡期

「Healty America：practitioners for 2005（健康なアメリカ，2005年のための実践家）」と名づけられた

Pew保健専門職委員会レポートは，合衆国の健康関連の専門職養成校のためのアジェンダを説明している（Shugars, O'Neil, Bader, 1991）．このレポートは拡大した能力とより幅の広い見方を持った新たなタイプのヘルスケア実践家の必要性を示している．この著者たちが勧める実践家の諸能力には，以下のものが含まれる．

- テクノロジーを適切に評価して用いること
- ヘルスケアの消費者と家族を意思決定過程に含めること
- ヘルスケアのすべての実践領域に，予防戦略を取り入れること
- 健康なライフスタイルを促進すること
- 生活のための健康な環境を促進する測定を実施すること
- 地域の健康に注意を払うこと

ヘルスケアにおける現在の革命は，専門家や機関がそのサービスを利用する個人や家族と関係を取る方法の根本的な転換，つまり，医学モデルから地域モデルによるサービス提供への転換にかかわっている．**地域モデル**は，個人や地域を支援することと，個人や地域が独自の選択を行うようエンパワーメントすることに捧げられている．それは専門家の役割を意思決定者ではなく，ファシリテーターと定義し直している．

この地域革命は多くの混乱，討論，関心，論争を生み出してきている．ある専門職は他の専門職よりも素早く反応したり修正している．作業療法はその歴史と哲学の力によって，この革命に道を拓くことができる．作業療法の内部では，ある実践家たちは長年にわたり，この**パラダイム転換**を主張し，支持してきた．しかし，この領域は全体としては，サービス提供における重大なパラダイム転換を求める声にゆるやかにしか反応しなかった（Baum, 2000；Finn, 1972；Laukaren, 1977；West, 1969；Wiemer & West, 1970）．

Wiemer & West（1970, p.32）は，「この実践の純化は社会のニーズに敏感で適切な反応であり，現在の知識母体の利用の強化であり，そして，作業療法の医学との伝統的な同一化の侵害というよりも，むしろ濃縮化である」と述べている．

作業療法はケアの単位を，個人から個人が生活する物理的，社会的，文化的環境へと拡大すると同時に，健康増進と予防を含むものへと焦点を拡大しなければならない．

地域ヘルスケアは，地域への社会奉仕を通したサービスの拡散以上のものである．それはまた，個人の健康に加えて地域の健康にも焦点を当てることを含んでいる．実践家が地域の中で効果的に機能するには，新たな範囲の役割と一連の特有な知識，技能，態度が必要となるであろう（Wiemer & West, 1970）．

Wiemer & West（1970）が取り上げた地域ヘルスモデルと，ここで提案されるモデルの大きな違いは，Wiemer & Westが地域健康を地域に根ざした場への医学モデルの単なる延長であると考えていた点である．現在の考えは，地域健康は，還元主義者の見方である医学モデルのパラダイムとは別のパラダイム，つまり，新たな考え方への転換を必要としているということである．そして，この新たなパラダイムは作業療法の初期の原理への回帰を示している．

創発しつつあるパラダイムの礎石は「地域，人間関係，機能的教育，個別性，そして，柔軟性へのコミットメント（Karan & Greenspan, 1995, p.1）」である．人間の尊厳，好み，個別性に焦点を当てることは，このサービス供給モデルの大黒柱である．

現在のところ，医学モデルは専門職の資金調達，研究，訓練の増加によって治療するほかはないという重大な限界を持っている．明らかなことは，これらのことがヘルスケアの再編の時代においては，これ以上増加することはないということである．見方と実践における劇的な変化が必要とされている．

◆ 地域に根ざした実践

用語の定義

地域に根ざした作業療法実践を概念化し，操作的にするために，本章の目的に沿って，いくつかの用語の

定義が採用されている．これらの用語は，健康（ヘルス），地域，地域に根ざしたリハビリテーション，地域に根ざしたサービス，そして，地域健康増進である．

■健康（ヘルス）

健康とは，「個人や集団が，一方では，希望を実現し，ニーズを満たすこと，他方では，環境を変えたり，環境にうまく対処できる程度で，したがって，健康は日常生活の手段であると見られており，………身体的能力と同様に，社会的，個人的手段を強調する肯定的な概念である（World Health Organization, 1986, p.74）」と定義される．

■地域（コミュニティ）

地域とは，人々が異なれば物事が異なることを意味する．地域の定義を以下のように考えてみよう．この用語の豊かさと多様さをとらえるように思われる単独の定義はない．しかし，これらの定義を組み合わせると，広い範囲に基づいた理解しうる見方をもたらす．

American Heritage College 辞典（1997, p.282）は，**地域**を以下のように定義している．

1. 同じ区域の中で，同じ行政単位の下で生活している人々の集合
2. 共通の利益を持つ人々の集団
3. 類似性または同一性のこと．共有すること，参加，および，仲間意識

地域とは，「共通の目標，あるいは，他の目的のために，共に結びついた人々の非制度的な集合体（Green & Raeburn, 1990, p.41）」をさす．地域は，障害を持つ人も持たない人も同じように，誰にとっても同一のものである．それは人々が自分たちのことを考え，理想を夢み，そして，共通の人間らしさを作り出したり祝うために，共に集う空間である（O'Connell, 1988）．地域は「1つの社会単位であって，その単位を作り上げている人々の間に共通するものは生活という交流である（Green & Anderson, 1982, p.26）」．この社会集団は独自の規準を持ち，資源に関する規則を通して，環境ならびに個人と集団の行動の両者を組織化する．

地域あるいは近隣地区という場面は，人々が育ち，家族を育て，そして，現代生活の多くの挑戦やストレスに出会う生き生きとしたところである（Warren & Warren, 1979）．Nisbit（1972）によれば，人々が地域の関係の中に共に入って来るのは，単に一緒にいるためにではなく，孤立して行うには容易ではない事柄を行うためなのである．

■地域に根ざしたリハビリテーション

地域に根ざしたリハビリテーションとは，「すべての障害者のリハビリテーション，機会均等，そして，社会的インテグレーションのための地域開発における1つの戦略（International Labour Organization, United Nations, Educational, Scientific and Cultural Organization, World Health Organization, 1994）」をさす．1960年代に，地域リハビリテーションサービスの背景にあった哲学は，作業療法の究極的目標でもある，人間は家庭や地域の中で可能な限り自立して機能することを学習するために，自分の実際の地域場面の中で，地域の手段を活用して練習する機会を持たなければならないという信念であった（Howe & Dippy, 1968；Watanabe, 1967）．

■地域に根ざしたサービス

地域に根ざしたサービスは，地域リハビリテーションよりも包括的である．地域サービスには，健康に関連する広範囲のサービスが含まれる．つまり，予防と健康増進，急性期と慢性期の医学的ケア，ハビリテーションとリハビリテーション，直接間接のサービス提供であり，これらすべては地域場面で提供されるものである．この枠組みでの地域は，「実践のための地理的位置以上のことを意味し，集団的健康，社会的優先順位，そして，異なる様式でのサービス提供の志向性を含んでいる（Kniepmann, 1997, p.540）」．地域モデルは，家庭，職場，地域機関において，個人と家族の健康へのニーズに責任を持つ．このタイプの地域モデルの目標は，クライエントと実践家が地域の必要不可欠な部分になることである．患者やクライエントに地域へのフィールドトリップや地域の人々に対する健

康フェアを提供している病院やリハビリテーションセンターもあるが，これらの活動は地域に根ざしたサービスとは考えられていない．こうした活動は「地域へのアウトリーチ（outreach；社会奉仕）（Robnett, 1997）」と呼ばれている．

■地域健康増進

地域健康増進とは，「健康に資する行動に対する教育的，社会的，環境的支援を組み合わせること（Green & Anderson, 1982, p.3）」と定義することができる．教育的プログラムは，学校，職場，組織，マスメディアを通して，個人，家族，集団，地域に向けられることがある．社会的アプローチは，健康と健全な状態を支援する組織，法律，政治，経済の変化に焦点を当てるものである．環境的介入は，健全な状態を強化する環境因子を最適なものにしながら，健康を損ねる環境条件を減少するという目的を持つ（Green & Anderson, 1982）．「地域の組織的努力が地域健康の鍵である．個人が1人で全部できることは少ないが，健康の利益の多くは地域の統合された努力を介してのみ獲得されうるのである（Green & Anderson, 1982, p.4）．

歴史展望

地域に根ざした実践は，作業療法においては新しい概念ではない（表1-1）．この専門職の創始者であるGeorge BartonとEleanor Clarke Slagleの2人は，1900年代初期に，地域に根ざしたプログラムを開発した．結核と下肢切断による障害を持っていたBartonは，1914年，ニューヨークに「慰めの家（Consolation House）」を設立した．そのプログラムは，回復期の患者が生産的生活に戻るのを可能にするために作業を用いたものであった（Punwar, 1994；Sabonis-Chafee, 1989）．Eleanor Clarke Slagleは，1915年に，精神障害や身体障害を持つ人々のために働く機会を提供し，自給自足するためのプログラムを開発するために雇用された．そのプロジェクトは，博愛事業基金によってなされたもので，シカゴのセツルメントホームであるHull Houseに置かれた．そのプログラム開始後1年目には，手仕事の技能を身につけ，自分の仕事に賃金の支払いを受けるようになった77人に対して役立った．このワークショップで生産された製品には，籠，針仕事，部分敷き絨毯，小物ダンス，玩具などがあった（Reed & Sanderson, 1999）．

1930年代には，Humphreys (1937) やBanyai (1938) が，「American Journal of Occupational Therapy（アメリカ作業療法ジャーナル）」の前身で，「Occupational Therapy and Rehabilitation（作業療法とリハビリテーション）」と名づけられた初期の雑誌に，地域実践について書いている．Humphreys (1937) は，発達障害者に対する作業療法サービスを記述し，この母集団の治療にあたる作業療法実践家に対して，整形外科的機能と社会的機能という2つの広範な機能を提案した．整形外科的機能は，いかなる身体機能障害の治療にも明確に焦点を当てられているものである．社会経済的機能とは，Humphreys (1937) によれば，発達障害者を社会の全般的な社会的経済的政治的生活に適合させるよう支援することに焦点を当てている．社会経済的機能はその人が生活する実際の地域の中でなされるのが最善である（Humphreys, 1937）．彼女は，専門的視点の欠如は，作業療法士が伝統的な施設場面から出て地域へと移行することと，国家のより大きな社会的経済的ニーズに対する作業療法の責務に気づくことを妨げると考えていた．

Banyai (1938) は，サナトリウムでの結核の治療について書いている．彼女は，施設での作業療法介入の重要性を認識してはいたものの，患者を地域へと導くことの必要性を強調した．治療の最終目標は，個人を社会的経済的に満足できる機能状態のレベルに回復させることであった．Banyai (1938) は，そのためには，人々が施設から退所した後に，作業療法士が地域の中でこの人々に働きかけることが必要であると考えた．

アメリカ作業療法協会（1940）は，全国学会で行われた討論の報告書を出版した．これらのラウンドテーブル討論は，様々な場面での作業療法実践に焦点を

表1-1 作業療法における地域での実践に関する歴史

年	出来事
1914	Geroge Barton がニューヨークで「慰めの家」を設立した.
1915	Eleanor Clarke Slagle がシカゴで Hull House を設立した.
1937	Humphreys が発達障害の人々に対する地域での治療を提唱した.
1938	Banyai が結核患者をサナトリウムから退所後に地域へと導くよう提唱した.
1940	アメリカ作業療法協会（AOTA）が，年次総会で行われたラウンドテーブル討論で，地域健康における作業療法の役割について報告した.
1968	Bockhoven が作業療法は地域での作業の開発に責任を持つよう示唆した.
1969-1973	合衆国では，West, Reilly, Mosey が地域における作業療法サービスの必要性を記述した.
1972	Llorens が，サンフランシスコで，妊娠したティーンエイジャーに対する地域に根ざしたプログラムを記述した.
1972	Finn が，この専門職はセラピストの役割を「健康の機関」へと拡大するよう論じた.
1973	カナダでは，Opzoomer と McCordic が，地域での作業療法サービスの必要性を記述した.
1973	Hasselkus と Kiernat が，高齢者のための自立生活プログラムを記述した.
1974	AOTA の「標的母集団に関する特設委員会」が，この専門職の役割を健康増進と障害予防を含めるよう拡大した.
1977	Laukaran が，地域に根ざした実践の主要な障壁について記述した.
1982	Kirchman, Reichenback, Giambalvo が，健康高齢者に対する予防プログラムを記述した.

当てたものだった．検討された課題には，地域健康における作業療法の役割，作業療法と職業リハビリテーションとの関係，治療手段としてのレクリエーション，他の専門職種集団にとっての作業療法の解釈が含まれた.

1960年代の専門文献は，この分野がサービスを伝統的な医療場面の外側に広げようとしていたことを示している（Laukaran, 1977）．West（1969, p.231）は，「作業療法士の伝統的役割である社会的機能の再統合ということは，病院でのサービスではなく，地域の中で最も充足されうる機能である」と主張した．Reilly（1971）は，この専門職の将来の発展は，作業療法サービスの病院から地域への転換にあると提案した．彼女の見解では，作業療法はその人の適応能力を強化する地域環境の中での経験やプログラムの展開に焦点を当てなければならない.

Mosey（1973）は，この専門職の役割は個人の健康へのニーズを充足することにあると強調した．彼女は「健康ニーズ」を，人が健全な状態という感覚を達成することを充足しなければならない人間固有の要求と定義した．この見方は作業療法の伝統的見解よりも幅広いものである．Mosey（1973）は，もしセラピストが自分の役割を，個人の機能障害の回復にのみ焦点を当てるのではなく，個人の健康ニーズを充足することに地域のメンバーを促進することであるとするならば，実践の施設場面外への移動は強化されるであろうとした.

カナダでは，Opzoomer & McCordic（1972）が，同じような意見を表明した．これらのカナダ人セラピストたちは，伝統的な作業療法の焦点は自らの健康を求める消費者のニーズに対応するには不適切だったと考えた．彼女らは，実践家が能力障害によって引き起こされた特定の制限に加えて，その人の家族，地域，文化といった枠組みを考慮する必要性を示した（Opzoomer & McCordic, 1973）．こうした幅の広い見方は，専門職が家庭，職場，地域を含む個人の環境（milieu）の中で，治療計画を立てることを求めている.

より広範囲の健康ニーズに焦点を当て，施設場面以外でのサービスを提供するというこうした初期の忠告にもかかわらず，地域に根ざした実践への移行は一過性のもので，範囲が非常に限られていた．1970年代

と80年代には，地域へのアウトリーチの例には，高齢者のための自立生活プロジェクト，サンフランシスコでの妊娠した十代の少女たちのためのプログラム，そして健康老人に対する予防的サービスがあった．

高齢者のための自立生活プロジェクトには，成人教育，交通，家屋のコンサルテーションという3つの基本的構成要素が取り入れられていた．1人の作業療法士がこのプログラムのコンサルタントとなり，家屋評価を行った．この政府助成金プロジェクトは参加者に無料のサービスを提供することになった（Hasselkus & Kiernat, 1975）．

妊娠した十代の少女たちのためのプログラムは，思春期の発達課題と母親としての準備に焦点を当てたものだった．さらに，これらの若い母親の子どもたちは，発達のマイルストーンに関する定期的スクリーニングを受けた．母親たちは，発達を刺激することと創造遊び活動の訓練を受けた（Llorens, 1972）．

健康老人に対する予防プログラムは，サービス提供と研究プロジェクトとを組み合わせたものであった（Kirchman, Reichenback & Giambalvo, 1982）．このプログラムの目標は，高齢の参加者が地域の中に居続けることができる支援サービスを提供することであり，また，生活満足度の改善をもたらすことであった．プログラム実施の前後にインタビューが行われた．その結果は，全般的感情，生活満足度，社会資源，そして，経済的資源という4つの重要な領域に改善を示した（Kirchman et al., 1982）．

Laukaran（1977）によれば，その時点で，地域に根ざした実践には3つの大きなバリアがあった．これらのバリアは，実際的制限，この領域の歴史的要因，そして，地域に根ざした実践に関する知識と理論の間のギャップであった．実際的制限とは，その時点での地域に根ざした実践の場が数的に限定されていたことと，作業療法を医療の領域と見なす一般大衆の認識とに関連することであった．歴史的に，作業療法専門職の同一性は医療施設での仕事と結びついていた．さらに，専門教育プログラムは，地域に根ざした場面よりも，医療場面での実践への準備を強調したものであった．Laukaran（1977）は，その時代の理論的枠組みのいくつか（作業行動モデル，生物心理社会モデル，および，発達モデル）は，地域に根ざした実践と両立できるものであったとしている．しかし，これらの初期のモデルは地域場面でのサービスのためのガイドラインや理論的合理性を提供するには不適切であった．

しかし，これらと同じバリアのいくつかは，今日でも異なる形で見られる．作業療法の専門知識を地域場面で利用する機会が限られているのではなく，典型的には，作業療法のポストとして用意されていないのである．この専門職がこれらの場面に移動していくために，実践家は「作業療法」とは名づけられていないが，この専門領域特有の貢献が利益をもたらす可能性のあるポストを探し出さなければならない．

作業療法を医療の専門職であるとする厳格な認識は，この専門職の外部にも，また，内部にも存在し続けている．「医療専門職」という同一性は，それが過去に正統性というオーラを発していたように，魅力的なものである．今日の作業療法実践家の多くは，より幅広く定義された役割にとって，この限定的イメージの「一人歩き」には不承不承でいる．それに加えて，この専門職の準備プログラムは焦点の移行に対して緩慢である．しかし，多くの教育者は，この専門職の未来は実践の範囲を地域に根ざした場面へと広げるその能力によって，ほぼ決定されるであろうという点で同意している．

1960年代よりも今日の方が，より多くの理論的枠組みがある．これらの新たに出現したモデルは以前の理論家たちの研究に基づくものであり，地域に根ざした実践に容易に適用することができる．作業科学，人間作業モデル，作業適応を含むこれらの理論やモデルのいくつかは，後の章で詳しく説明する．

興味深いことに，地域での作業療法サービスの妥当性に対する最も力強い予言と最も強力な支援は，1968年に医師からもたらされた．Bockhoven（1968, p.25）は，「ビジネスマン，都市計画者，経済学者と相並んで，………作業における人間の独自性への尊重の成長を支援するために，………地域の作業的発展に責任を担うこと」と記述することで，作業療法士のための新たな役割を示唆した．アメリカ作業療法

協会（1974, p.158）の「標的母集団に関する特設委員会」は作業療法を「作業を健康の決定要因として用いる科学」と再定義した．この定義は，作業療法は重度で慢性の疾患に限定されるものではなく，軽度から中度の機能障害を改善することができ，また，健康増進と障害予防に貢献できるという考えを推し進めることになった．1971年のEleanor Clarke Slagle講演で，Finnは以下のように述べている（Finn, 1972, p.59）．

> ある専門職がその適切性を維持するためには，その時代のトレンドに反応しなければならない．………作業療法士はセラピストとしての役割を越えて，健康の仲介者としての役割へと移行するよう求められている．この役割同一性の拡大は，現在の知識の再解釈，新たな知識と技術の追加，そして，教育過程の改訂とを必要とするであろう．

これらの言葉は21世紀の今日でも，依然として真実である．**健康の仲介者**という拡大した役割は実践家に地域に移動するよう求め，また，この専門職が一般的に提供している介入サービスに加えて，健康増進と障害予防を含むサービスの連続性を提供する．健康の仲介者は「セラピスト」以上のものである．コンサルタント，擁護者，地域のオーガナイザー，プログラム開発者，ケースマネージャーといった他の役割も含まれることになる．

実践場面のトレンド

アメリカ作業療法協会（1997）によれば，作業療法士の就業場面には極めて劇的な転換が起こっている．1973年以後，病院場面に就業した作業療法士の比率は著しく低下してきている．1973年には，13.8％の作業療法士が精神病院に就業していた．1996年には，この比率は1.7％に低下した．小児病院に就業した作業療法士のデータは1973年の2.9％から，1996年には1.6％へと低下しており，また，リハビリテーション病院への就業は1973年の13.4％から1996年には9.5％に減少している．

1990年から1996年の6年間でさえ，一般病院に就業した作業療法士の比率に劇的な変化が見られたことは明らかである．このデータは，リハビリテーション特定病棟，精神病棟，および，新生児集中治療病棟を含む一般病院のすべての病棟を反映したものである．一般病院に就業した作業療法士の比率は，1990年の25.4％から1996年には17.6％に減少した．この減少は，費用を最小限にするための入院ベッド数の削減と在院期間の短縮を目ざした管理ケアいう全国的な傾向を反映している．

一般病院での作業療法士の雇用が減少しつつあるのと同時に，地域に根ざした場面に就業するセラピストの比率は増加している．この傾向は在宅健康機関（1973年の0.9％から1996年の6.1％へ），外来診療所（1982年の2.5％から1996年の5.1％へ），開業（1973年の1.3％から1996年の7.3％へ），学校（1973年の11.0％から1996年の17.9％へ）で最も著しい．それに加えて，専門老人ケア施設に就業する作業療法士の比率は1973年の6.2％から1996年の18.2％に増加している．これらのデータは病院を基盤とするサービスから，地域内のより小さく，より費用の安い施設で提供されるサービスへの転換を示している．有資格作業療法助手（COTA）の雇用場面における変化も，作業療法士の雇用における傾向を映し出している．

地域に根ざした実践の役割

30年以上前に，West（1967）は地域に対する作業療法士の責任の変化に関するビジョンを述べている．このビジョンは，予防と健康増進を医学において新たに創発した焦点と認識し，この新たな焦点の影響が実践場面，役割，そして，責任に及ぶであろうというものであった．West（1967, p.312）は，焦点の変化の結果として，実践は新たな場面，「すなわち，私たちの潜在的な患者が生活し，働き，遊ぶ地域」へと移動するであろうと予測した．彼女は臨床的な基盤に立つ作業療法士の伝統的役割に対して，4つの新たな役割を述べ，その時点で新たな側面として付け加えられつつあるとしていた．これらの新たな役割には，評価者，コンサルタント，スーパーバイザー，研究者が含まれた．West（1967）は，地域において変化しつ

つあるこうした責任を果たすことができる実践家を作り出すために，専門職準備教育プログラムをヘルスケア供給におけるこれらの変化に対応させるよう提唱した．

地域に根ざした実践家が果たす他の役割には，プログラムの計画者と評価者，スタッフの訓練者，地域健康アドバイザー，政策立案者，ケースマネージャー，直接ケア提供者，擁護者が含まれる．地域健康の擁護者として，実践家は地域メンバーが最適な機能状態にあるための社会的，身体的，情緒的，医学的，教育的，そして，作業的ニーズを明らかにすることができ，これらのニーズを満たすためのサービスを提唱する．さらに，実践家は情報を提供し，法律や政府の政策を形成することによって擁護者やロビイストとして働くことができ，それによって，地方と国の身体的および精神的健康に関する問題に影響力を発揮し，健康増進のための環境条件を変えることができる．

◆作業療法の役割

アメリカ作業療法協会（1993）の役割に関する公式文書は，作業療法士と作業療法助手のための多様な潜在的役割を記述している．実践場面でのこれらの役割として，より一般的であり，より知られているものには，実践家，スーパーバイザー，管理者，そして，実習教育者が含まれる．それほど明瞭ではなく，また，伝統的な実践場面以外でのその他の役割には以下のものが含まれる．
- コンサルタント
- 教育施設のメンバー
- 研究者
- 個人開業者や起業家

役割に関するこの公式文書は，すべての役割を余すところなくリストアップしているわけではない．むしろ，それは作業療法専門職内の役割のみを示している．この文書に概要が示されている役割は相互に排他的なものではない．人間はその職業経歴上のどこかの時点で，多様な作業療法の役割を果たすことになろう．

専門職外でのその他の潜在的役割には，以下のものが含まれる．
- 活動指導者
- ケースマネージャー
- リハビリテーションコーディネーター
- プログラムマネージャー
- 病院管理者や専門老人ケア施設管理者

アメリカ作業療法協会（1993, p.5）によれば，「職業経歴の進歩は役割内での昇進とともに，別の役割への変化にかかわる」変化が生じた場合，実践家は遂行の潜在力とその新たな役割のための適切な準備教育を示す必要がある．新たな役割のための準備に含まれることが多いものとしては，自省，継続教育や上級の教育，そして，新たな役割に必要とされる経験と技術の獲得である．

作業療法実践家は人々をその自宅や職場で支援したり，その人々の自立を促進したり，地域へのインテグレーションを促進する上で果たすことができる特有の役割を持っている（Stalker, Jones & Ritchie, 1996）．作業療法の役割の拡大には，ある特定課題の資格と責任を委任したり放棄するといった学習が必要である．地域での実践家はコンサルタント，ケースマネージャー，プログラム計画者，そして，職員訓練者といった機能を果たすこともある．他の作業療法士や作業療法助手，健康および社会的サービスの専門職，地域の指導者への支援や彼らとの協業のためにネットワークを展開することは，地域に根ざした実践家にとって重要なことである．

役割の説明

以下の役割説明はアメリカ作業療法協会（1993）の公式文書に基づくものである．

■コンサルタント

作業療法のコンサルタントは個人，集団，プログラム，あるいは，組織に対する相談サービスを提供する．相談の内容は実践上の問題，プログラム開発，管

理上の関心事, そして, 研究計画書と関係することもある (American Occupational Therapy Association, 1993).

コンサルタントの役割に就く作業療法実践家は, プログラム開発と評価, スーパーバイザーのモデル, 組織上の諸問題, そして, 臨床上の関心事に関する情報と専門的アドバイスを提供する. 相談サービスは, 新たなプログラムを開発する場合や大きな変化がなされつつある場合に, 最も頻繁に利用される. 相談サービスはそのプログラムのニーズに応じて, 短期にも長期にもわたる. 地域の中では, 作業療法実践家はスカウト活動や少年少女クラブ, 成人教育プログラム, 成人デイケア, 移行的生活プログラム (transitional living program), 自立生活センター, 地域開発や住宅機関, 職場の安全や健康プログラムといった様々なグループのコンサルタントとして働くことができる.

■ ケースマネージャー

実践家は**ケースマネージャー**としてサービス提供を調整し, 消費者や家族や養育者にアドバイスし, 経済力を評価し, 必要とされるサービスを提唱する (American Occupational Therapy Association, 1993). ケースマネジメントには, 十分な臨床経験を持ち, 費用支払いの仕組みを理解しており, また, 良好な組織技術を持つ専門職が必要である. ケースマネージャーの資格と責務は州の規則によって定められていることが多い. 作業療法実践家は精神健康と小児の実践におけるケースマネージャーとして最も頻繁に指名されている. ケースマネジメントは慢性障害に対処している人々や家族に対するサービス提供を調整する長期の過程にかかわることがある.

■ 個人開業者と起業家

役割の公式文書によれば, 作業療法の**起業家**とは, パートタイムあるいはフルタイムで自営に就いている人である (American Occupational Therapy Association, 1993). 実践家は個人開業のオーナーとなったり, 契約に基づきサービスを提供したり, コンサルタントとして機能することもある. 起業家として成功するためには, その地域の特有なニーズを評価し, 反応できなければならない.

◆ うまく実践している地域に根ざした作業療法実践家の特徴

Linda Learnardは長年にわたり, 地域場面での作業療法サービス提供の擁護者であった. 彼女は地域健康に対する独特の哲学とアプローチについて, 多くの学会で語ってきた. Robnett (1997) はOT Practice誌に掲載された論文の中で, Learnardにインタビューして, 地域実践パラダイムについて書いている.

Learnardによれば, 「地域健康における作業療法はアートであると同時にサイエンスである (Robnett, 1997, p.30)」. 課題分析の技術と環境的文脈の影響とその機能との関係に関する理解という一般的な作業療法に加えて, 地域に根ざした作業療法士にはその他の様々な技能と属性が必要である. Robnett (1997) によれば, Learnardはうまく実践している地域に根ざしたセラピストのいくつかの特徴を提唱している. それには以下のものが含まれる.

- 肯定的な希望というセンスを持つこと.
- 個々人をその特定の個人的状況の中で理解すること.
- 多様な可能性を想像する創造性.
- 自分の文化的, 個人的, 専門的バイアスをひとまず脇に置き, 判断を伝えるのではなく個人の選択を尊重する能力.

Learnardによれば (Robnett, 1997), 地域での作業療法の焦点は個人を変えることにではなく, 環境を変えることに当てられるべきである. 目標は障害者のために環境を調節し, 受け入れを作り出すことにある.

さらに, 地域場面での実践を計画している人には, 次のような属性と技能が勧められている.

- 専門家としての自律性
- 柔軟性
- 曖昧さに対する辛抱強さ
- 協業の姿勢
- 優れた対人コミュニケーション技術

- 組織技術に長けていること
- ネットワークを作り出す技術
- プログラムを計画し評価する技術
- ハイレベルの問題解決能力
- うまいPRの技術
- 間接的サービス提供に快適さを覚えること
- 助成金申請書を書く技術

◆おわりに

 自分の記憶だけではなく,自分の想像で生き延び始めるときが来た.

 過去の教訓は私たちに多くのことを教えてくれている.精神障害者が脱施設化され,地域の中に移されたとき,作業療法士は彼らを指導することに失敗した.その結果,作業療法士のための仕事の多くが永久に失われる一方,多くの可能性があった役割が他の専門職によって占められた.他の障害者がサービスを受けるために地域に移るとき,彼らのニーズに対してサービスを提供するためには,作業療法実践家がそこにいなければならない.

 Dasler（1984）は,作業療法士は自分の実践領域の如何にかかわらず,伝統的な病院環境よりも,地域に根ざした場面に,もっと職場を作り出して占めることに自分の注意を当てるべきであると論じている.もし作業療法専門職が自分の求職活動を「作業療法」と名づけられたポストだけに限定しているならば,地域に根ざした実践にはほとんど就けないであろう.セラピストは「外の」地域環境に自分を合わせるよう役割と技能を適応させなければならない.Dasler（1984,p.31）はこのことを「作業療法士の脱施設化」と呼んでいる.もしセラピストが,クリニックや病院環境を好み,自分たちのサービスが最も必要とされている地域に根ざした場面への移動に抵抗し続ければ,この専門職の未来が必要以上に限定されることは確実であろう.

 作業療法の哲学とサービスは地域に根ざしたサービスの提供と極めて両立可能である.今こそ,実践家が自信を持って前進し,他の人々が続く道を切り開くときである.もしこの専門職が地域の中で創発しつつあるこうしたダイナミックで新しい役割を担うことに失敗すれば,他の専門職が私たちに取って代わることは確実になろう.

 1972年にFinnは,この専門職が医学的臨床サービスに対する力点から健康増進と地域に根ざしたサービスへと移動する際に取り組まなければならない9つの問題を示した.これらの問題を今日的に解釈すると,以下のようになる.作業療法実践家には以下のことが必要である.

1. 地域の組織と制度について,また,それらがどのように操作されているのかについて知らなければならない.
2. 自分たちが地域場面で提供でき,これらのサービスを明瞭に伝えることができる特有なサービスに関する健全な理解を獲得する.
3. 地域のニーズに対応する実際的プログラムに置き換える知識と方法を開発する.
4. 慣れ親しんでいない環境での挑戦に直面したときにはリスクを背負うことをいとわない.
5. 非医療職員と関係を取り,うまくコミュニケーションし,また,専門用語の使用を避けることを学習する.
6. 積極的になるよう心がけ,自分たちのサービスが求められるのを待つのではなく,サービスを提供するために地域に入っていく.
7. 自分たちの専門的同一性をしっかりと持ち,健康の仲介者という役割を展開し,個人的成長と専門的成長の機会を経験できることに感謝する.

 さらに,この専門職は地域に根ざした場面に適切な新たな実践モデルを創造的に考えたり展開すると同時に,地域に根ざしたイニシアティブを支援するために自分たちの知識基盤を再解釈したり拡大しなければならない.

 作業療法を21世紀の素晴らしい,そして,栄誉ある概念の1つとするときが来ている.1つの専門職として,貧困,ホームレス,薬物濫用,うつ,暴力な

ど，21世紀の社会問題の解決に対応し支持することは，私たちの責務である．ビジョンと創造性を備えることで，この専門職の地域貢献の可能性は限りないものとなる．

◆ スタディ・クエスチョン

1. 障害の定義を，作業療法サービスが一般的にはなされていない集団を含めたものへと拡大することは，OTにとって適切でしょうか．それはなぜでしょう．
2. この専門職が臨床に根ざした実践から地域に根ざした実践へとパラダイム転換を行うことには，どのような意味があるでしょうか．
3. この専門職が臨床に根ざした実践から地域に根ざした実践へとパラダイム転換を行わないことには，どのような意味があるでしょうか．
4. 地域に根ざした実践をうまく行う実践家の特徴とはどのようなものでしょうか．
5. 作業療法実践家の「脱施設化」のバリアはどんなことでしょうか．
6. 地域場面での実践を行うためのあなた自身の準備状態を評価しなさい．この転換を果たすには，どのようなことを学ぶ必要がありますか．

引用文献

American heritage college dictionary (3rd ed.). (1997). Boston: Houghton Mifflin.

American Occupational Therapy Association. (1940). Editorial: Reports of roundtables, AOTA convention. *Occupational Therapy and Rehabilitation, 19,* 387–411.

American Occupational Therapy Association. (1974). Task force on target populations: Report of the task force on target populations, report I. *American Journal of Occupational Therapy, 28,* 158–163.

American Occupational Therapy Association. (1993). Occupational therapy roles. *American Journal of Occupational Therapy, 47,* 1087–1099.

American Occupational Therapy Association. (1997). Percentage of registered occupational therapists and certified occupational therapy assistants by primary employment setting 1973–1996. Source: AOTA Member Surveys.

Banyai, A.L. (1938). Modern trends in the treatment of tuberculosis. *Occupational Therapy in Rehabilitation, 17,* 245–254.

Baum, C. (2000). Reinventing ourselves for the new millennium. *OT Practice, 5*(1), 12–15.

Bockhoven, J.S. (1968). Challenge of the new clinical approaches. *American Journal of Occupational Therapy, 22,* 23–25.

Christianson, C., and Baum, C. (1997). *Occupational therapy: Enabling function and well-being.* Thorofare, NJ: Slack.

Dasler, P.J. (1984). Deinstitutionalizing the occupational therapist. *Occupational Therapy in Health Care, 1*(1), 31–40.

Fidler, G.S. (1997). Foreword in C. Christianson and C. Baum (1997), *Occupational therapy: Enabling function and well-being.* Thorofare, NJ: Slack.

Finn, G.L. (1972). The occupational therapist in prevention programs. *American Journal of Occupational Therapy, 26,* 59–66.

Green, L.W., and Anderson, C.L. (1982). *Community health* (4th ed.). St. Louis: Mosby.

Green, L.W., and Raeburn, J. (1990). Contemporary developments in health promotion, definitions and challenges. In N. Bracht (Ed.), *Health promotion at the community level.* Newbury Park, CA: Sage.

Hasselkus, B.R., and Kiernat, J.M. (1973). Independent living for the elderly. *American Journal of Occupational Therapy, 27*(4), 181–188.

Howe, M., and Dippy, K. (1968). The role of occupational therapy in community mental health. *American Journal of Occupational Therapy, 22,* 521–524.

Humphreys, E.J. (1937). The value of occupational therapy to the developmentally deficient child. *Occupational Therapy and Rehabilitation, 16,* 1–13.

International Labour Organization, United Nations, Educational, Scientific and Cultural Organization, World Health Organization (1994). *Community-based rehabilitation for and with people with disabilities.* Geneva: WHO.

Karan, O.C., and Greenspan, S. (1995). *Community rehabilitation services for people with disabilities.* Boston: Butterworth-Heinemann.

Kirchman, M.M., Reichenback, V., and Giambalvo, B. (1982). Preventive activities and services for the well elderly. *American Journal of Occupational Therapy, 36,* 236–242.

Kneipmann, K. (1997). Prevention of disability and maintenance of health. In C. Christianson and C. Baum, *Occupational therapy: Enabling function and well-being* (pp. 531–555). Thorofare, N.J.: Slack.

Laukaran, V.H. (1977). Toward a model of occupational therapy for community health. *American Journal of Occupational Therapy, 31*(2), 71–74

Llorens, L.A. (1972). Problem-solving the role of occupational therapy in a new environment. *American Journal of Occupational Therapy, 26*(5), 234–238.

Mosey, A.C. (1973). Meeting health needs. *American Journal of Occupational Therapy, 27,* 14–17.

Nisbit, R. (1972). *Quest for community.* New York: Oxford.

O'Connell, M. (1988). *The gift of hospitality.* Evanston, IL: Center for Urban Affairs and Policy Research.

Opzoomer, A., and McCordic, L. (1973). Occupational therapy—a change of focus. *Canadian Journal of Occupational Therapy, 40,* 125–129.

Punwar, A.J. (1994). *Occupational therapy: Principles and practice* (2nd ed.). Baltimore, MD: Williams and Wilkins.

Reed, K.L., and Sanderson, S.N. (1999). *Concepts of occupational therapy* (4th ed.). Philadelphia: Lippincott.

Reilly, M. (1962). Occupational therapy can be one of the great ideas of 20th century medicine. *American Journal of Occupational Therapy, 16,* 1–8.

Reilly, M. (1971). The modernization of occupational therapy. *American Journal of Occupational Therapy, 25,* 243–246.

Robnett, R. (1997). Paradigms of community practice. *OT Practice, 2*(5), 30–35.

Sabonis-Chafee, B. (1989). *Occupational therapy: Introductory concepts.* St. Louis: Mosby.

Shugars, D.A., O'Neil, E.H., and Bader, J.D. (Eds.). (1991). *Healthy America, practitioners for 2005: An agenda for U.S. health professional schools.* Durham, NC: The Pew Health Professions Commission.

Stalker, K., Jones, C., and Ritchie, P. (1996). All change? The role and tasks of community occupational therapists in Scotland. *British Journal of Occupational Therapy, 59*(3), 104–108.

Steib, P.A. (1997). A decade of change: 10 trends. *OT Week,* February 13, 1997, 18.

Warren, R., and Warren, D. (1979). *The neighborhood organizer's handbook.* Notre Dame, IN: University of Notre Dame.

Watanabe, S.G. (1967). The developing role of occupational therapy in psychiatric home service. *American Journal of Occupational Therapy, 21,* 353–356.

West, W.A. (1967). The occupational therapist's changing responsibility to the community. *American Journal of Occupational Therapy, 21,* 312–316.

West, W.A. (1969). The growing importance of prevention. *American Journal of Occupational Therapy, 23,* 226–231.

Wiemer, R.B., and West, W.A. (1970). Occupational therapy in community health care. *American Journal of Occupational Therapy, 24,* 323–328.

第2章

パラダイム転換：医学モデルから地域モデルへ

Marjorie E. Scaffa, PhD, OTR, FAOTA

PARADIGM SHIFT: FROM THE MEDICAL MODEL TO THE COMMUNITY MODEL

概　要

- はじめに
- パラダイム転換
- 作業療法におけるパラダイム転換
  - システム理論の基本原理
- 他の学問領域におけるパラダイム転換
  - 公衆衛生学と医学
  - 障害者に対するヘルスケアの供給
  - 職業リハビリテーション
- 地域実践パラダイム

キーとなる用語

- クライエント中心のアプローチ（Client-centered approach）
- 職業リハビリテーションの臨床的モデル（Clinical model of vocational rehabilitation）
- 地域メンバー（Community membership）
- 地域実践パラダイム（Community practice paradigm）
- 脱施設化（Deinstitutionalization）
- 職業リハビリテーションのエコロジカルまたは環境的モデル（Ecological or environmental model of vocational rehabilitation）
- 施設化（Institutionalization）
- 階層性の法則（Laws of hierarchy）
- 医学モデル（Medical model）
- パラダイム（Paradigm）
- パラダイム効果（Paradigm effect）
- 作業パラダイム（Paradigm of occupation）
- パラダイム転換（Paradigm shift）
- 公衆衛生学（Public heath）
- 還元主義パラダイム（Reductionist paradigm）
- システム理論（Systems theory）

学習目標

本章は、読者が以下のことができるように書かれたものである。

- パラダイムの特徴と目的を説明する．
- パラダイム転換の段階を描き出す．
- 作業療法におけるパラダイム転換の歴史を説明する．
- 作業療法における創発しつつあるパラダイムの特徴を明らかにする．
- システム理論の基本的概念と原理と作業療法との関連を説明する．
- 公衆衛生学と職業リハビリテーションにおけるパラダイム転換の歴史と、作業療法に対する意味を説明する．
- 作業療法のための地域実践パラダイムの中心的特徴を明らかにする．

自分がどこに向かっているのかを知らなければ、どこか知らない場所で終わってしまうことになろう．老子

◆はじめに

パラダイム（paradigm）という言葉は、例、パターン、モデルを意味するギリシャ語のparadeigmaに由来している（American Heritage College 辞典, 1997）．パラダイムは現象の説明と調査をもたらす概念的枠組みである．

Thomas S. Kuhn（1970）は、「科学革命の構造」と名づけた古典的教科書の中で、パラダイムという概念を詳細に説明した．Kuhn（1970, p.viii）はパラダイムを「実践家たちのコミュニティに対して、ある時期の間、モデルとなる問題と解決法を提供する世界的に認知された科学的業績」と定義した．パラダイムは、①競合する研究領域のほとんどの構成要素を描き出す十分で先例のない科学的業績、②多様な問題に対する解決法の探索を十分に可能にする適切な開放性、という2つの概念的特徴を持つ．

パラダイムは共通の関心を持つ特定の集団または学問領域を特徴づけている1つの世界観である．それは「ある分野の最も根本的な信念または仮定に関する合意によって決定されたマトリックスである（Kielhofner, 1983, p.6）」．ある専門職または学問領域の特定のパラダイムは、以下の事柄を決定する．

- 専門職の人々は自分が関心を持つ現象をどのように見ているか.
- 実践家たちは自分の仕事の中で, パズル（難問), 問題, 疑問をどのように解決しようとするのか.
- どのような解決法が生み出されるのか.
- その専門職の方向性として, どのような目標が設定されるのか.

パラダイムは「その学問領域の文化的な中核」であって,「専門職の同一性をもたらす（Kielhofner, 1977, p.17）」.

端的に言うと, Baker（1992, p.32）によれば, パラダイムは「境界を築き上げたり定義づける一連の（書かれた, あるいは, 書かれていない）規則と通例」であって, 成功するためには, これらの境界内の行動を指令することが求められる. すべてのパラダイムは, それがうまく取り組むことができる範囲の問題を持っている. パラダイムが強健で強力であればあるほど, それを適用できる問題は多様になる.

パラダイムは知覚フィルターとして作用する. 自分のパラダイムと対立する情報やデータは, 知覚フィルターからはずされるか, その効果は最小化される. これは**パラダイム効果**（Barker, 1992）と呼ばれる. あるパラダイムから見れば明瞭なことであっても, 別のパラダイムから見れば不明瞭であることもある. パラダイムは専門職に対して, 肯定的効果と否定的効果の両者を持つ可能性がある. 適切に利用されれば, パラダイムは意味があり, 情報を有益なカテゴリーに分類することができ, また, 実践のための価値あるガイドラインを提供する. パラダイムの危険性は思考と知覚を拘束することによって問題解決と改革とを制限するというその潜在力にある. 典型的には, パラダイムは故意に偏見を抱かせたり惑わすために用いられるのではないが, ときにはパラダイムの不適切な適用の結果, 誤った表象がみられる. 最悪のシナリオの場合, はっきりとした明瞭なデータを知覚する能力がなく, その結果, 信念を変えることが不可能となる. Baker（1992, p.92）は,「今日では『不可能』と定義されていることも, 現在のパラダイムの文脈の中でのみそうなのである」と述べている.

パラダイムは, ある特定の学問領域の中の実践家には明白な形で意識的に選択されないことがしばしばあるが, その専門職の訓練過程を通して内在化されたり, 環境の要請に対する反応の中で修正される. ある学問領域で優勢になっているパラダイムと十分な距離を置いている個人や集団が, それを冷静に検討することは困難なことが多い.

本章は, システム理論の影響を強調しながら, 作業療法における主なパラダイム転換を示す. 公衆衛生学や医学, そして, 職業リハビリテーションといった他の学問領域におけるパラダイム転換についても説明する. 実践のためのクライエント中心のアプローチを地域実践パラダイムとして論じることで本章を閉じることになる.

◆パラダイム転換

専門職や科学の発達の存在論を振り返ってみると, 一定のパターンが明らかになる. Kuhn（1970）は, パラダイムの獲得とその結果として許された研究や調査が, その学問領域あるいは科学領域における成熟を反映していると主張する. 物理学や他の十分に発達した学問領域の歴史は, パラダイム獲得と研究合意への道が長く困難なものであることを示している.

Kuhn（1970, p.15）によれば,「パラダイムの不在あるいはパラダイム候補の不在は, その科学の発展のために適している可能性を持つすべての事実を, 等しく適切なものと見なしがちである」. そうした学問領域における事実の収集は, ランダムな試行錯誤的活動になる傾向にある. この活動はパラダイムを創発するために不可欠であるが, それは真の意味で科学的であるというレッテルを貼ることができる文献の母体を生み出すのではなく, 情報の迷路を生み出しがちである.

Kuhn（1970）は, ある学問領域または専門職内での変化が徐々に起こるものではないと主張した. それはむしろ, 非常に劇的に生じる. ある学問領域がその世界の見方を別の見方のために放棄するとき, 革命,

つまり，徹底的な概念の再構成と**パラダイム転換**が起こる．パラダイム転換に対して，また，それらを開始するパラダイムに対しては，大きな抵抗が示されることが少なくない．パラダイム転換は既存の規則を劇的に変え，新たな傾向を生みだし，そして，新機軸の引き金になる．パラダイム転換は，前パラダイム，パラダイム，危機，そして，パラダイムへの回帰という4段階で生じる（図2-1）．

前パラダイム段階は，ある学問領域が初期の前形成化の時期にあることを示している．いくつかのグループが一連の何らかの現象に対して共通して関心を示すが，その現象をそれぞれが別個に見たり，定義したり，操作しようとする．結果的に，ある1つの思考の流れが優勢になり，その学問領域を支配するパラダイ

危機
古いパラダイムの拒否
競合する学派の提起

新たなパラダイムの下での
その学問領域の再構成を通しての危機の解決

外的要因
その学問領域に対する
社会的，認識論的要請

パラダイムが処理できない問題の提起

パラダイム
現象の特性，取り組まれる問題
解決法への合意
パラダイムの精密化

パラダイムとなるであろう1つの思考学派の提起

前パラダイム
同一範囲の現象に対峙する
思考学派の競合

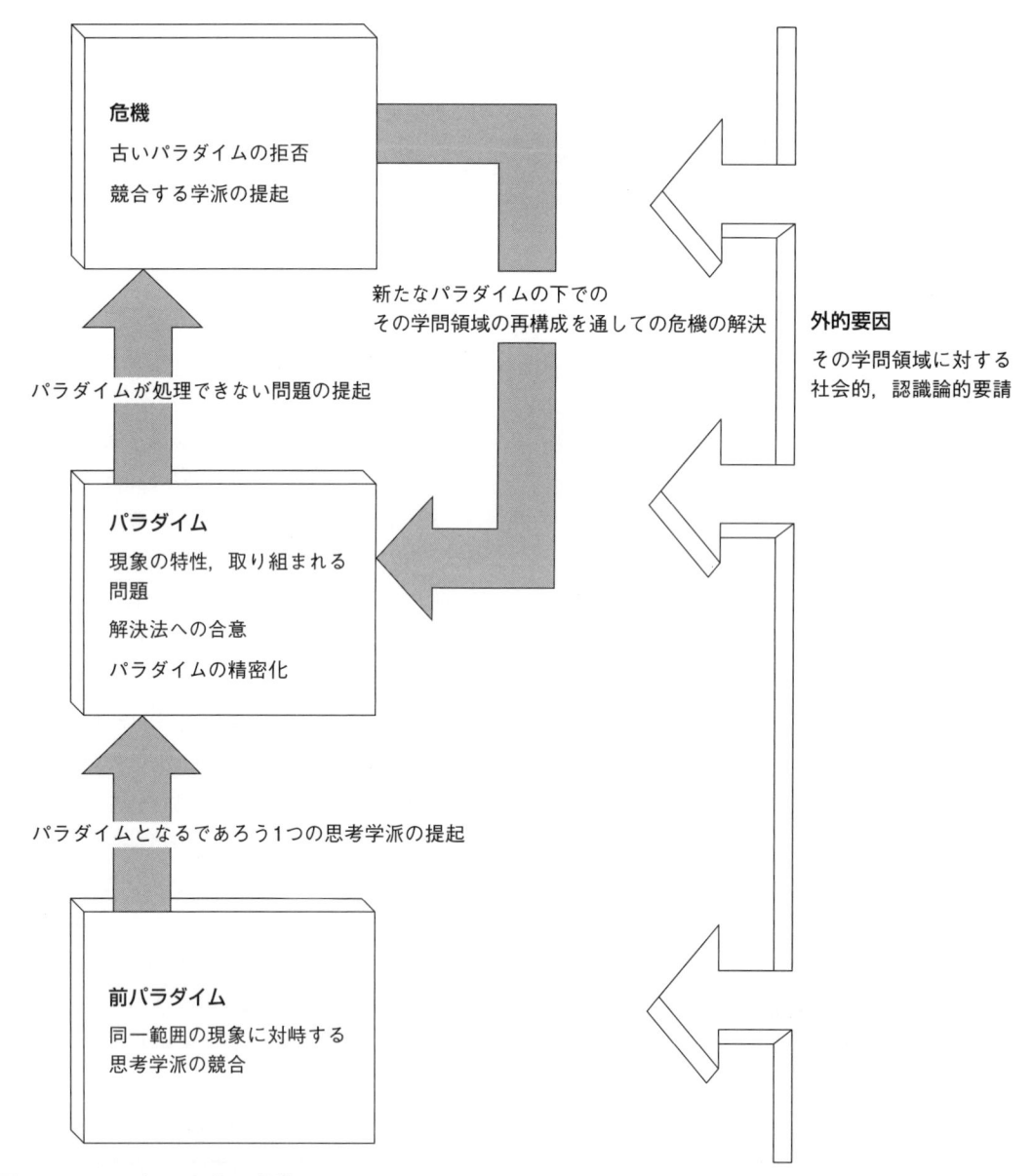

図2-1　パラダイム転換の段階
（Kielhofner, G. [1983]. Health through occupation：Theory and practice in occupational therapy. Philadelphia：F.A.Davisから許可を得て転載）

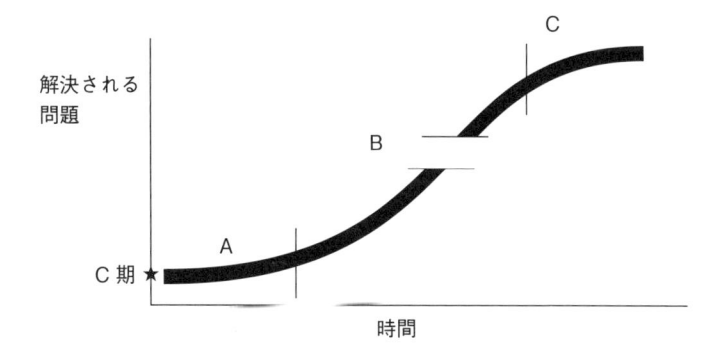

図 2-2 パラダイム曲線
(Future Edge by Joel Arthur Baker. Copyright ©1992 by
Joel Arthur Baker. HarperCollins Publishers, Inc. から)

ムとなる．このパラダイム段階の間に，この世界観はその専門職が問題を見つけ出し解決する思考のフィルターとなる．ときが経つにつれて，既存のパラダイムの範囲内では解決できない問題が出現する．こうした「解決できない」問題が蓄積されるにつれて，古いパラダイムは批判にされられ，そして，その学問領域は危機段階に突入する．この危機期の間には，現象に関する別の思考法が出現し，その専門職の中で優位を勝ち取る．結果的には，以前には「解決できない」とされていた問題にうまく取り組むことができる新たなパラダイムが創発する．このパラダイムへの回帰は，その学問領域の知識基盤に顕著な再組織化を求める．しかし，一般的には古いパラダイムによって生み出された情報や技術は保持される（Kielhofner, 1983）．

Baker（1992）のモデルによれば，パラダイムの発展とパラダイム転換は予測可能な形で生じる（図2-2）．第1の時期（あるいはA期）の間には，問題解決の新たな方法が創発する．この新たなアプローチを用いて利益をもたらす多数の問題が解決される．Kuhn（1970）はこれらの特別の解決を「例示」した．この新たなパラダイムの範囲が探られ，規則や法則が発見される．新たなパラダイムについて多くのことが知られるようになればなるほど，より多くの問題が解決され，B期の線の軌道または傾斜が劇的に増加する．ここで，問題解決が急激に可能になり，新たな技術が創発され，新たなアプローチが発展する．

C期のある時点で，問題解決は緩やかになり，解決される必要のある問題がますます困難になる．この時点で，解決できない問題が出現し始めるにつれて，そのパラダイムはその有用性を失い始める．新しいパラダイムは，一般的には，通常はB期のどこかで，既に根をはやしている．しかし，新しいパラダイムが導入されると，通常は成功を収めてきた古いパラダイムによって拒否される．Baker（1992, p.52）は，「新しい問題を発見する過程で，すべてのパラダイムはそれが解決し得ない問題を暴き出し，そして，これらの解決できない問題がパラダイム転換の引き金のきっかけなる」と述べている．

◆作業療法におけるパラダイム転換

Kielhofnerは，作業療法におけるパラダイム転換の歴史的検討を行った（図2-3）．Kielhofner（1983）によれば，作業療法における前パラダイム段階は，そのルーツを人道主義に焦点を当てた道徳療法運動にまでたどることができる．道徳療法の提唱者たちは，精神病者の治療は家族のような雰囲気の中で，作業を日常的に繰り返すことを強調すべきであると提唱した（Neistadt & Creapeau, 1998）．作業への参加は混乱した習慣や行動を正常化すると考えられていた（Kielhofner, 1997）．18世紀と19世紀の間に，この道徳療法の考え方は精神病者の治療における病理指向的アプローチと競合していた．

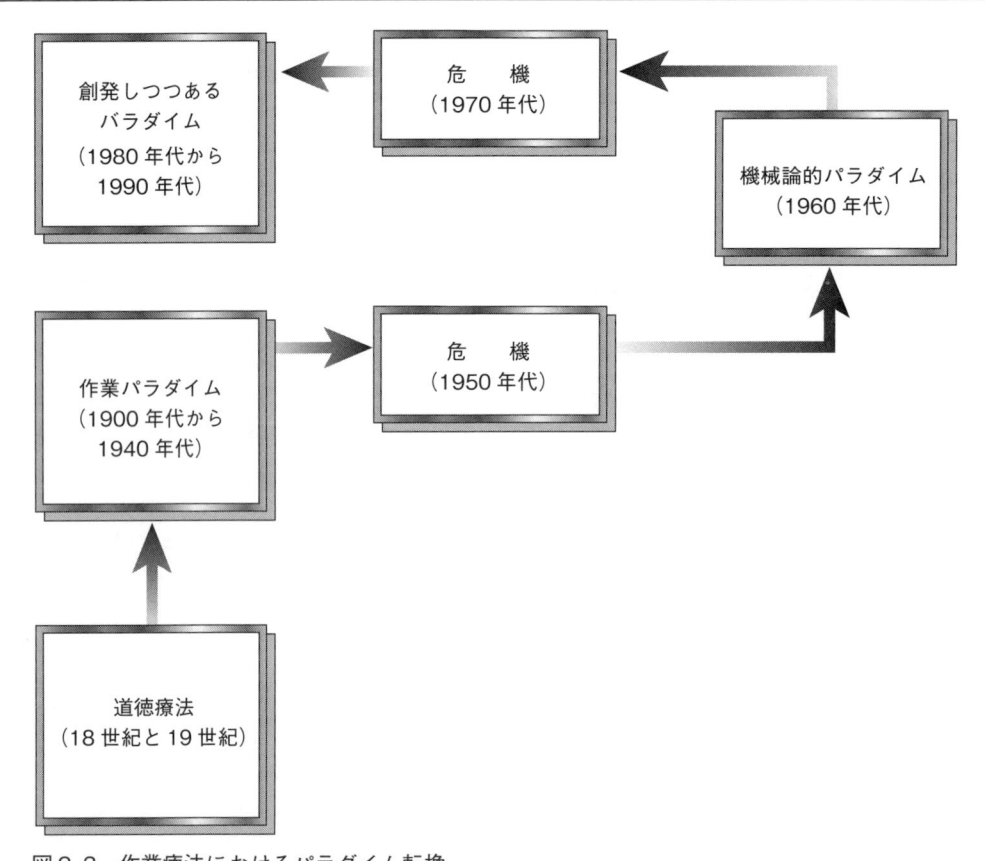

図2-3 作業療法におけるパラダイム転換
（Kielhofner, G.［1997,p.48］．作業療法の理論．第2版．Philadelphia：F.A.Davis. 許可を得て転載）

　20世紀の始めの40年間に，実践家たちの間に，また，文献の中に，「作業」を中心的な関心を持つ現象とするという大きな合意が生まれた．この**作業パラダイム**は精神健康分野に起源を持つものであったが，身体障害にも容易に適用できるものであった．作業は仕事，遊び，身辺処理，休憩のバランスをさすことになった．この時期の作業療法士は，人間を精神と身体の双方から成り，自分の環境との交流の中で日常課題に参加する存在であると，全体論的に見ていた．作業は個人の能力にしたがって段階づけられた．人々は諸感覚を刺激する単純な活動から，注意集中と技能という点で，より多くのことを必要とする作業へと進んでいった（Kielhofner, 1997）．

　パラダイムの最初の危機は1940年代後半から1950年代初期のこの専門職の文献の中に示されている．より科学的であるべきであるという医学からの圧力の増加は，作業パラダイムを疑問視する方向へと導いていった．文献は作業療法実践に対して，運動学的，神経生理学的，そして，精神分析的アプローチへの傾斜を開始した．1930年代の恐慌が職業に対する大きな不安を引き起こし，医学とのより緊密な関係をはぐくむよう作業療法に強要することになった．合衆国医師会が作業療法教育課程の認可を開始した．作業療法実践は**医学モデル**とのより緊密な同盟を結び始め，還元主義という医学パラダイムをほとんど修正することなしに採用した（Kielhofner, 1983）．

　1960年代の還元主義あるいは機械論的パラダイムは，疾病と能力障害の内的メカニズム（神経生理学，解剖学，運動学および精神分析学）に焦点を当てることによって，作業療法は実際に機能を変えることができ，そして，それによって科学的学問領域の専門職としての尊敬を得ることができると主張した．初期の作

業パラダイムは人間生活の作業的特性を全体的に認識していた．この新パラダイムは，より掘り下げた見方をもたらし，専門職の考え方を全体性から部分へという還元主義的な焦点へと転換した．医学モデルあるいは**還元主義パラダイム**は作業パラダイムに付け加えられただけでなく，作業パラダイムに置き換わり，その結果，1960年代と1970年代には，作業療法実践の焦点は劇的に変化した．実践家たちはセフビーから「作業」を削除し，運動，話し合いのグループ，特殊化された治療技法，そして，手段へと変えていった（Kielhofner, 1983）．

還元主義パラダイムあるいは機械論的パラダイムはすべてが否定的なものではなかったし，現在もそうではない．新たな支援機器やテクノロジー，感覚統合や神経発達学的治療といった新たな治療手技，そして，医学のコミュニティからの大きな尊敬を受けたことなどは，このアプローチがもたらしたことであった．大きな喪失は，この専門職の人間存在の作業的特性への関与と，治療媒体としての作業の重要性であった．初期の実践に共通したこれらのテーマなしに，この領域の専門分野は別個に漂流し始め，第2のパラダイムの危機をもたらした．

このパラダイム危機は1970年代に興ったもので，人間の作業行動の複雑性を理解するための枠組みとしては，還元主義は不適切であるという認識にせき立てられたものだった．慢性障害者の問題はテクノロジーのみによっては解決できないとの認識が広がった．さらに，作業療法士たちは専門職としての同一性の喪失，観念論の崩壊，そして，専門職の統一性の欠如に対する不満を表明した（Kielhofner, 1983, 1997）．

Kielhofner（1997）によると，新たなパラダイムは作業の中核的構成要素に関わり，この専門職の同一性とその全体論的志向性を再獲得しようとする試みを生み出した．この創発しつつあるパラダイムは「人間の作業的特性，作業機能障害という問題，そして，健康の決定因子としての作業を解明する（Kielhofner, 1997, p.90）」という中核的構成要素によって特徴づけられている．さらに，この創発しつつあるパラダイムは，システムの見方を利用している．システムの視点は作業遂行が人々，その環境的文脈，そして，その人が行っている作業とのダイナミックな相互作用からもたらされることを強調する．さらに，それは作業遂行に影響を及ぼす要因に対するより複雑な見方をもたらし，それゆえに，作業遂行の問題に対する潜在的な解決法の範囲を広げることをもたらす（Kielhofner, 1997）．この創発しつつあるパラダイムはまた，クライエント中心のアプローチ，自発的に従事すること，エンパワーメント，そして，実践のアートとサイエンスのバランスに価値を置いている．

システム理論の基本原理

一般システム理論（General Systems Theory；GST）は，科学的思考に広く浸透している還元主義パラダイムからの大きな転換を代表するものである．この転換は科学が現実を概念化する方法と，新たな知識をどのように生み出すのかという方法における方向転換と理解するのが最善であろう．von Bertalanffy（1969, p.57）は，還元論からGSTへのパラダイム転換の特徴を「知識の基本的カテゴリーにおける変化であり，………複雑性，全体性，システム，組織化といったことを扱うものであって，………科学的思考法における転換あるいは再方向づけ」であるとしている．

現象を量的に測定しうる可能な限り最小の単位へと分解する還元主義とは対照的に，**システム理論**はパターンや輪郭として概念化されるより大きな単位またはシステムに焦点を当てている．還元主義での現象の説明は因果関係と線形モデルに基づくものであり，それに対してシステム理論での説明は**階層性の法則**と循環モデルあるいは螺旋モデルに基づくものである．さらに，還元主義は機械論的世界観であるのに対し，システム理論は基本的にはもっと組織論的である．規準的反応に力点を置く還元論とは対照的に，GSTは人間行動の文脈的適切性が重要であると認識している．

歴史的には，還元主義は基礎科学において巨大な成功を収めてきており，また，医学技術を劇的に高めてきている．しかし，行動科学や社会科学のパラダイム

としては，また，人間や社会システムの行動を説明する手段としては，それは不完全で，不適切で，また，過剰に単純化するものであった．システム理論は還元論的アプローチに取って代わろうとするものではない．むしろ，それは以前のパラダイムを強化拡大しようとするものである．還元主義は特定の階級現象には純粋に適切であり有用であるが，作業療法を含む行動科学や社会科学への適用は拡大のしすぎであって，不適切に利用されてきている．

Capra（1982, p.43）によれば，システム理論は「世界のすべての現象を相互関連性と相互依存性という点で見ており，この枠組みの中ではその特性を部分へと分解することができない統合された全体がシステムと呼ばれる」．複雑性のレベルに基づくシステムのタイプ別の階層性が開発され，複雑さが最も少ないものから最も大きいもの，つまり，物理的システム，生物的システム，そして社会的システムを含むものとされている（von Bertalanffy, 1968）．

すべてのシステムとシステムの構成要素はレベルによって組織化され，そして，階層性の法則に従って操作される．階層性の法則は，システムのより低次レベルがより高次レベルを拘束し，また，より高次レベルはより低次レベルを指導すると述べている．このことは，開放システムあるいは生物システムはより低次レベルの物理システムを指導し，組織化するが，逆に，物理システムはより高次レベルの生物システムの活動を制限したり拘束することを意味する．階層性の別の法則は変化に関係している．より高次レベルで生じる変化には，より低次レベルよりも多くの時間と労力を必要としないし，また，あるシステムの1つのレベルでの変化は他のすべてのレベルへと共鳴し，全体としてのシステムの変化を引き起こす．生物システムのレベルでは，開放システムは生きているシステムを閉鎖した生きていないシステムからの区分点であることを示している．

システム理論の現在の再編は「ダイナミカルシステム理論」と呼ばれ，階層性という概念を「自己組織化の過程」という概念に置き換えている．ダイナミカルシステム理論は「複雑系においては，中心となる作用因あるいは根底をなす因果的メカニズムなしに，組織化された行動を含む秩序の状態が自発的に起こる（Kielhofner, 1997, p.75」と主張する．この見方では，階層性はダイナミカルな過程に用いられる機能的実体であって，固定的な構造ではない．

開放システムとは，環境と相互交流し，入力・処理・出力・フィードバックというメカニズムを通して自己維持するシステムである（Kielhofner, 1978）．開放システムは情報，物質，エネルギーを環境から入力する．それは，次に，処理過程の中で入力を変形したり操作して，環境に対して何らかの新しい行為や行動を出力する．システムと環境との交流はフィードバック過程によっていっそう精巧にされ，導かれる．開始された新たな行為や行動の結末や成果に関するフィードバックは，以後の出力に影響を及ぼす（Kielhofner, 1978）．フィードバックはまた，システムが環境の要請に対する反応の中で，その内的構成要素の修正を可能にする．

システム理論の根底を成すテーマや原理は，いくつかの健康関連領域を含む広範な学問領域の研究，実践，そして，理論開発にも，様々な程度で取り込まれている．これらの学問領域におけるシステムの考え方，アプローチ，理論の利用を検証することは，作業療法におけるシステムの適用を開発し強化するための枠組みを提供する可能性がある．

◆ 他の学問領域におけるパラダイム転換

公衆衛生学と医学

公衆衛生学とは，以下のように定義づけることができる（Green & Anderson, 1982, p.3）．

> 環境衛生，伝染病のコントロール，疾病の早期診断と予防のための医学や看護学によるサービスの組織化，健康に関する個人教育，そして，健康の維持や改善のための標準的で適切な生活をすべての人々に保証するための社会機関を開発する組織的な地域の努力を通して，疾病を予防し，生命を延長し，健康と健全な

状態を促進するサイエンスでありアートである．

合衆国では，公衆衛生学の「近代期」は，健康上の問題や疾病に対する組織的で熱心な取り組みを示した1850年代にまでさかのぼることができる．Green & Anderson（1982）によれば，この「近代期」は以下の「5つ」の明確に区分される時期に分けることができる．

1. 毒気（miasma）の時期（1850～1880）
2. 疾病コントロール，または，健康保護の時期（1880～1920）
3. 健康資源または医学の時期（1920～1960）
4. 社会工学の時期（1960～1975）
5. 健康増進の時期（1975～現在）

■毒気の時期（1850～1880）

American Heritage College 辞典（1997, p.860）によれば，毒気とは「有毒な大気または影響のことで，かつては沼地や腐敗物から発生して疾病を引き起こすと考えられていた有害な大気」を意味する．1800年代の中期から後期には，有毒な空気，埃，そして，清潔さの欠如が病気を引き起こすと考えられていた．疾病予防の努力はゴミ収集，公共衛生設備，街路掃除，食料品取り扱い，個人的衛生教育に焦点を当てたものであった（Green & Anderson, 1982）．

■疾病コントロール，または，健康保護の時期（1880～1920）

公衆衛生学のこの時期は，Louis Pasteur（パスツール）によって始まり，Robert Koch（コッホ）やWalter Reed（リード）によって引き継がれた．Pasteurは微生物が疾病の原因であることを実証し，微生物学が誕生した．疾病コントロールの努力は狂犬病や腸チフスなどの疾患に対する予防接種の開発と伝染性疾患の拡大を予防するために検疫に対する注目を高めることに焦点が当てられた．

■健康資源または医学の時期（1920～1960）

第二次世界大戦時の陸軍徴兵健康診断は，約1/3の人々が身体的あるいは精神的にみて，軍隊での任務に就くには不適格であることを示した．この知見は公衆衛生学と医学の努力に再び焦点を当てることになり，病院の建築と拡張，健康専門職の発展，および，生物学的研究の強化のために財源が投資された．この時期には，新病院にスタッフを補充するために，医学，看護学，歯学などの多数の健康専門職の学校が指数的に増加した．国立健康研究所が設置された．さらには，健康に関する任意団体が，一般大衆の注意を健康への関心に引く上で顕著な功績を果たした（Green & Anderson, 1982）．医学モデルの中での作業療法サービスは，この時期に著しく拡大したが，作業へ焦点が小さくなり，遂行の構成要素に対する焦点が大きくなった（Kielhofner, 1983）．

■社会工学の時期（1960～1975）

1960年代初期に，すべてのアメリカ人が医学の進歩の恩恵にあずかるわけではないことが明らかになった．経済的に恵まれていない人々は，ヘルスケアサービスの主流にほとんどアクセスすることがなかった．1967年のメディケアとメディケイド法の通過は，すべての国民にヘルスケアサービスを入手できるようにする努力の1つであった．

住宅，教育，貧困を含む健康に関連する多くの社会的関心事も，連邦政府レベルで取り組まれた．医学的ケア，テクノロジー，生物医学的研究の費用は空前の比率で上昇した．しかし，国民の全般的な健康がこれと比例して改善したわけではなかった（Green & Anderson, 1982）．

■健康増進の時期（1975～現在）

1970年代後半までに，健康に関する残された問題のうちの大きな割合が個人のライフスタイルと行動に起因している可能性があるという認識に基づき，健康増進と疾病予防への関心が明らかになった．罹患率，死亡率，能力障害の代表的原因（心疾患，ガン，脳卒中，ヒト免疫不全ウイルス［HIV］への感染，そして，事故）は，特有なライフスタイルと行動学的病因とに結びつけられている．

健康増進の努力は，疾病と障害を予防して健康と

健全な状態を強化するための健康教育と，行動変容のための戦略を伴う社会的・環境的支援とを組み合わせたものである．1970年代中期から後期には，全米健康情報・健康増進法（1976）が制定され，「健康な人々（Healthy People）(1979)」と「健康増進と疾病予防：アメリカの目標（Promoting Health, Preventing Disease：Objectives for the Nation）(1980)」という国家の健康に関する2冊の公衆衛生局長報告書が刊行された．これは連邦政府に，2000年に向けた疾病予防と健康増進の議定書を制定させ（Green & Anderson, 1982），「健康な人々2000年（U.S.Department of Heralth and Human Services, 1990)」の出版をもたらした．これらの文書は作業療法実践にとっても重要であり，詳細については第3章で論じる．

障害者に対するヘルスケアの供給

障害を持つ母集団に対するサービス提供の歴史には，3つの区分された時期あるいはパラダイム転換を認めることができる．第1の時期は，およそ1970年代中頃に終わった**施設化**の時期である．認知的，感情的，あるいは，身体的な障害を持つ人々は，大きな施設に収容され，その家族，友人，そして，一般大衆から隔離された．施設でのケアの不適切さや虐待は，集団訴訟が増加するにつれて目立って認識され，障害者はより大きな声を出して自分たちの自律を求めるようになった（Bradley & Knoll, 1995）．

第2の時期は**脱施設化**と地域展開で，障害者の地域への移動と，より「家庭に近い」場面での特別な住居とサービスを提供することに焦点を当てた．この時期に広く行き渡った価値は，個人の権利，つまり，人間の潜在能力を最大にすること，そして，「最も制限を少なくした環境」の中に置くことであった．しかしながら，専門職は依然としてサービスの計画者であり，権威を保持し続けた．

この時期の主導的原理の1つは「発達理論」と呼ばれるものであった．この理論はある人がどんなレベルの機能であろうとも，より高次の発達レベルを反映した技能と行動を発達できると仮定したものであった．この前提はこの時代のリハビリテーション上の焦点を作り出す責任を担った．一般的には，このサービスのモデルは，1970年代中頃から1980年代後半まで，支配的であった．このアプローチの限界の1つは，個々人は人為的文脈の中で技能と行動を発達することができ，次にその人が生活する地域へと般化されるというその前提そのものにある（Bradley & Knoll, 1995）．

現在の時期は，**地域メンバー**の時代と呼ぶことができよう．現在は，インテグレーション，自律，生活の質，そして，自立を促進する地域支援を強調したものである．この現在の焦点は，人々が生活する環境の中で，彼らがより効果的に機能できるようなサービスと支援を提供することに当てられている．この主導的原理は，個人をその環境に適応するように教育することよりも，環境を個人のニーズに合わせるように改変することである．現実には，機能障害は，個人の制限や資質と環境の要請や制約との間のダイナミックな交流である．

このモデルの哲学的基盤は，行動は人間と環境との相互作用の1つの機能であるというKurt Lewin（1935）の古典的公式から導き出されたものである．後のDembo, Leviton, Wright（1956）による身体障害者に焦点を当てた研究は，障害者が体験する制限は彼らの身体障害に固有のものではなく，社会的・環境的拘束の結果であることが多いことを見出した．

この地域メンバーという見方では，①個人，②環境，③社会的期待と態度という変化の3つの潜在的領域がある．過去には，焦点のほとんどが個人を変えることに向けられてきており，特定の環境をアクセスできるように改変することにはわずかの注意しか向けられてこなかった．この新たなパラダイムは，より大きな力点を環境の改変と社会の態度の劇的な変化に置いている．個人，家族，地域，ヘルスケアサービス，公的政策，社会規範の間のダイナミックな相互作用といったことを認識して評価することは，システムアプローチへの変化を示すものなのである．

施設ケアと病人や障害者の隔離というこれまでの医学モデルの見方は力強さを失ったものの，根強く残っ

ている．特別にあつらえた家屋での脱施設的ケアと，隔離した「治療」プログラムがより大きな規範となりつつあるものの，依然として障害者に「完全」な地域メンバーとしての資格を与えることは追求すべき大きな夢として残されている．

職業リハビリテーション

1980年代に，Stubbins & Albeeは，職業リハビリテーションの実践における観念論またはパラダイムの変化について述べている．彼らは，実践の2つのモデル，つまり，臨床モデルとエコロジカルモデルを説明し，これらのモデルは「科学モデルの代替以上のものであるが，障害者の雇用問題にどのように対処するのかに関しては，異なる価値，態度，そして，道徳的見方を内に秘めている（Stubbins & Albee, 1984, p.350）」と主張している．

職業リハビリテーションの臨床モデルでは，障害者は，元に戻すことができるかもしれないしできないかもしれない何らかの個人的欠陥を持つために雇用されないと見られている．したがって，障害者は自分が雇用されるようになるために評価を受け，カウンセリングを受け，そして，治療を受けなければならない．職業リハビリテーションのこのモデルの主な焦点は，個人の心理的および職業的な技能と行動を修正または再構築することである（Stubbins & Albee, 1984）．このアプローチは「犠牲者をとがめる」傾向を持つ．隔離された家屋と教育，建築上のバリア，そして，社会の態度は，障害者を発達的に不利にするという事実には注意を向けることはあっても，注意が払われることはほとんどなかった．臨床的モデルは，障害者，特に重度の身体障害者や精神病者の職業的ニーズを全体的にうまく充足しては来なかった．

職業リハビリテーションの臨床的モデルに対する別の選択肢は，**職業リハビリテーションのエコロジカルモデルまたは環境モデル**である．このパラダイムの根底となる前提は，環境的，社会的，経済的な数多くの要因が障害者に影響を及ぼすというものである（Stubbins & Albee, 1984）．これらの力は，個人に最大の利益をもたらすように機能するためのその人の能力を制限したり拡大する可能性を持ち，したがって，このことを介入の標的としている．最適な職業的機能を支援するために，環境のあらゆる側面（物理的，社会的，政治的）を改変することに焦点が当てられる．Stubbins & Albee（1984）は，職業リハビリテーションをこれらの関心領域に含めるように拡大することは，臨床的介入を通して個人の能力を変えることに向けた限定的な焦点と比べると，専門職としての大きな進歩であると考えている．

◆ 地域実践パラダイム

ヘルスケア供給に関する医学モデルの限界を批判することはたやすいものの，新たな地域志向的パラダイムの本質的な構成要素を説明することは極めて困難である．明らかなことは，専門職の役割や，提供者側と「患者」側との間のセラピー上の関係は，この2つのパラダイムでは異なっているということである（表2-1）．さらに，「患者」といった医学モデルの基本用

表2-1 パラダイムの対比

医学モデル	地域モデル
専門家が責任を持つ	地域メンバーが責任を持つ
専門家は力がある	地域メンバーは力がある
専門家が決定する	地域メンバーが決定する
専門家は「エキスパート」である	地域メンバーは「エキスパート」である
専門家は機関に対して答える	専門家は消費者に答える
計画は分解される	計画は協調的になされる
文化は無視される	文化は評価される

語のいくつかは，地域場面では明らかに不適切である．

作業療法実践家は，患者から「クライエント」へ，治療から「介入」へ，診療報酬から「支払い」へと，自分たちが使う用語を変える意識的努力をしなければならない．医学用語の使用は，自分の見方を制限したり，専門家の焦点を不必要に狭めたり，意見を認識する能力を低めてしまう可能性がある．

地域パラダイムは，実践のために**クライエント中心のアプローチ**を必要とする．クライエント中心のアプローチは「参加，情報交換，クライエントの意思決定，そして，選択の尊重を促進し」また，「その人と家族にとって最も重要な事柄に焦点を当てる（Law, 1998, preface）」．クライエントが作業遂行上の問題を明らかにし，問題解決に従事し，そして，自分特有の個人的ニーズと状況とに見合った解決法を提案するのを可能にするために，協業過程が計画される．作業療法士は，この過程の中ではファシリテーターであり，教育者であり，指導者である（Law, 1998）．この地域パラダイムにおける「クライエント」という用語の使用は，個人，家族，組織，あるいは，地域全体を指すものである．クライエントと認識されるタイプにかかわりなく，クライエント中心の実践の原則はなお適切なものである．

医学モデルパラダイムから**地域実践パラダイム**への転換においては，専門家たちはサービスの受け手，クライエント，あるいは，地域メンバーに対する責任，力，コントロールなどを放棄する必要がある．クライエントこそが，自分の状況，ニーズ，希望に関するエキスパートである．したがって，クライエントこそが，利用するサービスの決定者である．地域実践を成功させるためには，計画立案は地域の中の様々な機関，組織，個人と調整しなければならない．サービス供給には文化の影響も認識され，評価され，取り入れなければならない．最終的には，専門家は，提供されるサービスの受け手であり評価者でもあるクライエントに報告する．

地域実践パラダイムでは，専門家は潜在能力をうち立てて強化し，そして，他の人々の中でのリーダーシップを発揮する役割を持つファシリテーターとして機能する．このためには，謙虚さ，他の人々と成功を共有する能力，そして，根気強さが必要である．地域での実践の成功のためには，個々人をその人が選択した地域の中での満足のいくライフスタイルを維持するよう支援するために，合意を形成しなければならなかったり，資源を明らかにして獲得しなければならないといったように，典型的な臨床場面における場合よりも多くの時間が必要である．

地域実践という概念を作り上げる上で，システムの見方が非常に役に立つ．歴史を通して，以下のように言うことができよう（Green & Anderson, 1982, p.22）．

　　人間は環境に対して，また，お互いの行動に対して，より大きなコントロールを発揮しようとして，家族，制度，施設，社会へと，自分を組織化してきた．行動の規則は地域の規準となり，文化という形で，ある世代から次の世代へと伝えられた．文化は個々人の行動と同様に，受け入れることができる社会的組織（家族の交流パターン，施設やリーダーの役割と責任，政府の機能）を定義づけた．こうした文化，経済，組織，施設といった力の環境，個人の行動，そして，健康への影響は，健康の社会史と呼ばれるであろう．

システムアプローチは，健康の社会史の複雑性を認識しており，個人，個人間，組織，地域，公的政策のレベルを含むシステムの様々なレベルでの評価と介入のための枠組みを提供している．地域実践での介入は，個々のサービスの受け手に焦点を当てたものとなろう．しかし，介入の焦点は，それほど頻繁ではないものの，全体としての家族や地域に向けられることもしばしば見られる．システムの階層性におけるあるレベルへの影響は，間接的に他のレベルに影響するであろう．介入の焦点が個人レベルに当てられている場合でも，個人は取り組まれなければならない多数のシステムの中に組み込まれている．地域内での個人レベルの自己実現と自立は，個人の能力障害レベルというよりも，環境，制度，社会のバリアの機能であることの方が大きいこともある．したがって，介入はシステムのいくつかのレベルに同時に焦点を当てることになろ

う．

地域パラダイムでの個人の評価は，遂行領域と遂行構成要素に基礎を置く伝統的な作業療法評価の構成要素を含むこともある．しかし，この種の評価は通常，地域場面では不十分である．遂行の構成要素は医学モデルにおいて主な焦点となることが多い．地域パラダイムでは，日常生活活動，仕事や生産的活動，遊びやレジャー活動，そして，遂行の文脈がより大きな意味を帯びてくる．もし介入の焦点が個人ではなく，例えば，家族，地域，あるいは，高齢者センターのメンバーなどといった何らかの地域下位母集団のような個人の集合に向けられる場合，評価はより幅広い見方でなされなければならない．地域場面での評価は，サービスを受ける母集団とそのサービスが供給される文脈に注意を払う必要がある（Box 2-1）．介入計画は総合的な評価からもたらされる情報を活用するし，サービスの可能性を持つプログラムは意図されたサービスの受け手と地域の団体からの情報を認識することによって明らかにされる．学校，教会，ユダヤ教会，社会的組織，ヘルスケアの提供者，そして，政治団体といった地域施設は，すべてがサービスの文脈の一部であり，したがって，評価と介入の統合的構成要素である．地域場面でのプログラム開発のプロセスについては，第6章でさらに詳しく説明する．

◆おわりに

地域での作業療法サービスが増加するにつれて，また，実践家が間接的サービスの提供や母集団への介入の作成に慣れるにつれて，地域実践パラダイムが出現するであろう．現在のところ，臨床場面での個人に対する直接的サービスの提供というパラダイムは，地域での実践という新たに創発しつつある領域にとっては不適切である．古いパラダイムは適切な問題点を明らかにし，地域での実践と結びついている問題を解決するためには不十分である．Kielhofner（1997）が説明するように，創発しつつあるパラダイムがこの穴を埋める可能性を持っている．その存在のすべて，あるいは，大部分が地域に焦点を当てている他の学問領域（例えば，社会学，社会心理学，公衆衛生学，地域健康教育）から学ぶことは，作業療法の地域への転換を促進する上で強力な武器になりうる．作業療法の実践家，教育者，そして，学生のすべては，この専門職における記念碑的なパラダイム転換と決定的につながっている．

■ Box 2-1　母集団と文脈の評価

1. 母集団の評価
   A. 一般的人口統計（年齢，性，診断名など）
   B. 現在および予測される生活と仕事の環境と役割期待
   C. 日常生活活動，仕事と生産的活動，遊びやレジャー活動の領域における現在の遂行
   D. 全般的な遂行構成要素の利点と問題点
   E. 地域メンバーの目標やニーズという点でのこれらの要因の意味

2. 文脈の評価
   A. 機関やプログラムの全般的特徴（使命，目標など）
   B. 物理的環境の特徴
   C. 社会的環境の特徴（規範，情緒的・文化的雰囲気など）
   D. 資源の入手性（空間，対象物，スタッフなど）
   E. 地域メンバーの目標とニーズという点でのこれらの要因の意味

◆ スタディ・クエスチョン

1. この専門職が十分に発達したパラダイムを持つことの肯定的側面と否定的側面とを説明しなさい．
2. 作業療法において創発しつつあるパラダイムの特徴を説明しなさい．
3. 公衆衛生学や職業リハビリテーションにおけるパラダイム転換と作業療法におけるパラダイム転換とを比較対照しなさい．
4. 地域実践に対するシステム理論の有用性を論じなさい．
5. あなたが作業療法における地域実践パラダイムの基本的構成要素と特徴であるべきであると思うことを述べなさい．
6. あなたの個人的生活や専門家としての生活に，見方を大きく変えること，あるいは，パラダイムの転換が必要であると考える状況について説明しなさい．

引用文献

American heritage college dictionary (3rd ed.). (1997). Boston: Houghton Mifflin.
Barker, J.A. (1992). *Future edge*. New York: William Morrow.
Bradley, V.J., and Knoll, J. (1995). Shifting paradigms in services to people with disabilities. In O.C. Karan and S. Greenspan, *Community rehabilitation services for people with disabilities*. Boston: Butterworth-Heinemann.
Capra, F. (1982). *The turning point*. New York: Bantam.
Dembo, T., Leviton, G.L., and Wright, B.A. (1956). Adjustment to misfortune—a problem of social psychological rehabilitation. *Artificial Limbs, 3*, 4–62.
Green, L.W., and Anderson, C.L. (1982). *Community health*. St. Louis: Mosby.
Kielhofner, G. (1978). General systems theory: Implications for theory and action in occupational therapy. *American Journal of Occupational Therapy, 32*(10), 637–645.
Kielhofner, G. (1983). *Health through occupation: Theory and practice in occupational therapy*. Philadelphia: F. A. Davis.
Kielhofner, G. (1997). *Conceptual foundations of occupational therapy*. Philadelphia: F. A. Davis.
Kuhn, T.S. (1970). *The structure of scientific revolutions* (2nd ed.). Chicago: The University of Chicago Press.
Law, M. (1998). *Client-centered occupational therapy*. Thorofare, NJ: Slack.
Lewin, K. (1935). *A dynamic theory of personality*. New York: McGraw-Hill.
Neidstadt, M.E., and Crepeau, E.B. (1998). *Willard and Spackman's occupational therapy*. Philadelphia: Lippincott.
Stubbins, J., and Albee, G.W. (1984). Ideologies of clinical and ecological models. *Rehabilitation Literature, 45*(11–12), 349–353.
U.S. Department of Health and Human Services. (1980). *Promoting health/preventing disease: Objectives for the nation*. Washington, DC: U.S. Government Printing Office.
U.S. Department of Health and Human Services. (1990). *Healthy people 2000: National health promotion and disease prevention objectives* (Publication No. 017-001-00474–0). Washington, DC: U.S. Government Printing Office.
U.S. Department of Health, Education and Welfare. (1979). *Healthy people: Surgeon General's report on health promotion/disease prevention* (Publication No. 79–55071). Washington, DC: U.S. Government Printing Office.
von Bertalanffy, L. (1968). General systems theory—the skeleton of science. In W. Buckley (Ed.), *Modern systems research for the behavioral scientist*. Chicago: Aldine.
von Bertalanffy, L. (1969). Chance or law. In A. Koestler and J.R. Smythies (Eds.), *Beyond reductionism*. Boston: Beacon.

第3章

公衆衛生，地域健康，作業療法

Marjorie E. Scaffa, PhD, OTR, FAOTA
Sharon Desmond, PhD
Carol A. Brownson, MSPH

PUBLIC HEALTH, COMMUNITY HEALTH,
AND OCCUPATIONAL THERAPY

概要

はじめに
公衆衛生
 健康増進
 予防
 医学との違い
地域健康
合衆国の国家健康目標と目的
能力障害の人口統計学と予防の必要性
作業を通しての地域健康の改善
 健常高齢者の研究
 地域健康における実践家の役割

キーとなる用語

活動制限（Activity limitation）	作業疎外（Occupational alienation）
地域（Community）	作業剥奪（Occupational deprivation）
地域健康（Community health）	作業の不均衡（Occupational imbalance）
地域健康介入（Community health interventions）	有病率（Prevalence）
健康の決定因子（Determinants of health）	予防（Prevention）
機能制限（Functional limitation）	予防的作業（Preventive occupation）
疫学（Epidemiology）	一次予防（Primary prevention）
健康（Health）	公衆衛生（Public health）
健康増進（Health promotion）	回復因子（Resiliency factors）
健康な人々（Health People）	危険因子（Risk factors）
健康な人々2010年（Healthy People 2010）	二次予防（Secondary prevention）
出現率（Incidence）	三次予防（teriary prevention）

学習目標

本章は，読者が以下のことができるように書かれたものである．

- 公衆衛生，地域健康，疫学，危険因子などの用語を定義づけること．
- 公衆衛生に関連する主要概念を検討すること．
- 公衆衛生と医学を区別すること．
- 一次予防，二次予防，三次予防の方法を論じること．
- 「健康な人々1979年」の公文書と「健康な人々2010年」の報告書の国家健康目標と目的の発展を比較すること．
- 健康増進，地域，公的健康という文脈の中での作業療法の役割を説明すること．

◆ はじめに

読者は作業療法に関する健全な知識基盤を持っているであろうが，公衆衛生や地域健康の領域にはそれほど深い知識がないかもしれない．本章では，地域という観点での作業療法を提供する基礎として，公衆衛生と地域健康の根底を成す概念と原理を示す．本章は，健康増進，予防，国家健康目標，能力障害といった公衆衛生や地域健康の鍵となる概念を検討する．また，作業療法が担うことになる役割や，地域の健康を改善するために実施されることがある測定法にも取り組む．

◆ 公衆衛生

公衆衛生は，母集団の健康状態を最善にすることに関心を持つ．Detels & Breslow（1997, p.3）は，公衆衛生は「人々が健康でありうる条件を確実なものにするために，地方，州，国，さらには，国際間の資源を移動する過程」であると述べている．こうした健康条件を達成するために，①健康を増進し，疾病を予防すること，②医学的ケアを改善すること，③健康を高める行動を増進すること，④環境をコントロールすること，という4つの公衆衛生の方法が用いられる（Detels & Breslow, 1997）．この著者たちは，健康に対する関心を軽減するために取ることができるいかな

る行為に先だって考慮しなければならない公衆衛生の3つの原理を明らかにしている．それらは，①地域の健康に影響を及ぼす特定の問題を評価しなければならないこと，②実施されるいかなる方法も，科学的知識と入手しうる資源に基づくものでなければならないこと，③既存の社会的および政治的なかかわりのレベルを決定しなければならないことである．

公衆衛生の包括的定義は，1920年にWinslow (p.30) によって，以下のようにされている．

> 公衆衛生とは，環境衛生や伝染病のコントロール，個人的衛生などの原理に基づく個人の教育，疾病の早期診断と予防的治療のための医学的・看護学的サービスの組織化，そして，地域内のすべての人々に健康維持のために適切な生活水準を保証する社会機関の育成などに向けての組織化された地域の努力を通して，疾病を予防し，生命を長らえ，身体的健康と能力を増進するサイエンスであり，アートである．

公衆衛生は，ある特定の知識基盤に根ざしたものというよりも，その目的や目標という点で定義されることが多い（Fee, 1997；Detels, Holland, McEwen, Omenn, 1997）．Winslowの広範な定義は，**疫学**，生物学と臨床科学，生物統計学，看護学，健康教育，衛生学，産業衛生学，社会学，心理学，経済学，法学，および，工学といった多くの学問領域が公衆衛生という分野に貢献していることを意味している．しかし，公衆衛生の根本的な科学的基盤は，人間の母集団における疾病，損傷，障害の分布，頻度，および，決定因子の研究である疫学である（MacMahn & Trichopoulos, 1996）．

疫学は様々な母集団における疾病，損傷，障害を推定し，健康の傾向を分析し，公衆衛生のイニシアティブを計画したり評価し，また，情報を持った健康政策を決定するために，出現率や有病率の測定を含む健康統計学を用いる．**出現率**とは，通常は1年間といった特定の時間的枠組みの中での疾病，損傷，障害の新たな事例数をさす．**有病率**とは，ある地域，市町村，州，全国における疾病，損傷，障害の，ある時点での全事例数をさす（Pickett & Hanlon, 1990）．

Pickett & Hanlon（1990）によれば，疾病や損傷の出現率を低下するためには予防的介入がなされ，疾病期間を短縮するためには早期発見の手続きと素早い治療がなされる．いずれの方法も，有病率の低下をもたらすであろう．全体的な有病率を低下させるための最も効果的なアプローチは，予防と早期発見という2つの方法を結びつけることである．

公衆衛生の実践家はまた，健康を損ねる**危険因子**に，それが修正しうるか否かにかかわらず，非常に強い関心を持つ．危険因子とは，疾病にかかったり，障害をもたらしたり，損傷を長期化させる個人や母集団の脆弱性を高める前兆のことである（Scaffa, 1998）．人々は「危険因子」という言葉を聞いたり使う場合，疾病に寄与する身体的条件と考えることが多い．例えば，高コルステロール値，高血圧，肥満は心臓血管系疾患に寄与する可能性のある危険因子である．しかし，危険因子は身体的，行動的，あるいは，遺伝的なものだけではない．それはまた，社会的，経済的，政治的，環境的なものでもあろう．その危険因子がなければ健康上の問題が生じえないがゆえに，危険因子とされるものもある．別の危険因子は他の危険因子との相互作用により疾病，損傷，障害の発生，増悪，持続をもたらすがゆえに，寄与因子と考えられている（Scaffa, 1998）．

公衆衛生専門家は，危険因子に加えて，健康と健全な状態に寄与する回復因子または保護因子を高めようともする．**回復因子**とは，疾病や障害の進行や損傷の長期化に対する個人や母集団の抵抗力を高めると思われる前兆のことである（Scaffa, 1998）．回復因子は個人の遺伝的因子，パーソナリティ，健康行動のパターン，仲間や家族との関係といった社会的因子，そして，健康に対する環境や制度の支援が含まれよう．公衆衛生的介入は母集団の全般的健康と健全な状態を強化するために，すべてのタイプの危険因子を修正し，回復因子や保護因子を強化しようとするものである．

健康増進

公衆衛生の重要な方法の1つである**健康増進**は，個人，集団，地域の健康のためになる生活の行為や条

件に対する教育，政治，法律，環境，組織を計画的に結びつけた支援と定義される（American Hospital Association, 1985；Green & Kreuter, 1991）．もっと簡単に言うと，「人々に健康をコントロールさせ，改善させる過程」である（World Health Organization, 1986, p.iii）．健康増進は個人，集団，組織，地域，政府の政策立案者を含むすべての社会的レベルに影響を及ぼす方法を含んでいる．健康増進の重要な目的は，個人と母集団における疾病と障害の予防である．

予防

予防とは，「ある出来事や条件が発生したり大きくなる可能性を低めるために，あるいは，もし発生してしまったなら，その出来事や条件から引き起こされるダメージを最小限にするためにとられる予想された行為」とされる（Pickett & Hanlon, 1990, p.81）」．この用語を公衆衛生に適用すると，予防は，最適な健康と生活の質を高めるために，疾病や障害の発生の見込みを低下させること，あるいは，進行を抑制することとされる．特に，一次，二次，三次という3つのレベルの予防がある．各レベルはその疾病過程の自然な連続性に沿って，ある特定の時点で疾病を予防したり喰い止めることに焦点を当てている．

一次予防は，ある特定の健康問題に対して潜在的に危険な可能性を持つ健康人に焦点を当てる．この目標は，その人の現在の健康状態を維持したり感受性を低めるために，疾病発生を段階を踏んで予防することである．例えば，まだ健康な人は栄養のある食べ物を適切な量だけ食べたり，規則的に運動を行うことなどを続けることができる．そうすることは，肥満や糖尿病や心疾患を予防する可能性がある．一次予防の別の主要な方法は，自動車の中ではシートベルトを常に着用することで，万一，事故が起こった場合に損傷を回避する可能性があるということである．

二次予防は，疾病の前臨床期や臨床期の早期に，その疾病の検査と治療に焦点を当てる．目標は，その疾病の進行を遅らせること，可能な限り早期にその疾病を治癒またはコントロールすること，そして，合併症や障害を予防することである．感染症の早期治療は他人の中に出るのを制限することになるであろうから，疾病の伝染性の阻止または可逆性にも焦点が当てられる．二次予防の例は，高血圧の人が運動をしたり，最適体重を維持することで，正常血圧にして，心筋梗塞（MI）や脳血管障害（CVA）の危険を低下することである．

第3のレベルは**三次予防**で，疾患の進行段階で，障害やその他の合併症を防ぐために用いられる指標をさす．三次予防は，ある人が既に病気になってしまったり，最初の損傷が既に発生してしまっている場合に実施される．目標は，可能な限り機能性を回復すること，その人をリハビリテートすること，そして，いっそうの損傷を予防することである．このレベルの予防は作業療法実践家にとって最も親しみのあるものである．例えば，作業療法実践家は，リウマチ性関節炎の人には，ルーチンとして，変形を予防するために関節保護のテクニックを教える．心臓に問題を持つ人には，心筋梗塞を予防するためにエネルギー保存のテクニックを教える．

医学との違い

医学と公衆衛生のそれぞれに特有な特性を検討することは，3種のタイプの予防に関する良好な理解をもたらし，この2つの専門職をさらに明確にすることになろう．公衆衛生の主たる関心事は母集団全体の健康にある．健康とは，人間が単に病気でないことではなく，健全な状態と最適な可能性を達成する1つの手段と考えられている（Pickett & Hanlon, 1990）．そこには社会的責任と正義という強力な感覚がある．ヘルスケアの費用と費用対効果の分析に注意が払われ，サービスの普及と優先権を明らかにするために，政府を巻き込む（Pickett & Hanlon, 1990）．社会的・環境的要因の影響と，健康や疾病に対するその寄与度が強調される（Pickett & Hanlon, 1990）．

一方，医学の主たる関心事は，個人の健康と，費用にかかわらず，個人に利益をもたらすことにある．焦点は，一次予防に対してではなく，臨床医学，つま

協同医書出版社の本

創造療法士としての作業療法士

本書は、精神科作業療法を学ぶ人たちが、養成校レベルの教科書の次に続き、治療理論と実践方法をよりいっそう専門的に学ぶために書かれました。北九州を中心に発祥し、精神科病院での50年を超える作業療法の実践経験を通して、精神科作業療法の治療理論を洗練させると同時にその効果の検証にも取り組んだ本格的な学術書の誕生です。収録された効果検証のプロセスには事例の詳細な記録と評価・検査データが網羅されているので、精神科作業療法学としての研究レベルでの議論にも有益な成果を提供しています。また、作業療法の実践技法としては、近年、作業療法領域で定着してきた「人間作業モデル（MOHO）」および「カナダモデル」を紹介しています。4年制大学および大学院教育におけるテキストとしても最適であるとともに、臨床現場で精神科作業療法士とともに働く精神科医師、看護師にも興味を持って読んでもらえる実践的な内容です。

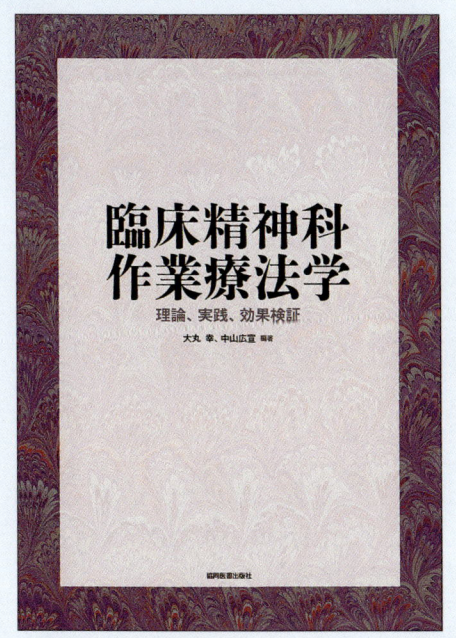

● B5・220ページ・2色刷
定価 4,180円（本体3,800円+税10%）
ISBN 978-4-7639-2148-2

試し読みPDF

臨床精神科作業療法学
理論、実践、効果検証

大丸 幸、中山広宣 ●編著

西村良二・橋元 隆・矢谷令子・田口真理・三重野利香・倉富 眞・空元裕汰・吉原淳子・坂井大輔・中島佳代・平澤 勉・青山克実・深町晃次・坂口信貴・堀川公平・後田純子 ●共著

[目次]
[巻頭言] 精神科作業療法に求められるもの／効果判定検証は当然の責務／精神科作業療法と九州とのかかわり～日本リハビリテーション発祥地から伝えておきたいこと

[第1章 精神科作業療法50年の実践による作業療法理論と地域作業療法の実践課題]
草創期の精神科作業療法教育の背景／精神科作業療法基礎理論としての3つの治療要因／精神科作業療法50年の実践から「5つの精神科作業療法理論」／ソーシャルワークの機能における地域作業療法の実践課題／創造療法士としての作業療法士

[第2章 臨床精神科作業療法の実践論と個別事例の効果検証]
臨床精神科作業療法（2004～2022年）の実践論／精神科作業療法の事例勉強会／作業療法個別事例の効果検証

[第3章 精神科作業療法の理論と臨床作業療法]
精神科作業療法における精神療法的治療構造論：理論編／精神科作業療法における精神療法的治療構造論：実際編／概念的モデルとしての作業療法理論、発展と精神科作業療法／司法精神医学と精神科作業療法

[第4章 求められる協働を推進する作業療法士]
作業療法に役立つ精神科患者の理解／作業療法士の治療活動／協働が身につく環境／治療環境あっての作業療法

協同医書出版社
〒113-0033 東京都文京区本郷3-21-10
kyodo-isho.co.jp
Tel. 03-3818-2361／Fax. 03-3818-2368

最新情報はこちらから
twitter / facebook / Instagram / ホームページ

関連好評書

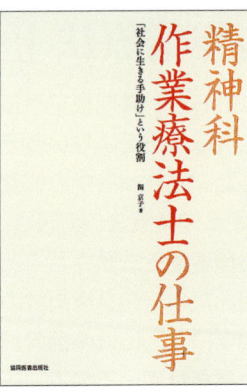

精神科 作業療法士の仕事
「社会に生きる手助け」という役割

関 京子 ● 著

● A5・200ページ・一部4色刷　定価 **2,750**円（本体2,500円＋税10%）
ISBN978-4-7639-2147-5

作業療法の目的に適ったプログラムの立て方、作業手順の指導方法と観察の仕方、治療効果の判断の方法…何から何まで、ても細かく、そして具体的に説明

詳細ページ　試し読みPDF

精神科医療に作業療法士という専門職が誕生して58年（2023年現在）、本書は我が国に専門職「作業療法士」が生まれて以来ずっと臨床を続けてきた著者による、若い作業療法士に向けた臨床ガイドです。
近年、リハビリテーション医療では時間的な制約が理由となり、一連の方法と手順を理解して一つの作品を作り上げていく「作業」という技法がますます活用されなくなっています。
そのため「作業」を用いた治療は、特に精神科リハビリテーションにおいて主流な技法であり続けてきたにもかかわらず、それを具体的にどう計画し、手順をどう指導し、作業の治療的効果をどう生み出していくのか、その詳しい知識が見えにくい状況になっています。
本書は、その半生を「作業療法」の臨床で過ごしてきた作業療法士が、自分の仕事の全てを次の世代の作業療法士たちに伝えるために執筆した、即戦力として活用できる実践的な内容のガイドブックです。

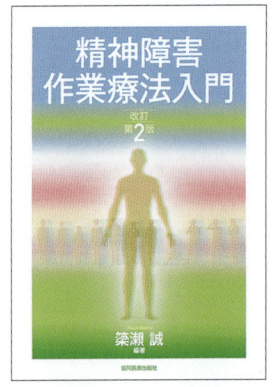

精神障害作業療法入門
改訂第2版

簗瀬 誠 ● 著

● A5・216ページ・2色刷　定価 **2,970**円（本体2,700円＋税10%）
ISBN978-4-7639-2146-8

日常生活をていねいに再建していく作業療法の実践者になるために！精神障害に対する作業療法を学ぶ第一歩として格好の教科書

詳細ページ　試し読みPDF

本書は、精神科作業療法について、短時間で、無駄なく、最大限の学習効果をあげるための教科書です。作業療法士が対応する精神疾患では最も多い統合失調症を中心に、疾患・障害に対する理解と作業療法の目的、そのための実践手順の解説に主眼がおかれています。
改訂版ではより具体的に「日常生活の制限－6要因モデル」による作業療法の進め方を提示し、実践例を紹介しています。読者はそれによって、退院へ繋げ、地域生活に繋げ、日常生活の安定に繋げる作業療法士としての仕事の核心部分を知ることができます。またその実践例を挟んで、作業療法の黎明期から「リカバリー」へという移り変わりも理解できるようになっており、日々の実践の意味をより深めることができます。MTDLP（生活行為向上マネジメント）の活用、地域での作業療法士の役割や多職種との連携などについても加筆されています。
授業での活用のみならず、臨床実習の参考書としても役立つ一冊です。

り，疾病の治癒と三次予防に当てられる（Pickett & Hanlon, 1990）．技術的・医薬的・外科的な介入が強調される．心身二元論が維持されている．中心的な関心事は身体を修復することにある（Pickett & Hanlon, 1990）．

理想的には，公衆衛生実践家は一次および二次予防，つまり，健康な母集団や危険状態にある母集団に，人々が病気や障害になってから何らかの手当をするまで待つのではなく，疾病や病気が最初の段階で生じるのを予防するために働くことに焦点を当てる．この方向性は医師が優先順位とテクノロジーを決定し，患者はケアの受身的な受け手である伝統的医学モデルとは異なる動きを反映する．今日では，クライエントはヘルスケアの活動的な消費者となるように奨励されている．予防と生活の質が強調されている．

現実には，これら3つ（一次，二次，三次）すべての予防は最適な健康のためには不可欠である．しかし，歴史的に見ると，合衆国はそのエネルギー，資源，努力のほとんどをもっぱら三次予防に当ててきている．しかし，最近になって，ヘルスケア費用の上昇，資源の有限性，死に至る病因の慢性的な特性，そして，母集団の高齢化に伴い，研究者たちは一次予防に焦点を当てるよう示している．そうした方向性はすべての人々の健康状態を改善し，結局のところは，費用の効率性を一段と高めるものとなろう．

現在，アメリカ人はヘルスケアサービスをどのようにして得ているのかという点では，転換期のまっただ中にある．外来患者センターや診療所でのサービスが，ますます用いられている．その結果，病院中心の入院ケアが減少しつつあるのに対して，地域に根ざしたヘルスケアが成功を収めつつある．管理ケアも基準となっている．このように，作業療法実践家や他の健康関連専門家たちがクライエントにサービスを提供したり働きかける方法は，ますます一次および二次予防に向けた地域に根ざしたものになりつつある．

◆地域健康

人々が「地域」や「健康」という用語を用いる場合，一般的には，他の人々がその用語を同じように定義していると考えている．現実には，定義は幅広い多様性を持つ可能性がある．誤解を避けるために，ここでこれら2つの用語を定義しておく．**地域**とは「共通目標や他の目的のために，お互いに結びついた人々の非制度的な集合（Green & Raeburn, 1999, p.41）」とされる．地域に固有なことは，ある特定の地理的区域内の人々から成るものではないという点である．**健康**とは，個人が満足できる生産的な生活を楽しむために必要な発達課題を修得できるよう，その人の身体的，感情的，社会的，知的，および，スピリチュアルな資源を調和することと定義される（Dintiman & Greenberg, 1980）．このようにみると，**地域健康**とは，地理的な近さや共通の興味といった何らかの点でお互いに結びついている母集団の，身体的，感情的，社会的，および，スピリチュアル的に健全な状態をさす．

個々人に予防やヘルスケアサービスを提供する場合，地域に根ざしたアプローチの利用が最適である可能性がある．複合的レベルで取り組まれる問題の場合，社会的支援，多数の消費者に手を差し延べる能力，特定の地域ニーズを充足することに標的を当てた介入，積極的な地域参加，地域のイニシアティブによる優先順位づけ，そして，システムアプローチに対する潜在能力などが含まれる．システム指向的アプローチを用いることは，大きな全体図を見るために，また，関係，結びつき，依存性などをより良く理解するために，すべての人々がかかわるよう求める．中心的構成要素が成果と相互作用であるため，地域ニーズに優先順位を付けたり，問題解決法を決める場合に，システムの見方を用いることが役立つ．

地域健康介入とは，「健康のためになる行動に対する教育的，社会的，環境的な支援のすべての形の組み合わせ」と定義づけることができる（Green & Anderson, 1982, p.3）．また，Green & Anderson

(1982, pp.3-4) によれば次のようになる．

　　教育的介入とは，高い危険性を持つ個人，家族，あるいは，母集団や地域全体を，マスメディア，学校，職場，そして，組織を通して導くことであろう．社会的介入には，健康のためになる行為を支援するように計画された経済，政治，法律，組織の変化が含まれるであろう．環境的支援には，人々が自分の健康を守るために必要な物理的，化学的，生物的資源，および，施設や物資の構造と分布が含まれる．地域の健康行動には，その健康が問題となっている人々の行為と，地域内の健康行動，資源，サービスに影響を及ぼすであろう地域の意志決定者，専門家，友人，教師，雇用者，両親，その他の人々の行為が含まれる．

　地域健康増進の目標は，地域のすべてのメンバーが自分で地域の活動を選択し，参加し，楽しむことができる何らかのレベルの健全な状態とバイタリティを経験することにある．

◆ 合衆国の国家健康目標と目的

　1979年に，U.S. Department of Health, Education and Welfare（合衆国保健・教育・福祉省．現在のDepartment of Health and Human Services [DHHS；健康・人的サービス省]）の公衆衛生局が「健康な人々」と題した公文書を出版した．この公文書は，国家健康目標を明らかにし，合衆国の健康増進と疾病予防を検討することで，徐々に高まりつつあったヘルスケア資金への不安を最も効率的かつ効果的に活用できるようにするために企画されたものであった．「健康な人々」の根底をなす概念は，1974年にカナダ人の健康状態を説明するために出版された公文書であるカナダのLaLonde報告からもたらされたものであった．この枠組みは，すべての罹病率や死亡率は，①既存のヘルスケアシステムの不適切さ，②行動的要因あるいは不健康なライフスタイル，③環境の危険性，④人間の生物学的要因という4大要因に帰すことができる，と提案している（LaLonde, 1974）．

　「健康な人々」という公文書（U.S. Department of Health, Education and Welfare, 1979）は，すべての死因のほぼ半数に不健康な行動やライフスタイルという要因が寄与していることが明らかになったという理由を根拠にして，罹病率と死亡率の減少に関するライフスタイルの変化の重要性を強調した．当時は，現在も依然として続いているが，成人の主要な死因は心臓血管系の疾病などの慢性疾患とガンであった．ライフスタイル要因はまた，意図的な損傷と非意図的な損傷で，青年期や成人前期の大きな死因ともなっている．

　合衆国の5大健康目標は，人生の各期に沿って明らかにされ，分類された．つまり，1つの大目標が年齢群（乳児，幼児，青年および成人前期，成人，老人）毎に明らかにされた．その特定の年齢群で体験される目標，下位目標，他の問題も，各年齢群毎に示された．例えば，成人に対する国家健康目標は成人の健康を改善し，1990年までに，25歳以上64歳までの人々の死亡を，少なくとも25％減少することとされた（U.S. Department of Health, Education and Welfare, 1979）．下位目標は，心筋梗塞，脳卒中，ガンを体験する人数を減少することが含まれた．また，取り組む必要のある問題には，アルコール依存症，精神健康の問題，歯周病が含まれた．

　1980年に公衆衛生局は，「健康な人々」とペアになった報告書「国家健康増進と疾病予防の目的（Promoting Health／Preventing Disease Objectives for the Nation. U.S. Department of Health and Human Services, 1980)」を公表した．この公文書の目的は，5つの国家健康目標の達成を可能にする特定の目的を明らかにすることであった．15の対象領域が認識され，3つの大見出しの下に分類された．例えば家族計画や予防接種などの予防健康サービスが5領域，例えば作業の安全性と健康や地域の水道供給におけるフッ素添加などの健康保護が5領域，そして，例えば喫煙の中断や栄養の改善などの健康増進が5領域とされた．合計226の特定健康目的がこの報告書に示されている．

　1983年に出版された「公衆衛生報告」特別号は，国家健康目的を達成する上で諸機関が役立てることができる実施計画と様々な方法を解説している．1986

年には「中間報告」という公文書が出され，目的達成に向けた改善に関する最新情報を読者に提供した．いくつかの目的は既に達成されたり，1990年までの達成が確実になっているが，一方，いくつかの目的は達成されそうにはなく，また，いくつかの目的は撤回を余儀なくされている．「中間報告」によって認識された最大の問題は，いくつかの目的を測定するために入手可能なデータが不十分であるということであった．

「健康な人々」とその後に続いた上述の関連公文書の経験に基づき，U.S. Department of Health and Human Services（健康・人的サービス省）公衆衛生局は，いくつかの変更を加えて，1990年に新たな公文書「健康な人々2000年」を公表した．この公文書によって，単に死亡率の低下を計ることよりも，人々の生活の質と健全な状態という認識の改善に焦点を当てるようになった．新・国家健康目標は以下のとおりであった．

1. アメリカ人が健康である期間を延長する．
2. アメリカ人の間の健康の格差を減少する．
3. すべてのアメリカ人を予防的健康サービスにアクセスできるようにする（U.S. Department of Health and Human Services, 1990）．

「健康な人々2000年」では，国家の健康増進と疾病予防の努力に焦点を当てるために22の優先領域が示された．これらの領域は，1979年の公文書で用いられたのと同じ3つの大カテゴリー（健康増進，健康保護，予防的健康サービス）と，疾病監視（surveillance）とデータシステムというカテゴリーを付け加えてリストアップされている．この最後のカテゴリーの目的はデータ収集法を改善することにあった．

1990年の公文書はまた，母集団のいくつかの下位集団のニーズというもう1つの重要な領域に標的を当てた．現在でも，母集団の大多数と特定の下位集団との間の健康状態とヘルスケアへのアクセスには大きな格差が見られる．これらの下位集団には，低所得者，障害者，そして，少数民族集団（アフリカ系アメリカ人，メキシコ系アメリカ人，アジア太平洋系アメリカ人，先住民族系アメリカ人，アラスカ系アメリカ人を含む）の人々が含まれる．1990年の公文書によって認識された国家健康目標の3つのうちの2つは，特にこうした格差に取り組んでいる．さらに，これらの目標を達成するためには，個人の行動に焦点を当てるだけでは不十分であるがゆえに，社会的，環境的要因に取り組まなければならない．役に立つ別の方法には，新たな政策，規則，法律を採用することや，組織の改変を制度化することが含まれよう．

最新の公文書「健康な人々2010年」は，2000年1月に公表された．予防的セラピー，予防接種と薬剤，支援テクノロジー，コンピュータ化されたシステムなどの進歩によって，「健康な人々2010年」が開発された文脈は，「健康な人々2000年」が枠づけられた文脈とは異なっていた（U.S. Department of Health and Human Services, 1998）．「健康な人々2010年」は，①健康な生活の質と年月とを増加すること，②健康の格差をなくすこと，という2つの包括的目標を持つ．これらの目標に向けた進歩は，28の焦点領域（Box 3-1参照）に組織された467の目的によって測定されることになる．U.S. Department of Health and Human Services（1998，目標3）によると，以下のようになる．

「健康な人々2010年」の第1目標は，健康な生活を送る年月と同様に，その質を高めることである．ここでは単に長命であることではなく，健康状態と生活の特性に力点が置かれている．………人々は障害の予防，機能の改善，そして，身体症状や感情症状によって引き起こされた苦痛や苦悩の救済といったこれまでとは違った健康目標にますます関心を持つようになってきた．………健康な生活とは，個人の立場からは，乳児から老人までのそれぞれの人生段階で他の人々との満足のいく関係を保つこと，働くこと，遊ぶことといった能力をもたらす全ての範囲の機能的能力を意味している．国の立場からは，健康な生活とは，地域の繁栄と国家の繁栄に貢献し，生き生きと，創造的で，そして，生産的な国民を意味している．

「健康な人々2010年」は，個人の健康と地域の健康の関係，そして，「個人の生物学的側面と行動，物理的環境と社会的環境，政策と介入，そして，質の高いヘルスケアにアクセスすること（U.S. Department of

> **Box 3-1 「健康な人々 2010 年」の焦点領域**
>
> | | |
> |---|---|
> | 質的なヘルスサービスにアクセスすること | 母性，乳児，幼児の健康 |
> | 関節炎，骨粗鬆症，慢性腰痛症 | 医療製品の安全性 |
> | ガン | 精神的健康と精神病 |
> | 慢性腎疾患 | 栄養と太りすぎ |
> | 糖尿病 | 職業的安全性と健康 |
> | 障害と二次的症状 | 口腔衛生 |
> | 教育プログラムと地域に根ざしたプログラム | 身体活動と身体適性 |
> | 環境健康 | 公衆衛生のインフラストラクチャー |
> | 家族計画 | 呼吸器疾患 |
> | 食品安全性 | 性伝染病 |
> | 健康に関するコミュニケーション | 物質濫用 |
> | 心臓疾患と脳卒中 | タバコの喫煙 |
> | HIV | 視力と聴力 |
> | 予防接種と伝染病 | |
> | 損傷と暴力の予防 | |
>
> 出典：U.S. Department of Health and Human Services (2000). Healthy People 2010 (Conference ed., p.17). Washington DC, U.S. Government Printing Office.

Health and Human Services, 2000, p.20)」を含む健康の6つの**健康の決定因子**間の複雑な相互作用を認識している．「健康な地域の中での健康な人々」が「健康な人々 2010 年」の基本的前提である．個人の健康は，地域の中の物理的社会的環境にある程度は依存している．同じように，地域の健康は地域メンバーの集団的な態度と行動に影響される．

「健康な人々 2010 年」は，予防と健康増進の活動に対する多職種の協業の枠組みを提供している．その目的達成には組織的介入が必要であり，したがって，社会のどこか1つの部分という範囲のものではない．作業療法実践家はこうした国家的優先順位を認識し，これらの目的達成に参加する必要がある．

◆ 能力障害の人口統計学と予防の必要性

全体として，能力障害の条件下にある人数の死亡率の低下と合衆国人口の高齢化に伴って，能力障害者の有病率は増加しつつある．例えば，1980 年には，重度の外傷性脳損傷を持つアメリカ人で損傷後2年以上生存は10％以下しかいなかった．しかし，1997年には，外傷ケアの進歩により，生存率は90％以上に高まるまでに改善を示した．さらに，CVA 後の死亡率は低下しても，出現率は低下していない（Jones, Sanford & Vell, 1997）．

Jones ほか（1997, p.36）によれば，以下のようになる．

> 救急医療の進歩，包括的リハビリテーションチームの焦点化，支援テクノロジーによる新たな将来性を展開する研究の続行，そして，健康プログラムの成長は，長期にわたって能力障害にある人々の増加に寄与している．ベビーブーム期の人々の高齢化はこれらの人数に付け加わるだけであろうし，また，この大きくなりつつある少数派を力づけることになろう．

「能力障害」という用語は，様々に定義されている．いくつかの連邦機関は能力障害を活動制限という観点で定義しており，一方，別の機関は能力障害を

機能的制限と関係づけている．国立健康統計センター（National Center for Health Statistics）は，合衆国人口の14％が活動制限を持つと推計している．**活動制限**とは，「その人の年齢集団に関連する活動における通常の種類と量とを遂行する能力の長期に及ぶ低下」と定義されている（U.S. Department of Health and Human Services, 1997, p.317）．活動制限を持つ人の約38％が移動に機能障害があると報告している．活動制限の原因は年齢に応じて様々である．児童と青年では，活動制限の多くは認知制限，喘息，聾，話し言葉の障害，精神病と関連している．高齢者では，活動制限は変性疾患，特に関節炎と心臓血管障害と最も関連している（U.S. Department of Health and Human Services, 1990）．

合衆国国勢調査局では，15歳以上のアメリカ人の約20％が，機能的制限を持つと推定している．**機能的制限**とは，9つの特定の感覚課題や身体課題を遂行するその人の能力という点で定義される．活動制限，機能的制限，そして，能力障害の出現率は年齢に伴って増加する．推計は，2040年には，ベビーブーム世代人口の加齢に伴い，障害を持つアメリカ人の数は1997年の3倍に増加するであろうとしている（Jonesほか，1997）．

「健康な人々2010年」に概述された国家健康目標のかなりの数が，特に能力障害を持つ母集団に取り組んでいる．Box 3-2は，これらの目標の例を示しているが，その多くは作業療法介入と直接的に関連したものである．

◆作業を通しての地域健康の改善

「作業療法実践ガイドライン（Moyers, 1999）」は，健康増進と障害予防へのこの専門職の参加を肯定している．作業療法実践家が提供する健康増進サービスは，一般的には「ライフスタイル再設計」または，活動をしないことの非健康への影響を予防する手段として，作業への健康な従事に対する支援の開発にかかわる．

Wilcock（1998, p.110）は，作業の立場から，健康を以下のように定義している．

> 病気がないことだが，しかし，能力障害でもないこと；社会的に価値があり，個人にとって意味のある作業を通して達成される身体的，精神的，社会的に健全な状態；個人の潜在能力のために努力する能力と機会の強化；地域の団結力と機会；社会へのインテグレーション，社会的な支援と正義であり，すべてが維持できるエコロジーの中にあり，また，その一部分である．

以下の作業の使用，選択，機会，バランスは，健康に対する様々な危険因子を引き起こす可能性がある．作業機能障害（occupational dysfunction）に対する危険因子には，作業の不均衡，作業剥奪，作業疎外が含まれる（Wilcock, 1998）．

作業の不均衡とは，個人の身体的，心理社会的ニーズを満足させることのない身辺処理，仕事，休憩，遊びやレジャーの間のバランスの欠如であり，したがって，健康と健全な状態の低下を引き起こす．**作業剥奪**とは，ある作業を得たり，用いたり，楽しむことを妨げる状況や制限を含む．作業剥奪を引き起こす条件には，健康の低下，能力障害，交通手段の欠如，孤立，ホームレスなどが含まれる．**作業疎外**とは，自分の作業に対する満足の欠如である．ストレスの多い，無意味である，うんざりさせられるなどと見なされている課題は，作業疎外という体験をもたらすことがある（Wilcock, 1998）．

作業療法実践は，意味のある作業への参加が作業遂行と全般的健康を改善できるという前提に基づいている．したがって，**予防的作業**は，作業への意味のある従事を通して，疾病と障害の予防，また，個人と地域の健康と健全な状態の増進における作業科学の適用と特徴づけることができる．

健常高齢者の研究

予防的作業の持つ力に関する優れた例は，南カリフォルニア大学で実施された「健常高齢者の研究」と一般に呼ばれている包括的研究プロジェクトに示され

■Box 3-2　障害者を見据えた目的

　この焦点領域の全般的目標は「合衆国において，障害者の健康を増進し，二次的症状を予防し，障害のある人々とない人々との間の格差をなくすこと」である．
- 「健康な人々2010年」の疾病監視の道具のすべてに関連する中核に，「障害者」を認識した標準的質問を含めること．
- 悲しみ，不幸，うつなどになっていると報告している障害児や障害青年の比率を低下すること．
- 悲しみ，不幸，うつなどの感情状態のために積極的になることを妨げられていると報告している障害成人の比率を低下すること．
- 社会的活動に参加する障害成人の比率を高めること．
- 充分な感情的支援を受けていると報告している障害成人の比率を高めること．
- 生活に満足している障害成人の比率を高めること．
- 普遍的計画立案の原理と矛盾することなく，集合ケア施設の障害者の数を減少すること．
- 成人労働人口の，障害の有無による雇用率の格差を低下すること．
- 少なくとも80％以上の時間を通常教育場面で過ごす障害児や障害青年の比率を高めること．
- 障害者が完全にアクセスできる健康，福祉，治療のプログラムや施設の比率を高めること．
- 必要な支援機器やテクノロジーがないと報告する障害者の比率を低下すること．
- 家庭，学校，職場，地域の活動に参加するには環境的バリアがあると報告する障害者の比率を低下すること．
- 地域，州，コロンビア特別区で，障害者とケア提供者に対する公衆衛生の調査や健康増進プログラムの数を増加すること．

出典：U.S. Department of Health and Human Services (2000). Healthy People 2010 (Conference ed., pp.6-2 - 6-22). Washington DC, U.S. Government Printing Office.

ている（Clarkほか，1997）．この研究は，60歳以上で，地域で自立して生活している361人の男女高齢者を対象にしたランダム化比較試験で，予防的作業療法プログラムの有効性を評価するために計画された．

　この実験的デザインは，①作業療法サービスを受けた群，②社交的活動に参加した群，③まったく何も受けなかった統制群という3つの区分された群の事前，事後の検査から成るものであった．介入は，2カ所の高齢者用公的アパートで9カ月間続けられた．事前および事後の測定は以下のとおりであった．
- 機能状態質問紙（Functional Status Questionnaire）
- 生活満足度指標（Life Satisfaction Index-Z）
- 疫学研究センター（CES）版うつ尺度（Center for Epidemiologic Studies Depression Scale）
- 医学的成果研究（MOS）版，短縮版一般的健康調査（Medical Outcomes Study（MOS）Short Form General Health Survey）
- RAND36項目健康状態調査；短縮版36（RAND 36-Item Health Status Survey, Short Form-36）

　利益をもたらした主な成果測定は，「身体的および社会的機能，自己評定による健康，生活満足度，および，うつ症状（Clarkほか，1997, p.1321）」であった．

　作業療法群にランダムに配置された対象者は，集団で週2時間の作業療法サービスと合計9時間の個別作業療法サービスを受けた．これらのセッションでなされたトピックスは以下のようなものだった．
- 健康と健全な状態に対する活動の重要性
- 関節保護とエネルギー節約の原理
- 適応機器の利用
- 公共交通機関の利用

● 自宅と地域の安全

社交的活動に参加した対象者や何も受けなかった対象者に比べて，作業療法サービスを受けた対象者には，統計的に有意（$p<0.05$）な健康に関する利益が認められた．作業療法サービスを受けた対象者は，活力（vitality），身体的および社会的な機能状態，生活満足度，そして，一般的な精神健康が改善した．彼らはまた，情緒的あるいは身体的な健康上の問題の結果として見られていた身体的な痛みや役割の制限を減少させていた．

社交的活動群と比較すると，作業療法群が有意に利益を得たことは，「活動そのもののための単なる活動」が健康を高めるという考え方の誤りの実態を暴き出した．この研究結果は，作業療法の理論的原理に基づいて，専門的に提供されたサービスが社交的活動プログラムへの参加よりもはるかに優れていることを示したものである．実際に，社交的活動は，まったく何も受けなかったよりも，地域で生活する高齢者の健康と健全な状態の維持と改善に効果的ではなかった．

地域健康における実践家の役割

損傷，疾病，そして，能力障害の危険にさらされている高齢者数の急激な増加を含む人口統計学上の変化は，作業療法実践家に自らの役割を健康増進と疾病や障害の予防へと拡大する機会をもたらしている．

作業療法実践家は健康増進と疾病や障害の予防に3つの大きな役割を担っている．

1. 障害の状態にかかわらず，すべてのクライエントとその家族に対する健康なライフスタイルの増進．タバコの喫煙，不健康なやり方でのダイエット，身体的能力の低下，物質濫用といったライフスタイル上の危険因子は，障害者には見過ごされていることが多い．標準的な健康増進プログラムとサービスも，障害者には不適切なこともある．作業療法実践家はこれらのプログラムを障害という条件を持ちながら生活している人々の特別なニーズに合うように修正することができる．
2. 健康教育，栄養，運動などの領域の専門家によって開発されたプログラムに，作業という特有な見方を付け加えることで，既存の健康増進の努力を補完すること．例えば，糖尿病による下肢切断者に対して働きかける際，作業療法実践家は食物を用いての食事の準備という作業と，栄養士の健康増進プログラムで推薦された準備方法に焦点を当てることになろう．このことは，能力障害の進行の予防のために，適切な栄養の重要性を強調しつつ，台所での機能的自立という作業療法目標の達成を可能にする．
3. 個人（障害者もそうでない者も），集団，組織，地域，政府の政策を含んだ社会の多様なメンバーとレベルに標的を当てた作業に基づく健康増進プログラムの開発や，作業に焦点を当てた健康増進介入法の様々な例は，Box 3-3にあげられている．

■ 損傷予防

損傷予防は作業療法介入の大きな可能性を持つ領域の1つである．合衆国科学アカデミー（National Academy of Science）によれば，損傷は今日の国家が直面しているおそらく最も認識が低い主要な公衆衛生上の問題である．損傷は，「身体を人間の耐性の閾値を越えた量または比率で，接触することにより，機械的エネルギー，熱，電気，化学物質，電離放射線などの物理的作用因に激しく曝された（U.S. Department of health and Human Services, 1997, p.15)」結果である．

損傷は，事故とは異なり，典型的には偶然によって生じるものではない．損傷の科学的研究は，損傷が偶然に起こるものではないことを示している．疾病と同様に，損傷は認識できるパターンに従っている．損傷による死亡率は「幼児よりも乳児に比較的高比率で，二十代前期から中期にかけて増加し，その後，中年まで減少し，高齢者で再び増加する（U.S.Department of Health and Human Services, 1997, p.20)」と示されるように，年齢によって多様である．故意でない損傷は，輸送に関連した出来事，有害物質や環境への曝露，物や道具との接触，転倒，火事や爆発などが含まれ，損傷による死亡の大きな比率を占めている．損傷

> **Box 3-3　作業に基づく健康増進の介入**
>
> それぞれのレベルでの作業に焦点を当てた健康増進介入には，以下のものが含まれるであろうが，これらに限定されるものではない．
>
> 個人レベルの介入
> - 障害者への身体的活動や運動の適応
> - ケア提供者の腰痛予防のために，持ち上げることに対する適切なボディメカニクスの教育
> - 身体障害者や認知障害者に対する自動車運転の評価と訓練
>
> 集団レベルの介入
> - 勤労者に対する損傷教育と予防・管理プログラムの反復実施
> - 未成年の母親に対する母親技能訓練
> - 保育所の保育士に，正常発達，行動上の問題への対処，そして，発達の遅れのリスクを持つ子どもを見つけ出すことに関する教育
>
> 組織レベルの介入
> - 職場空間の生体計測学的デザインの利点や職場での損傷予防法に関する工場管理者へのコンサルテーション
> - 航空会社，ホテル，レストランなどのサービス産業の従業員に対する障害者配慮訓練
>
> 地域レベルの介入
> - 障害者のアクセス可能性を高めるような地域レクリエーション施設の改造
> - アクセス可能性とユニバーサルデザインに関する建築業者，設計者，都市計画者へのコンサルテーション
>
> 政府の政策への介入
> - 学校や保育施設への障害児の完全なインクルージョンの推進
> - 危険な状態にある母集団の生活の質を改善するプログラムを支援するため，公的資金を獲得するロビー活動

に関連した死の残りの大部分は自殺と殺人とが占めている．損傷の原因とパターンを理解することが，かなりの比率の損傷を予測して予防することを可能にする．

作業療法実践家は，損傷予防の様々なイニシアティブに大きな役割を発揮することができる．作業療法介入に適切なプログラムのいくつかの例を以下に大まかに述べる．

高齢者の転倒予防　転倒予防プログラムは，典型的には，転倒を引き起こす3つの主要領域に影響を及ぼす．3領域の評価と介入は，①個人，②環境，③社会である．人間を転倒させやすくする個人に関する属性は，感覚や知覚の欠陥，筋骨格上の制限，バランスの問題，心臓血管系の機能障害などが含まれる．転倒予防の努力は，エアロビクスによる身体適性，筋力，バランスの改善に向けられることが多い．環境に標的

を当てた介入は，光量を改善すること，床表面を改造すること，安全への危険物の撤去，そして，支援機器の取り付けなどが含まれるであろう．転倒予防プログラムには，歩行支援用具やその他の安全のための機器の受け入れと利用を高める努力の中での一般大衆の教育も含まれるであろう（Holliday, Cott & Torresin, 1992）．

7つのペアになった老人ホームで実施されたランダム化比較試験と統制群を持つ研究において，研究者は車椅子の修理，靴の適合性の確認，乱雑した室内の整理，向精神薬のモニター，患者支援回数の増加，患者への安全に気づかせ方などの簡単な介入が，高齢者の反復転倒数を19％減少することに役立ったことを見出した．さらに，これらの介入の結果，これまでに3回以上の転倒を経験した高齢居住者の損傷を伴う転倒を50％も減少させた（Rayほか，1997）．

レクリエーション損傷予防 スポーツやレクリエーションでの損傷は，病院の救急治療室への搬送の大きな原因となっている．こうした損傷のほとんどがバスケットボール，フットボール，野球，自転車，そして，遊び場の遊具と結びついている（U.S.Department of Health and Human Services, 1997）．ある前向きのコホート研究は，衝撃発散型ベースの利用が，「高い動作能力を持つ」野球選手のスライディングでの損傷数と重傷度を80％減少した．衝撃発散型ベースは，レクリエーション場面でも，スポーツ場面でも，標準の固定型ベースよりも安価で安全である（Jandaほか，1993）．作業療法士はレクリエーション施設やプログラムでの安全に対する危険性を評価し，損傷の危険を減少する方法を提案するために，これらの場面でのサービスを提供できる．

仕事の損傷予防 合衆国では，仕事に関連した損傷は，数億ドルにのぼる賃金の喪失，生産性の低下，ヘルスケア経費の高騰など，高くつくものになっている．作業療法実践家は，腰痛症や蓄積的外傷性損傷を予防し，勤務中の安全性を高め，生体計測学的に効率的な仕事空間を計画するプログラムを開発し実施する専門知識を持つ．さらに，作業療法実践家は仕事に関連した損傷の特性と範囲を評価し，職務要求を評価し，従業員を安全に仕事に復帰するよう促進することができる（Rothmau & Levine, 1992）．

◆おわりに

哲学的にみると，作業療法と公衆衛生は極めて互換的であり，また，補完的でもある．作業療法実践家は一次および二次予防の方法と地域健康のイニシアティブという点では，公衆衛生，健康増進，そして，健康教育の専門家たちとの協業から多くのことを学ぶことができる．公衆衛生プログラムも，作業療法専門職が提供できる作業と作業科学の視点での特有な貢献から利益を得ることができる．生活の質，満足する関係，そして，仕事と遊びのための機能的能力に当てた「健康な人々2010年」の焦点は，公衆衛生，健康増進，予防，地域健康のイニシアティブを取ることへの作業療法専門職の参加とインクルージョンとをもたらすものなのである．

◆スタディ・クエスチョン

1. 以下の概念や用語の類似性，差異性，関係を明らかにし，説明しなさい．公衆衛生，予防，健康増進，地域健康．
2. 健康と疾病に対する公衆衛生と医学のアプローチの違いを説明しなさい．作業療法実践と関連づけて，これら2つのアプローチの意味を検討しなさい．
3. 予防の一次，二次，三次の各レベルでの作業療法の潜在的方法を明らかにしなさい．
4. 「健康な人々」という枠組みの中で，国家健康目標と目的の展開に関する歴史と作業療法実践家の役割の可能性を説明しなさい．

引用文献

American Hospital Association. (1985). *Health promotion for older adults: Planning for action.* Chicago: Center for Health Promotion.

Clark, F., Azen, S.P., Zemke, R., Jackson, J., Carlson, M., Mandel, D., Hay, J., Josephson, K., Cherry, B., Hessel, C., Palmer, J., and Lipson, L. (1997). Occupational therapy for independent living older adults: A randomized controlled trial. *Journal of the American Medical Association, 278,* 1321–1326.

Detels, R., and Breslow, L. (1997). Current scope and concerns in public health. In R. Detels, W.W. Holland, J. McEwen, and G.S. Omenn (Eds.), *Oxford textbook of public health.* New York: Oxford.

Detels, R., Holland, W.W., McEwen, J., and Omenn, G.S. (1997). *Oxford textbook of public health.* New York: Oxford.

Dintiman, G.B., and Greenberg, J.S. (1980). *Health through discovery.* Menlo Park, CA: Addison Wesley Longman.

Fee, E. (1997). The origins and development of public health in the United States (Chap. 3, pp. 35–54). In R. Detels, W.W. Holland, J. McEwen, and G.S. Omenn (Eds.), *Oxford textbook of public health.* New York: Oxford Univerity Press.

Green, L.W., and Anderson, C.L. (1982). *Community health.* St. Louis: Mosby.

Green, L.W., and Kreuter, M.W. (1991). *Health promotion planning: An educational and environmental approach* (2nd ed.). Mountainview, CA: Mayfield.

Green, L.W., and Raeburn, J. (1990). Contemporary developments in health promotion, definitions and challenges. In N. Bracht (Ed.), *Health promotion at the community level.* Newbury Park, CA: Sage.

Holliday, P.J., Cott, C.A., and Torresin, W.D. (1992). Preventing accidental falls by the elderly. In J. Rothman and R. Levine (Eds.), *Prevention practice: Strategies for physical therapy and occupational therapy.* Philadelphia: Saunders.

Janda, D.H., Maguire, R., Mackesy, D., Hawkins, R., Fowler, P., and Boyd, J. (1993). Sliding injuries in college and professional baseball—a prospective study comparing standard and break-away bases. *Clinical Journal of Sports Medicine, 3,* 78–81.

Jones, M., Sanford, J., and Bell, R.B. (1997). Disability demographics: How are they changing? *Team Rehab Report, 8*(10), 36–44.

LaLonde, M. (1974). *A new perspective on the health of Canadians: A working document.* Ottawa: Ministry of National Health and Welfare.

MacMahon, B., and Trichopoulos, D. (1996). *Epidemiology principles and methods.* Boston: Little, Brown.

Moyers, P.A. (1999). *The guide to occupational therapy practice.* Bethesda, MD: American Occupational Therapy Association.

Pickett, G., and Hanlon, J.J. (1990). *Public health: Administration and practice.* St. Louis: Times Mirror/Mosby.

Ray, W., Taylor, J., Meador, K., Thapa, P., Brown, A., Kajihara, H., David, C., Giddeon, P., and Griffin, M. (1997). A randomized trial of a consultation service to reduce falls in nursing homes. *Journal of the American Medical Association, 278*(7), 557–562.

Rothman, J., and Levine, R. (1992). *Prevention practice: Strategies for physical therapy and occupational therapy.* Philadelphia: Saunders.

Scaffa, M.E. (1998). Adolescents and alcohol use. In A. Henderson, S. Champlin, and W. Evashwick (Eds.), *Promoting teen health: Linking schools, health organizations and community.* Thousand Oaks, CA: Sage.

U.S. Department of Health and Human Services. (1980). *Promoting health/preventing disease: Objectives for the nation.* Washington, DC: U.S. Government Printing Office.

U.S. Department of Health and Human Services. (1986). *The 1990 health objectives for the nation: A midcourse review.* Washington, DC: U.S. Government Printing Office.

U.S. Department of Health and Human Services. (1990). *Healthy people 2000: National health promotion and disease prevention objectives* (Publication No. 017-001-00474-0). Washington, DC: U.S. Government Printing Office.

U.S. Department of Health and Human Services. (1997). *Health, United States, 1996–97 and injury chartbook.* Hyattsville, MD: National Center for Health Statistics.

U.S. Department of Health and Human Services. (1998). *Healthy people 2010 objectives: Draft for public comment.* Washington, DC: U.S. Department of Health and Human Services.

U.S. Department of Health and Human Services. (2000). *Healthy people 2010* (Conference ed.). Washington, DC: U.S. Department of Health and Human Services.

U.S. Department of Health, Education and Welfare. (1979). *Healthy people: Surgeon General's report on health promotion/disease prevention* (Publication No. 79-55071). Washington, DC: U.S. Government Printing Office.

Wilcock, A.A. (1998). *An occupational perspective of health.* Thorofare, NJ: Slack.

Winslow, C-E.A. (1920). The untilled fields of public health. *Science, 51,* 23–33.

World Health Organization. (1947). Constitution of the World Health Organization. *Chronicle of the World Health Organization, 1.*

World Health Organization. (1986). The Ottawa charter for health promotion. *Health Promotion, 1,* iii–v.

第4章

地域に根ざした実践のための理論的枠組み

S. Maggie Reitz, PhD, OTR, FAOTA
Marjorie E. Scaffa, PhD, OTR, FAOTA

THEORETICAL FRAMEWORKS FOR
COMMUNITY-BASED PRACTICE

概要

はじめに
理論と知識の組織化
　地域に根ざした実践に対する理論の重要性
　用語の検討
　知識の組織化
地域に根ざした実践に関連する理論
　作業療法実践の概念モデルの選択
　健康教育と公衆衛生のモデルと理論の選択
　地域組織化の理論とモデル

キーとなる用語

- 地域組織化（Community organization）
- 概念（Concept）
- 実践の概念モデル（Conceptual model of practice）
- 構成概念（Construct）
- 人間遂行のエコロジー（Ecology of human performance）
- 関係の枠組み（Frame of reference）
- 健康信念モデル（Health belief model）
- モデル（Model）
- 人間作業モデル（Model of human occupation）
- 作業適応（Occupational adaptation）
- 作業科学（Occupational science）
- パラダイム（Paradigm）
- 人間-環境-作業遂行モデル（Person-environment-occupational performance）
- PRECEDE-PROCEED モデル（PRECEDE-PROCEED model）
- 原理（Principle）
- 社会的学習理論（Social Learning theory）
- 理論（Theory）
- 健康行動変容の理論横断的モデル（Transtheoretical model of health behavior change）

学習目標

本章は，読者が以下のことができるように書かれたものである．

- 実践家が理論の利用において知識を持ち，有能になるという必要性を知ること．
- 理論に関連する用語とこれらの用語間の関係を明らかにし，定義づけること．
- 地域に根ざした実践で用いることができるいくつかの作業療法理論の一般的特徴と原理を説明すること．
- これらの作業療法理論の地域の実践と研究に対する適切さを批評すること．
- 地域に根ざした実践で用いることができる健康教育と公衆衛生のいくつかの理論を説明すること．
- これらの健康教育と公衆衛生の理論の地域の実践と研究に対する適切さを批評すること．
- 健康ニーズを充足する地域を組織化するための方法を説明する「地域組織化」という用語を定義づけること．
- 地域に根ざした作業療法サービスの成長を制限している理由をいくつか明らかにすること．

◆ はじめに

本章では，健康増進の計画立案と実施を強調しながら，地域に根ざした作業療法実践に対する理論とその適用の重要性を探る．この理論検討に関する共通理解の基盤を作り上げるために，用いられる用語を簡単に検討する．その後に，作業療法と他の健康に関する学問領域の理論的枠組みの説明へと移る．これらの理論的枠組みは，住民の健康と生活の質を改善する努力の中で，地域支援にますますかかわるよう援助するために用いることができるものである．

◆ 理論と知識の組織化

地域に根ざした実践に対する理論の重要性

真の専門職の根本的特徴の1つに，その実践の根底を成す理論的基盤，つまり，その専門職が操作するパ

ラメーターの定義づけがある（Shireffs, 1984）．サイエンスの発展では，一般的に，理論は適用に先行する．さまざまな理由から，地域に根ざした実践のためには十分に開発された理論的基礎が欠かせない．理論とモデルは基礎研究と応用研究，プログラムの作成・実施・評価の基礎と文脈とをもたらす（Scaffa, 1992）．したがって，作業療法および関連領域の理論に関する最新の知識は，地域に根ざした包括的プログラムにとって不可欠である．

経験豊かな作業療法実践家は，新しく創発しつつある実践の概念モデルや理論に遅れずに付いていく機会が制限されがちである（Reitz, 1998a）．職場の要請もまた，実践家の理論に対する現在の知識を少なからず抑制する．作業療法専門家が現在の理論発展をよく知らなければ，現在の，あるいは，新しい地域に根ざしたプログラムの開発や精密化に利益をもたらす潜在的な領域を無視することになるかもしれない．

プログラム計画立案に理論を使用することは，多くの理由により制限される（Reitz, 1998a）．そのうちの最も突出した2つの理由は，急激なペースで進む今日の変化と専門実践における現在の不確実性感である．さらに，多数の新卒実践家によって，この領域に起こりつつあり知識の爆発がある．これまでは，自分の臨床実習体験中に理論の適用を見る機会があった学生はほとんどいなかった．実践家は卒業してしまうと，生涯教育の中で，理論には限定的な力点しか当ててこなかった．首尾一貫せず，葛藤を引き起こすような用語の使用も問題で，理論を学ぶ者に混乱をもたらす可能性があった．Miller（1993b）は作業療法専門職が理論の使用のために知識を備え，理論使用に有能でなければならないかに関する5つの理由を明らかにしている（Box 4-1）．学生も，臨床家も，作業療法の理論的基盤についてはっきりと意見を言い，治療やプログラム計画立案に対する理論の適用に心地よさを感じなければならない．

本章は，作業療法実践の4つの概念モデルの概要を示すとともに，知識母体に付け加えることができる他の学問領域のモデルを紹介する．急激な変化という現在の雰囲気と作業療法の役割を正統なものにするとともに具体化するというニーズに対処する中で，理論を知ることは不可欠なことである．新しく創発しつつあるモデルは，ヘルスケアの施設や地域における作業療法の役割を支援することと十分に合致している．しかし，これらのモデルを完全に理解し実施する前に，理論の適用のために用いられる用語を明確にすることは，知識の多様なレベルを組織化し，支援するもっと広範な構造を理解することと同じように重要である．

用語の検討

概念，構成概念，原理，モデル，理論，パラダイム，関係の枠組み，実践の概念モデルといった用語が定義され，説明される．これらの用語は，理論の基本的な積み石を説明するために用いられる用語から，より高次レベルの概念形成を説明する用語へと，順を追って示されている．しかし，この配列の中で，「関係の枠組み」と「実践の概念モデル」という2つの用語だけが，この順序の位置では例外となっている．

■ Box 4-1　理論における知識と有能性を擁護するための Miller の理由
- 実践を妥当なものにし，導くため
- 診療報酬を正当化するため
- 専門性の問題を明確にするため
- 専門職の成長とそのメンバーの専門性を強化するため
- 有能な実践家を教育するため

出　典：Miller, R.J. (1993b). What is the theory, and why does it matter? In R.J.Miller and K.F.Walker (eds.). Perspectives on theory for the practice of occupational therapy (2nd ed., pp.7-11). Gaithersburg, MD：Aspen.

■ 概念と構成概念

概念とは，一群の真実における何らかの規則性または関係を説明するものであり，何らかの記号やシンボルによって示される（Payton, 1988, p.12）．「概念」という用語はときには，概念と構成概念という2つの用語に区分されることがある．この区分が用いられる場合，「概念」という用語は，スプリントやボールといった触知可能な対象に基づくイメージを説明するために用いられ，一方，**構成概念**は知能といった触知できない観念のイメージをさすために用いられる（Miller, 1993b）．

Fidler（1981）は，「概念」という用語を，触知可能な観念と触知不可能な観念の両者を同定したり指すために用いた．「有能性，修得，達成，自尊，自己価値，価値は相互に関連する概念である（Fidler, 1981, p.568）」．Fidlerはこれらの諸概念は「定量化することが困難」であり，「精神科と比較して，身障領域でのこれらの諸概念の使用頻度が低いことは，何らかの事柄を説明している（Filder, 1981, p.568）」と嘆いている．この文章は，Gillett & Kielhofner（1979）が報告した1917年から1977年までの作業療法文献における「概念」に関するFilderのレビューに基づくものである．これらの概念を地域に根ざした実践に対する貢献の潜在的可能性という点で検討し，定義づけ，説明することは不可欠なことである．

■ 原 理

原理とは，2つ以上の概念や構成概念間の関係，あるいは，構成概念や概念の結びつきを説明するものである．関連する原理は，次に，理論へと組織化される（Miller, 1993b；Payton, 1988）．Nelsonの「治療的作業という概念的枠組み（Nelson, 1997, p.13）」の原理の例は，以下のようになる．
- 作業はその人を取り巻いている世界に影響する．
- 人間は自分の将来の作業形態に影響を及ぼし得る．
- 人間は作業に就くことによって，文字通り，自分の特性を変える．
- 簡単な作業はより高いレベルの作業に含まれている．

■ モデル

モデルとは，諸概念とそれらの相互関係の意味的あるいは図表的な表象と定義される．この表象は，ある理論の操作化，経験的評価，そして，適用をもたらす（Parcel, 1984）．モデルは理論の下位段階と見なすことができる（McKenzie & Smeltzer, 1997）．しかし，すべての理論が対応するモデルを持つとは限らず，また，すべてのモデルが特定の，うまく定義された理論に基づくとも限らない．

■ 理 論

科学的**理論**とは，ある特定の現象に関する1つのモデルであり，その現象と関連する大部分の階級の観察を正確に説明し予測する一連の規則または法則と定義される（Hawking, 1988）．現実に根ざした理論は，われわれを取り巻く世界の理解と，それに対する何らかの統制の発揮という両者のための強力な道具である．強健な理論は一連の概念を詳細に説明し，これらの概念を次元化し，概念間の関係をシステム化し，時間の中での変化過程を明らかにし，それを論破しようとする強力な試みに耐えるものである（Strauss & Corbin, 1990）．理論の説明力は，以下のものを含めると，いっそう高まる（Strauss & Corbin, 1990）．
- その現象の発達や生起をもたらす原因または先行条件の説明
- その現象が起こる文脈または一連の条件
- その現象を促進したり制限する介入の条件
- その現象を管理したり反応するために用いることができる行為や交流の方法
- 行為や交流の帰結，成果，または，結果

よく構成された理論は，①適合性，②理解性，③一般性，④コントロール性という4つの基本的基準を満たしている．理論が良好な「適合性」を持つためには，それが表象するために作られた現象の日常的現実を反映していなければならない．「理解性」とは，理論が研究者や理論家にとっても，研究される人々にとっても，合理的で，論理的で，そして，意味があることを必要とする．「一般性」とは，よく開発された理論が包括的であることを意味し，多様な文脈への適

用可能性を提供する十分なバリエーションを持つことである．最後に，それは問題になっている現象にある程度の「コントロール」を及ぼすものでなければならない（Strauss & Corbin, 1990）．

■ パラダイム

　パラダイムは，新たな知識をある学問領域で用いるために考えたり，開発することを導く．それは様々な学問領域で，その学問領域の全体的ビジョンと，その学問領域の日常活動で用いる実践的知識の両者に取り組むために用いられている．看護学の文献では，Marriner（1986, p.22）は，パラダイムを以下のように説明している．**パラダイム**とは，

> ある学問領域に受け入れられた科学，哲学，および，理論の広く行き渡ったネットワークを意味するために用いられている………この広く行きわたっているパラダイムは，その学問領域の活動を導いている．このように，それはその学問領域内の多数の人々によって受け入れられており，その学問領域にとって利益となる研究領域とそれらを研究する手段とを示している．

　パラダイムという用語は，ある専門職における知識の全般的な概念形成を説明するために用いられている．しかし，作業療法では，この用語の使用に関する完全な合意には至っていない（Kielhofner, 1997；Miller, 1993b）．Kielhofnerは，パラダイムという用語を最初に用いたKuhnの影響を受けており，作業療法の知識の組織化に関する著作の中で，Kuhnの考察を引用している（Kielhofner, 1985, 1997）．パラダイムに関するKielhofnerの記述は，時間とともに展開されている．1985年には，Kielhofnerはパラダイムという概念とその作業療法との関係を次のように説明している（Kielhofner, 1985 p.xvii）．

> ………それは，理論を2つのレベルに分けて考えるために役立つ．最高次レベルは，その領域の関心事，概念，技術的専門知識の「すべて」を一体化しているその領域の全体的知識である．知識のこの最高次レベルはまた，その領域を定義づけ，その活動の領域を定め，そして，その価値と目標を特定化する．作業療法におけるこの全体的知識レベルはこの領域の「パラダイム」と呼ばれる．

　最近になって，Kielhofnerは作業療法パラダイムの3要素，つまり，①中核的構成概念，②焦点を当てた見方，③統合する価値を明らかにした（Kielhofner, 1997）．これらの要素は図4-1に示されている．

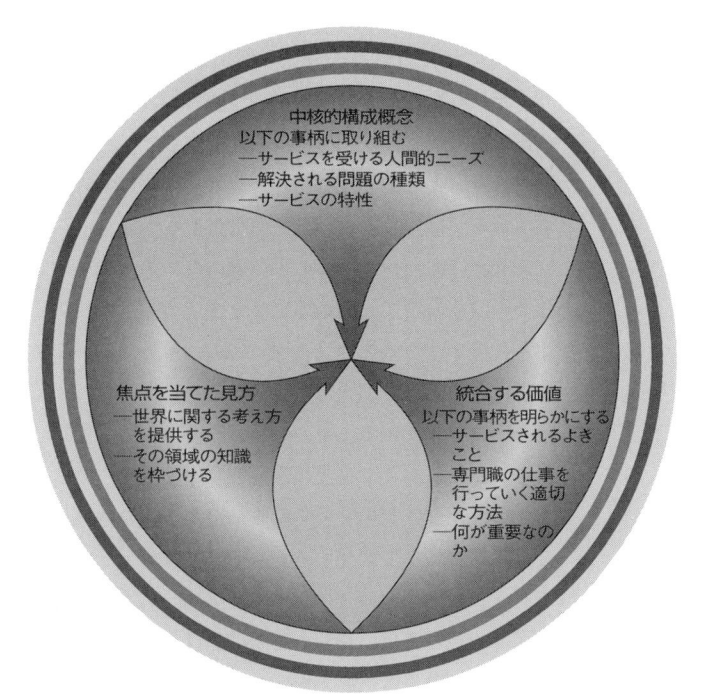

中核的構成概念
以下の事柄に取り組む
― サービスを受ける人間的ニーズ
― 解決される問題の種類
― サービスの特性

焦点を当てた見方
― 世界に関する考え方を提供する
― その領域の知識を枠づける

統合する価値
以下の事柄を明らかにする
― サービスされるよきこと
― 専門職の仕事を行っていく適切な方法
― 何が重要なのか

図4-1　Kielhofnerのパラダイムの3要素
（Kielhofner, G.［1997］. Conceptual foundations of occupational therapy［2nd ed., p.18］. Philadelphia: F.A.Davis. 許可を得て転載）

■ 関係の枠組み

この用語は、「1968年以前の作業療法文献の中で、時折、用いられていた (Mosey, 1981, p.129)」。Moseyは**関係の枠組み**を「その専門職における関心領域の特定の側面の中で、実践家たちの交流のために組織的な説明をもたらし、また、その交流のために処方をもたらす相互に関係づけられ、内的一貫性を持つ一連の概念、定義、仮定」と定義した。Dutton, Levy, Simon (1993) によって明らかにされた関係の枠組みの一般的な使われ方の例は、行動学、生体力学、認知障害、発達、神経発達、感覚統合、人間作業モデル、リハビリテーション、精神力動、時空間適応、そして、作業適応といったものである。

■ 実践の概念モデル

実践の概念モデルは、「セラピストが自分の仕事の中で用いる多数の理論的概念を示し、組織化するものである。それぞれのモデルは、機能状態の領域を説明し、特定の種類の問題に関する介入を特定化する (Kielhofner, 1997, p.22)」。Kielhofnerによって示された実践の概念モデルの例は、生体力学モデル、認知障害モデル、認知-知覚モデル、グループワークモデル、人間作業モデル、運動コントロールモデル、感覚統合モデル、時空間適応モデルを含んでいる。

この中には、前に述べた関係の枠組みのリストにもあげられていたいくつかの「モデル」があるが、このことは実践の概念モデルと関係の枠組みは同じレベルの知識を説明しているのではないかという仮説を導くであろう。Kielhohner (1997) は、両者は「属性」を共有してはいるものの、2つの実態は明確に区分されているとみている。つまり、関係の枠組みは、しばしば「他の学問領域の理論を借用しており、それを特有な作業療法理論を形成することなしに作業療法に適用している (Kielhohner, 1997, p.24)」。さらに、「成熟した実践の概念モデルはその領域内外の概念を、その専門職のパラダイムを反映する特有な理論的説明へと組織化している (Kielhohner, 1997, p.24)」。

知識の組織化

知識は観念に関する論議を促進し、思考の発展を育むために、システムへと組織化されてきている。これらのシステムは、哲学、理論、研究、実践の間の関係を説明しようとしており、違ったやり方で視覚化されたり説明されてきている。学問領域は知識を実践的に用いるために、理論、モデル、関係の枠組みへと組織化する。こうした組織化の構造は、ある専門職によって用いられる知識を含んでおり、また、それを支援するより大きく、より複雑な組織化システムの部分と見なすことができる。**図4-2**から**図4-5**は、作業療法の知識を組織化する4つの異なるシェマを示している。これらの組織化のための図式はより高次のレベルの見方を提供するために示されており、作業と健康の「サイエンス」、その専門職の中核的な価値と信念、そして、地域に根ざした実践の歴史的な理想の間の結びつきを示すという点で、役立つ道具として作用している。

知識を組織化するためのこれら5つの視点の間には、多くの共通点があるものの、根本的な相異もある。Kielhohner (1997) は、その専門職のパラダイムを中核とし、そのパラダイムがもたらした価値と焦点を当てた見方に導かれて、関連知識から描かれたり、用いられる概念的実践モデルを持つとみている。Christiansen (1991) は別の視点を示している。彼はパラダイムと理論と関係の枠組みとの関係に焦点を当てている。

Reitz (1986b) は、この専門職のための知識の組織化を検討する中で、含める必要がある重要な1つの実態として、サービスの受け手に個人、家族、地域を含める可能性を付け加えている。このパラダイムは、時間の中を動いている1つの惑星と似たものとして視覚化されている。この惑星は1つの歴史、現在、そして1つの軌道、つまり未来への道を持つ。この惑星はまた、時間に伴って変化するが、その核は安定したままである。知識の組織化に関するこの方法のもう1つの側面は、その惑星の輪郭と将来の旅は、歴史を通してのこれまでの旅に色濃く影響を受けている。

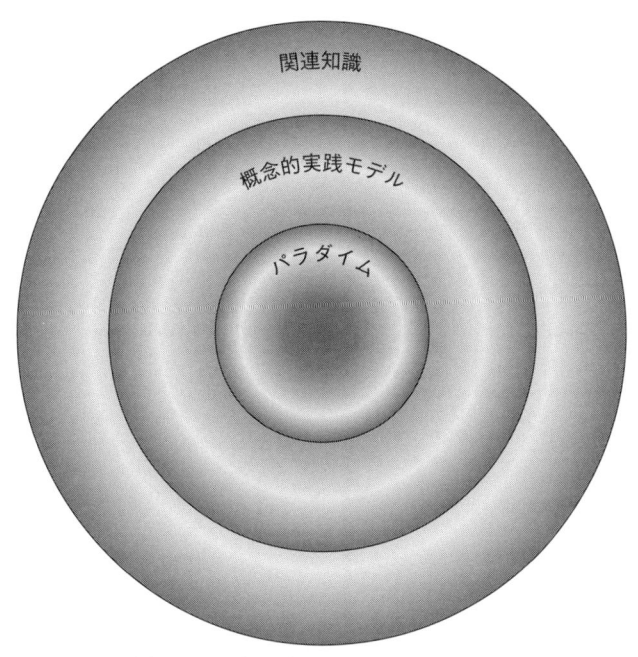

図4-2 関連知識，概念的実践モデル，パラダイムの関係
(Kielhofner, G. [1997]. Conceptual foundations of occupational therapy [2nd ed., p.15], Philadelphia : F.A.Davis. 許可を得て転載)

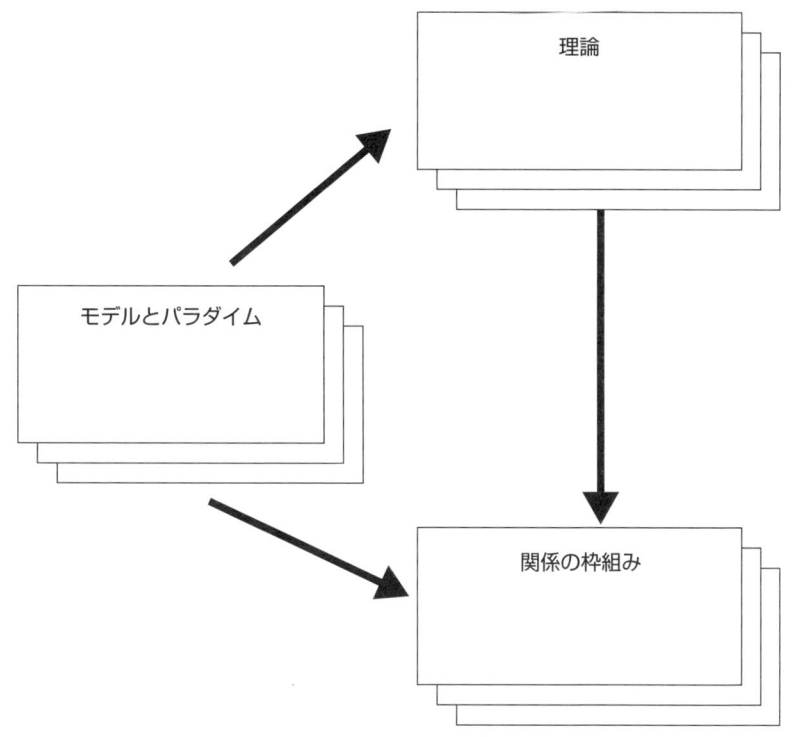

図4-3 理論，関係の枠組み，モデルとパラダイムとの関係
(Christiansen, C., and Baum, C. (eds.). Occupational therapy : enabling function and well-being, p.41, 1997, SLACK Incorporatedの許可を得て転載)

彗星に見立てた説明

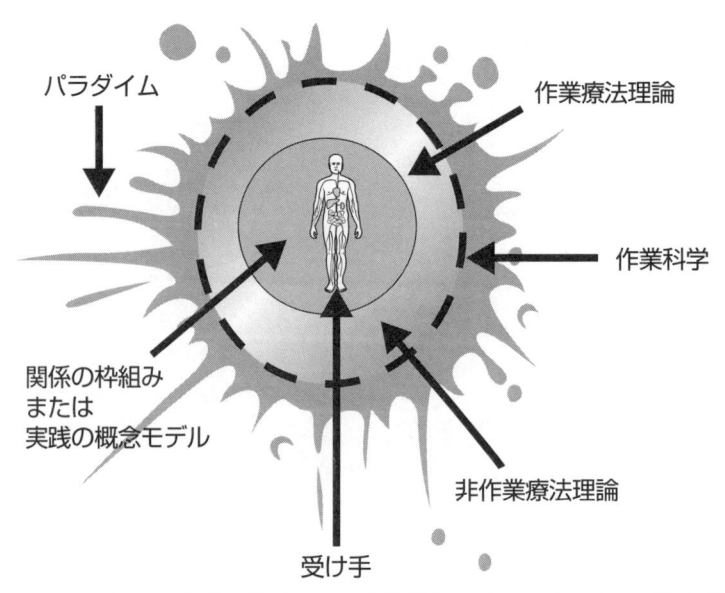

図4-4 パラダイム，関係の枠組み／実践的概念モデル，サービスの受け手の間の関係
(Reitz, S.M. [2000]. Ways to organize OT knowledge. Course Packet [OCTH 611]. Towson, MD：Towson University. 許可を得て掲載)

Levy（1993）は，理論，哲学，実践の間の階層的関係を示している．しかし，Mosey（1981）は哲学を，この専門職のモデルのサイエンス，倫理学，アートに影響し，また，逆に，この専門職のモデルとその継続的発展の主要な触媒であると描いている．この見方は，他領域の「科学的基盤から（Levy, 1993, p.61)」の理論はその専門職による実践的利用のための知識組織化の出発点であると主張するLevyの見方とは非常に異なるものである．Levyは，理論は実践で用いられるようになる前に形を変える必要があり，こうして理論の階層性が始まると考えている．Levyの見方と，ここに示して来た他の方法とのもう1つの違いは，作業科学を含めるかどうかという点である．**作業科学**は「その独自の理論的基盤を持つ作業療法（Hopkins, 1993, p.59)」という専門職を提供することに主に責任を持つ学問的領域として明確に示されている．Reiz（2000）も，最近になって，作業療法知識の組織化を描く際に，作業科学の役割を取り入れている．作業科学は作業療法実践を支える学問領域と見られている．さらに，作業科学は他の学問領域の知識をふるいにかける中で，作業療法実践家を援助すると同時に，他の学問領域の知識体系に情報をもたらしている．

◆ 地域に根ざした実践に関連する理論

以下のことは，この専門職の文献に見られる一般的な構成概念，概念，理論，モデルの説明であり，また，地域に根ざした実践と研究に対する適切性に関する批判である．この説明は適切な理論的アプローチの徹底した説明を意味するものではなく，地域に根ざした作業療法実践に関係する理論を描き出すための1つの見本である．作業科学は学問的領域の1つと見られているがゆえに（Hopkins, 1993；Levy, 1993；Zemke & Clark, 1996），含まれてはいない．作業科学の目的は「人間作業の形態，機能，そして，意味に関する知識を生み出すことである（Zemke & Clark,

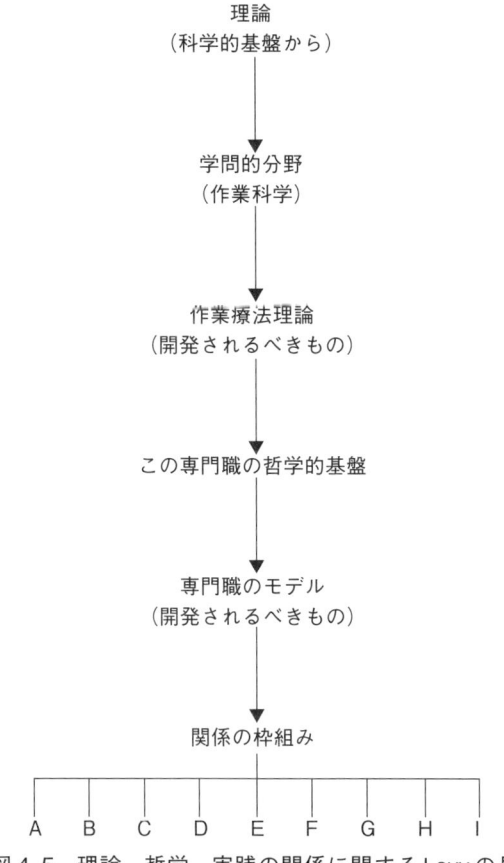

理論
（科学的基盤から）
↓
学問的分野
（作業科学）
↓
作業療法理論
（開発されるべきもの）
↓
この専門職の哲学的基盤
↓
専門職のモデル
（開発されるべきもの）
↓
関係の枠組み
┌─┬─┬─┬─┬─┬─┬─┬─┐
A B C D E F G H I

図4-5　理論，哲学，実践の関係に関するLevyの見方
(Levy, L.L. [1993]. Current basis for theory and philosophy of occupational therapy, section 2—theory base. In H.L.Hopkisns and H.D.Smith (Eds.), Willard and Spackman's occupational therapy [8th ed., p.61], Philadelphia：Lippincott. 許可を得て転載)

1996, p.vii)」．このことは，作業科学は実践家が地域に根ざしたプログラムの開発に適切でない，ということではない．実際に，地域は，南カリフォルニア大学作業療法・作業科学科によって実施された非常に魅力的な研究の文脈となっている（Clarkほか，1997；Jackson, Carlson, Mandel, Zemke, Clark, 1998）．その研究の結果は，作業療法と地域に根ざした実践の有効性に関する本質的データを提供している．

作業療法実践の概念モデルの選択

過去10年間で，この専門職における実践の概念モデルや関係の枠組みの展開に大きな変動が起こった．人間作業モデルなどのいくつかのモデルは発展し続けている（Kielhofner, 1997）が，一方，ごく最近になって，人間遂行のエコロジー（Dunn, Brown, McGuigan, 1994）やセラピー的作業という概念的枠組み（Nelson, 1997）といった他のモデルもこの専門職の理論基盤に加わった．さらに，実践での適用のために開発された作業適応（Schkade & Schult, 1992；Schulz & Schkade, 1992）といったいくつかのモデルも，教育と研究のために用いられている．このことは教育課程の計画，教育，そして，臨床実践を支援するために用いられうる（E.Breines，個人的通信，1998年6月3日）作業発生（occupational genesis）（Breines, 1995）についても同様である．

地域健康プログラム計画立案を支援するために用いることができる多くの作業療法モデルの中で，本章では4つのモデルを選択して分析する．しかし，様々な他のモデルも地域に根ざした実践に利用できる．読者には，自分の特有な地域の健康ニーズに取り組むうえで最も適したモデルを決定するために，他のモデルも探り，独自の分析を行うよう希望したい．本章で検討する4つのモデルは，それ自体でも，また，本章の後に提示する他の学問領域のモデルやアプローチと結びつけて用いるという適用可能性からも，選択された．

■人間作業モデル

人間作業モデル（Model of Human Occupation；**MOHO**）は，実践と，Reillyの作業行動という理論とを結びつけるために，KielhofnerとBurkeによって開発された（Miller, 1993a）．1980年に，MOHOを説明した4部作論文がAmerican Journal of Occupational Therapyに発表された．Kielhofnerはこれらの全論文の単独または共同の筆者であり，このモデルの開発に触媒の役割を果たしてきた．しかし，「今では，世界中の学者や臨床家がその発展と適用に貢献している（Kielhofner, 1997, p.187)」．このモデル

の原論文によれば，人間システムは，入力，処理，出力，フィードバックというサイクルを介して，環境と交流している（Kielhofner & Burke, 1980）．このモデルの伝統的な適用にしたがえば，個人は環境からの入力を受け取ると同時に，処理過程の場でもあると見られている．「処理」は，3つのサブシステム，つまり，①意志，②習慣化，③遂行から構成される1つの過程である．この過程はもともとは，より高次のサブシステムが「より下位のサブシステムに命令し，…より下位のそれはより高次のそれを拘束する（Kielhofner, 1985, p.504）」といったヒエラルキー的特性を持つとされていた．最近になって，それはサブシステムのそれぞれが「事前に秩序づけられたり，固定した構造に従ってではなく，自分が行っている状況の要請に従って（Kielhofner, 1995, p.34）」，作業行動を遂行するための調和の中で働くヘテラルキーと説明されている．

このシステムの出力は作業行動，あるいは環境との合目的的交流である（Kielhofner, 1997）．この相互交流は「フィードバック」と呼ばれ，個人々に自分の遂行に関する追加の情報を作り出す．このモデルを適用したり修正する前に，処理の3つの階層的サブシステムの役割についてきちんと理解しておくことが不可欠である．これらのサブシステムが調和的に作動するとき，環境に対する個人の反応を組織化するために役立つ．

年月を経る中で，環境の構成要素に関する説明は，このモデルの継続的発展と他の理論の影響の両者を反映する形で，修正されてきている．MOHOの現在の表現では（Kielhofner, 1997），環境は物理的側面（すなわち，対象物と空間）と社会的側面（すなわち，作業形態と集団）から成る．環境はその人に「提供し」，また，「圧力をかける（Kielhofner, 1997）」．つまり，それは人間システムを同時に促進も，拘束もする．図4-6はこれらの構成要素とサブシステムの関係に関する視覚的な像を示している．

処理の各サブシステムは重要な役割を果たしている．遂行サブシステムは修正されて，「精神-脳-身体の遂行サブシステム」と改名されている（Kielhfoner, 1995, 1997）．このサブシステムは，個人が環境と他の2つのサブシステムの要請を充足することを可能にする「筋骨格，神経，知覚，認知といった現象の相互作用（Kielhfoner, 1997, p.194）」にかかわる．このサブシステムの主な機能は，「作業を成し遂げるために求められる行為」を作り出すことである（Kielhofner, 1997, p.194）」．

「習慣化サブシステム」は「意識的選択なしに，日常生活の行動パターン（Kielhofner & Burke, 1988, p.24)」を提供することで，有機体を維持するという機能を果たす．この維持は習慣と内在化された役割（例えば，勤労者，学生，母，配偶者）の発達と精巧化を通してなされる．習慣と内在化された役割は，人間に秩序と予測可能性という感覚をもたらす．これらはさらに，人間にエネルギーと時間の効率性をもたらす．

「意志サブシステム」は，処理のシステムの最後の構成要素で，個々人に行為を「制定させ」たり，「動機づける」ように，原因をもたらす．もともとは他のサブシステムを支配するサブシステムと見なされていたこのサブシステムは，①個人的原因帰属，②価値，③興味という3つの「構造的な構成要素」から成る（Kielhofner & Burke, 1980, p.576）．Kielhofner & Burke，(1985) は，「個人的原因帰属」を「人間がその環境内における自分の有効性について抱いている信念と期待の集合体（p.15）」と定義した．これらの信念には，「技能への信念，技能の効力性における信念，成功や失敗の予測，そして，内的・外的統制（Kielhofner & Burke, 1985, p.16）」を含んでいた．さらに，Kielhofner & Burkeは，価値を「何が良く，正しく，重要であるというイメージ（p.17）」と見ており，一方，興味は，その人に快をもたらす活動や作業に関する自己知識にかかわる．この自己知識には好みの活動パターンを認識する能力と，他の活動よりもどの活動の方が「潜在的な力」を持っているかの理解を含んでいる．

このモデルを用いる際に理解しておくべき重要な事柄は，時間の経過の中で人間システムが環境への反応をどのように変えるのかを説明する2つの関係する構成要素である．これらの構成要素は「変化の軌跡」と

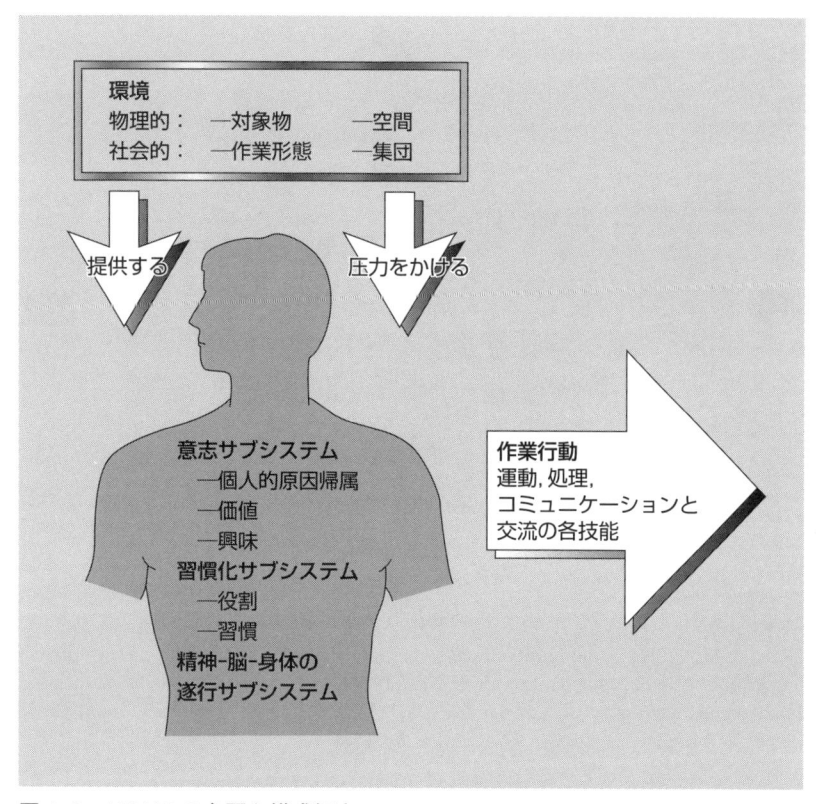

図4-6 MOHOの主要な構成概念
(Kielhofner, G. [1997]. Conceptual foundations of occupational therapy [2nd ed., p.189]. Philadephia：F.A.Davis. 許可を得て掲載)

「適応的循環と不適応的循環」である．「変化の軌跡」とは，時間経過の中でのシステムの自己変化である．「適応的循環」は，その人が自分の内的要請と環境の要請を充足するのを支援する（Kielhofner & Burke, 1980；Miller, 1993a）．Kielhofnerは「不適応的循環」を，上述した内的あるいは環境的な要請の「いずれか，または，双方を充足すること（1980，p.737）」の失敗と説明している．しかし，不適応の循環を「逆転する」ことや適応的循環の発達を促進することは可能である．

MOHOは，様々な障害を持つ人々の治療に適用されている．このモデルはまた，地域に根ざした作業療法プログラムにおいて，健康な人々に対しても用いられる可能性を持つものである．さらに，これはサービスの受け手が個人や家族よりも地域である地域に根ざした健康増進プログラムで用いることができる可能性もある．図4-7は，MOHOを地域エンパワーメントモデルとして用いるために単純化した改変を示している（Reitz, 1990）．最新の教科書（Kielhofner, 1995, 1997）は，遂行サブシステムの変更を説明しているが，このモデルの初版（Kielhofner, 1985, 1992）の方が地域に根ざした実践に役立つ枠組みを提供すると思われる．したがって，図4-6と図4-7とでは，遂行サブシステムの描写が異なっている．

以下の架空の例は，地域に根ざした実践のために，図4-7に示した修正版MOHOの利用の可能性を示している．このシナリオでは，学校システムに雇用されているある作業療法実践家が，父母と教師と生徒の会（PTSA）から，その郡内で唯一の高校における暴力予防プログラムの開発を支援するように求められた．この例では，地域の意志サブシステムは既に，支援を求める決定を行っている．このように，その地域

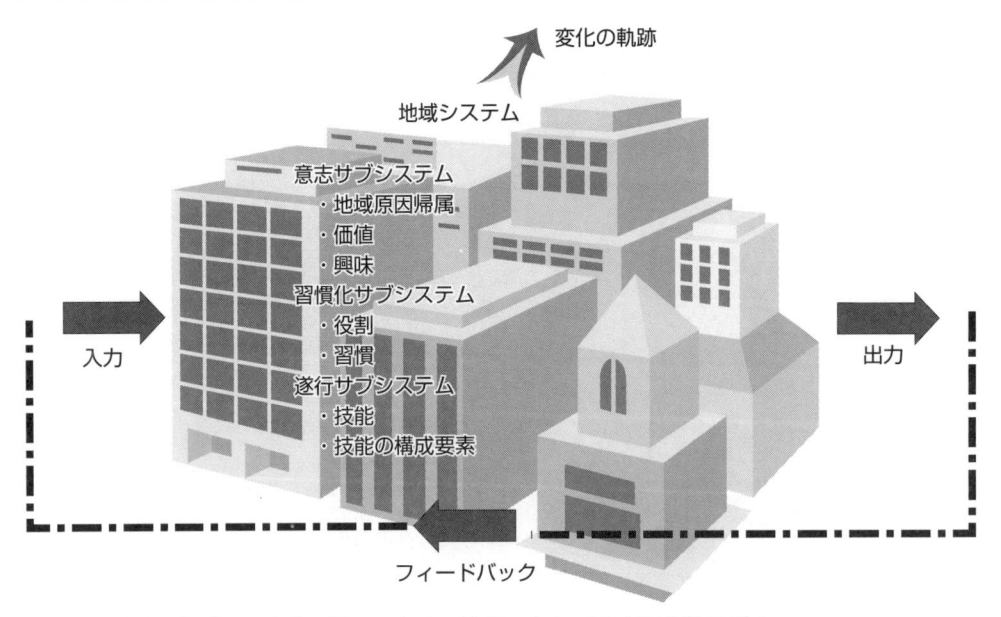

図 4-7　地域に根ざした実践で用いるための枠組みとしての人間作業モデル
(Reitz, S.M., [1990]. Community development model: An application of the model of human occupation. Unpublished papaer for HEALTH 688—P, Commnity Health Issues for Minority Populations, University of Maryland, College Park, Adapted from Kielhofner, Burke, and Igi [1980] and Kielhfoner [1985, 1992]. 許可を得て掲載)

は既に問題を明らかにし，その学校をより安全にするステップを取るための力を持っていると考えられるため，「地域原因帰属」を示している．

その地域あるいはPTSAが取ることを決定した実際のステップは，その地域の文化的規準（すなわち価値や興味）によって，また，そのメンバーの習慣や役割によって大きく影響されるであろう．実践家は学校の物理的構造と地域の習慣における変化に関する意思決定に影響すると思われる価値と興味を明らかにすることで，地域を支援できる．地域は葛藤を引きおこす可能性がある価値の相対的優先順位を集団で決定する必要があるかもしれない．例えば，生徒たちに名札をつけるよう求めるか，防犯カメラを設置するかのいずれかを決定する場合，地域が個人の自由に置いている価値と，生徒たちの安全と快適さとに置く価値に，重みづけをする必要があろう．

このモデルの習慣化レベルに取り組む中で，この実践家は潜在的に危険な習慣（例えば，さわやかな日でも外面ドアを開けたままにしておくこと）や，役割（例えば，学校という社会の中で明白な役割がない

「暇な」学生は誰なのかを同定すること）を明らかにするかもしれない．さらに，この地域の技能と技能の構成要素を明らかにする．この分析は，次に，習慣と役割の遂行を最大限にすると同時に，発達に必要な技能を明らかにするために，また，その地域の現在の技能を促すために用いられるであろう．

■ 人間遂行のエコロジー

人間遂行のエコロジー（Ecology of Human Performance；**EHP**）モデルは，評価と介入の双方における「文脈の複雑性への考慮不足」に取り組むために，カンザス大学の教員たちによって開発された（Dunnほか，1994, p.595）．図4-8はこの実践の概念モデルの主要な構成要素，つまり，人間とその人の技能，能力，課題（T），そして，遂行範囲を描いている．

このモデルでは，人間の技能と能力は，その人の文脈の認識と組み合わされて，「ある目標を成し遂げるために必要な一連の客観的行動（Dunnほか，1994, p.599）」と定義された特定課題の選択と遂行を支援する．それぞれの人間の遂行範囲は過去の経験と現在の

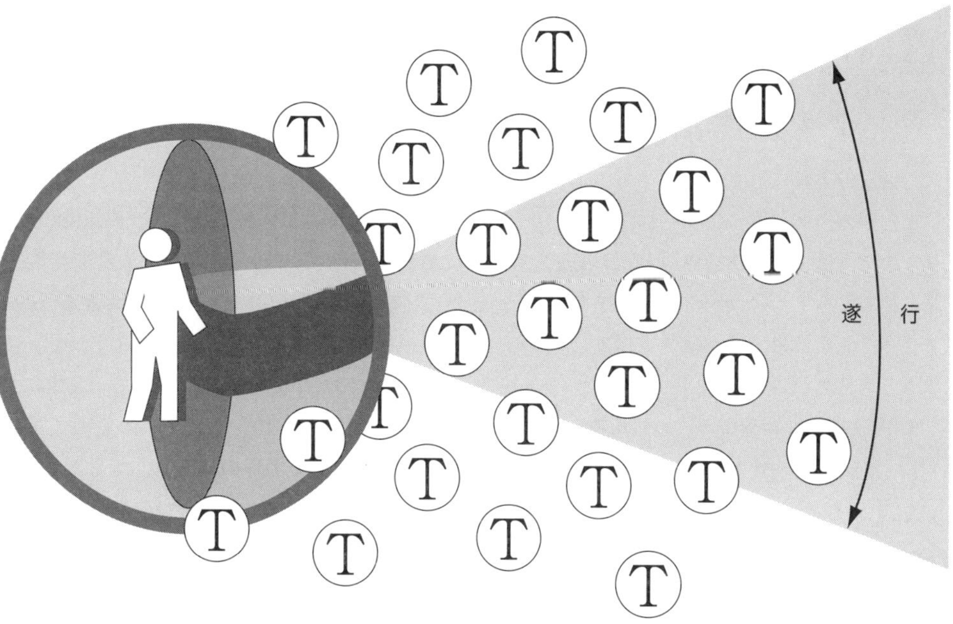

図 4-8 EHP の主要な構成要素
(Dunn, W., Brown, C., and McGuian, A. [1994]. The ecology hof human performance：A framework for considering the effoect of context. American Journal of Occupational Therapy, 48, p.600. 許可を得て掲載)

資源の双方に依存している．おそらく問題の一時的な状況やより恒久的な状況にもよるだろうが，たとえその人が多様な技能や能力を持っていようとも，その人の遂行範囲には限られた資源しか影響を及ぼさないであろう．例えば，幼子を持つ有能な親も，自分の親としての仕事のレパートリー（つまり遂行範囲）が，飛行機の座席の中という制限によってもたらされた文脈の変化によって著しく妨げられていることに気づくであろう．同じ有能な親が10年間の刑期を申し渡されれば，親としての仕事に対する資源は長期にわたって変化することは明らかであろう．この親が様々な技能と能力を持っていたとしても，広範な遂行範囲を支援する資源にアクセスすることはないのである．

EHPモデルは「セラピー介入の5つの選択肢（Dunnほか，1994, p.603）」を提供している．これら5つのレベルの第1は，「確立または回復」レベルとされている．このレベルは技能や能力の改善を介して，機能を回復しようとする伝統的介入を含む．別の伝統的治療のレベルは修正である．このレベルでは，セラピストは「文脈の中での遂行を支援するために，文脈の特徴と課題の要請（p.604）」を修正する．さらに，もう1つの治療レベルは「改変」のレベルである．このレベルでは，セラピストは現在の文脈を修正するのではなく，実際の文脈を変更する．この介入の例は，歩行器を用いている人を，階段を上らなくとも済むように，アパートの1階に移すことである．介入の「予防」レベルは「文脈の中で異常適応的な遂行の発生あるいは進行を予防（p.604）」しようとする．EHPの最後の介入のレベルは「創造」レベルである．このレベルは，その目標が「文脈に，より適応できる状況，あるいは，より複雑な遂行を促進する状況（p.604）」を作り出すことであるため，地域に根ざした実践のために大きな潜在的可能性を持つ．政策のイニシアティブ，プログラムの開発，地域の開発，地域のエンパワーメントなどはこのレベルの介入である．

EHPモデルでは，介入のレベルにかかわらず，治療は常にその個人または地域の文化によって導かれる．個人や地域が追求しようと選んだ課題は，人生経験と文化的価値の両者によって導かれることが多い個人的選択，優先順位，価値と同様に，技能と能力に

よって導かれる．例えば，サッカーをするという子どもの選択は，第1に，その子の家族がスポーツに高い価値を置いているという文化的背景に影響されている．興味の継続は，海外でセミプロ的プレーヤーであった祖父の過去の業績に対する誇りとあいまって，自然の素質と初期の技能発達に影響される．

この柔軟なモデルはまた，作業療法実践の変化しつつある要請に極めてうまく合致する可能性がある．例えば，以下に述べるように，これは健康増進の1つの適切な枠組みとされている（Lutz, 1998, p.17）．

> 介入は，個人が自分の健康ニーズを認識し，こうした行動を遂行し，有能性を獲得するのを支援するように意図されたものである．EHPの介入の選択肢のうちの2つが，予防的健康行動と直接的に関係している．「予防」と「創造」という選択肢は，セラピストが個人の文脈をどのように評価するかに取り組み，また，否定的な成果の発生を回避するか，あるいは，個人の成功を励ますような新たな一連の状況を作り上げるステップをとる．

これらの介入レベルは，地域に根ざした健康増進活動の開発を促進するために，たやすく修正できるものである．予防レベルの介入には，例えば，糖尿病の高齢者がコントロールしていない疾病過程の合併症を避けるために，健康な食習慣と料理法とを教育する学際的プログラムの開発が含まれる（Lutz, 1998）．運動，レジャー技術，健康なライフスタイルを促進するために，高齢者センターで，毎日歩くグループを結成することは，創造レベルの介入の例である．

このモデルはまだ極めて新しく，刊行された研究という堅固な基盤の上に存在しているものではない．しかし，それは，施設においても，地域実践においても用いることができることを約束しているように思われる．メリーランド州スプリングフィールド精神病院センターで臨床実習生に教育され，また，治療に適用されたいくつかのモデルのうちの1つである（C.Hays, 個人的通信，1998年7月8日）．前にも述べたように，第5の治療選択肢である創造レベルは，それが「能力障害があることを仮定しておらず」，また，「遂行を高めるであろう豊かな文脈的および課題的経験を提供すること（Dunnほか，1994, p.606）」に焦点を当てているために，特に地域プログラムの開発にうまく合うように思われる．

■作業適応

このモデルは，Schkade & Schultzによって開発され，そして，テキサス女子大学で研究の道具として採用されたものである．**作業適応**（Occupational Adaptation；**OA**）は，Schkade & Schultz（1999, p.87）によれば，「作業と適応，そして，健康に対するこれらの関係の理解に，もう1つの側面を提供する……1つの統合的な関係の枠組み」であると説明されている．OAによれば，この2つの構成概念（つまり作業と適応）は「ある固有の人間過程を説明する統合された現象（Schkade & Schultz, 1993, p.87）」へと相互に織り込まれている．このモデルの図式的表現（図4-9）は極めて複雑に見え，最初は圧倒されるかもしれない．しかし，この全体的モデルの組織化は，フローチャート様式を用いることでの詳細な検討に基づき，容易に明らかになろう．

American Journal of Occupational Therapy (Schkade & Schultz, 1992) に掲載されたもともと2部作の最初の論文は，OAモデルの概念的枠組みを説明している．この論文の第2部（Schkade & Schultz, 1992）は，OAモデルを様々な作業療法実践の例に適用している．これらの例には以下のものが含まれている．

- 手根管手術から回復しつつあり，外来治療を受けながら働いている母親
- 外傷性脳損傷後に入院してセラピーを受けている人
- CVA後に，二次的症状としてのうつ状態と失語症で入院してセラピーを受けている夫
- 行動異常と微細運動コントロールという問題のために，公立学校で治療を受けている若者

このモデルは，基礎研究と応用研究の双方に適切であるとされてはいるものの，今日までにこのモデル自体にも，また，理論的枠組みとしてのその利用についても，研究はまったく発表されていない．1つの例外は，思春期の相対的な習得に対するスキーの影響

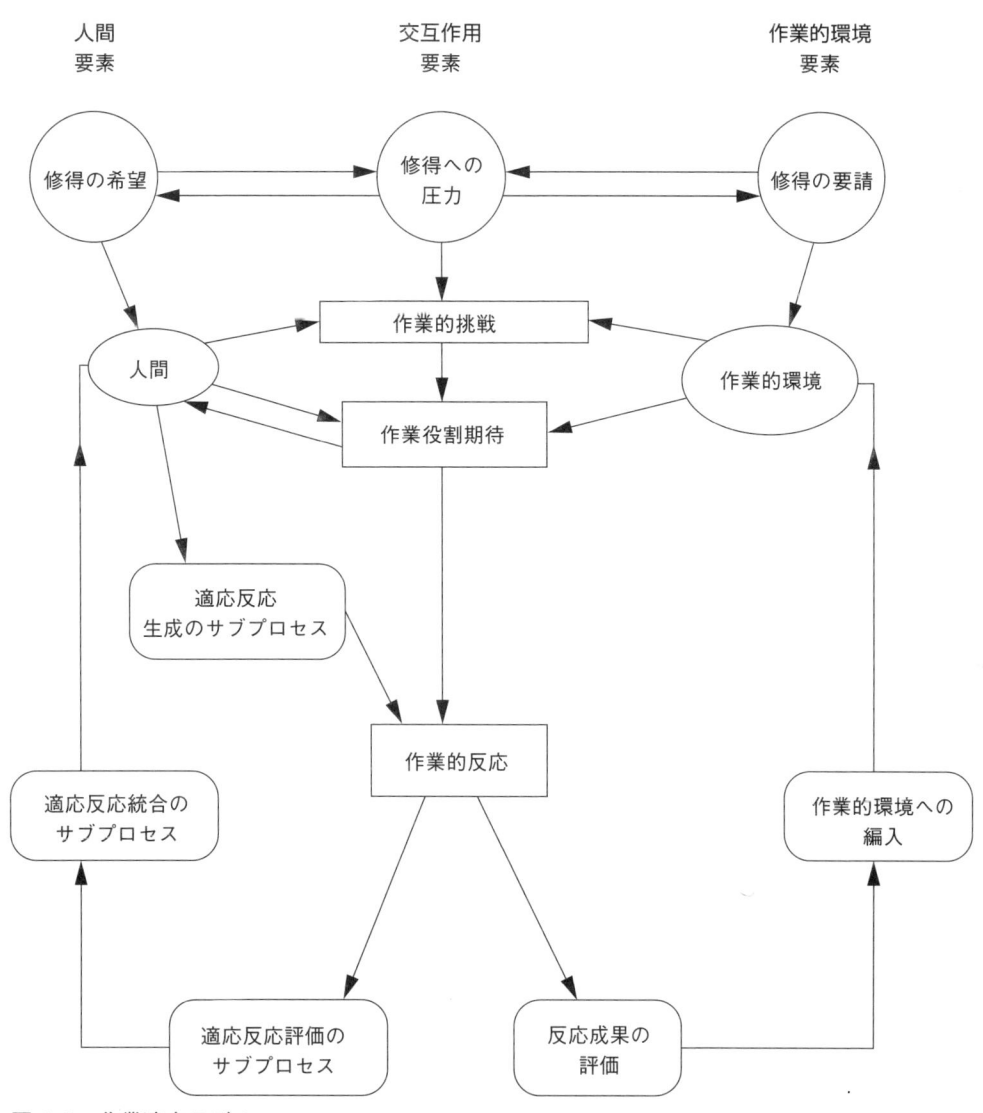

図 4-9 作業適応モデル
(Schkade, J.K., and Schultz, S. (1992). Occupational adaptation. Toward a holistic approach for contmporary practice, part 1. American Journal of Occupational Therapy, 46, p.832. 許可を得て転載)

に関する研究である（Pasek & Schkade, 1996）．この研究は四肢形成異常の14人の思春期の若者に対する6日間のスキー旅行の影響を調査したものである．この質的研究プロジェクトの理論的枠組みとしてOAモデルが選ばれた．しかし，この研究の焦点がこのモデルの1つの主な構成概念（つまり，相対的な習得）と自尊心との関係に限られていたため，このモデルの研究を導く真の潜在能力はこの研究からは認識されていない．この研究では期間の短さ（つまり，6日間）と研究上の制限（つまり，大学院のプロジェクト研究）のために，別の構成概念（例えば，自己発動性の変化や般化）は認識されていなかったが，この研究の範囲を広げることで，構造の改善とより明確な結果がもたらされるかもしれない．これまでは，研究がほとんど公表されてないものの，OAモデルの著者たちは，脳血管障害後の地域へのインテグレーションを検討する研究を含めて，質的，量的な両方法を用いた研究がなされつつあると報告している（Schkad & Schultz,

1992).

　Stevens-Ratchfordの指導の下で，Towson大学の大学院生たちが，このモデルを用いた未刊行の研究を行った（Barthel, Brzuszek, Weaver, 1998；Bekkaer & Deijkers, 1998；Meyer & Ray, 1998）．院生たちは脳卒中の生存者で，ボランティアとなった高齢者30名から収集したデータを用いて，適応的回想に関する一連の質的研究を実施した．1つのグループは，脳卒中生存者の適応的回想パターンを生活の自律性における変化という点で調査した（Bekkaer & Deijkers, 1998）．別のグループは脳卒中後の生活役割の変化の回想を探り（Meyer & Ray, 1998），第3のグループは「適応的回想要因のコーピング・メカニズム」を検討した（Barthel, Brzuszek, Weaver, 1998）．院生たちは，OAモデルが研究目的に対して理論を組織化するための有益な道具であったと報告した（Barthelほか, 1998）．OAモデルは回想を用いた地域に根ざした加齢プログラムをうまく立ち上げるために，また，そうした介入の影響に関する研究を実施する道具として用いることができた．

　Lawほか（1997）は，このモデルは「患者との緊密な治療的関係」に依存していることを明らかにし，「このことは患者が1度か2度しか来ないような急性期場面や地域場面やコンサルテーション場面では特に，常に可能であるとは限らない（Law et al., 1997, p.95）」としている．緊密な治療的関係は現在の地域に根ざした実践やコンサルタントとしての実践ではありそうにないことではあるが，もし地域が「クライエント」であったり，サービスの介入点であるような場合には，そうではなくなるであろう．首尾一貫したセラピーにより，通常的に維持される緊密な関係の発展は，地域の作業遂行における変化を促進するためには，欠点ではなく，利点である．

■人間-環境-作業遂行モデル

　人間-環境-作業遂行モデル（person-environment-occupational performance model；**PEOPM**）は，Christiansen & Baumによって開発され，1991年に初めて出版された．その後，このモデルは改訂され，図4-10に示ような現在の形になった（Law et al., 1997）．PEOPMは「人間とその環境との交流としての遂行の見方を強調するために開発された（Law et al., 1997, p.87）」．

　Law et al.（1997, p.87）により，概念と仮説という形で示されたこのモデルの原則には，以下のものが含まれる．

- 遂行は，その人と，その人が課題や役割を行う環境との間の複雑な交流からもたらされる．
- 発達段階は遂行に影響を及ぼす．
- 内発的に可能にするもの（個人の中の），環境因子，そして，作業の意味が遂行を促進する．
- その人が遂行上の問題に遭遇したときに，作業療法介入はその人の適応を促進することができる．
- 有能性という個人的感覚が遂行に影響を及ぼす．

　このモデルは新しく，発展しつつあるものの，まだ研究母体によって立証されてはいない．しかし，その焦点が人間と環境との交流に向けているため，地域に根ざした実践への応用の可能性を秘めている．このモデルにおけるセラピストの役割は「教師-ファシリテーター」の役割として描かれている．PEOPMの構造は，それが地域に根ざした実践で，個人に用いる適切な道具であることを示している．そうした例の1つは，矯正施設から出所計画がある人々の職業技能，生活技能（例えば，金銭管理，アパート探し）の開発，そして，レジャー活動の健全な発達を促進する学際チームの一員として働く作業療法実践家である．

　さらに，本章の前の部分のMOHOで行ったように，PEOPMは地域をサービスの受け手として検討するために容易に修正することができる．このモデルの原則は発達段階と有能感とに関係しており，作業が地域の発達と有能性とを促進するためにどのように用いることができるのかを検討するために修正することができる．もしこれらの原則がこのように用いられるならば，自己同一性という用語は地域同一性に変更され，関連する学問領域からの別の原則が取り入れられ，このモデルを地域発展とエンパワーメントのための有用な枠組みにすることができる．

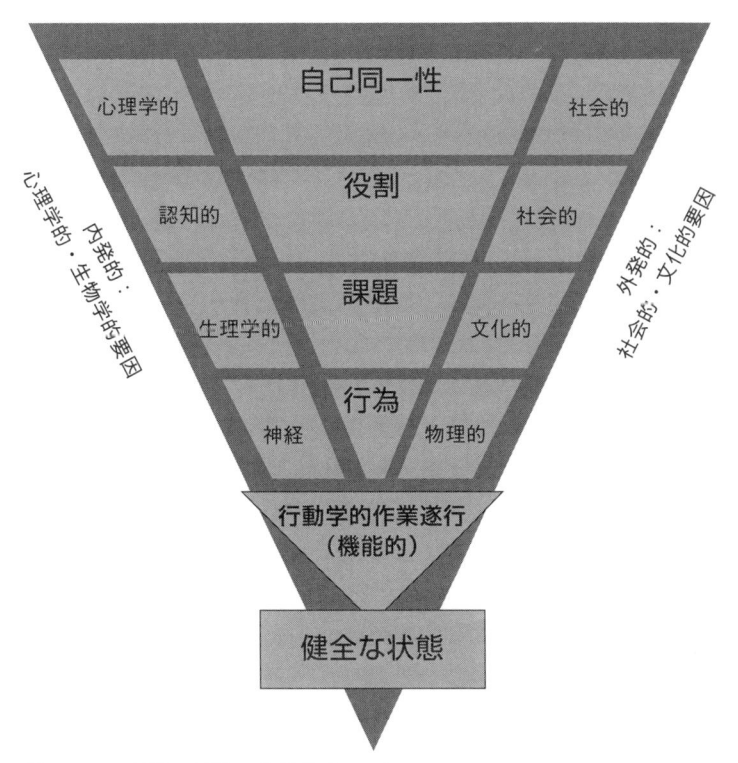

図4-10 人間―環境―作業遂行モデル
(Law, M., Cooper, B.A., Strong, D., Rigby, P., and Letts, L., theoretical Context for the Practice of Occupational Therap. In Christiansen, C., and Baum, C. (Eds.), Occupational Therapy: Enabling Function an Well-Being [2nd ed., p.88], 1997. 許可を得て転載)

健康教育と公衆衛生のモデルと理論の選択

　健康教育や公衆衛生の文献には多くの理論が述べられているが，最も頻繁に引用されるものの1つが社会的学習理論（Bandura, 1977a；Rotter, 1954）である．この理論はほどほど詳細に検討されるが，ほかに3つのモデルについてもその概略を説明する．1950年代以降，健康教育，公衆衛生，健康心理学の分野は，人々がなぜ健康行動に就いたり就かないのかを説明するために，モデルを開発し用いてきた．健康信念モデル（Resenstock, Strecher, Becker, 1994）や，Prochaska & DiClementeの健康行動変容の理論横断的モデル（1983, 1992）といった新しいモデルが幅広く研究されてきた（DiClementeほか, 1994）．これら2つのモデルは，PRECEDE-PROCEEDモデルと同じように，専門文献では非常に一般的であり，地域に根ざした健康教育に頻繁に用いられている．健康信念モデル（HBM）は健康行動の前駆をなしたモデルであり，一方，健康行動変容の理論横断的モデルは人々が自らの健康行動を変えようとするときに経験する段階を説明する（McKenzie & Smeltzer, 1997）．PRECEDE-PROCEEDモデルは，プログラム計画立案と評価の道具である．

■社会的学習理論

　Rotter（1954）は，**社会的学習理論**（social learning theory；**SLT**）の基礎を確立したが，それは社会的認知理論と再命名された（Bandura, 1986）．Rotterは，ある特定の行為の結末に関する個人の期待がその行動が行われるかどうかを決定づけると仮定した．
　Bandura（1977b）は，Rotterの研究を拡大し，SLTの統合的構成要素である自己効力性という概念

を展開した．「自己効力性」とは，自分がある特定の行動をうまく遂行できるだろうという個人の自覚と定義される（Bandura, 1977b）．それは，望ましい成果を達成するであろうという行為を実行するための，その人独自の有能性に関する信念である．SLTの最も基本的な仮定は，個人はある一定の成果をもたらす行動を遂行するということである．しかし，行動も成果も，期待によって仲介される．「期待」とは，個人がある特定の成果にあてがう価値である（Bandura, 1977b）．期待には，①効力期待，②成果期待，そして，③環境期待の3種類がある．期待はインセンティブ（incentives）とも呼ばれることがあり，肯定的あるいは否定的価値を持つと同時に強さ（magnitude）も持つ（Parcel & Baranowski, 1981）．

「効力期待（efficacy expectations）」とは，個人がある特定の行動を遂行する自分の能力を信じているかどうかは，個人的遂行の達成，代理経験，言語的説得，情緒的覚醒からもたらされる．ある行動の遂行の成功は，将来の努力に対する自分の期待を強化する．現在の課題が過去に成功裏に遂行した課題と類似すればするほど，効力期待は高まる．自分と似ていると見ることができ，活動に就いており，望ましい成果を達成している他者の観察もまた，完成への自分の期待を高めることになる．この理論にしたがえば，課題のうまい実行を導く言語的励まし，ある特定の行動を試みることの許諾，そして，自覚された生理的情緒的状態なども，その行動に関係する個人の自信と自己効力性を高めるであろう．

Bandura（1977a）によれば，「成果期待（outcome expectancy）」とは，ある特定の行動が特定の成果をもたらすであろうという個人の信念である．Bandura（1977a）や他の人々（Eiser, 1985；Tosenstockほか，1988；Wodarski, 1987）は，統制の所在（locus of control）が成果期待という要素の構成概念であると考えている．自己効力性と統制の所在という構成概念の相互作用は，SLTの基礎を形成しており，また，行動が予測できるという基盤になっている（Bandura, 1977a）．この理論にしたがえば，ある行動に対して高いレベルの自己効力性と内的統制の所在を持つ人は，その特定の行動を実行しようとしがちである．これらの人々は，その課題をうまく成し遂げる自分の能力に高いレベルの自信を持ち，また，その行動の遂行が成果に直接的な影響を及ぼしていると考えがちである（Rosenstockほか，1988）．ある行動に対して低レベルの自己効力性と外的統制の所在を持つ人は，その特定の行動を試みようとはしないであろう．典型的には，その人々はその行動を遂行する自分の能力に低レベルの自信しかなく，また，自分の行為が望ましい成果を生み出さないであろうと信じている（Rosenstockほか，1988）．

「環境期待（environmental expectancy）」とは，出来事がどのように相互に関係づけられているかといったことや，ある一定の環境から何を期待するのかといったことに関する信念である（Bandura, 1977a）．SLTは，その人間，その人の行動，その環境には，連続的，相互交差的，かつ，相互依存的な相互作用があるとする「相互交差的決定主義（reciprocal determination）」という仮説に基づいている．ある成果の決定におけるこれらの各要因の相対的寄与度は，問題となる場面や行動によって異なる（Bandura, 1977a）．

SLTパラダイムでは，行動変容は①直接的なもので，特定行動の強化によって，②間接的なもので，その行動が強化されている別の人を社会的にモデリングまたは観察を通して，③自己管理を通して，あるいは，個人的モニターや自己報酬を得ることによって達成できるとする（Parcel & Baranowski, 1981）．Rosenstockほか（1988）によれば，その人が以下のことを信じるならば，ライフスタイルは変化するであろう．

- 現在の行動が個人的に価値を置く成果，例えば，健康や容姿に脅威を引き起こしている（環境的手がかり）．
- 特定行動の変容が，これらの脅威を低下することがある（成果効力性）．
- 自分自身の個人的有能性が，その望ましい行動の遂行を自分にもたらすであろう（効力期待）．

一般に，SLTは地域に根ざした実践に対して特有

の見方をもたらす．自己効力性，成果期待，行動能力，モデリング，相互交錯的決定主義，そして，自己統制といった構成概念は，作業療法介入の展開に特定の関連性があるように思われる．しかし，健康教育におけるSLTの有用性には，いくつかの重大な限界がある．それには以下のことが含まれる．

- この構成概念を測定するために作られた信頼でき，また，妥当な道具が数的に限られていること．
- モデリングの適切な資源の輪郭が不足していること．
- 構成概念間の関係，および，時間の中での変化の特性に関する説明が不十分であること．

すべての構成概念を一度に測定したり，構成概念間の関係を評価する研究の欠如は，この理論によって予測できる分散の程度を限定している．もしSLTが健康行動の変化のための総合的で適切な枠組みであると考えられるならば，この研究は次の段階として不可欠なものである．

■健康信念モデル

健康信念モデル（health belief model；HBM）は，健康関連行動に関するモデルの1つである．Cummings, Becker, Maile（1980）は，健康教育に関する研究で用いられた14のモデルを検討し，これらの枠組みを作り上げている構成概念または変数がかなり重複しているとの結論を導き出した．Cummingsほか（1980）は，これらのモデルから導き出された100以上の変数のカテゴリー化に様々なモデルの著者たちを巻き込むことで，健康行動を説明する統一的枠組みを開発しようとした．多次元的尺度分析から，①ヘルスケアサービスへのアクセス性，②ヘルスケアに対する態度，③病気の脅威の自覚，④社会的ネットワーク，相互作用，規準，構造の特徴，⑤病気の知識，⑥人口統計的特徴という6つの要因が浮かび上がった（Cummingsほか，1980）．

Cummingsほか（1980）が検討したすべてのモデルのうち，HBMは断然，最も広範囲に用いられている．HBMはもともとはHochbaum, Kegeles, Leventhal, Rosenstockによって，予防的健康行動を説明するために開発されたものであったが，すぐに病人の役割や疾病行動を研究するために修正された（Becker, 1974；Kirscht, 1974）．このモデルは社会心理学の諸理論，最も知られているのはLewinの要求（aspiration）理論に基づいている（Maiman & Becker, 1974）．このモデルの現象学的志向性と歴史否定的見解という2つの根底をなす仮説は，Lewin論者の伝統から借用されたものである．「現象学的志向性（phenomenological orientation）」とは，行動を決定するのは個々人の自覚であって，環境ではないというものである．「歴史否定的見解（ahistorical perspective）」とは，個人の行動に影響を及ぼすのは過去の経歴や以前の経験ではなく，現在のダイナミックスに焦点を当てるよう求めている（Rosenstock, 1974）．

この**健康信念モデル**は，ある人の健康に関する信念と，その人の健康に特化した行動との関係を説明する．このモデルにしたがえば，この信念は健康行動を仲介し，罹患性，重篤さ，利益，そして，バリアとみられている．上述した信念に加えて，行為の手がかりは行動に必要な引き金である．「自覚的罹患性（susceptibility）」とは，その人が主観的に病気や疾患にかかるリスクとしている印象である．「自覚的重篤さ」とは，ある人が特定の健康上の問題の重篤度に関して抱く確信をさす．「自覚的利益」とは，病気の脅威を低下させることの様々な可能な行為の入手性と有効性に関して，その人が持つ信念である．「自覚的バリア」とは，ある特定の健康行動に就くことと結びついている費用や否定的側面のことである．行為の手がかりとは，行動の開始を刺激する扇動的出来事と定義される．これらの手がかりは，痛みの自覚といった内的なことも，ヘルスケア提供者からのフィードバックといった外的なこともある（Rosenstock, 1974）．

このモデルにしたがえば，人間が疾病を回避するための行為をとるためには，肯定的な力が否定的な力よりもまさる必要がある．もしある人が，①自分はその疾病や病気に個人的にかかりやすいであろう，②健康上の問題の発症は自分の生活に否定的影響を及ぼすほどの重篤さである，③特定の行為をとることが利益を

もたらすような効果があるであろう，④そうした行為に対するバリアは利益を圧倒することがない，⑤自分は行為の手がかりにさらされている，などと信じる場合，健康行動が出現しがちになろう（Rosenstock, 1974）．

HBMは以下の母集団を含む多様な母集団や，健康供給システムに適用されている．
- アルコール依存症（Bandsley & Beckman, 1988）
- 糖尿病体制の順守（Becker & Janz, 1985）
- 乳ガン自己検診（Champion, 1985）
- 避妊行動（Herold, 1983；Hester & Macrina, 1985）
- 精神科外来患者の間の投薬への不満（Kelly, Mamon & Scott, 1987）

しかし，大多数の研究は，その特徴が回顧的であるため，このモデルの予測的価値は疑問視されている（Kegeles & Lund, 1982）．このモデルの構成概念はかなりよく定義されているものの，変数間の因果関係や特定の要因が別の母集団よりもある母集団で重要かという理由の説明には，いまだ取り組まれてはいない．

自覚的脅威が自覚的罹患性を高めることは，このモデルが説明する健康行動のつながりの中で重要な最初の自覚的段階であることが示唆されている．1994年にRosenstock, Strecher, Beckerは，HBMの最新の図式を示した．彼らは自己効力性という構成概念を取り込むことによって，また，信念行動のつながりをより明確に説明するようにこのモデルの構成要素を並べ替えることによって，図式を改訂した．図4-11は身体活動を高めるという目標に適用されたHBMの最新の修正図式を示している．

■ PRECEDE-PROCEEDモデル

PRECEDEモデルは，国立健康研究所からの研究資金を得たGreen, Kreuter, Deeds, Partridge（1980）によって開発されたもので，疫学，教育学，管理学，および，社会科学や行動科学の理論的・応用的原理に基づく健康教育の計画立案モデルである．PRECEDEという頭文字語は，predisposing, reinforcing, enabling causes in educational diagnosis

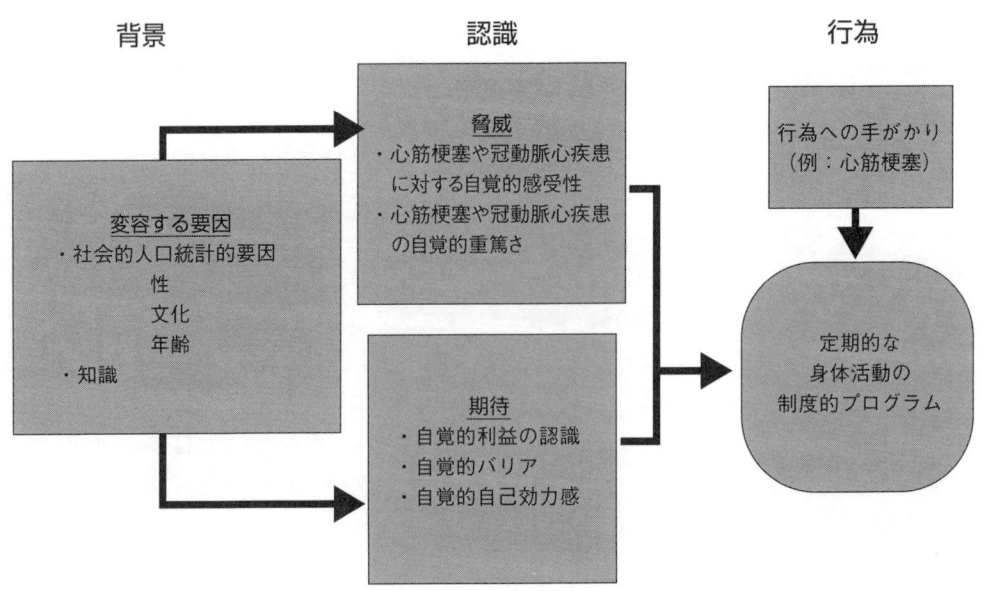

図4-11 必要とされる身体的活動にしたがって諸検査をするための枠組みとしての改訂版健康信念モデル
（Rosenstock, I.M., Strecher, V.J., & Becker, M.H. [1994]. The health belief model and HIV risk behavior change. In R.J.DiClemente and J.L.Pererson [Eds.], Preventing AIDS：Theories and methods for behvioral interventions [p.11], New York：Plenum. 許可を得て転載）

and evaluation（教育的診断と評価における原因の素因，強化，可能化）の頭文字をとったものである（Greenほか，1980）．このモデルは，1991年に，健康増進という新たに創発した特性とより広い見方に対処するように改訂された．図4-12には，PROCEED (policy, regulatory, organizational constructions in educational and environmental development；教育と環境の開発における政策，法規，組織構築）と呼ばれる新たな一連の段階を，元々のモデルに重ねて示すことで，完全な**PRECEDE-PROCEEDモデル**を描き出している（Green & Kruter, 1991）．

PRECEDEモデルは，健康教育プログラム計画立案と評価の構造と組織を提供し，様々な場面にまたがって容易に適用することができるものである．このアプローチの適用は，いくつかの相において生じ，また，①社会的，②疫学的，③行動的，④教育的，⑤管理的という5領域における変数の診断にかかわる（Greenほか，1980）．それは望まれる最終成果から始まり，ある特定の結果に先行する（precede）はずの要因を考慮に入れて，さかのぼって用いるという点で特有である．

このモデルの第1相は，「社会的診断」である．ある地域に存在する社会的問題の分析は，対象母集団の生活の質を評価するために必要な事前条件である．この相の目的は，その母集団の特定の健康上の問題と社会的問題との関係を確定することである．第2相は「疫学的診断」で，その地域の生活の質と結びついている健康上の問題の評価である．母集団の健康の主な指標は疾病率，死亡率，出生率，障害率である（Greenほか，1980）．

第3相は「行動的診断」で，疫学的診断で分離された健康上の問題に影響を及ぼしている健康関連行動を明らかにしようとする．この段階ではまた，年齢，性，環境といった関心のある健康上の問題に寄与するかもしれない非行動的要因の知識も重要である．行動的要因は，次に，重要性と変化可能性という尺度に照らして評定される．重要性と変化可能性という点で高く評定された要因は，通常，介入の標的とされる（Greenほか，1980）．

第4相は「教育的診断」で，行動的診断で明らかにされた健康行動を，素因因子，可能化因子，強化因子という3つの影響するカテゴリーに区分する．「素因因子」は，その行動に動機づけ，あるいは合理的理由をもたらすものである．例えば，知識，態度，価値，信念である．「可能的因子」は，地域の資源と同時に個人の技能や利点を含む．素因と可能化の両因子は，健康行動に先立つものであり，その行動を起こさせるものである．「強化因子」は，行動の維持や消去に寄与する行動の報酬，誘因，あるいは，罰を提供する．それぞれの因子群は重要性と変化可能性という点で分析され，介入のために優先順位がつけられる．介入の標的の特性に基づき，教育方法が選ばれる（Greenほか，1980）．

この過程の最後の相は「管理的診断」である．それは財政に関する事項を評価し，資源を明らかにして配置し，協力的な合意の特性を定義し，介入のための現実的な時程表を作成する．この重要なステップを無視すると，生き生きとした介入の失敗を引き起こすことになる．PROCEEDの修正（Green & Kreuter, 1991）は，このモデルのこの時点を利用しており，健康増進プログラムの実施と，これらの影響を効果的に管理する方法の開発に影響を及ぼす政策，法規，組織的要因の評価を含んでいる．さらに，改訂版のPRECEDE-PROCEEDモデルは，過程，成果，影響の評価と同時に，実施上の問題を検討することも含んでいる．

PRECEDEモデルは，思春期の学校での性教育プログラム（Rubinson & Baillie, 1981），学校健康教育プログラムの分析（Green & Iverson, 1982），高血圧コントロールのための教育的介入（Levineほか，1982）など，多くの異なる母集団での様々な場面で用いられてきている．損傷予防への適用を図4-13に示しておく．このモデルは適用の可能性は強いものの，それ自体が諸要因または変数間の関係を説明していないために，理論モデルではない（Parcel, 1984）．

■**健康行動変容の理論横断的モデル**

このモデルはもっと簡単に，変容段階モデルとも呼

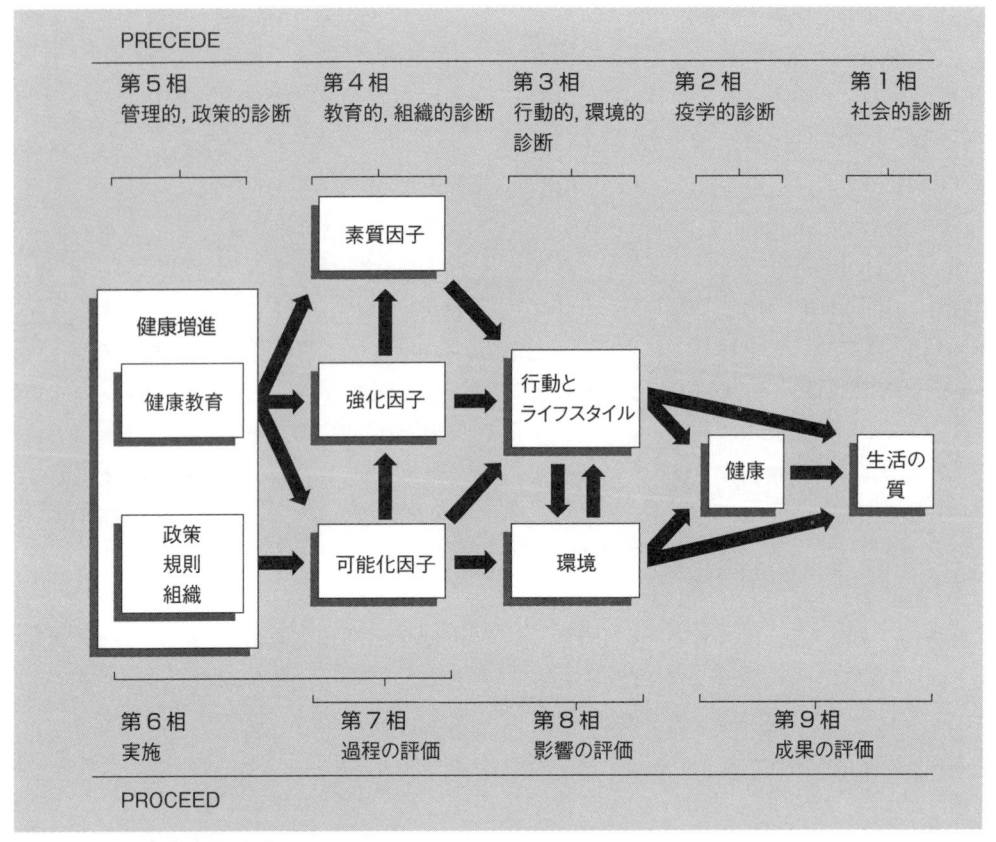

図4-12 PRECEDE-PROCEEDモデル
（Health Promotion Planning：An Educational and Ecological Approach, Third Edition, by L.W.Green and M.W.Kreuter, copyright ©1999 by Mayfield Publishing Company. 出版社の許可を得て転載）

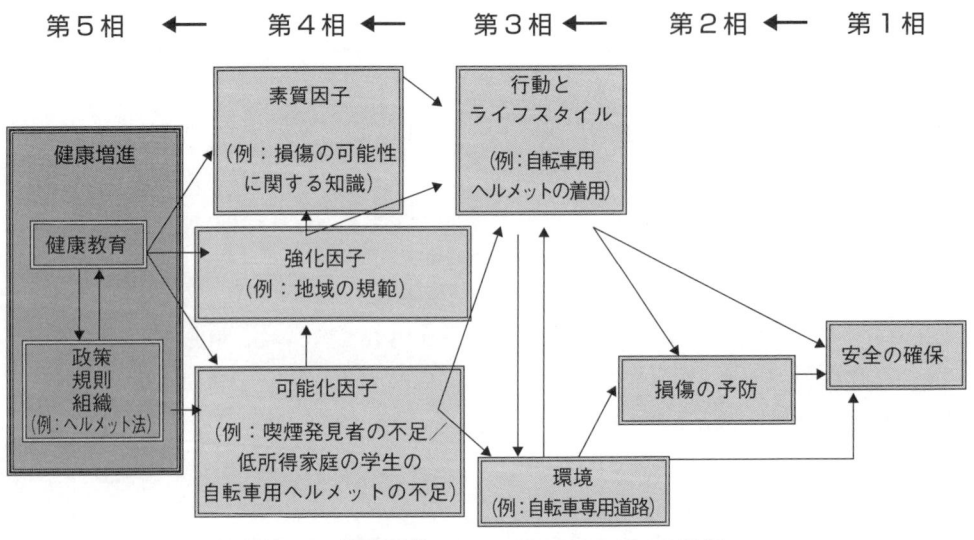

図4-13 損傷予防へのPRECEDEモデルの適用

前予期	予期	準備	行為	維持
＊意識の生起				
	＊自己再評価			
		＊自己解放		
		＊関係の援助		
		＊管理の強化		
			＊逆条件づけ	
			＊刺激のコントロール	

図4-14 行動変容の理論横断的モデル
(Prochaska, J.O.& DiClemente, C.C. [1983]. Stages and processes of self-change of smoking : Toward and integrative model of change. Journal of Consulting and Clinical Psychology, 51[3], 394, Copyright ©1983 by the American Psychological Association. 許可を得て転載)

前予期	予期	準備	行為
＊意識の生起			
	＊自己再評価		
	＊自己解放		
	＊関係の援助		

自覚的脅威　　バリアの撤去
（感受性と重篤さ）　利益の自覚

行動の手がかり

←――――― 自己効力性 ―――――→
←――――― 成果の期待 ―――――→

変容の要因は上記の構成概念のそれぞれに影響する

図4-15　HBM，SLT，TMHBCの関連する構成概念感の関係

ばれている（McKenzie & Smeltzer, 1997）．**健康行動変容の理論横断的モデル**（transtheoretical model of health behavior change；**TMHBC**）は，もともと1970年代後半から1980年代前半に作られたもので，変化の段階と過程からなる複雑なモデルである（Prochaska & DiClemente, 1983, 1992）．これらの段階と過程との関係は図4-14に示されている．HBMとSLTから選択された構成概念とこれらの段階との関係は，図4-15に示されている．この図は理論的構成要素間の多様な関係を描き出しており，後に説明することにする．

この図から見て取れるように，自己乳房検査（BSE）またはmammographyを実施する女性の場合，まず，乳ガンのリスクがあるとか，乳ガンになりやすいという脅威を感じなければならず，また，乳ガンと診断されることは重大な事柄であると信じなければならない．ひとたびこうした自覚が生じたならば，その人は行為の前予期（precontemplation）段階から予期（contemplation）段階へと移動する．行為の手がかりは自覚の高まりによって自覚された感受性の高まりの中で操作することができる．そうした行為の手がかりの例は，乳ガンの有病率やBSEの方法を描いたシャワーカードに関する情報を受け取ることであろう．

例えばシャワーカードといった行為の手がかりの継続的提示は，自分での再検査を励まし，予期から準備への移動を促すであろう．さらに，これらの標的となる行動を通しての乳ガン早期診断の事実に関する知識の深まりは，その女性の成果期待に関する信念に影響を及ぼすであろう．こうした実践に関するより肯定的な信念は，さらに予期から準備へと移動する刺激として作用するであろう．

その行動を取ることに向けた継続的な移動は，行為の手がかりの継続的提示，自己効力性（例：BSEを行う能力に関する信念），そして，BSEを行うことに対して残されている対人関係上のバリア（例：自分の胸に触ることを嫌うこと）に立ち向かうことで自己解放能力などに影響されるであろう．ある人が準備段階から行為へと移動する場合，バリアは将来の改善に顕著な影響を及ぼす可能性がある．もしこれらのバリア

が取り除かれれば，その人はその行動に就くこととその行動のもたらす利益の認識へと進むことができる（例：乳房にしこりがないことがもたらす安堵感や，健康ニーズに注意を払ったことに対する自尊心の高まり）．シャワーカードとマスメディアキャンペーンといった社会的支援に継続的にさらされることは，この行動の継続を促すであろう．

地域組織化の理論とモデル

地域組織化とは，「地域のグループが共通の問題や目標を明らかにしたり，資源を移動したり，自分たちが設定した目標を達成する戦略を開発し実施するその他のやり方に支援を受ける過程」と定義されている（Minkler, 1990, p.257）．地域組織化の努力を開始する前に重要なことは，地域開発の用語や地域組織化の価値と前提に精通することと共に，その地域に慣れ親しむことである．地域組織化に関する用語は定義と共にBox 4-2に示されている（McKenzie & Smeltzer, 1997）．Ross（1967）は地域組織化の根底を成すいくつかの前提をあげている．それには以下のことが含まれる．

- 地域は自分たちの特定のニーズと問題に応じた方法を展開できる．
- 個人は変化する能力を持つし，また，変化を望んでもいる．
- 地域のメンバーは，この変化を作り出す過程にかかわるべきである．
- 内発的に動機づけられる変化は，外部から強制された変化よりも，大きな意義を持つし，長続きする．
- 変化に対する「全体的」アプローチは「断片的」アプローチよりも効果的がある．
- 民主主義は地域メンバーの「協力的な参加と行為」と，それを可能にする必要な技能を求めている．
- 地域は自分たちのニーズを充足するために，効果的に組織化することに支援を必要とするかもしれない．

地域組織化に関する専門的文献の焦点は，構造化された理論モデルよりも方法に当てられている．これ

> **Box 4-2　地域組織化に関連する用語**
>
> **市民参加**：地域の何らかの条件を改善するために活動を行うという目的で，市民からボトムアップの草の根動員．
>
> **地域開発**：地域の積極的参加と地域主導での最大に可能な連携により，地域全体の経済的社会的改善のための条件を作り上げる計画された過程（国連，1955, p.6）．
>
> **地域組織化**：それに基づき，個人，グループ，組織が社会問題に影響を及ぼすために計画された行為に就くという介入法．これは社会制度の強化，発展，変化にかかわる（Brager, Specht & Torczyner, 1987, p.55）．
>
> **地域参加**：人々が自分たちの生活に影響する制度や決定にかかわれる過程（Checkoway, 1989, p.18）．
>
> **エンパワーされた地域**：個人や組織が，自分たちが大切にしているニーズを満たすために，自分たちの技能や資源を集団としての努力に適用する地域（Israel, Checkoway, Schulz & Zimmerman, 1994）．
>
> **草の根の参加**：人々が自分たちの目的を達成するために，対決と協力を精巧に混ぜ合わせて用いることを含めて，自分たちの利益のために集団的行為を取るボトムアップの努力（Derlman, 1978, p.65）．
>
> **マクロの実践**：個人，家族，小集団のレベルを超えた問題を扱う専門職の変化の方法．
>
> 出典：McKenzie, J.F. & Smeltzer, J.L., Planning, Implementing, and Evaluating Health Promotion Programs.: A Preimer (2nd ed.). Copyright ©1997 by Allyn & Bacon. 許可を得て転載．

らの方法は異なるシステムに分類されてきている．頻繁に引用される分類法の1つは，Rothman（Minkler, 1990）によって開発されたもので，モデルを①地域の開発，②社会計画，③社会的行動という3つに分類するものである（McKenzie & Smeltzer, 1997; Minkler, 1990）．McKenzie & Smeltzer（1997, p.160）は，各種のモデルの例を次のようにあげている．平和部隊は地域開発の1例であり，ユナイテッドウェイ（全米合同募金・社会福祉協議会連合）は社会計画の例であり，そして，社会行動モデルは「公民権運動や同性愛者の権利運動の間に最も役立った」．彼らはさらに，地域組織化のための一般的なアプローチを，社会計画を最も重用しながら，この3種類のモデルを結びつけている（図4-16）．

地域のエンパワーメントを促進するためにどのモデルを選んだかにかかわらず，葛藤が生じる可能性を予想し，また，管理しなければならない．Flick, Reese, Rogers, Fletcher, Sonn（1994）は，地域組織化を成功させるためには，エンパワーメント教育理論と葛藤マネジメントの知識とを結びつけることの重要性を強調している．Flickほか（1994）は，地域内の最も不利をこうむっている人々の全体的な健康を改善することを目標に掲げている大学と地域との間の長期にわたるパートナーシップを説明している．このアプローチは成人教育に関するFreireの理論に基づいている．Marsick（1987）は，健康教育におけるFreireの理論の利用をうまく説明している．7年間のパートナーシップは成功したが，少なくとも2回の葛藤が生じた．Flickほか（1994）は，これらの葛藤をケーススタディとして示しているが，それは地域組織化に就く前に，役立つ材料である．ケーススタディは大学の代表者（つまり，教員と学生）が地域へのサービスを最善に行うために様々な技能と適切なレベルの技能の双方を持つことが重要であることを描き出している．決定的な技能には葛藤の早期認識，葛藤分析，そして，葛藤管理が含まれる．

作業療法実践家はグループダイナミックスと心理社会的な発達と行動に関する知識と訓練を受けており，

地域組織化における葛藤の早期発見と決定に良好な技能を持っているために，事前に必要な知識を持っている．しかし，こうした技能の適用に焦点を当てた構成的様式を用いることで，いっそうの利益を得ることもできる．McKenzie & Smeltzer（1997）が説明したステップは，新たに地域で働くことになる作業療法実践家にとっては，サービスのポイントとして有益なガイドとなるはずである．こうしたステップは地域に入り，地域を組織化するために求められる課題に関する基本的な道路地図をもたらす．しかし，このステップは介入を開発し，また，評価する上での十分なガイドとなるものではない．こうした原則は本章で検討してきた1つ以上のモデルと組み合わせることで，エンパワーメントされた地域開発のための優れた枠組みをもたらす．

作業療法実践家の支援が求められる地域の例には，ホームレス保護施設（つまり，個々人からなる地域）があろう．この例では，地域はその地域の子どもたち

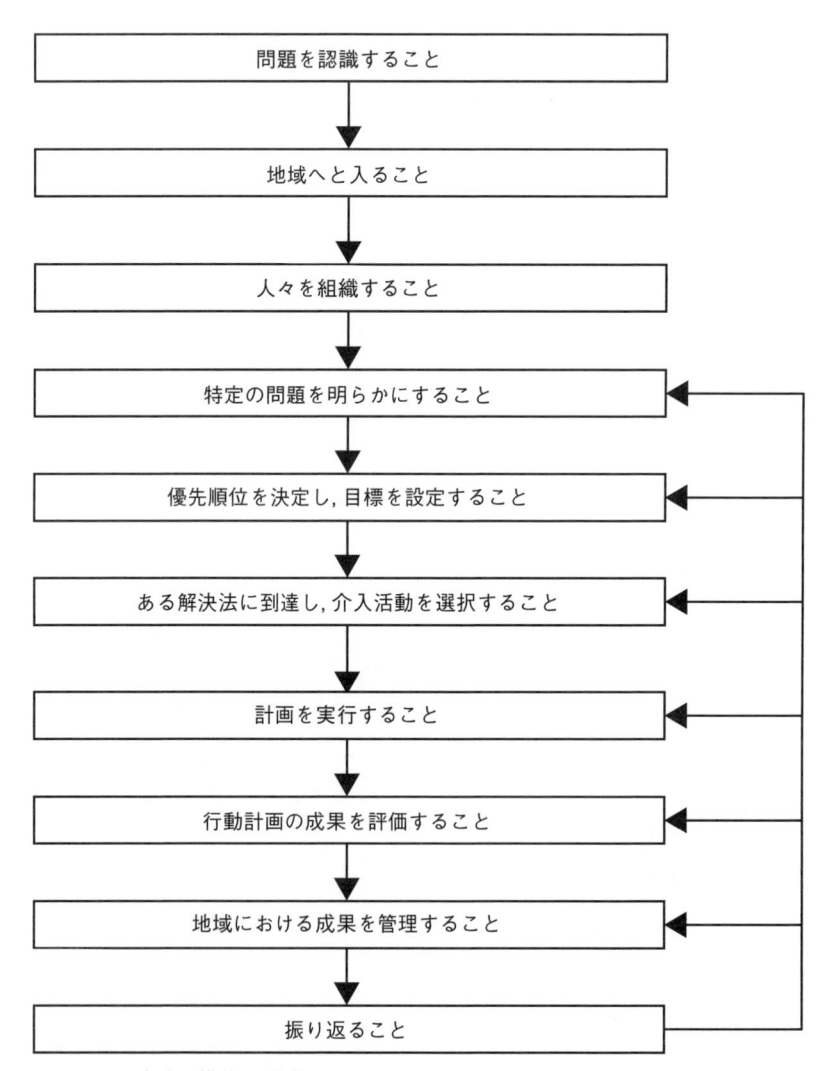

```
問題を認識すること
   ↓
地域へと入ること
   ↓
人々を組織すること
   ↓
特定の問題を明らかにすること  ←
   ↓
優先順位を決定し，目標を設定すること  ←
   ↓
ある解決法に到達し，介入活動を選択すること  ←
   ↓
計画を実行すること  ←
   ↓
行動計画の成果を評価すること  ←
   ↓
地域における成果を管理すること  ←
   ↓
振り返ること  ―――――――――――
```

図4-16 地域組織化の段階
（McKenzie, James F & Smeltzer, Jan L., Planning, Implementing, and Evaluating Health Promotion Programs: A Preimer [2nd ed.]. Copyright ©1997 by Allyn & Bacon. 許可を得て転載）

の健全な発達という関心事に基づいて行動を取ってきた．この地域は，問題を認識することと作業療法実践家を地域に招き入れることによって，すでに必要とされるの最初の2ステップを行っていた．その実践家は問題の範囲を定義づけるためにEHPを用いることができるが，次に，図4-16に示すような残されたステップに従う必要があろう．したがって，次のステップは発見した事柄をその地域に素人向けの言葉で報告することであろうし，さらに，優先順位を決定し，目標を設定するためにその地域と共に働くことであろう．EHPに従えば，次に，5つの治療レベルの選択肢から介入を選び出すことになる．作業療法実践家と地域とは，共同して活動を実施し，成果を評価することになろう．次に，その地域は，継続的モニタリングと，必要に応じて再評価の支援のために専門家にコンサルタントを求めるという責任を負うことになる．

　作業療法実践のすべての領域に対してと同じように，介入の有効性を評価するためには成果研究が必要である．このことは，とりわけ地域実践においては重要である．この専門職は公衆衛生や健康教育といった分野における地域エンパワーメントのイニシアティブに関する研究を行うことで，個々人の専門知識を利用することができる．そうした資料の1つには，「地方公衆衛生ケア政策に対する地域組織化の影響を研究するために開発された研究モデル（Brown, 1984, p.205）」という記述がある．その研究方法論と研究結果の双方が，この領域の研究者となる可能性がある人には役立つものである．例えば，研究知見の1つは，「政治的手段」を用いたグループの方が，聴講会での事実的で教育的な証拠を用いたグループよりも，うまくいったということがある．この研究結果のもう1つの知見は，ロビー活動や「他のグループや複数リーダー」の存在が，地域内での支援を促す上で役立つということである（Brown, 1984, p.229）．

　作業療法実践家は，地域をその潜在能力に到達するよう支援しようとする場合，介入の有効性を決定するデータを同時に収集する必要がある．研究を後向きに行おうとすれば，効果は少なく，費用がかさむことになる．地域に根ざした実践における作業療法の有効性を研究するプロジェクトの開発を促すためには，地域開発とエンパワーメントに関する他の専門職の研究を利用することができる．

◆おわりに

　作業療法実践家たちは，徐々に将来の実践領域とされている地域に根ざした実践へ入るよう促されている（Baum & Law, 1998）．American Journal of Occupational Therapyの1998年1月号のこのトピックスに関する特集は，この実践領域の成長というアメリカ作業療法協会の態度を反映している．著者たちは，歴史的に見て，地域が作業療法実践の場であったことを認識しており（Brownston, 1998；Reitz, 1992），その継続的発展を促すよう望んでいる．地域に根ざした実践はその可能性をいまだに完全に認識されてはいない．そうするためには，理論家と実践家の双方が，この専門職の創始者たちの信念とともに，この種の過去の仕事，このタイプの実践とこの専門職の中核的価値と信念との間の緊密な関係を熟慮しなければならない（American Occupational Therapy Association, 1993；Townsend, 1991）．筆者らは，これまでの熟慮の成果が，地域の中での個々人の健康と作業のニーズを充足するために，この専門職の可能性の継続的発展に対する支援をもたらすだろうと考えている．

　地域に根ざした実践の成長が最も低い理由の1つは，地域に容易に適用できる理論モデルの数が限られていることにあるかもしれない（McColl, 1988）．本章は，地域に根ざした実践の発展の中で用いる可能性がある理論モデルを探るために，いくつかの選択肢と資源を示してきたと思われる．この実践領域の発展が制限されていることには，多くの社会的政治的理由もある（例：診療報酬の制限，給料の低さ，地域に根ざした作業療法実践家の少なさ）．

　地域に根ざした実践の成長が最も低いことのもう1つの理由は，作業療法学生が一般にこの実践領域に入るために必要な準備に欠けているということである．

McColl（1998）は，地域や社会における健康な変化を促進するための道具や方法と同様に，地域とその機能に関する知識を学生に提供する大学の責任を強調している．最近では，健康増進と地域開発を中核的な内容とする大学の新たなプログラムが開発されてきている．他の教育プログラムは地域に根ざした実践に関する内容とフィールドワーク体験の双方を含むコースを付け加えている．例えば，Towson大学では，「地域における作業療法の健康増進へのイニシアティブ」という名称の新たな科目を提供している．

地域に根ざした実践を広く打ち立てるのを妨げているもう1つのバリアは，この領域における共通用語の欠如であろう．地域に根ざした実践は，チームの構成メンバーが慣れ親しんだ伝統的な病院に根ざした学際的チームとは対応しないチームアプローチにかかわることが少なくない．地域のイニシアティブに対して共に働くことになるかもしれない地域に根ざしたチームメンバーになる可能性がある人々の例には，公衆衛生の専門家，健康教育者，地域開発者と地域組織者，そして，政治家がいる．これらの専門職の多くは，本章で示した作業療法のものではないモデルに代表される共通言語を持っている．実践家がこれらのモデルに触れることが，地域の中での学際的な仕事を促進するであろうと期待されている．作業療法が地域の中でその可能性に到達するためには，実践家は創造的かつ費用効果的に多様な地域の健康目標の達成を促進するために，利害関係者，地域の世話役，地域の人々，他の健康専門職などの様々なグループに一緒に参加するための知識と技術とを持たなければならない．

◆スタディ・クエスチョン

1. 作業療法専門職が理論の使用に関する知識を持ち，有能でなければならない理由を5つあげなさい．
2. 以下の用語を明確に定義づけなさい．概念，構成概念，原理，モデル，理論，パラダイム，関係の枠組み，実践の概念モデル．また，これらの用語がどのように関連しているかを説明しなさい．
3. 人間作業モデル，人間遂行のエコロジー，作業適応，人間-環境-作業遂行モデルの一般的特徴と原理を説明しなさい．
4. これらの作業療法理論を，地域に根ざした実践と研究に対する適切さという点で比較し，対比しなさい．
5. 社会的学習理論，健康信念モデル，PRECEDE-PROCEEDモデル，および，健康行動変容の理論横断的モデルの一般的特徴と原理を説明しなさい．
6. 健康教育と公衆衛生のこれらの理論を，地域に根ざした実践と研究に対する適切さという点で比較し，対比しなさい．
7. 健康ニーズを充足するために，地域組織化における作業療法実践家の潜在的役割を説明しなさい．
8. 地域に根ざした実践に対するバリアを克服し，地域場面での作業療法の実行可能性を高める方法を説明しなさい．

引用文献

American Occupational Therapy Association. (1993). Core values and attitudes of occupational therapy practice. *American Journal of Occupational Therapy, 47*, 1085–1086.
Bandura, A. (1977a). *Social learning theory.* Upper Saddle River, NJ: Prentice Hall.
Bandura, A. (1977b). Self-efficacy: Toward a unifying theory of behavioral change. *Psychological Review, 84*, 191.
Bandura, A. (1986). The explanatory and predictive scope of self-efficacy theory. *Journal of Social and Clinical Psychology, 4*, 359–373.
Bardsley, P., and Beckman, L. (1988). The health belief model and entry into alcoholism treatment. *International Journal of the Addictions, 23*, 19–28.
Barthel, J., Brzuszek, K.L., and Weaver, C. (1998). Adaptive reminiscence: Coping mechanisms

of stroke survivors. Unpublished master's project, Towson University, Towson, MD.
Baum, C., and Law, M. (1998). Community health: A responsibility, an opportunity, and a fit for occupational therapy. *American Journal of Occupational Therapy, 52*, 7–10.
Becker, M. (Ed.). (1974). *The health belief model and personal health behavior*. Thorofare, NJ: Slack.
Bekker, S., and Deijkers, L.C.P. (1998). Adaptive reminiscence: Occupational responses of stroke survivors to changes in life autonomy. Unpublished master's project, Towson University, Towson, Maryland.
Becker, M., and Janz, N. (1985). The health belief model applied to understanding diabetes regimen compliance. *Diabetes Educator, 11*, 41–47.
Brager, G., Specht, H., and Torczyner, J.L. (1987). *Community organizing*. New York: Columbia University Press.
Breines, E.B. (1995). *Occupational therapy: Activities from clay to computers*. Philadelphia: F. A. Davis.
Brown, E.R. (1984). Community organization influences on local public health policy: A general research comparative study. *Health Education Quarterly, 10*(3/4), 205–233.
Brownson, C.A. (1998). Funding community practice. *American Journal of Occupational Therapy, 52*, 60–64.
Champion, V. (1985). Use of the health belief model in determining frequency of breast self-examination. *Research in Nursing and Health, 8*, 373–379.
Checkoway, B. (1989). Community participation for health promotion: Prescription for public policy. *Wellness Perspectives: Research, Theory and Practice, 6*(1), 18–26.
Christiansen, C. (1991). Occupational therapy: Intervention for life performance. In C. Christiansen and C. Baum (Eds.), *Occupational therapy: Overcoming performance deficits* (pp. 2–43). Thorofare, NJ: Slack.
Clark, F., Azen, S.P., Zemke, R., Jackson, J., Carlson, M., Mandel, D., Hay, J., Josephson, K., Cherry, B., Hessel, C., Palmer, J., and Lipson, L. (1997). Occupational therapy for independent-living older adults. *Journal of the American Medical Association, 278*, 1321–1326.
Cummings, K.M., Becker, M.H., and Maile, M.C. (1980). Bringing the models together: An empirical approach to combining variables used to explain health outcomes. *Journal of Behavioral Medicine, 3*, 123–145.
DiClemente, C.C., Prochaska, J.O., Fairhurst, S.K., Velcier, W.F., Vclasquez, M.M., and Rossi, J.S. (1991). The process of smoking cessation: An analysis of precontemplation, contemplation, and preparation stages of change. *Journal of Consulting and Clinical Psychology, 59*, 295–304.
Dunn, W., Brown, C., and McGuigan, A. (1994). The ecology of human performance: A framework for considering the effect of context. *American Journal of Occupational Therapy, 48*, 595–607.
Dutton, R., Levy, L.L., and Simon, C.J. (1993). Current basis for theory and philosophy of occupational therapy, section 3—frames of reference in occupational therapy: Introduction. In H.L. Hopkins and H.D. Smith (Eds.), *Willard and Spackman's occupational therapy* (8th ed., pp. 62–63). Philadelphia: Lippincott.
Eiser, J.R. (1985). Smoking: The social learning of addiction. *Journal of Social and Clinical Psychology, 3*, 357–446.
Fidler, G.S. (1981). From crafts to competence. *American Journal of Occupational Therapy, 35*, 567–573.
Flick, L.H., Reese, C.G., Rogers, G., Fletcher, P., and Sonn, J. (1994). Building community for health: Lessons from a seven-year-old neighborhood/university partnership. *Health Education Quarterly, 21* (3), 369–380.
Gillette, N., and Kielhofner, G. (1979). The impact of specialization on the professionalization and survival of occupational therapy. *American Journal of Occupational Therapy, 33*, 20–28.
Green, L.W., and Iverson, D. (1982). School health education. *Annual Review of Public Health, 3*, 321–328.
Green, L.W., and Kreuter, M.W. (1991). *Health promotion planning: An educational and environmental approach* (2nd ed.). Mountainview, CA: Mayfield.
Green, L.W., Kreuter, M.W., Deeds, S.G., and Partridge, K.B. (1980). *Health education planning: A diagnostic approach*. Palo Alto, CA: Mayfield.
Hawking, S. (1988). *A brief history of time*. New York: Bantam.
Herold, E. (1983). The health belief model: Can it help us understand contraceptive use among adolescents? *Journal of School Health, 53*, 19–21.
Hester, N., and Macrina, D. (1985). The health belief model and the contraceptive behavior of college women: Implications for health education. *Journal of American College Health, 33*, 245–252.

Hopkins, H.L. (1993). Current basis for theory and philosophy of occupational therapy, section 1—philosophical base of occupational therapy. In H.L. Hopkins and H.D. Smith (Eds.), *Willard and Spackman's occupational therapy* (8th ed., pp. 58–59). Philadelphia: Lippincott.

Israel, B.A., Checkoway, B., Schulz, A., and Zimmerman, M. (1994). Health education and community empowerment: Conceptualizing and measuring perceptions of individual, organizational, and community control. *Health Education Quarterly, 21*(2), 149–170.

Jackson, J., Carlson, M., Mandel, D., Zemke, R., and Clark, F. (1998). Occupation in lifestyle redesign: The well elderly study occupational therapy program. *American Journal of Occupational Therapy, 52,* 326–336.

Kegeles, S., and Lund, A. (1982). Adolescents' health beliefs and acceptance of a novel preventive dental activity: Replication and extension. *Health Education Quarterly, 9,* 96–112.

Kelly, G., Mamon, J., and Scott, J. (1987). Utility of the health belief model in examining medication compliance among psychiatric outpatients. *Social Science Medicine, 25,* 1205–1211.

Kielhofner, G. (Ed.). (1985). *A model of human occupation: Theory and application.* Baltimore: Williams and Wilkins.

Kielhofner, G. (1992). *Conceptual foundations of occupational therapy.* Philadelphia: F. A. Davis.

Kielhofner, G. (Ed.). (1995). *A model of human occupation: Theory and application* (2nd ed.). Baltimore: Williams and Wilkins.

Kielhofner, G. (1997). *Conceptual foundations of occupational therapy* (2nd ed.). Philadelphia: F. A. Davis.

Kielhofner, G., and Burke, J. (1980). A model of human occupation, part 1: Conceptual framework and content. *American Journal of Occupational Therapy, 34,* 572–581.

Kielhofner, G., and Burke, J. (1985). Components and determinants of human occupation. In G. Kielhofner (Ed.), *A model of human occupation: Theory and application* (pp. 12–36). Baltimore: Williams and Wilkins.

Kirscht, J. (1974). The health belief model and illness behavior. In M. Becker (Ed.), *The health belief model and personal health behavior.* Thorofare, NJ: Slack.

Law, M., Cooper, B.A., Strong, S., Stewart, D., Rigby, P., and Letts, L. (1997). Theoretical context for the practice of occupational therapy. In C. Christiansen and C. Baum (Eds.), *Occupational therapy: Enabling function and well-being* (2nd ed., pp. 72–102). Thorofare, NJ: Slack.

Levine, D.M., Morisky, D.E., Bone, L.R., Lewis, C., Ward, K.B., and Green, L.W. (1982). Data-based planning for educational interventions through hypertension control programs for urban and rural populations in Maryland. *Public Health Reports, 97,* 107–112.

Levy, L.L. (1993). Current basis for theory and philosophy of occupational therapy, section 2—theory base. In H.L. Hopkins and H.D. Smith (Eds.), *Willard and Spackman's occupational therapy* (8th ed., pp. 59–62). Philadelphia: Lippincott.

Lutz, C. (1998). Interdisciplinary prevention in rural communities: Outcome evaluation of the *Strides for Life* walking program for older adults. Gerontology graduate research project. Unpublished master's project, Towson University, Towson, MD.

Maiman, L., and Becker, M. (1974). The health belief model: Origins and correlates in psychological theory. In M. Becker (Ed.), *The health belief model and personal health behavior.* Thorofare, NJ: Slack.

Marriner, A. (Ed.). (1986). *Nursing theorists and their works.* St. Louis: Mosby.

Marsick, V.J. (1987). Designing health education programs. In P.M. Lazes, L.H. Kaplan, and K.A. Gordon, *The handbook of health education* (2nd ed., pp. 3–30). Rockville, MD: Aspen.

McColl, M.A. (1998). What do we need to know to practice occupational therapy in the community? *American Journal of Occupational Therapy, 52,* 11–18.

McKenzie, J.F., and Smeltzer, J.L. (1997). *Planning, implementing, and evaluating health promotion programs: A primer* (2nd ed.). Boston: Allyn and Bacon.

Meyer, M.B., and Ray, H.M. (1998). Adaptive reminiscence of stroke survivors: Life role changes. Unpublished master's project, Towson University, Towson, MD.

Miller, R.J. (1993a). Gary Kielhofner. In R.J. Miller and K.F. Walker (Eds.), *Perspectives on theory for the practice of occupational therapy* (2nd ed., pp. 179–218). Gaithersburg, MD: Aspen.

Miller, R.J. (1993b). What is theory, and why does it matter? In R.J. Miller and K.F. Walker (Eds.), *Perspectives on theory for the practice of occupational therapy* (2nd ed., pp. 1–16). Gaithersburg, MD: Aspen.

Minkler, M. (1990). Improving health through community organization. In K. Glanz, F.M. Lewis, and B.K. Rimer (Eds.), *Health behavior and health education* (pp. 257–287). San Francisco: Josey-Bass.

Mosey, A.C. (1981). *Occupational therapy: Configuration of a profession.* New York: Raven.

Nelson, D.L. (1997). Why the profession of occupational therapy will flourish in the 21st century. *American Journal of Occupational Therapy, 51*(1), 11–24.
Parcel, G.S. (1984). Theoretical models for application in school health education research. Special combined issue of *Journal of School Health, 54* and *Health Education, 15,* 39–49.
Parcel, G., and Baranowski, T. (1981). Social learning theory and health education. *Health Education, 12,* 14–18.
Pasek, P.B., and Schkade, J.K. (1996). Effects of a skiing experience on adolescents with limb deficiencies: An occupational adaptation perspective. *American Journal of Occupational Therapy, 50*(1), 24–31.
Payton, O.D. (1988). *Research: The validation of clinical practice* (2nd ed.). Philadelphia: F. A. Davis.
Perlman, J. (1978). Grassroots participation from neighborhood to nation. In S. Langton (Ed.), *Citizen participation in America* (pp. 65–79). Lexington, MA: Lexington Books.
Prochaska, J.O., and DiClemente, C.C. (1983). Stages and processes of self-change of smoking: Toward an integrative model of change. *Journal of Counseling and Clinical Psychology, 51*(3), 390–395.
Prochaska, J.O., and DiClemente, C.C. (1992). Stages of change in the modification of behavior problems. In M. Hersen, R.M. Eisler, and P.M. Miller (Eds.), *Progress in behavior modification* (pp. 184–214). Sycamore, IL: Sycamore Press.
Reitz, S.M. (1990, Fall). Community development model: An application of the model of human occupation. Unpublished paper for HEALTH 688—P, Community Health Issues for Minority Populations, University of Maryland, College Park.
Reitz, S.M. (1992). A historical review of occupational therapy's role in preventive health and wellness. *American Journal of Occupational Therapy, 46,* 50–55.
Reitz, S.M. (1998a). Bridging the gulf between theory and practice. Poster session presented at the 12th International Congress of the World Federation of Occupational Therapists, Montreal.
Reitz, S.M. (1998b). Ways to organize OT knowledge. Course packet (OCTH 211). Towson, MD: Towson University.
Reitz, S.M. (2000). Ways to organize OT knowledge. Course packet (OCTH 611). Towson, MD: Towson University.
Rosenstock, I. (1974). Historical origins of the health belief model. In M. Becker (Ed.), *The health belief model and personal behavior.* Thorofare, NJ: Slack.
Rosenstock, I.M., Strecher, V.J., and Becker, M. (1988). Social learning theory and the health belief model. *Health Education Quarterly, 15,* 175–183.
Rosenstock, I.M., Strecher, V.J., and Becker, M.H. (1994). The health belief model and HIV risk behavior change. In R.J. DiClemente and J.L. Peterson (Eds.), *Preventing AIDS: Theories and methods for behavioral interventions* (pp. 5–24). New York: Plenum.
Ross, M.G. (1967). *Community organization: Theory, principles and practice.* New York: Harper and Row.
Rotter, J.B. (1954). *Social learning and clinical psychology.* Upper Saddle River, NJ: Prentice Hall.
Rubinson, L., and Baillie, L. (1981). Planning school based sexuality programs using the PRECEDE model. *Journal of School Health, 51,* 282–287.
Scaffa, M. (1992). *The development of comprehensive theory in health education: A feasibility study.* Dissertation Abstracts International.
Schkade, J.K., and Schultz, S. (1992). Occupational adaptation: Toward a holistic approach for contemporary practice, part 1. *American Journal of Occupational Therapy, 46,* 829–837.
Schkade, J.K., and Schultz, S. (1993). Current basis for theory and philosophy of occupational therapy, section 3K—occupational adaptation: An integrative frame of reference. In H.L. Hopkins and H.D. Smith (Eds.), *Willard and Spackman's occupational therapy* (8th ed., pp. 87–91). Philadelphia: Lippincott.
Schultz, S., and Schkade, J.K. (1992). Occupational adaptation: Toward a holistic approach for contemporary practice, part 2. *American Journal of Occupational Therapy, 46,* 917–925.
Shireffs, J.A. (1984). The nature and meaning of health education. In L. Rubinson and W.F. Alles (Eds.), *Health education: Foundations for the future.* St. Louis: Times Mirror/Mosby.
Strauss, A., and Corbin, J. (1990). *Basics of qualitative research: Grounded theory procedures and techniques.* London: Sage.
Townsend, B. (1991). Beyond our clinics: A vision of the future. *American Journal of Occupational Therapy, 45,* 871–873.
United Nations (1955). *Social progress through community development.* New York: United Na-

tions.

Werch, C.E., and DiClemente, C.C. (1994). A multi-stage model for matching prevention strategies and messages to youth stage of use. *Health Education Research, 9*(1), 37–46.

Wodarski, J. (1987). Evaluating a social learning approach to teaching adolescents about alcohol and driving: A multiple variable evaluation. *Journal of Social Science Research, 10,* 121–144.

Zemke, R., and Clark, F. (1996). *Occupational science: The evolving discipline.* Philadelphia: F. A. Davis.

第5章

法律と政策の問題

Nancy Van Slyke, EdD, OTR

LEGISLATION AND POLICY ISSUES

概要

はじめに
法律と障害
　保護とケアに言及した法律
　教育と発達に言及した法律
　医学的リハビリテーションに言及した法律
　市民権に言及した法律
　環境に言及した法律
　消費者に言及した法律

キーとなる用語

1990年の全米障害者法
　（Americans with Disabilities Act；ADA of 1990）
市民権に言及した法律
　（Civil rights referenced legislation）
消費者に言及した法律
　（Consumer referenced legislation）
1975年の全米障害児教育法
　（Education for All Handicapped Children Act of 1975）
教育と発達に言及した法律
　（Educational and developmental referenced legislation）
環境に言及した法律
　（Environment referenced legislation）
基金（Funding）
障害者個別教育法
　（Individuals with Disabilities Education Act；IDEA）
医学的リハビリテーションに言及した法律
　（Medical rehabilitation referenced legislation）
保護とケアに言及した法律
　（Protection and care referenced legislation）
診療報酬（Reimbursement）
1935年の社会保障法（Social Security Act of 1935）
1988年の支援関連テクノロジー法
　（Technology Related Assistance Act of 1988）
社会保障法のタイトルXVIII改正
　（Title XVIII Amendment to the Social Security Act）
社会保障法のタイトルXIX改正
　（Title XIX Amendment to the Social Security Act）

学習目標

本章は，読者が以下のことができるように書かれたものである．

■地域に根ざした実践に関する法律の基本を理解する必要性を検討する．
■サービスに対する診療報酬を支持する法律と，支援を提供し，プログラムに資金提供する法律とを対比する．
■教育と発達，医学的リハビリテーション，消費者の権利，環境問題といった各々のカテゴリーに関連する事柄に焦点を当てた特定の法律を明らかにする．
■作業療法実践家が，地域に根ざした場面における自分の役割を決定する際に考慮する必要がある諸要因を検討する．

◆はじめに

「障害者の生活に影響を及ぼす法律は，障害のコミュニティにかかわっている人々にとって，通過していく利益以上のものでなければならない．法律はそのサービスを受けるのは誰なのかを明確に表現するだけでなく，どんなサービスをどのように提供すべきなのかをも明確に表現するものでなければならない（Fifield & Fifield, 1995, p.38）」．

より伝統的な医学モデルの中で実践している作業療法士は，連邦政府や州の資金および民間資金によって提供されるプログラムを含む医療保険提供者からの報酬を期待しており，したがって，それらの資金に影響されている．サービスに対する**診療報酬**は医学モデルの中にいる作業療法実践に影響し続けるであろうが，

サービス提供に対する報酬モデルから地域に根ざした実践への現在の転換は，実践家に地域サービスプログラムに影響を及ぼす法律に関する知識をその展望に含めたものに広げるように求めている．Baum & Law (1998) によれば，作業療法士は，自らを支える立法政策と**基金**資源（特定目的のための金銭の提供）を含めて，社会的プログラムに対するサービス提供メカニズムを理解しなければならない．

歴史的には，特定利益集団は法律と政策に影響を及ぼしており，現在では，特定の母集団に利用できる大多数の地域サービスとプログラムの発展をもたらした．障害者のための地域プログラムへのアクセスの増加に対する連邦法や規則は，医学モデルから地域内の他の様々な環境へという作業療法実践の関心と転換に部分的に影響を及ぼしている（Jacobs, 1996）．

本章は地域に根ざした実践に影響している法律や政策の概要について説明する．全ての法律を説明に含めるつもりはない．政策は絶えず変わりつつあり，そして，実践家はサービスを受けるクライエントの母集団と同様に，実施場面に影響を及ぼす既存の法律や未決の法律の双方に気を配っていなければならないということを強調しておく必要があろう．説明する基本的テーマは，Fifield & Fifield (1995) や Reed (1992) による出版物で説明されていることを融合したものである．関連する法律の広範な輪郭は，Box 5-1 に示されている．

◆法律と障害

地域モデルへの実践の転換を効果的に促進し，作業療法の役割を推進するために，実践家は障害者の生活に影響を及ぼしている法律の歴史的背景を基本的に理解しておかなければならない．一般に，大部分の実践家はサービスへの診療報酬に影響を及ぼす法律については知っているものの，それは伝統的にサービス提供の場所（例：入院患者と外来患者）に基づくものであった．Brownson (1998) によれば，現在の法律と基金に関するメカニズムは，クライエントの医学管理を越えて，健康に影響を及ぼす他の社会的・環境的要因への取り組みへと動いてきている．

Reed (1992) は，作業療法の領域に有利な影響と不利な影響を及ぼしてきた障害者に関係する連邦法の歴史を十分に検討している．彼女は公共政策による影響を受けている13の領域を分類しているが，以下の領域は地域内での作業療法実践と最も関係しているように思われる．

- 基本教育と特別教育
- 職業的リハビリテーションと医学的リハビリテーション
- 経済的支援
- 社会的リハビリテーション
- 施設建設と建築上の必要条件
- 脱施設化と自立生活
- 輸送と公共施設
- 支援に関するテクノロジー，および，公民権と権利擁護

Reed (1992, p.397) によれば，「これらの領域のいくつかは，少なくとも部分的には成功した連邦法の長い歴史を持つが，一方，他の領域は今まさに法律と政府の努力によって支援され始めたばかりである」．

最近の出版物の中で，Fifield & Fifield (1995, p.38) は，「法律は誰がサービスを受けるのかを明確に表現するばかりでなく，どんなサービスをどのように提供する必要があるのかということも明確に表現しており，また，社会の価値，哲学，関心を反映している」と述べている．これらの著者によれば，初期の法律の多くは，後の損傷の補償よりもむしろサービスに基金を提供するリハビリテーションや教育に関する法律の制定へと導くことになった軍隊でのプログラムや仕事上の損傷を補償するプログラムを提供するものであった．Fifield & Fifield (1995) は，障害者に対する現行の連邦プログラムのほとんどが，John F. Kennedy 大統領政権の下で開始された法律から発展したと述べている．1962年の知的障害に関する大統領諮問委員会の検討は，知的障害に焦点を当ててはいたものの，あらゆる能力障害に適用される法律の必要性とプログラムの概観を示していた．これには予防，教育，公的

■ Box 5-1　地域実践に影響を及ぼしている主要な法律の概要

Ⅰ．保護とケアに言及した法律
　A．社会保障法（Social Security Act）
　　1．恒久的な障害者や全面的な障害者の扶助
　　2．生活扶助金支給プログラム
　B．母子保健と知的障害の計画立案の改正（公法88-156）
　C．知的障害施設および地域精神健康センター建設法（Mental Retardation Facilities and Community Mental Health Center Construction Act：公法88-164）
　D．国立精神健康地域支援プログラム・センター
　E．1981年の総括的和解法（Omnibus Reconciliation Act）（公法97-35）
　F．公法102-321のADAMHA再組織化法の再認識
　　物質濫用予防および治療サービス部門資金

Ⅱ．教育と発達に言及した法律
　A．教育
　　1．国家保護教育法（公法85-864）
　　2．母子保健と知的障害の計画立案の改正（公法88-156）
　　3．知的障害施設および地域精神健康センター建設法（公法88-164）
　　4．全米障害児教育法（Education for All Handicapped Children．公法94-142）
　　　a．公法94-142の修正H

　B．発達に言及した法律・政策
　　1．1970年の発達障害法（Developmental Disabilities Act：公法91-517）
　　2．1973年の改正リハビリテーション法（公法93-112）
　　3．1975年の全米障害児教育法（公法94-142）
　　4．公法94-142のH．早期介入の提供

Ⅲ．リハビリテーション・プログラムに対する診療報酬と基金に関する法的整備
　A．1973年のリハビリテーション法（Rehabilitation Act of 1973．公法93-112）
　B．リハビリテーション法の継続的改正
　　1．1986年公法99-506の支援的雇用の明確化
　C．社会保障法の継続的改正
　　1．1965年公法89-97のメディケアとメディケイドの創始
　　2．1972年公法92-223の知的障害者のための中間ケア施設の設置
　　3．1972年公法92-603の標準化された支援プログラムにおける人々に対する最低収入の保証の確立
　D．知的障害施設および地域精神健康センター建設法（公法88-164）

Ⅳ. 市民権に言及した法律
　A. 1964年の公民権法（Civil Rights Act of 1964. 公法88-352）と1988年の公民権回復法（Civil Rights Reservation Act）
　B. 1968年の建築バリア撤去法（Architectural Barriers Act of 1968. 公法90-480）
　D. 1973年のリハビリテーション法第504条項（公法93-112）
　E. 全米障害児教育法（公法94-142）
　F. 1990年の全米障害者法（公法101-336）

Ⅴ. 環境に言及した法律
　A. 1986年の建築バリア撤去法（公法90-480）
　B. 1973年の職業リハビリテーション法（1973 Vocational Rehabilitation Act. 公法93-112）の自立生活の提供
　C. 全米障害児教育法（公法94-142）
　D. 1988年の支援関連テクノロジー法（Technology Related Assistance Act of 1988. 公法100-407）

Ⅵ. 消費者に言及した法律
　A. 1970年の発達障害法
　B. 1977年のリハビリテーション法改正
　C. 全米障害児教育法（公法94-142）
　D. 1988年の支援関連テクノロジー法（公法100-407）
　E. 1990年の全米障害者法（公法101-336）

出典：Fifield, B. & Fifield, M.(1995). The influence of legislation on services to people with disabilities. In O.C.Karan and S.Creenspan（Eds.）, Community rehabilitation services for people with disabilities（pp.38-70）. Boston：Butterworth-Heinemann. Reed, K.L.(1992). History of federal legislation for persons with disabilities. American Journal of Occupational Therapy, 46, 397-408.

資源，研究，サービスの調整，そして，消費者の参加といった事柄が含まれていた．その後，法律はこれらすべての領域へと展開されてきている．Fifield & Fifield（1995）は，法律を，以下の5つの社会的関心事あるいはテーマに沿って出現してきたと分類している．それらは，①保護とケア，②発達と機会，③公民権，④環境問題，そして⑤消費者の責任である．

保護とケアに言及した法律

　保護とケアに言及した法律は，この法律により，選挙民の安全を提供することを意図したものである．このタイプの法律は，市民の庇護や保護に焦点を当てている．保護とケアとに関する最初の法律は，**1935年の社会保障法**（Social Security Act of 1935）であった．この法律は，扶養され，依存している子ども達，高齢者，盲人に，救助と支援とを提供するために，州が管理するプログラムに連邦政府の財政措置を講じるために作られた．この社会保障法は，もともとは，高齢者の援助（条項Ⅰ）と未青年の子どもを持つ家族への扶助（条項Ⅳ）を提供するものであった．さらに，この法律は，盲人のためのプログラム（条項Ⅵ）をもたらし，州と公衆衛生の権威（条項Ⅹ）を確立し，また，母子保健と肢体不自由児サービス（条項Ⅴ）に対

する州の補助金を正当化するものであった．社会保障法は，幾度かの改正が行われ（1956, 1972, 1980），障害をもつ勤労者が引退に達する前に年金を受給することを可能にし，恒久的な障害者や全体的な障害者に対する生活扶助金の提供をもたらし，また，非施設場面や地域に根ざした場面で生活する障害者とその家族に対する生活扶助金と健康上の恩恵（メディケイドとメディケア）を提供するといったことをもたらしてきている（Fifield & Fifield, 1995 ; Reed, 1992）．

教育と発達に言及した法律

教育と発達に言及した法律は，この法律により選挙民の教育と訓練のニーズを提供することを意図したものである．このタイプの法律は，障害者の生産性を高めることと生活を豊かにすることに焦点を当てている．公教育は主に州の責任であると考えられたため，障害児のための早期教育法は各州議会からもたらされた．障害者のための公的教育に対する最初の重要な連邦政府の支援は，1957年の国家保護教育法（National Defense Education）を通して提供された．この国家保護教育法（公法85-864と公法85-926）の改正は，知的障害の研究に資金を提供し，知的障害児の教師を訓練する最初の連邦政府プログラムに法的正当性をもたらした．1963年の知的障害施設および地域精神健康センター建設法（Mental Retardation Facilities and Community Mental Health Center Construction Act：公法88-164）や1970年の発達障害法（Developmental Disabilities Act：公法91-517）などによるいっそうの公的政策は，サービスのギャップに取り組むことによって，危険にさらされている母集団や発達障害を持つ人々のニーズによりうまく対応しようとするものであった．

1986年のハンディキャップを持つ人々の教育法改正（Education of the Handicapped Act Ammendments of 1986. 公法99-457）は，障害児とその家族に対して最も影響力を及ぼした法律であった．この法律のHとBの部分は，それぞれが出生から2歳までと，3歳から21歳までの子ども達に対するサービスを確立した．この法律のその後の改正である**1990年の障害者個別教育法**（Individuals with Disabilities Education Act；IDEA）（公法101-476）は，これらのサービスの実施をさらに定義づけて，改善よりもむしろ予防の重要性を補強することになった（Stephens & Tauber, 1996）．

医学的リハビリテーションに言及した法律

医学的リハビリテーションに言及した法律は，この法律により選挙民の健康を提供することを意図したものである．このタイプの法律の焦点は，医学的ケアと障害者の特別な健康上のニーズに対処するプログラムの展開に向けられている．

リハビリテーション・サービスに対する公的資金は，典型的には，保険か助成金プログラムのいずれかを通して入手できるものである．「1965年と1975の間に，保護とケアの概念を，身体的・社会的・職業的・認知的な諸技能を維持または回復することに焦点を当てた介入，治療，セラピーを含めるように再定義づけて拡大することによって，保護とケアから切り離した（Fifield & Fifield, 1995, p.58）」．最も顕著なことは**社会保障法の条項XVIII**（メディケア）と**条項XIX**（メディケイド）の改正であるが，その理由は，これらの改正は病院，外来施設，skilled nursing施設，総合リハビリテーション施設，家庭健康機関，ホスピス，クリニックを含む広範囲にわたる場面において供給されるサービスに対して，受益者への健康保険の支払いをもたらしたからである．

1963年の知的障害施設および地域精神健康センター建設法（公法88-164）は，障害者，特に知的障害者や精神障害者の診断，治療，教育，訓練のために特別に設計された州施設の建設を認可した．さらに，この法律は，地域精神健康センターを設置するために，また，市民に対する精神衛生サービスへのアクセス可能性と入手可能性を高めるために，資金を提供した（Ellek, 1991 ; Reed, 1992）．

市民権に言及した法律

市民権に言及した法律は，この法律により選挙民の法にかなった権利を保護することを意図したものである．このタイプの法律は，全ての市民が法の下で平等に保護されるということに焦点を当てている．1960年代の間の社会的対立は，全ての市民に基本的人権を断言し，多数の保護を保証した最初の法律（1964年の公民権法）をもたらした．1968年の建築バリア撤去法，1973年のリハビリテーション法，1990年の全米障害者法といったそれ以降の立法活動は，障害を持つ人々の権利を確実にもたらすことになった．1968年の建築バリア撤去法は，全ての連邦政府の建物に障害者がアクセスできることを義務づけ，後に1973年のリハビリテーション法の改正により，第504節に取り込まれたアクセス可能性の基準を含むものであった．この第504節は1990年の全米障害者法の基礎となり，連邦政府の財政援助を受けたり，財政援助から利益を得ているいかなるプログラムにおいても，障害による差別を禁止している．それはまた，それ以降の法律に広範囲に利用されている連邦法令による障害を初めて定義づけた．

市民権の提供を取り入れた他の法律は，1974の発達障害法改正と全米障害児教育法（公法94-142）である．1974の発達障害法の改正は，州，公的，私的を問わず，すべてのサービス機関が障害者の権利を侵害しないことを確実にするために，すべての州に保護と擁護の機関を設置させた．**1975年の全米障害児教育法**（公法94-142）は，障害児が無料で適切な公教育を受ける権利を確立した．

おそらく障害関連の法律のうちで最も重要なものは，**1990年の全米障害者法**（ADA）（公法101-336）である．それは，主に1973年のリハビリテーション法と関連して，非差別の提供を民間セクターと公的サービスを含めたものへと拡大した．従来の法律は，連邦政府機関と連邦政府の支援を受けた機関のみにしか影響を及ぼさないものであった（Fifield & Fifield, 1995；Reed, 1992；Stephens & Tauber, 1996）．

環境に言及した法律

環境に言及した法律は，この法律により選挙民に様々な場面への物理的なアクセスを提供することを意図したものである．このタイプの法律は，すべての人々，特に障害者に対して，プログラムへのアクセス可能性と利用可能性に焦点を当てている．1968年の建築バリア撤去法（公法90-480）の実施以来，立法の準備は，建物に対する環境的バリアの撤去というもともとの焦点を，情報，サービス，機会へのより良好なアクセスを含むものへと広げてきている．地域での重要なサービスは，消費者にとっては不便でも，提供者にとっては都合がいい場所や時間に提供されることが少なくない．変更に対するイデオロギーは，ノーマライゼーションやメインストリーミングといったことから，障害者の完全なインクルージョンへと進歩してきている．コントロールの焦点を提供者から消費者へと移動したことは，1973の職業リハビリテーションにおける自立生活の準備ということの直接的な結果であった．

1980年代には，全米障害児教育法（公法94-142）が，障害者と通常教育環境との間の一致を改善することに焦点を当てた．その結果，特別なニーズを持つ子ども達をメインストリーミングすることと，最も制限を少なくした環境への配置を提供することに対する配慮が高まった．

1988年の支援関連テクノロジー法（公法100-407）は，全米高齢者法（Older Americans Act；1986）と発達障害法（1985）において導入され，支援機器の定義を，自立，生産性，インテグレーションを達成するために用いられる機器やサービスを含むものへと拡大した（Fifield & Fifield, 1995, p.63）．

1988年以降，支援テクノロジーの提供は，1990年の障害者個別教育法と1992年のリハビリテーション法改正に含まれた事柄へと拡大している．支援テクノロジーにおける進歩は，全米障害者法の規定の多くを実行に移すことを可能にしている．

消費者に言及した法律

消費者に言及した法律は，この法律により選挙民の意思決定における代表性を提供することを意図したものである．このタイプの法律は，自治と個人の自己決定権に焦点が向けられている．

歴史的に，社会は障害者を異なる人と見てきており，しばしば否定的表現を用いてきた．1970年代と1980年代を通して，障害者をさす場合，ハンディキャップを持つ人とクライエントという言葉が互換的に用いられていた．この両方の言葉は，提供者が意思決定者であるという依存的関係を意味するものであった．1970年の発達障害法と1977年のリハビリテーション法改正は，政策諮問協議会に対する消費者代表の増加の準備に関する輪郭を描き出し，こうして「消費者」という言葉が導入された（Fifield & Fifield, 1995；Reed, 1992）．全米障害児教育法は，個別教育計画の過程全体に対する両親の役割を強化した．Fifield & Fifield（1995）によれば，これらの1つ1つの法律の連続的な再認可は，サービス提供の開発における計画，監視，優先順位の設定，意思決定への消費者参加のレベルと深さを積極的に強化してきた．1988年の支援関連テクノロジー法と1990年の全米障害者法も，「尊厳，選択，参加に取り組む『人々が先』という言語を使用すること」によって，消費者の責任を強化した（Fifield & Fifield, 1995, p.64）．

◆ おわりに

歴史的に，障害者に関する連邦法は，成人に対する焦点から子どもに対する焦点へと発展してきている．連邦法は，主に身体障害に対する関心から全ての種類の障害に対する関心へと発展してきており，また，主に障害をもつ市民に対する医学管理への援助から非医学的な基盤を持つプログラムを含む援助へと広がってきている（Reed, 1992）．地域に根ざしたプログラムはサービスをされる地域に特有で，また，財政的にも，プログラム立案でも，様々な地方，州，そして，連邦の政策に基づくものであることが多いが故に，より伝統的な実践舞台から転換しつつある実践家は，自分達のクライエントに最適なサービスを確実に提供するために，自分達の意図した実践の環境を研究しなければならない．作業療法実践に影響を及ぼすかもしれない現行の州と連邦の法律の両者を研究するために容易にアクセスできる資源は，アメリカ作業療法協会のウェブサイト（http://www.aota.org/）である．いくつかの地域に根ざしたプログラムでは，作業療法の役割は明確には定められていないようである．したがって，作業療法の役割を決定することは，実践家に義務として課されていることである．役割と責任は，個人の専門知識，プログラム，消費者のニーズ，そして，適用できる法律や政策に基づくものでなければならない．以下の事柄は，実践家が作業療法の適切な役割を決定する際に考慮しなければならない質問である．

- 地域に根ざしたプログラムの使命は何か．
- サービスを提供するのはどのような母集団のクライエントなのか．
- どんな地方，州，連邦のどの規則が，そのプログラムやサービスに影響しているか．
- サービスの数やタイプ，あるいは提供される訪問に制限があるのか．
- サービスが受けられるとされる場所の数と種類に制限があるのか．
- プログラムはどのように資金提供されるのか．
- 特定のサービスの年間経費に制限や上限はあるか．
- クライエントがサービスを得なければならない提供者のネットワークがあるか．
- 作業療法士は，確認されたパラメータの範囲に適したどんな特有なサービスを提供することができるか．

これらの情報は，実践家が最適なケアを提供するためには不可欠なことである．時間の変化の中で，また，社会のニーズの変化に伴って，作業療法士は消費者のニーズと彼らにサービスを行う地域プログラムに対して責任を持たなければならない．Powell（1992, p.562）によれば，「作業療法士は，新しいプログラムに再び焦点を当てて開発するために，消費者とのより

強い絆を創り出し，消費者の自立を高め，また，消費者の地域への統合を促進しなければならない」．

◆ スタディ・クエスチョン

1. 「診療報酬」と「基金」という用語の違いを検討しなさい．それぞれについて，そのタイプの財源を提供する連邦法の例を明らかにしなさい．
2. 以下の法律の基本的特徴を説明しなさい．
    社会保障法，全米障害者法（ADA），障害者個別教育法（IDEA），支援関連テクノロジー法．
3. 地域に根ざした場面を明らかにして，その場面での実践に影響を及ぼすかもしれない政策を検討しなさい．
4. 地域に根ざしたプログラムを明らかにして，作業療法実践家がその場面での自分の役割を決定する際に考慮することになる要因を検討しなさい．
5. 作業療法実践に影響を及ぼすかもしれない法律の変化を再検査するために，どんな資源が利用できるでしょうか．

引用文献

Baum, C., and Law, M. (1998). Community health: A responsibility, an opportunity, and a fit for occupational therapy. *American Journal of Occupational Therapy, 52,* 7–10.

Brownson, C. (1998). Funding community practice: Stage 1. *American Journal of Occupational Therapy, 52,* 60–64.

Ellek, D. (1991). The evolution of fairness in mental health policy. *American Journal of Occupational Therapy, 45,* 947–951.

Fifield, B., and Fifield, M. (1995). The influence of legislation on services to people with disabilities. In O.C. Karan and S. Greenspan (Eds.), *Community rehabilitation services for people with disabilities* (pp. 38–70). Boston: Butterworth-Heinemann.

Jacobs, K. (1996). The evolution of the occupational therapy delivery system. In *The occupational therapy manager* (pp. 3–48). Bethesda, MD: American Occupational Therapy Association.

Powell, N.J. (1992). Supporting consumer-mandated programming for persons with developmental disabilities. *American Journal of Occupational Therapy, 46,* 559–562.

Reed, K.L. (1992). History of federal legislation for persons with disabilities. *American Journal of Occupational Therapy, 46,* 397–408.

Stephens, L.C., and Tauber, S.K. (1996). Early intervention. In J. Case-Smith, A. Allen, and P. Pratt (Eds.), *Occupational therapy for children* (pp. 648–653). St. Louis: Mosby.

参考文献

Albrecht, G.L. (1997). The health politics of disability. In T.J. Litman and L.S. Robins (Eds.), *Health politics and policy* (pp. 367–383). Albany, NY: Delmar.

Bachelder, J. M., and Hilton, C. L. (1994). Implications of the Americans with Disabilities Act of 1990 for elderly persons. *American Journal of Occupational Therapy, 48,* 73–81.

Burke, J.P., and Cassidy, J.C. (1991). Disparity between reimbursement-driven practice and humanistic values of occupational therapy. *American Journal of Occupational Therapy, 45,* 173–175.

Hanft, B.E. (1991). Impact of federal policy on pediatric health and education programs. In W. Dunn (Ed.), *Pediatric occupational therapy: Facilitating effective service provisions* (pp. 273–294). Thorofare, NJ: Slack.

Kalscheur, J.A. (1992). Benefits of the Americans with Disabilities Act of 1990 for children and adolescents with disabilities. *American Journal of Occupational Therapy, 46,* 419–425.

Rochefort, D.A. (1997). Health politics and mental health care. In T.J. Litman and L.S. Robins (Eds.), *Health politics and policy* (pp. 352–366). Albany, NY: Delmar.

Sankar, A., Newcomer, R., and Wood, J. (1986). Prospective payment: Systematic effects on the provision of community care for the elderly. *Home Health Care Services Quarterly, 7*(2), 93–117.

Thomas, V.J. (1996). Evolving health care systems: Payment for occupational therapy services. In *The occupational therapy manager* (pp. 577–602). Bethesda, MD: American Occupational Therapy Association.

Thomasma, D.C. (1996). The ethics of managed care: Challenges to the principles of relationship-centered care. *Journal of Allied Health, 25*(3), 233–246.

Verville, R.E. (1990). The Americans with Disabilities Act: An analysis. *Archives of Physical Medicine and Rehabilitation, 71,* 1010–1014.

第6章

地域健康のためのプログラム開発：計画立案，実施，評価の戦略

Carol A. Brownson, MSPH

PROGRAM DEVELOPMENT FOR COMMUNITY HEALTH : PLANNNING, IMPLEMENTATION, AND EVALUATION STRATEGIES

概　要

はじめに
プログラム計画立案上の原則
　過程の計画
　人々との計画
　データによる計画
　実行の計画
　優先順位の計画
　評価の計画
　測定可能な成果の計画
計画立案の過程
　事前計画立案
　ニーズ評価
　プログラム計画立案の開発
プログラムの実施
プログラム評価
制度化

キーとなる用語

エコロジー的見方（Ecological perspective）	事前計画立案（Preplanning）
形成的評価（Formative evaluation）	過程評価（Process evaluation）
目標（Goal）	プログラム開発（Program develompent）
集団過程（Group processes）	プログラム評価（Program evaluation）
影響（Impact）	プログラム計画立案（Program planning）
実施（Implementation）	二次資料（Secondary data）
介入（Interventions）	社会のレベル（Societal level）
制度化（Institutionalization）	利害関係者（Stakeholders）
ニーズ評価（Needs assessment）	最終評価（Summative evaluation）
目的（Objectives）	理論（Theory）
成果（Outcome）	

学習目標

本章は，読者が以下のことができるように書かれたものである．

- 地域健康や健康増進のプログラム開発における重要なステップを定義づけること．
- ニーズ評価のためのデータ源を3つ，説明すること．
- ニーズ評価の仕方の選択に影響する4要因を明らかにすること．
- 地域健康や健康増進のプログラム計画立案における健康行動理論の役割を理論を例示しながら示すこと．
- 「目標」と「目的」を定義づけること．
- 目的の異なるタイプの例をあげること．
- 地域健康や健康増進のプログラムに対するエコロジカル・アプローチの5つのレベルを説明すること．
- 異なるレベルにおける介入の実施方法を例示すること．
- プログラム評価の3つのレベルのそれぞれの目的を明らかにすること．
- プログラムの開発と評価の結果を広めることの重要性を考えること．

◆はじめに

　計画立案，実施法の開発，評価を含む**プログラム開発**は，健康教育と健康増進の重要な構成要素として，1980年代に出現した（Timmreck, 1995, p.xv）．ヘルスケアの費用とアクセスへの関心の高まりに伴い，健康増進と疾病や損傷の予防活動は，将来のヘルスサービスで大きな役割を果たすことになるであろう．健康増進，健康教育，そして，予防サービスをうまく提供するためには，計画，実施，評価といった技能が不可欠である．

　プログラムは主に教育的であるという点で，臨床的サービスと区分される．プログラムは，**介入**と呼ばれることもあるが，それは機能や健康を維持したり改善するために，知識，態度，技能および行動に変化をもたらすといった事前に計画した目的を達成するための組織的努力である．こうした介入は，学校，職場，地域機関，そして，ヘルスケア環境といった様々な場面で生じる可能性がある．

Johnson & Jaffe (1989, pp.63-65) によれば，健康教育や健康増進のプログラムを開発し提供する上で，作業療法士のバリアとなっているものに，健康増進に関する教育訓練と，効果的な教育的介入法の作成と実施の欠落がある．

本章は，地域健康と健康増進のプログラム開発にかかわるステップを概説し，説明する．また，こうしたプログラムが基づいている理論とモデルのいくつかを紹介する．

◆ プログラム計画立案上の原則

プログラム計画立案は，優先順位をうち立て，問題の原因を診断し，そして，目的達成のために資源を配置するという一連の過程と説明されている（Green, 1980）．組織的方法を用いるかどうかにかかわらず，人々は常に計画立案をしている．知識が蓄積されるにつれて，計画立案はますます洗練されたものになる．もちろん，完全なモデルといったものは存在しないが，Breckon, Harvey & Lancaster (1994) は，計画立案のすべてのモデルに共通する7つの原則を指摘している．

過程の計画

事前計画立案は，もし見逃したなら，効果的な介入法の成功をもたらす土台を危うくしかねない重要な段階である．この事前計画立案段階には，含まれるべき人は誰か，この計画はいつ実施されるのか，どのような資源が必要か，その後にはどんな過程が続くのかといったことが考慮される．態度，政策，入手可能な費用，時間，空間，金銭，優先順位，そして，この組織の使命に照らしての適合性などを含む内外の資源が評価される．

人々との計画

計画立案過程にクライエントを含めることの重要性は，経験から示されてきたものである．ここには2つの地域健康増進の原則が含まれる．それらは，①適切性の原則と，②参加の原則である．適切性の原則，あるいは「人々がいる所から出発すること」は，作業療法における患者中心という概念と類似したもので，うまくいったプログラムは，計画者やその組織のニーズではなく，クライエントが認識しているニーズを考慮することから始まることを私たちに教えてくれている．

参加と影響は，効果的なプログラムを開発する上で不可欠であり，また，それらの中で健康を強化し，また，それら自体を強化すると考えられている．人々がこの過程に積極的に参加した場合，自分の目標をより効果的に充足したり維持する（Baker & Brownson, 1988；Minkler & Wallerstein, 1997）．クライエントの参加は，プログラム計画へのフィードバックを求める要請に応えることから，プログラム活動の設計，実施，評価に積極的役割を担うことまでの幅を持つ可能性がある．

人々との計画立案はまた，協業という概念をも含んでいる．プログラム計画立案は，一般に，その事柄に権限を与えられた関心を持つ人々の集団（**利害関係者**）と共に始まる．関心と目標を共有する人々や機関と一緒に働くことは，資源と仕事量を分担できること，努力の重複を最小限にできること，そして，より創造的な問題解決ができることなどの多くの利点をもたらす．この最終結果は，クライエントにいっそう良好なサービスを提供するプログラムとなる．

データによる計画

優れた計画立案の決定は，健康にかかわる問題や関連する要因，そのサービスの地域や場所，標的とする母集団，社会的・環境的な支援システム，そして，同じ問題に取り組んでいる既存のプログラムや以前のプログラムといったことに関する綿密な知識に基づいてなされる．数量的情報の多くは，健康局，図書館，国立健康統計センター，商工会議所，そして，健康システムといった既存の資源から収集できる．計画立案者

はまた，態度，信念，バリアを明らかにするために役立ち，質的データの可能性が高い追加的データの必要性を明らかにできる．入手できたり収集されたデータの検討から，理にかなった計画立案と優先順位づけの文脈がもたらされる．

実行の計画

この原則は，長期にわたる計画立案に関することである．健康に関する最も重大な挑戦は1つのプログラムだけで完全に消滅することはないであろうと考えると，この計画立案過程に実行あるいは制度化という考えを含めてアプローチすることには意味がある．このことは，最初の介入の後に，このプログラムをどのようなスタッフや財政で切り盛りするのか，あるいは，最終的には，それがある機関のサービスの全体的な部分にどのように組み入れられるのかを考えることを意味している．

優先順位の計画

最も効率的なプログラムは，最大のニーズに取り組み，与えられた資源の範囲内での最大効果を発揮するように作られるか，知られているプログラムである．優先順位づけは，人々との計画立案やデータに基づく計画立案から自然に流れ出てくるはずである．それは総合的なニーズ評価やすべての利害関係者からの情報提供を仮定している．

評価の計画

評価は，例えば「私たちは正しいことをやっているのだろうか」とか，「私たちは物事を正しくやっているのだろうか」とか，「私たちは何をどうやるのかを知るために，何を測定する必要があるのだろうか」といった疑問を発する継続的な過程である．これらの疑問は，通常は，プログラムやクライエントの情報（データ）の組織的収集と分析とを通して答えられるものである．評価法は，そのプログラムの目標や目的に応じてプログラムのデザインの中に組み込んでおかなければならないし，また，プログラム計画の中で説明しておかなければならない．ひとたび必要な情報を決定したなら，記録保存システムと評価道具を選択し，そして，適切なデータ収集を確実にする場に組み込む必要がある．この計画立案過程は，誰がデータの収集と分析に責任を持つのかという点に取り組まなければならない．それはまた，すべてのステップの時間的枠組みをも確立しなければならない．

測定可能な成果の計画

この原則は，プログラムの達成を判断する何らかのベースラインデータと共に，明瞭に表現された測定可能なプログラムの目的を持つことの重要性を示している．目的のための様式と評価は対応するようにしなければならない．例えば，あるプログラムの目的が二次的症状を悪化させるリスクを低下することであれば，その成果は，死亡率の低下や入院の低下ではなく，リスク低下という点で述べられることになろう．

◆計画立案の過程

典型的なプログラム計画立案過程は，作業療法過程と極めて類似する段階に従う（表6-1）．プログラム計画立案は，ニーズ評価，介入の計画，実施，そして，評価という連続的循環を含む1つの過程である（Dignan & Carr, 1992）．図6-1に描かれているように，これらの計画の下位課題は別個の役割を持つものの，良好なプログラムは，前のステップを改訂したり改善するために各ステップでのフィードバックを用いるといった相互依存的で，相互交差的である（Simons-Marton, Greene & Gottlieb, 1995）．

事前計画立案

事前評価または事前計画立案の段階は，その問題に関する既存のデータを明らかにし，検討し，資源を評

表6-1　プログラム計画立案の過程と作業療法の過程との比較

プログラム計画立案の過程	作業療法の過程
事前計画立案（探索） ●問題と標的とする母集団を明らかにする／述べる（「問題の同定」とも呼ばれる）． ●関心を持つ問題に関する既存の情報を明らかにする． ●内外の資料とバリアを評価する． ●ニーズ評価の目標とアプローチを決定する．	カルテ検討
ニーズ評価（データ収集と分析） ●適切なデータを収集する． ●データを分析し統合する． ●優先順位を決める． ●代替解決策を明らかにし，評価する． ●活動計画を策定する．	クライエントの評価
計画の開発 ●目標と目的を設定する． ●介入法，手続き，時定表の細部を作成する． ●評価計画を立てる． ●資材や手続きを事前に検討する．	治療計画
実施 ●プログラムあるいはサービスを実施したり提供する．	治療の実施
評価 ●プログラム過程，その影響，そして，最終的には，成果をモニターし評価する．	再評価
制度化 ●利害関係者，仲間，クライエントに結果を披露する． ●プログラムを必要に応じて改訂したり，次のステップを計画する（例：続行，終了，拡大）．	自宅や地域への搬入

　価し，そのニーズ評価の目標を確立するといった探索的段階である．取り組む問題を明らかにすることは，データ，専門的判断，観察，既存の文献，関心を持つ人々や機関からもたらされる可能性がある．

　誰が，何を，なぜ，という鍵となる疑問に答える．例えば，その問題に利害関係を持つ鍵となる人は「誰」なのか（例：サービスの受け手，サービスの提供者，その分野のエキスパート，政策立案者，機関の代表）や，彼らが「何」を望んでいるかはニーズ評価から明らかにされるであろうし，また，「なぜ」これが彼らの関心を惹くのか，それがどのように重要なのか，などといったことである（Soriano, 1995）．これらの疑問に対する答えは，ニーズ評価のための鍵となる疑問を決定する上で役立つであろう．計画立案は計画委員会を構成する一群の利害関係者を通して立てられることが多い．しかし，そのグループの幅が広いか狭いか，そして，利害関係者全員の見方，特に潜在的にクライエントとなる可能性がある人々の見方は，この計画立案過程で考慮され，その中に統合されなければならない．

　あらゆるプログラム計画立案のイニシアティブは，その過程を支持あるいは抑制しうる要因に影響される．この過程の早い時期にこうした内外の要因を考慮することは，不必要な落し穴を避けるために重要である．第1に，ニーズはその組織の使命に照らしての首尾一貫性や「適合」性という点から分析されなければ

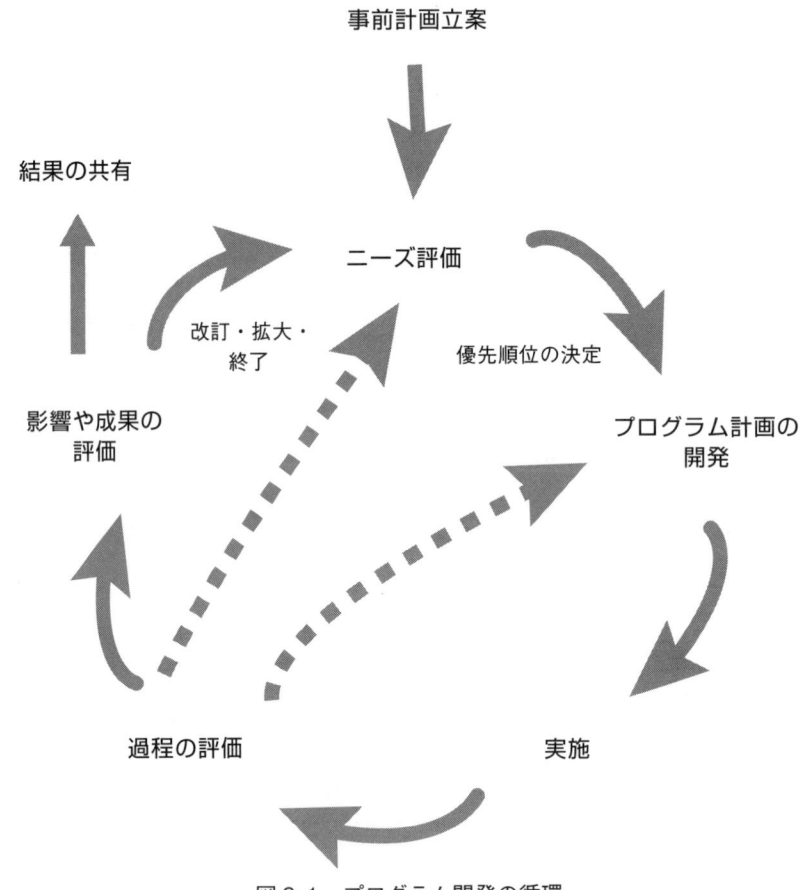

```
                    事前計画立案
                         ↓
  結果の共有           ニーズ評価
       ↖  改訂・拡大・  ↗    ↘
          終了      優先順位の決定
  影響や成果の              プログラム計画の
     評価                      開発
       ↑                        ↓
     過程の評価              実施
```

図6-1　プログラム開発の循環

ならない．適合していると考えられたなら，以下の点を考慮する．そのニーズが他の問題に比べてどのように重要か．そのプロジェクト全体を見るための時間と資源が約束されているか．肯定的な変化を引き起こす潜在的能力は何か．他の利害関係者は何を望んだり期待しているのか．他のプログラムは関心のある問題に取り組もうとしているか．

資源評価は資金提供があるかといった疑問を越えて進める．計画されているプログラムの特性によって，場所，空間，資材，適切に訓練された職員，クライエントの移送，そして，この過程の特定の時期での専門家の入手性などが考慮されることもある．最後に，事前計画立案は，追求される問題やアプローチに影響を及ぼすと思われる既存の規則や政策の評価も含めるべきである．

ニーズ評価

作業療法実践家は，直接ケアの提供の中で，日常的にクライエントのニーズを評価する．しかし，プログラム計画の文脈では，ニーズ評価は個人に関する診断的情報を提供するとは意図されていない．その代わり，その目的は人々の集団に影響するプログラムやサービスの優先順位を意思決定することにある．

「ニーズ」とは，一般的には，何らかの認識された問題を持つ特定集団にとって，事柄の現在の状態（どうなっているか）と，ある将来の望ましい状態との間のギャップと定義される（Mckillip, 1987；Witkin & Altsduld, 1995）．**ニーズ評価**は，ある特定の母集団における特定領域のニーズと入手可能な資源を明らかにして説明すること，その明らかにされた問題に寄与する要因を発見すること，優先順位づけること，そし

て，そのニーズに取り組むであろう介入の基準を工夫することなどに役立つ一連の組織的手続，と定義されるであろう（Witkin & Altshuld, 1995）．ニーズ評価は，適切になされたならば，明確な一連のプログラムの目標と目的をもたらすことになろう．

■ **データ収集**

ニーズ評価過程の鍵は，優先順位の高いニーズを解決するために，資源の最適な利用に関する意思決定をする上での正確で包括的な情報を収集することである．データ収集法は多岐にわたる．ここで必要なことは，これらの方法のいくつかだけを簡単に説明することになろう．新たなデータの収集に先立って，関心事に関する背景となる科学的文献や介入に関する文献の検討，類似する状況で用いられている方法を明らかにすることである．

二次資料，調査，集団過程といったいくつかの共通するデータの資源や方法については，表6-2に概要を示してある．二次資料の利用は，最も簡単で，最も経費節約のできる方法の1つである．**二次資料**はアーカイブ資料とも呼ばれ，諸機関が別の目的のために収集した既存のデータである．例としては，出生記録や死亡記録，国勢調査記録，疾病・能力障害・病気・損傷およびリスクの罹病率，人口統計学的資料，社会的指標，そして，特別調査や報告などである．二次資料は一般に入手しやすいし，また，その問題に関する既知の事柄を決定するニーズ評価過程の探索的時期には特に役立つ．これらの資料は，現状に関する認識をもたらし，また，計画者にさらに収集すべき情報に関する考えをもたらす．二次資料それ自体は，ニーズ評価には含まれない．それは文脈やクライエントの見方をもたらすために，質的資料と合わせて用いるのが最も望ましい．

調査（survey）はニーズ評価のための情報収集で最も頻繁に用いられる方法で，標的となる母集団を代表する多数の人々からの情報収集のためには，最も費用節約効果の高い方法である．これらは書式による質問紙法あるいは面接（対面か電話による）という形をとるであろう．調査は他のどこにもない情報を得るために実施されるべきであり，また，ニーズの優先順位や重大さに関する推論を描き出せるように計画されなければならない．最も経費節約効果の高いニーズ評価の調査は，人々に自分の体験，背景，専門技術，あるいは，知識に基づいた意見を尋ねたり，あるいは，その人々やその人々が直接知っている他の人々に関する事実を尋ねることである（Witkin & Altschuld, 1995）．

調査法の詳細は本章の範囲を超えるものである．調査は簡単に作成できるように見えるが，意味があり，信頼のおける情報を得るためには，質問紙の開発と実施に関するかなりの専門知識が必要になる．必要な情報を引き出すためには，質問は簡単かつ率直であり，単語を意識して配列する必要がある．調査はまた，標的とする顧客や利害関係者を代表する人々を含めなければならない．さらに，方法自体が母集団の区分を排除しないことを確実にする努力をしなければならない．その結果をどのように分析するのかに関する決定を行うことも必要である．調査はまた，応答者の標本に事前に試してみるべきである．これらの課題には，ますますの研究（Witkin & Altschuld, 1992, 第6章を参照するよう勧める）や，調査法の専門知識を持つ専門家の意見を必要とするかもしれない．

調査のほかに，ニーズ評価の質的資料を収集するために最も頻繁に用いられる方法は**集団過程**である（Witkin & Altschuld, 1995）．集団過程の多様な討論様式の中で最も一般的なものは，公開フォーラム，フォーカス・グループ，準拠集団過程で，その中で利害関係者のグループとの対面交流がもたらされる．集団過程はまた，機関の代表者と標的とする母集団との間の直接交流をもたらし，それがラポートをうち立てるために役立つ．集団過程は，他の方法と同様に，他の方法や資源と組み合わせて用いる場合に最も役に立つ．これらの技法に関する詳しい説明は，Witkin & Altschuld（1995），Krueger（1994），Dignan & Carr（1992）を参照すると良い．

ニーズ評価のための資料収集法には，それ自体で完璧であったり，最善の方法というものはない．方法の選択にあたっては，以下の点を含むいくつかの要因

表6-2 ニーズ評価のために一般的に用いられるデータ収集法の概要と比較

データ源/方法	説明	もたらされる情報	利点	欠点
二次（アーカイブ）資料。例：記録や日誌、これまでの研究、人統計的社会指標、リスク要因研究、国勢調査データ、治療条件下にある比率	国の行政各省庁、国立の機関、都道府県、市町村で通常、見ることができる質料、既存のデータ。	標的とするニーズという点で決定する母集団の状態を決定するのを援助する量的データで、原因となる要因や寄与している要因に関する情報をもたらすこともある。	費用が比較的かからず、一般に入手でき、時間と職員の手間が最小にとどまり、バイアスが少なく、データの他の出典を補完する。	クライエントの情報はなく、標的とする対象の代表性はなく、統計的解釈のための技術的援助が必要である。
調査法。例：質問紙法、対面面接法、電話面接法、鍵となる情報の面接法	構成的様式あるいはプロトコールを用いて、人から直接、情報を収集する技法。	主に質的データ、つまり、価値、認識、重要さの判断、および、観察。	クライエントの入力が得られる、量的データが補完する。	時間と仕事は二次資料の利用よりも、全般に集中的になる。
1. 質問紙法			実施が簡単である。費用は比較的安い。時間の効率性が良い。定量化できる。地域指標とする母集団を幅広く補完する。	回答率は低くなる可能性がある。代表性はないかもしれない。読み書きのできない人には使えない。質問のデザインは大きくデータ処理の問題に左右される。質問紙の構成とデータ処理や分析のために技術的援助を必要とする可能性がある。
2. 対面面接法			回答率は高い。応答者と面接者とのさぐり合いはかなり柔軟である。非言語的反応を観察する機会がある。読み書きができない人や視力に問題がある人も参加できる。ラポートを打ち立てることができる。	サンプル数は少なくなる。時間と出かける費用がかかる。訓練を受けた面接者が必要である。スケジュールを立てることが困難である。時間を節約できる。バイアスのある可能性がある。クライエントの期待を喚起する可能性がある。要約することの困難さが増す。質問紙の構成とデータ処理や分析のために技術的援助を必要とする可能性がある。

（次ページに続く）

表6-2 ニーズ評価のために一般的に用いられるデータ収集法の概要と比較（続き）

データ源/方法	説明	もたらされる情報	利点	欠点
3. 電話面接法			実施が容易である。出かける時間と費用がかからない。匿名と受け取られる。回答率はかなり良い。	サンプリングが困難である。代表性が確保できない。長い質問には不向きである。非言語的反応を観察できない。クライエントの期待を喚起する可能性がある。バイアスを避けるために面接者の訓練が必要である。質問紙の構成、データの処理と分析のために、コンピュータの援助を必要とする技術的能力を必要とする可能性がある。
4. 鍵となる情報提供者	標的とする母集団や当該の問題を良く知っており、接触ができる地域の中心的なリーダー、非公式的な素人のリーダー、および、専門的な知識を持つ人々など、選ばれたグループへの調査（アンケートあるいは面接）。	必要な情報は限定される。		非公式式リーダーが誰なのかを明らかにすることが困難な可能性がある。バイアスのある結果をもたらす可能性がある。参加者は利益をこうむることがある。

（次ページへ続く）

表 6-2 ニーズ評価のために一般的に用いられるデータ収集法の概要と比較（続き）

データ源/方法	説明	もたらされる情報	利点	欠点
集団過程：例：地域フォーカス，フォーカスグループ，準拠グループ過程	利害関係者の小集団または大集団を様々な程度の交流に合めるテクニック（例：サービス受給者，サービス提供者，その分野の専門家，政策決定者，政府機関の代表者）。	主に質問で，意見や専門的判断．価値やニーズの重要性に関するグループの期待と展望．原因やバリアに関する情報．優先順位の決定，目標あるいは行動の取り方に関するフィードバックや合意．	ある問題を中心に変わりやすく，自然な討論の機会となる．他のデータの補完．	
1. 地域のフォーラム	関心を持つすべての団体を招待しての公開大集会．大集団での討論．	母集団の広範な部分からの意見やアイディア．	幅の広い見方や関心が広らされる．自然な話し合いの形式．異なる見方を持つ人々の間の対話を促進する．	一般の母集団の意見を反映しない可能性がある．参加者が少ない可能性がある．少数者が優勢になる可能性がある．分析が困難である．後方支援的なものである．
2. フォーカス・グループ	8人から12人のクライエント，または，クライエントになる可能性のある人々の集団が，一連の構成された質問に応答する．	焦点を当てた領域やテーマに関する個人やグループの見方．	テーマの掘り下げた調査が可能である．	技能を持つファシリテーターが必要である．データ分析に技術的援助を必要とする可能性がある．後方支援の困難さがある．後方支援をまとめる．このように，1つ以上のグループの変数が信頼しうる結果のために必要である．
3. 準拠集団プロセス	集団法の最も構成化された方法で，記入式反応，投票，10名以下の小集団での討論．	グループメンバーが最も重要な問題や解決法であると見ていることについて，そのグループによるランクづけ．	短時間で多数の問題を得るのにかなり効率的である．平等な参加．	人と結果という点では高くつく．技能を持つリーダーシップを必要とする．一般化する能力は限定的である．

出典：Simons-Morton, B.G., and Gottlieb, N.H.(1995). Introduction to health education and health promotion. Prospect Heights, IL., Waveland. Soriano, F.I.(1955). Conducting needs assessments : A multidisciplinary approach. Thousand Oaks, CA : Sage. Witkin, B.R. and Altschuld, J.W. (1995). Planning and conducting needs assessments : A practical guide. Thousand Oaks, CA : Sage.

が関与している（Witkin & Altschuld, 1995；Soriano, 1995）．

- 標的とする母集団や調査応答者の特徴．例えば，社会経済的要因，読み書きの能力，言語，入手性，能力レベルは，情報収集の方法に影響を及ぼすかもしれない要因である．
- 希望する情報のタイプ．質的と量的という異なるタイプの情報を生み出す方法の組み合わせを選択することは意味がある．
- 入手できる資源．例：時間，財源と人的資源，専門的知識．ニーズ評価の望ましい総合性と入手できる資源との間の取捨選択が必要なこともある．
- 対象者との望ましい交流の量．ある方法では，標的とする母集団とのやりとりの機会を増加する．その同じ方法が費用を余計にかけたり，分析が困難なこともある．それぞれのアプローチの利点と欠点とを考慮しなければならない．

■ データの分析と解釈

資料収集の様々な方法は元となる資料を生み出す．次のステップはその資料を分析し，それを計画のための実際的方法の中で用いることである．ニーズ評価が調査研究という形をとる場合でも，その分析は統計的方法を用いてではなく，計画の道具として行う．このように，ニーズ評価は推計的統計学に頼るのではなく，ニーズ，リスク，問題の重大さ，サービスへのアクセスなどへの認識に頼ることが多い（Timmreck, 1995）．ひとたびデータを分析したなら，容易に理解できるやり方で利害関係者に提示する必要がある．図や表は役立つ技法である．

ニーズ評価過程の最後のステップは計画目的に照らしての資料の解釈である．この中間にあるステップの目標は介入法に関する最終的決定を下すことではなく，知見を解釈すること，ニーズに関する優先順位を設定すること，ニーズに取り組む方法を示唆すること，事前に決めてある一連の基準に基づいて代替案に重みづけること，そして，最善の解決法を実施するための計画を提案することである（Witkin & Altshuld, 1995）．ニーズ評価の最終ステップは，プログラム計画者が効果的な介入を開発するための方向と合理的理由とをもたらす．

プログラム計画立案の開発

ニーズ評価が達成されるべき目標に焦点を当てているのに対し，プログラム計画立案の開発は手段あるいは解決法に焦点を当てる（Witkin & Altschuld, 1995）．理想的には，プログラム構成要素の開発は，ニーズ評価の知見，理論，入手可能な資源の融合に基づくものである（Simons-Morton ほか, 1995）．

■ 理論の役割

プログラムやサービスを計画する場合は常に，計画者は問題の原因と変化を効果的に作り出す最善の方法に関する仮説を作り上げている．こうした仮説が，ある明白になっている理論や諸理論という点で作られたものではなかったり，また，介入法選択の背景に概念的枠組みが全くなければ，介入を意図された成果と結びつける方法はないことになる（Posavac & Carey, 1997）．その結果，プログラムデザインはそれほど効果的ではなくなり，評価はそれほど有益ではなくなるであろう．

単純に言えば，**理論**とは，ある現象がなぜそのように起こるのかということに関する1つの説明である（Freudenberg ほか, 1995）．良い理論は，そのプログラムを実施することによって，実際に問題を解決する活動を単に行うことを超えて，実践的技能やテクノロジーを補完するものである．理論は人々が特定の健康行動に就いたり就かないのは「なぜ」かといったことや，人々は自分の行動を変えたり維持することに「どのように」取り組むのかといったプログラム開発者の疑問に対する答えを引き出すことができる．ある理論にしたがって期待される行動に取り組むために考案されたプログラムは，評価では「どの」要因に焦点を当てるのかを決める上で役立つ（van Ryn & Heaney, 1992；Posavac & Carey, 1997）．

健康教育や健康増進のプログラムの基礎になる単一の理論はない．母集団，環境，文化，健康問題には幅

広い多様性があり，そのため，特定の問題に取り組む上では別の理論や諸理論の別の形の組み合わせが役に立つこともある．ある理論は個人の行動に焦点を当てており，別の理論は変化の単位として集団，組織，地域に焦点を当てている．現在の健康教育で用いられている支配的な理論は，社会心理学にルーツを持ち，個人レベルでの健康教育を扱ったものである．それらには，健康信念モデル，社会的学習理論の構成概念の1つである自己効力性，そして，理論横断的モデルが含まれる．個人，集団，地域のレベルの橋渡しをするのは，社会的学習理論であり，これはまた，社会的認知理論とも呼ばれている（これらの理論の検討については第4章を参照してほしい）．

組織や地域に取り組む理論は，組織変容理論（Goodman, Steckler & Kegler, 1997），地域組織論（Minkler & Wallerstein, 1997），地域エンパワーメント理論（Minkler & Wallerstein, 1997），革新拡散理論（Oldenburg, Hardcastle & Kok, 1997），そして，マスメディア主導論（Wallack, Dorfman, Jernigan & Themba, 1993）が含まれる．これらについては紙面の制約上，ここでは詳しい説明はしないが，文献で詳しく説明されているので参照してほしい．

認識された事柄や問題に対する理論の適合性をどのように分析するのかに関する学習は困難なことである．Glanz & Rimer（1995, p.12）によれば，「理論のわずかな実践的知識とそれらをどのように適用してきたのかということは，この領域でのその人の技能を改善するために，長い時間かかるであろう」．彼女たちはさらに，もし理論がうまく適合すれば，その理論は，①論理的であること，②日常の観察との首尾一貫性があること，③これまでにうまくいったプログラムで用いられた理論と類似性があること，④同じ領域や関連する領域での過去の研究によって支持されていることという行動，健康上の問題，人々や環境の条件に関する仮説を作り出すであろうとする（Glanz & Rimer, 1995）．ここで説明した理論やその他の理論に関するより詳しい説明と，これらの適用に関する理解を深めるためには，Glanz, Lewis & Rimer（1997）とGlanz & Rimer（1995）を参照するとよい．

■計画を結びつけること

　文書化されたプログラム計画立案の一般的形式には以下のものが含まれる．

- 目標
- 目的
- 方法
- 評価計画

　目標　計画の構成要素の共通性にかかわらず，用語は混乱していることが多く，また，学問領域によって異なって用いられている．健康サービスや社会サービスの計画立案では，**目標**はある優先的な健康ニーズの状態における望ましい量的な変化に関する文章である．目標は長期間であり，展望も広い．したがって，目標は直接的に測定できるものではないが，達成可能であると考えられるものでなければならない．プログラムは1つ以上の目標を持つこともある．

　目的　**目的**は目標に到達するために用いられる．目標とは異なり，目的は特定化され，測定でき，そして，遂行に基づくものである．「目的は，誰が，どの範囲で，どのような条件下で，どのような基準によって，そして，どれだけの期間の中で，ある一定の活動を行い，完了するのかといったことを特定する（Timmreck, 1995, p.32）」．目的は，掲げられた目標を成し遂げる上で不可欠な課題や活動の概要を示す．1つの目標はいくつかの目的を持ち，そして，それぞれの目的はその目標を成し遂げる1つの側面を示している．うまく書かれた目的は，一般的には，以下の疑問に答える．

- 誰が（クライエントや参加者）
- 何を（行為や遂行）
- いつ（時間枠）
- どのくらい（どの程度や基準での遂行やレベル）

　例えば，ある目的は次のようになる．転倒予防コースの終了後6カ月内で，参加者の75％がバランス訓練に継続参加するであろう．あげられた問題を用いると以下のようになる．

- 誰がとは，転倒予防コースの参加者をさす
- 何をとは，バランス訓練の継続という行為をさす
- いつとは，このコースの終了から6カ月以内をさす

● どのくらいとは，参加者の75％を意味する

　目標を達成するために，多様なアプローチを用いるプログラムは，異なるタイプの目的を持つこともある．ある場合には，参加者の知識，行動，健康状態などの変化を目指している．別のものは，資源やサービスにおける変化を目指している．同一の目標に属する異なる目的のタイプの例は，表6-3に示されている．

　プログラム計画は，タイプによって目的を明らかにしたり，それ自体で目的をグループ化することもある．また，1つのタイプの目的を別の目的の「下位目的」と考えることもあろう．重要な要因は，そのプログラム計画がその健康上の目的を明確にし，その目的を達成するためにそのプログラムは何を行うのか，そして，知識，技能，行動におけるどのような変化を参加者に期待するのかということである．

■方　法

　次の課題は，意図された参加者に効果があるだろうという目的を達成するために，特定の方法を開発することである．その方法を確実に受け入れられ，効果的なものにするためには，方法の選択への意図された人々の参加が決定的に重要である．考慮すべき他の要因には，参加者の読み書き能力，その人々の日常生活の中での聴覚的あるいは視覚的刺激の程度，彼らが慣

表6-3　1つの目標のための異なるタイプの目的

目標：2005年までに，J郡内の高齢者の転倒による損傷を半数に減少する．

目　的	タイプ
プログラムの着手から2年以内に，J郡立病院での60歳以上の成人の，転倒を原因とする損傷による入院を15％減少する．	これは健康目的の例である．この目的は健康状態の変化を特定したもである（つまり，転倒による損傷数を減らすこと）．健康目的は，そのプログラムが達成しようとする健康との特定成果を定義づけ，そして，ときには，「成果目的」とも呼ばれる各目標のために，複数のものになることもある．
2000年1月までに，作業療法士はJ郡内の15の高齢者住宅と栄養センターで，60歳以上の成人300人に，転倒予防コースを教える．	これはプログラム目的の例である．これは計画されている新しいサービスを取り扱う．これらは介入の「過程」に取り組むことが多い．
転倒予防プログラムの参加者は，そのコースの終了までに，少なくとも4つの転倒リスク要因を明らかにし，自分の個人的リスクに取り組む行動計画を立てることができる．	これは学習目標の例である．それはそのプログラムが意図した母集団の特定行動を促進するために効果を及ぼそうとする知識，態度，技能に取り組む．
そのコースを終了してから6カ月以内に，ある比率の参加者は自分の目標レベルでバランスの練習を続けるであろう．	これは行動目的の例である．行動目的は学習目標と密接に関連しており，そのプログラムが人々にリスクを低下させたり，健康を改善するために行うよう促すであろうことを説明する．学習目標と行動目標は「影響目標」と呼ばれることもあり，健康成果に直接に取り組むものではなく，成果に影響する要因に取り組む．両者とも，プログラムの特定の方法を反映している．
転倒予防コースに参加するすべての興味を持つクライエントに，家屋評価を提供する．	これは資源目的の例である．それはそのプログラムが提供しようと計画している対象物の支援，あるいは，本質的なサービスに取り組む．

例的に情報をえるやり方，費用，利便性，文化的適切性，実行可能性（feasibility），予想される効果などが含まれる（Dignan & Carr, 1992）．

最善の統合的プログラムは，個人レベルを超えて，仕事，レジャー，そして，社会的目標を達成する個人の能力に影響するシステムに取り組むことである．健康を改善するための社会的エコロジー的アプローチは，人々とその物理的・社会的・文化的・経済的・政治的環境との相互関係を認識している．健康増進におけるエコロジー的見方の鍵は，環境に影響を及ぼすことと，環境によって影響されることという2つの健康行動である（相互交錯的原因）．この概念は，作業療法では十分に認識されており，作業療法実践を導く人間-環境-作業の理論やモデルに示されている（Lawほか，1977）．Simons-Mortonほか（1995）は，あるエコロジー的健康増進計画モデルの中で，計画者が介入できる以下の5つの**社会のレベル**を説明している．

1. 個人内：行動に影響する個人の特性．知識，態度，信念，価値，パーソナリティなど．
2. 個人間：社会的同一性，支援，役割定義をもたらす家族，友人，仲間，集団．
3. 組織的：機関とその規則，法律，政策，手続き，プログラム，資源．
4. 地域：望ましい行為を制限したり，促進する社会的ネットワーク，規範，傾向，基準．
5. 公共政策：望ましい行為を調整したり，支援する地域，州，連邦の政策，法律，プログラム．

これらのそれぞれのレベルから，障害者に対する身体的活動という同一の健康に関する関心事に取り組む例を，表6-4に示してある．

プログラム計画のためのエコロジカルな枠組みを提供する最近流行の健康増進計画モデルには，PRECEDE-PROCEED（Green & Kreuter, 1991），社会的マーケティング（Lefebvre & Rochlin, 1997），MATCH（Simons-Mortonほか，1995）がある．これらは社会のすべてのレベルに取り組んでおり，多様な理論を統合するために用いることができるものである．

社会のそれぞれのレベルで用いられるいくつかの一般的方法については，表6-5に説明している．

作業療法実践家のほとんどは，システム，地域規範，あるいは，政策（レベル3から5）を変えるために働くこととは対照的に，より小さな下位集団への介入（レベル1と2）にかかわっている．個人間あるいは集団のレベルであっても，問題のエコロジカルな見方を理解し維持することには役に立つ．それは関心のある問題を検討するための「固定観念」となる．最低でも，クライエントをより大きなシステムの一部と見

表6-4　エコロジー的健康増進モデルと作業療法

介入レベル	作業療法の潜在的役割
個人内／個人	フィットネスを促し，健康を増進するために，機能的な制限を持つ人々のために，身体的活動／体験を改変して提供する．
個人間	特定の母集団のために改変した体操教室を提供する．家庭や友人に教育を提供する．
組織的	既存のジム，YMCAやYWCA，体育施設に，すべての能力の人々が入手できるよう，それぞれの施設を作るよう働きかける．スタッフを訓練する．
地域	すべての人々に，身体的活動の重要性に関するメッセージを開発するために，該当する健康機関や健康専門職に働きかける．意識向上のために，関連する経路を用いる．地域施設や交通を入手できるようにするために，権利を擁護するよう人々や機関と連携する．改造や調整に関して，専門的コンサルテーションを提供する．
政府／政策レベル	公的な公園，遊歩道，施設を障害者がアクセスできるようにするのを支援するため，財政措置を講じるように代弁する．

表6-5 社会レベルと，用いられる方法

社会レベル	方法	説明
個人／集団レベル（教育，訓練，カウンセリング）	講義と話し合い	リーダー／ファシリテーターによって準備された留意点と，指導を受けての話し合いあるいは質疑応答の組み合わせ
	視聴覚機材	カセット，CD，パンフレット，ポスター，フリップでの図表，モデル，掲示板，OHP，コンピュータ，相互交流的なマルチメディアプログラム
	ピア・グループの話し合い	グループに共通する話題の話し合いのために小集団を利用
	シミュレーションとゲーム	ゲーム，ロールプレイ，劇，事例検討，抄読会，歌
	技能開発	精神運動能力の説明，デモンストレーション，練習
	マスメディア	テレビ，ラジオ，新聞，雑誌，広告板，ダイレクトメールを通して提供される情報（Dignan & Carr, 1992；AMC Cancer Research Center, 1994；Simons-Morton, Greene, & Gottlieg, 1995；Office of Cancer Communications, 1992）
個人間レベル（教育，訓練，ファシリテーション）	社会的絆の強化／開発	情緒的，教育的，あるいは，情報的支援をもたらす対人関係（Heanney & Israel, 1997）
	自然の援助者の利用	他のメンバーがアドバイス，支援，その他の援助を求めて行く社会的ネットワークのメンバー（Eng, 1992）
組織レベル（相談，ネットワーク，訓練，擁護）	組織の開発	組織内の計画的変化の実行（Goodman, Steckler & Kegler, 1977）
地域レベル（マーケティング，組織化，開発，擁護）	メディアでの擁護	社会的イニシアティブあるいは政策的イニシアティブのための公的支援を増すために，マス・メディアの戦略的利用（Wallack, Dorfman, Jernigan & Themba, 1993）
	地域連携	共通目的を達成するために，一緒に働く組織，あるいは，個人間の同盟（Butterfoss, Goodman & Wanderman, 1993）
	地域組織	問題を明らかにし，資源を移動するために，地域のグループが把持される一連の家庭や手続，および，共通の問題を解決するため，あるいは，共通の目標を追求するための戦略を開発し実施するそのやり方（Minkler, & Wallerstein, 1997）

（次ページに続く）

表6-5 社会レベルと，用いられる方法（続き）

社会レベル	方法	説明
	地域エンパワーメント	生活の公平と質を改善するために，自らの社会的，政治的，環境的変化という文脈の中で，自らの生活のための修得を得る社会的行動過程（Minkler & Wallerstein, 1997；Rappaport, 1984）
政府および政策レベル（擁護，ロビー活動，政治活動）	政策開発／擁護	特定の利益団体や母集団のために，地方，州，連邦の政治プログラム，業務，規則，法律の修正や展開

ることは，プログラムとサービスの転換を改善するための，また，ギャップを明らかにするためのガイドラインを提供する可能性がある．エコロジー的見方を持つことはまた，他のレベルの介入にいっそう明確な焦点を当てている機関やシステムとの協業を促す．

1つのプログラムのイニシアティブの下で，すべてのレベルに取り組もうとすることは可能なことでも，また，好ましいことでもないであろう．しかし，経験，知識，そして，専門的知識をこの連続性上の他の事柄に影響を及ぼすために用いることは，作業療法実践家には非常に大きな効果をもたらす．権利の擁護を奨励すること，クライエント・雇用者・政策立案者に情報を提供すること，そして，地域組織や提携に参加することは，自分の手をどのように伸ばすのかといったことや，他のレベルの行為にテコ入れすることの例である．そうすることはまた，共通目標を達成するプログラムのための新しいパートナーや新たな資金の可能性を生み出すことになる（Brownson, 1998）．本章では取り扱わないものの，別のアプローチが地域，環境，政策，社会といった領域での作業療法の役割を広げることになる．

■評価計画

全体的なプログラム計画の一部として開発される評価戦略は，潜在的な参加者やクライアントを含む鍵となる利害関係者からの情報と共になされるべきである．評価計画を立てるステップは以下の通りである．

1. 誰がデータ収集を調整するのか．また，誰がそれを分析するのかを決定する．
2. 評価にとって利益となる戦略，方法，あるいは，資材（つまり，評価の疑問）と，プログラムの基準と目的に基づいて予測される結果のリストをあげる．
3. 収集された情報が結果を示すため，どのように視覚化が構成され，要約されるのかを助けるために，「ダミー」の図や表を作り上げる．
4. 必要なすべての情報のリストを作る．
5. 残りのステップ（6から11）のためのタイムテーブルあるいは作業スケジュールを作る．
6. 必要な情報を得るために適切で適当なデータ収集のテクニックを明らかにする（例：評価，調査，医療記録，報告，質問紙法，観察法，検査法，面接法など）．
7. 用いられるかもしれない既存のデータ，データ収集のための既存の道具，および，開発の必要がある道具などの資源を明らかにする．
8. 必要とされる道具を開発し検査する．
9. 何を収集するのか，いつなのか，誰によってなのかといったことを含むデータ収集計画を立てる（これは，全体的プログラムの時間的流れの中に取り込まなければならない）．
10. データ分析計画を確定する．これには時間の流れと責任の所在を決めることも含まれる．
11. 結果を広めるための計画を立てる（発表，プログラム報告，論文）（Green & Kreuter, 1991；Dignan & Carr, 1992）．

協同医書出版社の好評書

感覚統合とその実践 第3版

Anita C. Bundy＋Shelly J. Lane●編著
土田玲子●監訳
川端佐代子＋土屋左弥子＋西方浩一＋松島佳苗●共訳

● B5判・672頁　定価13,200円（本体12,000円＋税10%）
ISBN 978-4-7639-2153-6

感覚統合に関する学術的かつ臨床的な情報を集大成した唯一の書！

- 子どもの発達を考えていくうえで、ICF（国際生活機能分類）の活動と参加の考え方はますます重要となってきています。そうした流れを受けて、本書は、日常生活における感覚統合により重点を置くとともに、感覚統合療法についてアートとサイエンスの両面から学べるよう、感覚統合理論の成り立ちから、理論に直結した神経学的な基礎、臨床研究や基礎研究、評価、検査結果の解釈、介入の原則まで、詳しく解説しています。

- 膨大な知見が体系的に整理されるなか、各章の冒頭に学習のねらいがまとめられ、エビデンスに関するコラムや実践におけるヒント、具体的な事例紹介が随所に散りばめられており、読者がいっそう興味をもって読み進めていけるよう工夫されています。

- 子どもの発達に関心を寄せるすべての人に、感覚統合に関するバイブルとして手元に置いてもらいたい一冊です。

目次

- **第1部◆理論構成**　感覚統合—A. Jean Ayresの理論再訪—／日々の生活における感覚統合／理論の構成—歴史的検討—
- **第2部◆感覚統合の問題の神経科学的基盤**　感覚系の構造と機能／行為機能と行為機能の問題／感覚調整機能とその問題／感覚識別機能とその問題
- **第3部◆評価方法**　SIPTを用いた感覚統合機能の評価／評価過程における臨床観察の活用／SIPTを用いない感覚統合の問題の評価／評価データの解釈と説明
- **第4部◆介入**　セラピーにおけるアート／治療的介入のサイエンス—理論から直接的な介入をつくり上げる—／感覚統合理論の本質を抽出する—複雑な理論を理解可能にする—
- **第5部◆理論の補完と拡張およびその応用**　感覚統合研究の進歩—臨床に基づいた研究—／感覚統合研究の進歩—基礎科学研究—／感覚統合理論を用いたコーチング／介入のための補完的プログラム／様々な対象に対する感覚統合の適用
- **第6部◆事例**　感覚統合理論を用いた介入の計画と実践／介入の計画と実践—自閉症の子どもの事例—／違ったレンズで介入を見る／感覚統合の介入には効果があるか？ 本書の最後を飾る複雑な問い

協同医書出版社
〒113-0033 東京都文京区本郷3-21-10
Tel. 03-3818-2361／Fax. 03-3818-2368
kyodo-isho.co.jp

協同医書出版社の好評書

療育に携わる人のためのガイドブック

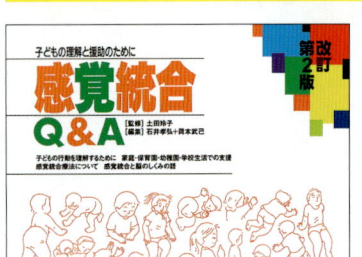

子どもの理解と援助のために
感覚統合Q&A
改訂第2版

電子書籍あり

監修● 土田玲子
編集● 石井孝弘・岡本武己

● B5判・250頁　定価 **3,300**円(本体3,000円+税10%)　ISBN978-4-7639-2135-2

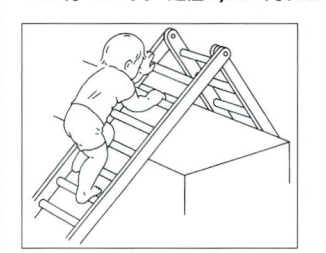

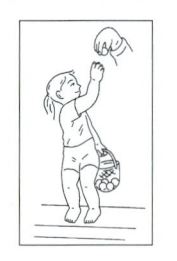

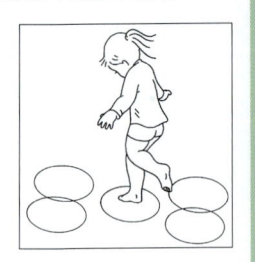

●豊富なイラストとともに保護者の質問にセラピストが具体的に答える

現場でのニーズの高まりを見据え、第2部「家庭・保育園・幼稚園・学校生活での支援」を新設。第1部「子どもの行動を理解するために」、第3部「感覚統合療法について」では質問を大幅に増補し、子どもの抱える発達上の問題を日頃の行動の中から読み取り、子どもが必要としている援助を考えていく際の知識を幅広く解説。第4部「感覚統合と脳のしくみの話」では感覚統合理論の基礎になる脳の働きをふまえ、感覚統合の発達が子どもの学習や自尊心の育成にどのように関係するかまでを説明。発達障害の臨床に携わる人々、保育・教育関係者にとって、いっそう理解しやすい内容になっている。

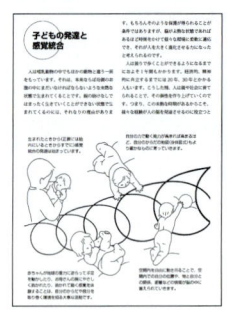

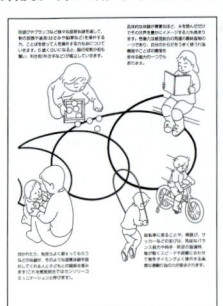

感覚統合をわかりやすく解説

子どもの発達と感覚統合

A. J. Ayres● 著　　佐藤 剛● 監訳

● A5判・290頁　定価 **4,180**円(本体3,800円+税10%)　ISBN978-4-7639-2003-4

●感覚統合療法の提唱者Ayresによる入門書

「障害の性格が明らかになればなるほど、それに対する援助が可能になる」という信念のもと、感覚統合が子どもの発達にとっていかに重要かを、保護者や専門外の人々に向けてわかりやすく解説した。
特に巻末の質疑応答では、子どもをよりよく理解するうえでの具体的な指針が得られるよう工夫されている。

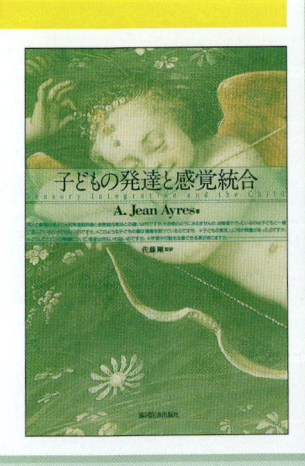

協同医書出版社
〒113-0033 東京都文京区本郷3-21-10
Tel 03-3818-2361／Fax 03-3818-2368
kyodo-isho.co.jp

最新情報はこちらから

第6章 地域健康のためのプログラム開発：計画立案，実施，評価の戦略　　107

表6-6　プログラム評価のレベルの特徴と区分

評価レベル	評価されること	評価の時間枠	評価の成果
過程	プログラムの過程と手続	短期：介入中と介入直後	プログラム実施に対するフィードバック（計画対実際），参加者の参加と反応，および，材料，用いた資源，スタッフの反応などの適切さ
影響	プログラムの目的	中期：プログラムの終了時とその後は定期的に	参加者の知識，態度，行動，遂行における変化，および環境，実行された政策などの変化に対するフィードバック
成果	プログラムの目標	長期：問題によっては数年間になるなど，多岐にわたる	健康状態，つまり，罹患率，死亡率，障害，生活の質などの変化に対するフィードバック

出典：Dignan, M.B., and Carr, P.A.(1992). Program planning for healtu education and health promotion (2nd ed.). Philadelphia：Lea and Febiger. Green, L.W., and Kreuter M.W.(1991). Health Promotion Planning：An Educational and environmental approach (2nd ed.). Mountain View, CA：Mayfield. Simons-Morton, B.G., Greene, W.H., Gottlieb, N.H.(1995). Introduction to health education and health promotion. Prospect Heights, IL：Waveland.

　評価のレベル　プログラムを，①過程，②影響，③成果という3つのレベルの1つ以上で評価することができる．各レベルは表6-6に示すように，異なる問題を問い，プログラムの異なる側面に取り組み，そして，異なる指標を考える．この分類法では，**影響**とは中期的な効果をさし，**成果**とはあるプログラムまたは過程の長期の効果をさしていることに注意してほしい（Green & Kreuter, 1995）．他の人々は，プログラム開発に焦点を当てる**形成的評価**あるいは**過程評価**と，プログラムの結果に焦点を当てる**最終評価**というプログラム評価の2つのレベルの輪郭を描き出している．

　評価のデザイン　評価のデザインの範囲は，簡単なものから複雑なものまでの幅がある．評価のレベルと深さは，プログラムの目的，時間，金額，そして，入所できる専門知識と，管理または資金提供機関の優先順位を含む多数の要因に基づいて決定される．過程評価はすべてのプログラムに対してなされるべきであり，複雑さという点では最も少ないといえよう．記録保持法または「歴史的デザイン」は，そのプログラムに何が起こっているのかという進行中の説明をもたらす．「過程評価の重要な産物は，実施されているプログラムの要素的特質とそのプログラムの進行につれて何が起こるのかに関する明確で説明的な像である

（Green & Kreuter, 1995, p.230)」．利益の情報は，生じた変化を示すためにチャートやグラフ上に表示することができる．

　プログラムの影響や成果を測定する連続性に沿って移動するにつれて，評価は必要とされる時間，金額，そして，専門的知識という点で，徐々に複雑性を増し，費用がかかる傾向にある．プログラム評価のデザインは数多くの方法に分類されるが，一般的には，以下に示すように，複雑さが最も低いものから始まる3つの広範なカテゴリーに分類されている．

1. 非実験的デザイン（「前後検査比較デザイン」，「前後比較デザイン」または「時間的連続的デザイン」とも呼ばれる）は，自分がコントロールする参加者を含む．評価測定は介入プログラム参加者に対して，前後に収集される．
2. 準実験的デザイン（「非ランダム化統制研究」または「統制された比較研究」とも呼ばれる）は2つの群を比較する．介入を受けるグループは人口統計学的に類似しているがそのプログラムを受けていない母集団に対応させている．データは時間的に同じ時点で両群から収集され，比較される．
3. 実験的デザイン（「ランダム化比較実験」，「真の実験」，または「コントロールされた実験」とも呼

ばれる）は，人々を2グループにランダムに割り振る．1つのグループは介入を受け，別のグループは受けない．データは時間的に同じ時点で両群から収集され，比較される（Fink, 1993；Simon-Morton ほか, 1995；Green & Kreuter, 1991）．

これらの方法のすべてが，そのプログラムの影響や成果を評価するのに役立つ量的データをもたらす．それらは，そのプログラムが，「どのように」，また「何故に」，参加者に効果があったのかを語る必要はない．そうしたレベルの発見と理解を得るためには，量的データを補完し支える質的評価の測定を行う必要がある．質的方法には，対面インタビュー，調査，直接観察，書かれた文書（患者会の雑誌など）などが含まれる（Fink, 1993；Dignan & Carr, 1992）．

◆プログラムの実施

ひとたび評価計画が完成し，プログラム全体の中に組み込まれたならば，プログラム実施の段階が始まる．**実施**は，あるプログラムを実行力のあるものへと移す過程で，プログラム開発過程の最も重要な段階である．それにはそれなりの実施計画が必要である．この計画は，そのプログラムをうまく実行するために必要なそれぞれの手続きや活動の詳細をはっきりと説明し，また，それぞれに責任を持つ人を特定した文書である．スタッフ配置，資材，機器，場所，マーケティング，契約，承認といった事項は，計画を立てる必要がある事柄の例である．資材計画，工程表，時定表などの利用は，課題の有機的構成を読みやすい様式で提供し，また，そのプログラム過程をモニタリングするよう促すものである．そうした図表を組み立てるためには，以下のステップが役立つ（Timmreck, 1995）．

1. 行われるすべての活動や課題をリストアップする．
2. それらを行う必要がある順序を決める．
3. それぞれの活動にどの程度の時間が必要なのかを決める．
4. それぞれの活動や課題の予想される開始時と終了時を設定する．
5. 説明責任を確保するために，それぞれの活動に対する責任を割り当てる．

◆プログラム評価

Fink（1993, p.2）は，**プログラム評価**を次のように定義している．

> それはプログラムの特徴と利点を研究する調査である．その目的は，ヘルスケアの成果，効率性，質を最適なものにするためのプロジェクトの有効性に関する情報を提供することにある．評価は，プログラムの構成・活動・組織を分析できるし，その政治的・社会的な環境を検討できる．評価はまた，プロジェクトの目標と目的の到達度，および，それが影響を及ぼす範囲と費用とを評価することもできる．

プログラム評価には，研究の手法が用いられたり，統計という道具を利用することもあるものの，基礎的研究と混同すべきではない．両者の目的は大きく異なっている．基礎的研究は理論的関心からの疑問にかかわるが，一方，プログラム評価はどのプログラムやサービスを提供すべきなのかといったことや，それらをどのよう改善するのかといったことに関する意思決定のための管理的道具である（Posavac & Carey, 1997；Simons-Morton ほか, 1995）．

また，プログラム評価を個人の測定と混同してもならない．測定は，実際には，個人レベルの機能・知識・健康状態に関する情報を収集するために実施されるものであろう．しかし，その目的は，個人を診断したり「追跡する」ことではなく，それらの要因を「人々が改善するためにそのプログラムがどのように役立ったのか」を知ることにある（Posavac & Carey, 1997）．Fink（1993, p.132）によれば，以下のようになる．

> プログラム評価者はデータを分析し要約するために，また，プログラム計画立案や政策にあてはめることができる結論を導き出すために，統計法を用いる．統計法は統計学と疫学の分野から導き出されたもので

ある．生物統計学（biostatistics）とは，生物学や健康科学への統計の適用をさす．疫学には，人間の母集団（個人ではない）における健康と疾病の研究が含まれる．プログラム評価データを分析する方法を選択することは，統計学的技法と健康介入成果とに収斂される知的な過程である．

Fink（1993）は，さらに続けて，分析法の選択は評価疑問の特徴と入手可能なデータの質との関数であって，適切な統計学的技法を明らかにすることは計画者の能力にかかっていると述べている．このことは，もし計画者が生物統計学や評価デザインの領域に十分に精通していなければ，プログラム開発過程の早期に，これらの領域の専門家を含める必要性を述べているのである．これらの専門家は，信頼できる妥当な測定法を選択したり開発すること，分析に適した統計的道具を選択すると，そして，データが収集されたならばその知見を解釈することを支援してくれる．

◆ 制度化

プログラム開発者は，評価をこの過程の最終ステップと考えがちである．しかし，**制度化**，すなわち，そのプログラムをサービス提供システムの中へと確実に統合化するためには，さらに2つのステップをとる必要がある．第1は，そのプログラムに関する適切な決定をおこなうために，評価の知見を利用することである．簡単にいうならば，①複製化，②修正，③終了の3つの選択肢がある．

第2のステップは，成果のいかんにかかわらず，その結果を広めることである．評価結果をそのプログラムに投資した人々や他の利害関係者に披露することは重要なことであり，また，多くの場合，求められることである．説明責任を確実に果たすという要求充足を超えて，そのプログラムとその結果に関する報告書，要約，原稿を準備することには，いくつかの理由がある．中でも最も重要なことは，その領域に対する知識として貢献することや，その文献に加えることであり，それらは実践を改善できるということである．他の人々はあなたの経験に基づくプログラムをモデルにしたり，あなたの誤りから学ぶことができる．また，この過程に共にかかわった人たちと共に出版することで，その人々とパートナーという感覚を改善することができる．それはかかわったすべての人々に感謝する1つの方法であり，その人々に自分たちの仕事の結実を見てもらうことになる．出版はまた，特に，その仕事がピアレビューによってなされた場合は，計画者たちと彼らのプログラムの信頼性（credibility）を高めるという効果を発揮するものである．

◆ おわりに

King（1993, p.50）は，「セラピストの役割はニーズの測定から評価に至るすべての教育過程を促進することである」と書いている．この過程の異なる段階に対する責任のレベルは，例えば，プロジェクトコーディネーター，教育者，あるいは，プログラムコンサルタントといった作業療法実践家の役割によって決定されるであろう．さらに，ステップそれ自体が，その場面，その問題，介入のレベル，そして，望まれる成果により，厳密さと深さという点で，様々な程度で生じるであろう．地域健康，健康増進，障害や疾病の予防における作業療法実践家の役割をさらに確立するためには，健康と健全な状態とに影響する作業的要因を明らかにし，作業に基づく地域健康と健康増進の介入の効果を記録に残すために，多くの研究が必要である．作業療法実践家は，事前計画立案から出版に至るプログラム開発の諸ステップに関する技術を持つことによって，健康教育と健康増進プログラムの提供における自らの地位を強化することができるし，また，創発しつつあるヘルスケア領域におけるマーケティング能力を高めることができるのである．

◆ スタディ・クエスチョン

1. 作業療法実践家が地域健康や健康増進のプログラ

ム開発技能を身につける必要がある理由を検討しなさい．
2. 自分がデイケアで子どもたちに対処していると考えてみてください．母親の多くが独身の十代で，親としての様々な事柄についてあなたの助言を求めていることを観察しました．そのデイケアはあなたをプログラム開発のために雇っていました．ある程度の資金は得られます．あなたは，ニーズを評価するために，どんなステップを取るでしょうか．誰に加わってもらいますか．答えてほしいと思うのはどんな疑問でしょうか．
3. 十代の母親のための介入法を作り上げるために，作業療法の概念をどのように用いますか．
4. このプログラムのために，1つの目標，2つの学習目標，2つの行動目標を書きなさい．
5. この同じプログラムのために，社会の5つのレベルのそれぞれについて，考えられる介入を書きなさい．
6. 自分のプログラムの過程評価を行うために，自分が記録するだろうと考える特定の情報をいくつかあげなさい．

引用文献

AMC Cancer Research Center. (1994). *Beyond the brochure: Alternative approaches to effective health education.* CDC Cooperative Agreement U50/CCU806186–04.

Baker, E.A., and Brownson, C.A. (1998). Defining characteristics of community-based health promotion programs. *Journal of Public Health Management and Practice, 4*(2), 1–9.

Breckon, D.J., Harvey, J.R., and Lancaster, R.B. (1994). *Community health education: Settings, roles, and skills for the 21st century.* Gaithersburg, MD: Aspen.

Brownson, C.A. (1998). Funding community practice: Stage 1. *American Journal of Occupational Therapy, 52*(1), 60–64.

Butterfoss, F. D., Goodman, R.M., and Wandersman, A. (1993). Community coalitions for prevention and health promotion. *Health Education and Research Theory and Practice, 8*(3), 315–330.

Dignan, M.B., and Carr, P.A. (1992). *Program planning for health education and health promotion* (2nd ed.). Philadelphia: Lea and Febiger.

Eng, E., and Young, R. (1992). Lay health advisors as community change agents. *Family and Community Health, 151,* 24–40.

Fink, A. (1993). *Evaluation fundamentals: Guiding health programs, research, and policy.* Newbury Park, CA: Sage.

Freudenberg, N., Eng, E., Flay, B., Parcel, G., Rogers, T., and Wallerstein, N. (1995). Strengthening individual and community capacity to prevent disease and promote health: In search of relevant theories and principles. *Health Education Quarterly, 22*(3), 290–306.

Glanz, K., Lewis, F.M., and Rimer, B. (Eds.). (1997). *Health behavior and health education: Theory, research, and practice* (2nd ed.). San Francisco: Jossey-Bass.

Glanz, K., and Rimer, B.K. (1995). *Theory at a glance: A guide for health promotion practice.* National Cancer Institute, U.S. Department of Health and Human Services, National Institutes of Health.

Goodman, R.M., Steckler, A., and Kegler, M. (1997). In K. Glanz, F.M. Lewis, and B. Rimer (Eds.), *Health behavior and health education: Theory, research, and practice* (2nd ed., pp. 287–312). San Francisco: Jossey-Bass.

Green, L.W. (1980). *Health education planning: A diagnostic approach.* Mountain View, CA: Mayfield.

Green, L.W., and Kreuter, M.W. (1991). *Health promotion and planning: An educational and environmental approach* (2nd ed.). Mountain View, CA: Mayfield.

Heany, C.A., and Israel, B.A. (1997). Social networks and social support. In K. Glanz, F.M. Lewis, and B. Rimer (Eds.). *Health behavior and health education: Theory, research, and practice* (2nd ed.). San Francisco: Jossey-Bass.

Johnson, J.A., and Jaffe, E.J. (Eds.). (1989). *Occupational therapy: Program development for health promotion and prevention services.* New York: Haworth.

King, P.M. (1993). A program planning model for injury prevention education. *Occupational Therapy Practice, 4*(4), 47–53.

Krueger, R.A. (1994). *Focus groups: A practical guide for applied research* (2nd ed.). Thousand Oaks,

CA: Sage.
Law, M., Cooper, B.A., Strong, S., Stewart, D., Rigby, P., and Letts, L. (1997). Theoretical contexts for the practice of occupational therapy. In C.H. Christiansen and C.M. Baum (Eds.), *Occupational therapy: Enabling function and well-being* (2nd ed., pp. 73–102). Thorofare, NJ: Slack.
Lefebvre, R.C., and Rochlin, L. (1997). Social marketing. In K. Glanz, F.M. Lewis, and B. Rimer (Eds.), *Health behavior and health education: Theory, research, and practice* (2nd ed., pp. 384–402). San Francisco: Jossey-Bass.
McKillip, J. (1987). *Need analysis: Tools for the human services and education*. Newbury Park, CA: Sage.
McLeroy, K.R., Bibeau, D., Steckler, A., and Glanz, K. (1988). An ecological perspective on health promotion programs. *Health Education Quarterly, 25*, 351–377.
Minkler, M., and Wallerstein, N. (1997). Improving health through community organization and community building. In K. Glanz, F.M. Lewis, and B. Rimer (Eds.), *Health behavior and health education: Theory, research, and practice* (2nd ed., pp. 241–269). San Francisco: Jossey-Bass.
Office of Cancer Communications. (1992). *Making health communications work: A planner's guide*. U.S. Department of Health and Human Services, National Cancer Institute, NIH Publication No. 92–1493.
Oldenburg, B., Hardcastle, D.M., and Kok, G. (1997). In K. Glanz, F.M. Lewis, and B. Rimer (Eds.), *Health behavior and health education: Theory, research, and practice* (2nd ed., pp. 270–286). San Francisco: Jossey-Bass.
Posavac, E., and Carey, R. (1997). *Program evaluation: Methods and case studies* (5th ed.). Upper Saddle River, NJ: Prentice Hall.
Rappaport, J. (1984). Studies in empowerment: Introduction to the issue. *Prevention in Human Services, 3*(2–3), 1–7.
Simons-Morton, B.G., Greene, W.H., and Gottlieb, N.H. (1995). *Introduction to health education and health promotion*. Prospect Heights, IL: Waveland.
Soriano, F.I. (1995). *Conducting needs assessments: A multidisciplinary approach*. Thousand Oaks, CA: Sage.
Timmreck, T.C. (1995). *Planning, program development, and evaluation*. Boston: Jones and Bartlett.
van Ryn, M., and Heaney, C.A. (1992). What's the use of theory? *Health Education Quarterly, 19*(3), 315–330.
Wallack, L., Dorfman, L., Jernigan, D., and Themba, M. (1993). *Media advocacy and public health: Power for prevention*. Newbury Park, CA: Sage.
Witkin, B.R., and Altschuld, J.W. (1995). *Planning and conducting needs assessments: A practical guide*. Thousand Oaks, CA: Sage.

第7章

アクセス可能性の問題

Felecia Moore Banks, MEd, OTR

ACCESSIBILITY ISSUES

概　要

はじめに
アクセス可能性の循環
法的問題
　政治的方針
　法律と修正条項
　調整機関
テクノロジーの問題
　支援テクノロジー
　非効率で不適切なテクノロジー
　テクノロジーへの過剰依存
教育的イニシアティブ
作業療法の役割
　交渉可能性対アクセス可能性
　教育と研究の必要性

キーとなる用語

アクセス可能性（Accessibility）
アメリカ国家基準協会
　（American National Standards Institute；
　ANSI）
全米障害者法
　（American with Disabilities Act；ADA）
全米障害者法アクセスガイドライン
　（Americans with Disabilities Act
　Accessibility Guidelines；ADAAG）

建築上のバリア（Architectural barriers）
支援テクノロジー（Assistive technology）
拡大コミュニケーション
　（Augmentative communication）
環境制御装置（Environmental control units）
交渉可能性（Negotiablility）
連邦政府統一アクセス基準
　（Uniform Federal Accessibility Stndards；
　UFAS）

学習目標

本章は，読者が以下のことができるように書かれたものである．

- 地域へのアクセスを平等にすることを妨げる政治上，態度上，建築上のバリアを考慮すること．
- 障害者にアクセスをもたらすために制定された主な法律を明らかにすること．
- 支援テクノロジーとアクセス可能性との関係を説明すること．
- 地域に根ざした場面で，アクセス可能性を促進する上での作業療法の役割を考慮すること．
- アクセス可能性と交渉可能性という概念を比較し，対比すること．
- 世界的変化に必要な方略を明らかにすること．

◆ はじめに

ここ数年にわたって，今日の地域におけるアクセス可能性の問題にどのように取り組むのかということに対して，広範囲に及ぶイニシアティブが顕著な影響を及ぼしてきている．**アクセス可能性**とは，制限を持つ人々が，ある環境（つまり，場所，施設，職場，サービス，あるいは，プログラム）に安全かつ尊厳を持って接近し，入り，操作し，そして，用いることができる程度をさす（American Occupational Therapy Association, 1996；Dattilo, 1994；Trombly, 1995）．公法や州法を求める権利擁護運動は，障害者に対する平等なアクセスと適度な住宅を促進する規則の強化に大きく貢献している．1968年の建築バリア撤去法，1973年のリハビリテーション法，1988年に改正された公平住宅法（Fair Housing Act. 公法100-420），そして1990年の全米障害者法（American with Disability；ADA）は，障害者に対するサービスの入手可能性を大きく改善する上での中心的役割を果たしてきた．

さらに，教育的イニシアティブと現在のテクノロジーは，多くの障害者に対して，地域への良好なアクセスと消費者のより大きなコントロールを約束し，より高いレベルの遊び場を提供してきている．しかし，多くのイニシアティブにもかかわらず，地域へのアクセスの平等を求める動因は，依然としてバリアに直面している．

本章は，アクセス可能性と関連している主要な法律とテクノロジーの問題の概観を示す．アクセス可能性に影響する主要な法律に力点が置かれる．本章はまた，バリアフリーの環境を作り出す上での教育的イニ

シアティブの重要性と作業療法の役割をも説明する．そうすることは，クライエントが地域の中で機能的自立を達成することをエンパワーメントし，生活の質を改善することになる．

◆アクセス可能性の循環

1990年の全米障害者法の通過は，地域の中で障害者にいっそう大きな自由をもたらすバリアフリーの環境を提供する努力の育成に役立っている．しかし，障害者にアクセスを提供しようとする努力は，1990年代よもはるか以前に始まった．障害者のニーズを満たすバリアフリーの環境を求める闘いは，ゆっくりと，着実に，そして，変化極まりない過程である．何十年もの間，確立された基準の欠如と，既存のアクセス可能性基準を満たしていない施設がこの緩やかな過程を引き起こし，地域へのアクセスを困難にしてきた．

障害者は，建築，態度，コミュニケーション，時間，経済，そして，テクノロジーなどを含む様々なバリアに直面させられている．中でも，**建築上のバリア**（移動，視覚，あるいは，感覚に制限を持つ人々に対して，障害となる物理的な構造）が最も明白なものであった（Box 7-1）．例えば，ドアへの通路，スロープ，高い棚，狭い通路，不十分に改造されたトイレなどは，特に，車椅子での生活を体験している人々を，病院から地域へと円滑に移行するのを遅らせることになった．

コミュニケーション，時間，態度のバリアは，障害者を困難にさせている．最近になって，企業は聴覚や話し言葉の障害を持つ人々，あるいは，情報を取り入れることが困難な人々が，うまくコミュニケーションをとることのできる物を提供し始めている．拡大コミュニケーション装置の開発は，これらの必要性に取り組む上で顕著な役割を果たしている．いうまでもなく，態度のバリアは社会の中に広く行き渡ったままである．同僚，上司，訓練者，そして，ヘルスケア実践家すらもが，障害者に対して最も困難で，制限を及ぼすような問題を示す可能性がある．ある人々は，障害を持つ人と共に働くことがほとんどないため，そうした人の能力と可能性に対する誤解と誤った前提に立って働いている．ときには，良好な意図をもってなされた行為も，実際には，障害者が入手できる機会を制限する可能性があり，結果として，彼らの取り扱いを不平等にすることもある（Gadbow & DuBois, 1998）．

第二次世界大戦後になって初めて，障害を持つ人々のためのサービスがかなり増加した．1968年の建築バリア撤去法（公法91-480）と1973年のリハビリテーション法第504条項（公法93-112）は，連邦政府の資金を受けたプログラムと建物に対して，障害者がアクセスしやすくするよう求めている．1973年のリハビリテーション法と1974年の社会サービス法は，家に閉じこもっている人々の自立した生活を促進するための包括的プログラムを開発することの適切性と緊急性を特に強調した（Jackson and Banks, 1996）．主婦としての生活は現実的な作業となり，政府の資金提

■ Box 7-1　地域の中の一般的な建築上のバリア

- アクセスできない通路
- 重すぎるドア
- 階段のバリア
- 不十分なスロープやスロープがないこと
- 高すぎる棚
- 狭い廊下
- 不十分に改造されたトイレ
- アクセスできないバス，バン，高速鉄道
- 作り替えられた歩道
- 混雑している歩道のカフェ
- 食料品店のフェンス
- 手の届かない位置の商品
- アクセスできない郵便局
- アクセスポイントへの適切な標識のないビル
- 光量不足
- ハンディを持つ人のための駐車場の不足

供の対象と考えられるようになった．1978年には，1973年のリハビリテーション法が改正され，「自立生活のための包括的サービス」と呼ばれるタイトルⅦが制定された．国の司法権の下での自立生活のための包括的サービスは，自立生活センター，高齢視覚障害者の自立生活プログラム，重度障害者の権利を守るための保護と擁護のプログラムなどへの補助金の提供を可能にした（Walker, 1979）．

1988年に改正された公平住宅法（公法100-420）は4戸以上の住宅を持つ全ての建物の必要条件として，アクセスしやすさを制定する上で重要な役割を果たした．この法律によって，家主は障害者を事前審査で排除することができなくなった．障害者の権利に関する多くの立法の結果，自立生活運動は障害者がいっそうアクセスしやすい地域を強調することになった（Jackson and Banks, 1996）．

◆ 法的問題

個人の紛争・訴訟・請求，新法案や現行法の改正に賛成や反対の陳情運動，そして，地方や州の規則の制定などの法律問題は，アクセス可能性に対するバリアの撤去を決定することが多い．連邦法が障害者のための構造，建物，設備へのアクセス可能性を義務づけてはいるものの，これらの規則の施行は決して簡単なものではない．例えば，1998年に，合衆国運輸省（U.S.Department of Transportation）は，「アクセスできる駐車法」違反が単一カテゴリーとして最大の不満を示したと報告した．障害者権利擁護局は，いかなる施設に対しても従業員や訪問客のための多数の駐車場を提供するよう求めた1968年以降の規則を，障害者にアクセスできる駐車場を提供するために，検討している．

作業療法士は長い間，バリアフリーの環境の擁護者として働いてきている．今日，これまでよりもますます，作業療法士は，政策策定者，擁護者，非営利団体の長，そして，既得権を持つ会社の所有者として，アクセス可能性に対するバリア撤去の先頭に立ってきている．

政治的方針

クリントン大統領（1994年5月13日）は，以下のように述べている．

> 情報とは，教育であり，雇用であり，収入であり，可能性であって，身体的条件にかかわりなく，均等なアクセスしやすさという条件で，全てのアメリカ人に流れていかなければならない．そして，我々はそうすることに専念している．

5400万人のアメリカ人が身体的または精神的な障害を持っているが（合衆国保健社会福祉省，2000），態度とアクセスしにくい環境のために，アメリカ人の生活の主流から締め出されていることが非常に多い．全障害者の67％は，大学卒業者ですらも失業中である（全米障害者権利協議会，1999）．合衆国司法省市民権部と全米州司法長官会議障害者権利特別委員会は，障害者の権利を促進し，保護するために作られた．この特別委員会は，障害者のニーズを満たすために計画された法律の執行を担当する連邦および州の監査機関や委員会とともに，バリアフリー環境を達成するための連邦および州の政府の献身的な努力の例である．

国会の最強の関与は，おそらく，1990年の**全米障害者法（ADA）**の可決であった．この法律は，この国の歴史上で最も民主主義で柔軟な市民権法の1つであって，あらゆる人に利益をもたらし，変化のための強力なきっかけとして作用した．全国障害者権利協議会の報告に基づく統計によれば（1999），すべての人は，障害者になる可能性が20％あり，また，障害者の家族を持つ可能性が50％ある．

献身的な政治的努力のもう一つの例は，「全米情報インフラストラクチャー構想（NII）：行動計画」である．1993年9月15日に，クリントン政権は，連邦政策開発のいくつかのメカニズムの形式を整え，将来の政策開発のための指導的な原則と目標を列挙したこの計画を提出した．この行動計画は，設立の原則として，障害者の待遇要求への反応に取り組んでいる．

1970年代初期から，1971年の連邦評決委員会（FEC）法は，会社，専門職団体，業界団体が政府の運営にとって不可欠で合法的な利益を持つことを認めた．この発議は，障害者のために均等のアクセスを提供することに専念している擁護団体にとっては，特に重要になった．作業療法士はこの既得権のまさに必要不可欠な部分である．1976年の代表者会議によって委任されたアメリカ作業療法協会（AOTA）会員の自発的で，非営利的で，組織に組み込まれていない委員会であるアメリカ作業療法政治活動委員会（AOTPAC）は，その目標に，作業療法専門職に影響を及ぼす立法にますますイニシアティブを求めることをかかげている．

法律と修正条項

■1968年の建築バリア撤去法
（Architectural Barriers Act；ABA）

この法律は，アクセス可能性に関して障害者の権利を保護した最初の連邦法であった．ABAは，直接的であるか間接的であるかを問わず，連邦政府の資金で設計されたり，建設されたり，改造された建物と施設は合衆国アクセス委員会および他の4つの連邦機関が発行しているアクセス可能性の基準に従わなければならないと求めている．現在，効力を持っているこの基準は，**連邦政府統一アクセス基準（UFAS）**と呼ばれる．このUFASは，連邦政府の資金援助を受けたすべての施設における連邦アクセス法の遵守を確実にするアクセスできるデザインのガイドラインである．ABAはまた，連邦政府の資金援助を受けた住宅の設計，新築，改築をも含めている．

■1973年のリハビリテーション法
（Rehabilitation Act）

この法律は，連邦政府の資金援助を受けた雇用，教育，住宅，輸送のプログラムと施設に，均等にアクセスするための個人の権利を保証している．1973年のリハビリテーション法は，特に，連邦政府の援助を受けたり，連邦政府が実施した住宅プログラムとサービスを担当している．この法律は，ABAと同様に，新築と改築におけるUFASのアクセス可能性の提供との対応を求めている．この法律は，後に，労働力投資法（Workforce Investment Act）によって再度法制化された．

■1988年の公平住宅修正法
（Fair Housing Amendment Act）

この法律は，住宅に関する障害者への差別を禁止しており，連邦政府の資金援助を受けた施設へのアクセスしやすさを義務づけている．数世帯共用の住居施設内のアクセスしやすさは，1988年の公平住宅修正法（FHAA）および関連の規則と基準が担当している．FHAAに関する詳細な情報は，住宅都市開発省から得ることができる．国と地方政府が建築したり改造した単独世帯住居を含む全ての住宅は，ADAの第Ⅱ項の必要条件を満たさなければならない．

■1990年の全米障害者法
（Americans with Disablilities Act；ADA）

ADAは公的資金の提供を受けた施設やプログラムだけでなく，民間セクターの施設やプログラムをも含むように，アクセス可能性に対する連邦政府の命令を拡大した．ADAは，仕事，公共施設，国および地方政府，公共輸送機関，テレコミュニケーションに対する均等なアクセスを含めて，幅広い範囲に広がっている．

建物と施設のための**全米障害者法アクセスガイドライン（ADAAG）**は，レストラン，企業，医療および療養施設，ホテル，図書館，交通機関におけるアクセス可能性に特別の勧告を提供している（Dattilo（1994）．これらのガイドラインは，「連邦政府官報」（1991年7月26日）に発表された．

建築および交通バリア対応委員会と運輸省は，over-the-roadバス（OTRBs）のために，リフト，ランプ，車椅子安全確保装置，可動式通路用肘掛けに対するスコーピングおよび技術提供を含めて，全米障害者法の下でのアクセス可能性の指針と基準を修正した．ドアと照明のための仕様の改訂も採用された．こ

の仕様書は，車椅子または他の移動支援用具を用いる人々がOTRBに容易にアクセスでき，用いることができるようにしなければならないデザイン上の特徴を説明している．

ADAの施行は，司法省（DOJ），運輸省（DOT），雇用機会均等委員会（Equal Employment Opportunities Commission；EEOC），および，連邦通信委員会（FCC）を含むいくつかの連邦機関に区分されている．

■1996年のテレコミュニケーション法
（Telecommunication Act. 第255節）

建築および交通のバリア対応委員会は，1996年のテレコミュニケーション法第255節に含まれているテレコミュニケーション装置と顧客を前提とした機器のアクセスしやすさ，利用しやすさ，および，互換性のためのガイドラインを出した．この法律は，機器が容易に改変可能な場合は，障害者にアクセスできて使うことができるように設計され，開発され，製作されるのを確実にすることを，テレコミュニケーション装置と顧客を前提とした機器のメーカーに求めている．機器にアクセスできるようにすることがたやすくは成し遂げられない場合は，この法律はアクセスを成し遂げるために障害者が一般に使用している既存の互換性を持つ周辺装置や顧客を前提とした特別製の機器を確保するよう，メーカーに求めている．その発効日は1998年3月5日であった．

■1998年の労働力投資法
（Workforce Investment Act）

労働力投資法（WIA）は，リハビリテーション法を5年間（1999年から2003年までの会計年度）再延長する改正を含んだ．この法案は，クリントン大統領の署名を得て，1998年8月7日に法律になった．リハビリテーション法と主な職業訓練プログラムの両者になされた変更は，次の5年にわたってこれら全てのサービスの提供に根本的な影響を持つであろう．最も目につく変更は，各州が再設計したプログラムを実行する方法における州間の多様性である．いくつかの州はすでに就業訓練システムに重要な変更を加えていたが，多くの州ではほどんど変更を加えてはいなかった．

調整機関

政府機関は，主な法律を確実に遵守する責任を負っている．アクセスのしにくさという問題に対処する連邦および州の政府による献身的努力のいくつかの例を，ここに記述する（National Council for Disability Rights, 1999）．

■運輸省（Department of Transportation；DOT）

公的および私的な輸送車両のための公共輸送施設と仕様の設計・建設・変更は，運輸省輸送規則が受け持っている．これには，ADAの下での補完的な平行輸送の提供と公共運輸機関のためのサービスの一般的要件を含んでいる．

運輸省はまた，OTRBのオペレーターがこの仕様に従うよう求められるときに対処する別の規則を公表した（発効日は1998年10月28日であった）．運輸省（1999）によって提供された輸送アクセスのしやすさに関する良く尋ねられる疑問に対する答えは，Box 7-2に示されている．

■司法省（Department of Justice；DOJ）

司法省市民権局障害者権利部は，ADAにどのように対応するのかに関する実際的な情報と技術支援を提供している．ADAの技術支援に関する出版物は，企業のオーナーと管理者，国や地方の官僚，建築家，エンジニア，契約者，製品デザイナーとメーカー，および，ADAのアクセス可能性に関する計画と意図を明確に理解しようとするその他の人々にとって関心のある特定の話題を更新して，強調している．この一連の出版物の目標は，ADAの要件に関する誤解の可能性をはっきりさせること，および，アクセス可能性に対するその柔軟で常識的なアプローチを強調することにある．

司法省は一般に，州と地方の政府に適用される第

▮▮▮ Box 7-2　輸送へのアクセス可能性に関してよく尋ねられる質問に対する DOT の回答

質問：バスとワゴン車のための車両ガイドラインは，その車両の大きさによって，人または車椅子の保全空間を備えるよう指定している．もし必要数以上が提供されている場合，その追加されたものにも必要条件の全てを満たす必要がありますか？

回答：いいえ．例外はありません．追加の保全空間や装置のすべては，他の必要条件を満たす必要はありませんが，前方または後方に顔を向くようにしなければなりません．

質問：この車両ガイドラインは，リフトから保全空間に到達するために，車両内に十分な操縦空間を求めていますね．これは，車椅子を方向転換できなければならないということですか？

回答：いいえ．車両は，車道での右側通行帯といった要因により，大きさに制限が加えられているために，建物に対して強制されている通常の設計上の考慮点に合わせることはできません．車椅子空間の場所と方向にもよりますが，車両内で利用できる操縦スペースは保全空間に後ろ向きで入るよう車椅子利用者に強制しかねません．

質問：新しいバスに対応するために，3輪スクーターが必要なのでしょうか？

回答：この車両の仕様は，障害者のために設計され，使用される3輪または4輪の移動装置としての車椅子と定められています．一般の車椅子は，折り畳み時に幅30インチ以内，高さは床上2インチから測定して48インチ以内，重量は搭乗時にも600ポンド以下といった装置でもあります．幅と長さは床では測定されないことを知って頂きたい．対応するリフトは表面では内寸28.5インチなければなりませんが，プラットホーム上2インチで内寸30インチでなければなりません．これは取り付け式手摺りのハードウェアと，プラットホーム表面に部分的に押し込む安全バリアを操作する必要があるメカニズムを可能にするものす．スクーターを含み，これらの指標に合致するいかなる車椅子あるいは移動補助具も，ADA基準を満たすリフトに収納されなければなりません．しかし，多くのリフトは，基準が効力を発する前に購入され，現行の基準よりも小さく，いまだ用いられています．これらの古い車両を更新するという要件はありません．

質問：新しいバス・パッドは湾曲表面から測定して96インチの深さでなければならないのはなぜですか？

回答：この寸法は，車椅子や移動支援装置がリフトを出て，90度曲がるためにどれくらいのスペースが必要かということを検証した委員会付託の研究に基づくものです．それは，ワゴン車が駐車スペースにアクセスできるアクセス通路の幅と同じ寸法です．

質問：新しい地下鉄車両は車椅子のために特定のスペースと安全装置を備えなければならないのですか？

回答：いいえ．2台の車椅子または移動補助具のためのスペースは，アクセスできるドアからそこまでのアクセスできる通路があることと同時に，立っている乗客のために割り当てられている通常のスペースで提供されれば良いのです．鉄道乗物には，安全装置は必要ありません．

質問：新しいバス停の標識に書かれる全ての文字や図形は3インチの大きさでなければならないのですか？
回答：文字の大きさの要件は，通常は数字や数字と文字の組合せとなっている路線の行き先だけに適用されます．例えば「ダウンタウン経由」「急行」「予約席，日曜，のみ」といった他の情報はどんなサイズでも良いのです．乗り換え停車場などのバス停は，多くの路線を持っており，全ての路線番号を3インチの大きさにすることは，地域の標識条例が許可しているものよりも大きな標識になることになります．この例外が許可されるのは，経路の行く先が許容される標識の大きさの範囲内で，可能な限り3インチに近いものです．

質問：アクセス可能なバスは，アクセスしやすさの国際的標識を表示しなければならないのですか？
回答：いいえ．バスは標識を表示するよう求められてはいません．

質問：松葉杖を使っている人々はバスのリフトを使ってもよいのでしょうか？
回答：はい．このガイドラインは，立ち席客に対応するために計画されるべきであるというADAを満たすリフトを必要としていますし，DOT規則は立ち席客が古いリフトといった特定のタイプを除いて，ほとんどのリフトを使うことができるよう，バス運転手に求めています．

質問：車両のステップの高さと踏み込みの長さには仕様があるのでしょうか？
回答：いいえ．ステップを使用するのが困難な人にはリフトを使うのを許可しなければなりません．必要な地上からの高さとともに車両の台車は，車両が建物の階段に対して適切とされている要件を満たすよう求めてはいません．ステップに対する唯一の要件は，滑り止めがあることと，ステップの端に色彩的に対比する色を用いるということです．

Ⅱ章と，公共施設と商業施設へのアクセス可能性に適用される第Ⅲ章を含めて，ADAを補強している．合衆国内の州のうちの約半数は，**アメリカ国家基準協会**（American National Standards Institute；ANSI 117.1）のアクセス可能性基準を参照し，利用している．ANSIは，「建築物と施設のためのアメリカ国家基準：身体障害者に対するアクセスしやすさと利用しやすさ」というその出版物の中で，バリアフリーのために詳細な仕様書を提供している（American National Standards Institute, 1986）．いくつの州はユニークな要綱を開発し，そして，かなりの州はUFASを参照にしている．残りの州は，適用可能な他の建築基準と同じやり方で，州や地方の建築規則による必要条件として実施することで，アクセス可能性の規約としてADAAGを採用している．ADAの遵守は，州または地方のアクセス規則，あるいは，他のアクセス可能性に関する法規の提供に従うことから設計者を例外扱いしない．そのような要綱や文書がいっそう厳密な必要条件を含めている場合には，それらの条件は一体化されなければならない．逆に言えば，ADAAGの採択あるいは州や地方の要綱の等価性の証明は，ADAのアクセス可能性の基準（あるいは他のアクセスしやすさの必要条件）を満たすために，それらの責任が及ぶ実体から例外扱いにはない．

公的管理の空港はDOTのADA規制の対象ではないが，DOJ第Ⅱ項の規則が受け持っている．さらに，ABAは連邦の財政援助（連邦資金を得て設計され，建設され，改造された施設）を受けた空港を受け持つものである．UFASは，住宅と同様に，一般に参照される標準である．私的に管理される空港は，DOT

輸送規則の細目 A によって，また，商業施設としては，司法省第Ⅲ項の規則によって受け持たれている．大部分の空港はまた，ADA 標準を満たさなければならない店舗，レストラン，洗面所などの公共施設の場所を含んでいる．航空会社の活動は，1986 の航空機アクセス法といくつかの施設の提供を含むその補足規則の対象である．大部分の新築と改築のプロジェクトと，バリア撤去として実施される工事あるいは地域の建設局が許可を出したアクセス可能性のプログラムを提供するための工事は，ADA と同様に，州のアクセス可能性の必要条件の対象となる．

■全米情報インフラストラクチャー構想（National Information Infrastructure；NII）：行動計画表

NII 行動計画表は，情報の表現と操作のモードにおける選択を提供する．全米障害者法（ADA）によって想定されたように，それは既存のバリアを壊して，社会への障害者の完全参加の前進を加速するために計画されている．

■連邦通信委員会
（Federal Communications Commission；FCC）

ADA 第Ⅳ章の接続サービスの必要条件と 1996 年のテレコミュニケーション法第 255 節の必要条件は，連邦通信委員会によって制定されている．全ての電話会社は，1993 年までにデータ通信接続サービスを提供するよう求められた．接続サービスは，聴覚障害者がデータ通信表示装置（TDD）を用いた音声オペレーターを通して，電話を使っている人との情報交換を可能にしている．さらに，FCC は，全ての新しい電話が，補聴器をつけている人の利用のために，互換性を持つ誘導コイルを備えるよう求めた補聴器互換性法（Hearing Aid Compatibility Act：公法 100-394）を強化している．ADA は，個人が行為を行うために訴訟を起こすことができる「行動の私権」を与えている．しかし，通信法は，行動の私権を与えておらず，不満は FCC に提出されなければならない．

■合衆国アクセス委員会（U.S.Access Board）

合衆国アクセス委員会は 1968 年の建築バリア撤去法（ABA）を強化しているが，全米障害者法（ADA）を強化するものではない．この委員会は，不満を調査し，遵守の自発的な達成に優れた記録を持っている．

最近，このアクセス委員会は，1996 年のテレコミュニケーション法の下でのテレコミュニケーションと顧客の装置に対するアクセス可能性ガイドラインを発行した．テレコミュニケーション・アクセス諮問委員会（Telecommunications Access Advisory Committee）は，勧告と共に最終報告を委員会に提出し，委員会は 1998 年 2 月 3 日に最終規則を発表した．

アクセス委員会は，ANSI の A1 章 17.1 項委員会のメンバーであり，連邦政府統一アクセス基準国家仕様書に利害を共有している．ADAAG，ANSI の A1 章 17.1 項，UFAS，州とモデル綱領は定期的に見直され修正されるにつれて，プロの設計家が新たな建築と改造に適用しなければならないいくつかの準備文書の間に，より大きい首尾一貫性をもたらすことになろう．

設計専門家は，専門職団体，業界紙，アクセス委員会インターネット掲示の最新情報を通して，これらのことや他のアクセス委員会の取り締まり活動を，追跡することができる．

◆テクノロジーの問題

テクノロジーは，地域への良好なアクセスを障害者に提供する上で，劇的な変化をもたらした．アメリカ人の約 740 万人が，移動の障害に対処するために支援的テクノロジー機器を使っている（National Center on Accessibility Technical Assistance Program, 1994）．今日，デザインと加工の技術における最も洗練された科学的発展は，障害者にも利用できる．これらの発展に対して責任を持つのは科学者と技術者だけでなく，消費者，擁護者，公的および私的セクターの計画者もまた，テクノロジーの進歩に重要な貢献を果たしてきている．

現在，テクノロジーは人々の障害に対する見方を定

義し直している．コンピュータはかなりの範囲まで，入力，処理，出力に適応することができ，今日の障害が明日は障害ではなくなるかもしれない．今日の高度なテクノロジーをもってすら，それが地域における障害者の全ての問題に対する魔法の解決策ではない．慎重な評価，計画，適切な支援を通して，テクノロジーを個人のニーズに対応させることは，機能的自立を改善し，地域にアクセスするツールとしてうまくいくかどうかにとって極めて重大なことである．Box 7-3 は，テクノロジーと障害者に対して関心を抱く消費者，教育者，擁護者に共有されているいくつかの神話のリストである．

歴史的に，作業療法とテクノロジーは，1950年代のローテク基盤から，コンピュータ，ロボット工学，改造車両，電気回路を含む今日のハイテク技術へと進化してきたという緊密な関係を持ってきた（Smith,

---

Box 7-3　テクノロジーと結びついた神話

神話1：テクノロジーの入手が可能であるために，全ての施設は等しくアクセスできなければならない．

これは耳には立派に聞こえるかもしれないものの，施設は均等にアクセスできるよう求められてはいない．テクノロジーの利用によったとしても，新しい建設はアクセス可能性への関心を持って設計されるべきである．しかし，全ての既存の建物は等しくアクセスできるようにする必要はない．

神話2：障害者は自立した生活を送るために，ハイテク支援装置またはサービスを必要としている．

単純で安価な装置は，障害者が自立した生活を送るのを支援する際に，最も重要であることがしばしばである．たとえば，援助装置は，修正された食事道具やボタンかけと同じように，アフォードしうるものである．

神話3：テクノロジーへの簡単なアクセスは，障害者に利用できるようになる．

障害者にとってコンピュータや他のテクノロジーへのアクセスは，遅れている可能性が少なくない．これは，教育，雇用，収入といった他のサービスでの遅れの特徴となっている．

神話4：もし人が障害を持ったとしたら，テクノロジーを必要とする人は資金を簡単に調達できる．

支援テクノロジーに資金を調達するメカニズムは，適切な専門的評価の提供と，その入手性と利用に対する訓練によって，容易には取り組むことのできないバリアとなっている．支援テクノロジーは非常に高価である可能性があり，従来の支払いのメカニズムを通しては簡単に支払うことはできない．正しい資金調達源を見つけることが，非常に重要である．

神話5：企業は，障害者に利用できる新たなテクノロジーに，簡単にアクセスする．

テクノロジーの急速な変化は，職場では特にバリアとなるかもしれない．新しいテクノロジーはこれまでの古いテクノロジーとうまく統合しないこともあり，経済はより新しいテクノロジーと技術革新に伴って，定期的で頻繁な管理を妨げることがしばしばある．

神話6：障害者はテクノロジーの変化と新たな技術革新を待ち望んでいる．

障害者の一部には，年輩の人と同じように，急速な変化に対応するのがますます難しい人もいる．テクノロジーの世界の要請は，ある障害者にとっては厳しいものがある．

1991).作業療法士は,達成することが難しい日常生活での自立のために遂行を強化し,バリアを最小にすることによって,地域での機能的自立を改善するよう人々を支援するためにテクノロジーを用いている.このタイプのテクノロジーは「支援テクノロジー」と呼ばれることが多い.

今日,テクノロジーの使用のための作業療法サービス提供モデルは,地域内の民間リハビリテーション・テクノロジー会社や専門のセンターとの緊密な協業に頼っている.サービス提供モデルは,地域の専門センターに構築されるシステムの方向へといっそう動きつつある.地域に根ざした場面で働く作業療法士は,地域の専門センターの従業員や所有者であるかもしれないし,あるいは,クライエントを特別な技術的サービスが利用できる地区のセンターに紹介している人かもしれない.地域の専門センターは,ポジショニングのスペシャリスト,拡大コミュニケーション・スペシャリスト,特殊教育者,リハビリテーション・エンジニア,建築家,資金提供スペシャリスト,リハビリテーション提供者を含むチームメンバーとの,多職種,学際的,または,領域横断的なチーム・アプローチから構成されるべきである.

支援テクノロジー

合衆国技術的支援法(Technical Assistance to the States Act；公法100-407)によって定義されているように,**支援テクノロジー**とは以下のことである(Cook and Hussey, 1995).

> 商業的に得られるレディメイドか,改造されたものか,特注かを問わず,障害者の機能的能力を高めたり,改善するために用いられるあらゆる品目,器材部品,あるいは,製品システムである.

支援テクノロジーは,障害者の自立した生活を送る能力を著しく高めた.たとえば,コンピュータによる**環境制御装置**は,障害者が車椅子から光と機器を操作してドアを開けることを可能にする.考えを声で話すことができない人のために,タッチまたは光起動式キーボードと合成音声システムと結びつけた**拡大コミュニケーション**装置は,新しい世界とのコミュニケーションへのアクセスを提供した.視力低下者のためのスクリーン拡大システム,視覚障害者のためのスクリーン解読プログラム,移動障害者にコンピュータシステムの利用を可能にした特殊能力スイッチは,支援テクノロジーが地域へのアクセスを大幅に提供する方法の例である(Angelo, 1997).

非効率的で不適切なテクノロジー

市場に出ている非効率的な製品は,今日,障害者を圧倒するほどの多さである.消費者は,一般的に,製品は欠陥を持ちながら出されて来ることを認めていている.悪い製品は故障するが,良い製品は市場に残り,繰り返して使われる.販売されているオプションの大きさは消費者に利用できるものである.何千ものオプション品目から選ぶことができるが,注意深い選択を必要とする.作業療法士と消費者にとっては,適切な機器を選択するためのガイドラインが重要である.Box 7-4には,Dicky & Shealey(1987)を修正したガイドラインのいくつかを示している.

テクノロジーへの過剰依存

テクノロジーは,日常生活の中で遂行する人間の能力を著しく強化することができる.しかし,テクノロジーが利用できる唯一の選択肢であるという思い込みは,製品の濫用または依存を助長する可能性が高い.障害者が通常の方法で日常生活課題を成し遂げることができない場合,適応技術または適応機器がその人達にそれを成し遂げさせるのを可能にすることもある.適応技術は人間の生活をますます柔軟にして自立させるし,また,ハンディキャップを少なくした状態と関係しているために,機器よりも好まれる.このリハビリテーションの一般的原則は,代償,適合,教育という概念と一致している.

一部のクライエントにとっては,適応機器の永久的な利用が必要となる.他のクライエントにとっては,製品の当面の利用が必要となる.作業療法実践家は過

> **Box 7-4　適切な支援テクノロジー選択のために示されたガイドライン**
>
> - 製品と個人的ニーズが対応している．
> - 費用効果を検討する．その物品が費用的に見合わず，その人の自立レベルを実際に改善できるならば，利益をもたらすことになろう．
> - 美辞麗句の広告に惑わされない．その製品を吟味し，それが意図していることが実際になされるのかどうかを確かめる．
> - その製品の評判を見つける．それは信頼できるものか．
> - その機器を用いている人に調査する．信頼できる人の声に耳を傾ける．
> - 行商人のバイアスを避ける．作業療法士と消費者が一緒に決めたことに基づいて購入する．
> - その製品を用いるという意思と希望があるかどうかを確認する．
> - その製品の取り付けがどのくらい難しいかを検討する．
> - その製品のアフターケアにはどんなことが含まれるのかを検討する．
> - その製品が持ち運びできるものなのか，据え置き式なのかを検討する．
> - 返却や保証についてはどうなっているのかを調べる．
> - 不良品の苦情について，消費者レポートを検討する．
> - 製品がすぐに時代遅れのものにならないかどうかを検討する．
> - 製品を購入することが最善の答ではないかもしれないことを知る．レンタルや一般の部品の利用によってもできることもある．
>
> 出典：Dickey, R. & Shealey, S.H. (1987). Using technoloty to control the environment. American Journal of Occupational Therapy, 41, 717-721.

剰依存を引き起こさず，また，最大の自立を達成するように，製品の利用の段階づけを含む目標を確立するために，クライエントと協業することに責任を持つ．

◆ 教育的イニシアティブ

障害者は，早期発見と早期介入を含むサービスの継続性を提供する包括的教育を受ける権利を持つ．しかし，一部の施設は，障害者にアクセス不可能なままになっている．テクノロジーの利用は，環境コントロールシステム，コンピュータ化された指示，同級生の支援を受けてのコミュニケーション，「壁のない学校」，その他の創造的革新を通して，教育へのアクセスとインクルージョンを作り出すことを可能にしている．

1990年の「目標2000年：アメリカ人教育法（Goal 2000：Educate America Act）」の通過とそれに続く，例えば合衆国学校改善法といった連邦規則は，説明責任に対する国家の注目と基準に基づく教育改革の必要性に集中してきている．1997年の障害者個別教育法（IDEA）修正案の通過は，障害者の教育に大きな力点を置くものであった．各州は，障害をもつ生徒達の遂行目標を確立し，それらの目標の達成に向けた改善を評価するよう求められている．障害をもつ生徒の遂行は，例えば，検査得点，退学率，卒業記録などの指標によって，説明されることになろう．

国連の教育・科学・文化機関（ユネスコ）は，障害者に対する主要な支配的概念として，生涯学習を促進するようリーダーシップを発揮した．1994年の「全ての人のための生涯学習（Lifelong learning for all）」は，1996年から2001年までの期間にわたるユネスコ中期戦略の枠組みとなる主要用語として選ばれた．この折り紙付きのイベントは，1997年にドイツのハンブルグで，ユネスコによる第5回成人教育

国際会議の間に開催された．障害をもつ成人が，世界の教育課題に初めて位置づけられた．その結果，主要目標として生涯学習を通しての成人と生涯教育に対して，世界的な関与を求める目標が確立された（United Nations Educational, Scientific, and Cultural Organization, 1997）．

◆作業療法の役割

地域のインテグレーションの成功は，地域施設へのアクセスを必要とする．家や地域社会における作業療法士の役割には，身辺処理訓練，適応機器の利用，社会心理的・情緒的な支持が含まれている．作業療法士は，価値の明確化，入手できる生活目標の開発，自立生活に対する肯定的態度の注入にかかわっている．退院に備える作業治療プログラムは，人々が地域内でのバリアを克服するよう練習させる．現実的な活動は，様々な環境の中での技術訓練を促し，クライエントが問題とバリアの解決を展開するよう促し，そして，地域社会に戻ることに対する恐れを発散させることになる．機能的技能の回復は，障害を減少する目的でなされた治療，セラピストが教える代償的戦略，あるいは，支援機器の治療的適用によって達成されるかもしれない（Mann & Lane, 1991）．作業療法士は，地域内のバリアを評価し，アクセスしやすくするためにバリアの撤去という解決策を開発する．

全米アクセス可能技術支援プログラムセンター（NCA）は，公園，レクリエーション，観光旅行への障害者のインクルージョンに関する最新の情報を提供する資源サービスである．技術支援スタッフは，障害者だけでなく，作業療法士，建築家，通訳専門家，展示デザイナー，レクリエーション専門家，プログラムおよび施設マネージャーにサービスを提供している．以下の疑問は，利用できる技術支援の範囲の広さを描き出している．

● 私は国家的な論戦の場で働いています．私はどうしたら自分の場所の三次元触覚型地図を手に入れることができますか．

● 私たちの自然センターにあるアクセスできる小道の表面に，どんな種類の材料を使ったら良いでしょうか．

● どうしたら，盲人に動物園を体験させてあげられるのでしょうか．

● 当所の野生生物保護官は，オリエンテーション・ビデオを持っています．補助聴力装置はどんなときに必要でしょうか，また，どんなタイプが利用できますか．

アクセスできない家庭環境を変えるために，多くの方法が利用できる．しかし，これらの変化は，財源，建築規則，専門家の入手可能性，家主の承認（賃貸の場合），そして，個人の選択にかかっている．公共施設へのアクセスについては，合衆国司法省が以下の4つの優先順位を確立している（National Center for Access Unlimited, 1991）．

1. アクセスできるアプローチと入口
2. 商品とサービスへのアクセス
3. トイレへのアクセスと使用可能性
4. 必要に応じた追加的装置やコミュニケーション装置

Box 7-5は，ADA第Ⅱ項規則に基づくアクセス解決法のための推奨チェックリストである．

交渉可能性対アクセス可能性

Noris-Baker & William（1978）は，「交渉可能性」という概念を提案した．**交渉可能性**とは，その人が通常用いている適応機器だけで，その環境の特徴にアクセスし，それを意図された目的で用いる人間の能力を指している．Bates（1994）は，この定義を「その人に受け入れられるようなやり方で，その環境の特徴にアクセスする能力」と読むように修正されると提案した．Bates（1994）はさらに，その人が地域社会の統合された一部となるにつれて，その人の機能的交流を考慮することの重要性を論じている．彼女は，「交渉可能性」は，人間，環境，機器の間の機能的相互作用を含むものである述べている．これら3つのすべての側面と相互の影響を考慮することができなければ，最

> **Box 7-5　博物館，劇場，スポーツ施設の調査**
>
> **施設への到着**（段差，自立しての到着，あるいは，駐車場）
> - ハンディキャップを持つ人にアクセスできるスペース，段差，駐車場の縁石の撤去などの数と位置
> - 入り口までの移動通路（歩行者通路やスロープ）
> - アクセスできる入り口-アクセスできるトイレを示す表示
> - テレタイプ（TTY）装置，電話など
>
> **方向表示**（アクセスできる入口，商品，サービス）
>
> **入り口**（入りやすさ）
> - 入口ドアの重さと広さ
> - クロークのカウンターの高さ
> - インフォメーション・ブースの高さとインフォメーションの資料
> - 入場券売り場のカウンターの高さと聴覚強化システム
>
> **アクセスできるトイレ**（男性用と女性用，共用）
> - 全体を見渡せること
> - 通路
>
> **エレベーターや階段**（プログラムや展示にアクセスするための室内スロープ）
>
> **公会堂や劇場**（アクセスできる座席）
> - 座席の数と位置
> - アクセスできるステージと更衣室
> - 聴覚強化システム（FM, LOOP, INFAREO）
>
> **説明書の表示**（展示場の1つをチェックする）
> - 説明書の高さ：正面45インチ，側面54インチ
> - 浮き彫り文字
> - 同じ情報の点字資料
>
> **プログラム**（代替となるもの）
> - 大きな文字での印刷
> - 点字
> - 音声説明テープ
>
> **公衆電話**（少なくとも1カ所の前に，少なくとも30×48インチの床スペースがあること）
> - TTYのシンボル標識を持つTTY
> - 音量コントローラー
> - 補聴器の互換性
>
> **冷水器**（入手性と高さ）
>
> **教育**（視覚と音声の警報システム）
>
> **売店**（該当する場合）
> - 通路
> - アクセスできる高さの棚
> - 会計カウンターの表示
>
> **食べ物の売店やレストラン**（該当する場合）
> - カウンターやテーブルの高さ
> - 通路の明示
> - 代替形式のメニュー
> - 車椅子が入るテーブル

適とは言えない結果をもたらす．Batesの定義によれば，この概念の例は，作業療法に関連しており，次のように示される．

　スポーツ車椅子に乗った女性がカフェテリアにいる．彼女はファーストフードのカウンターにアクセスすることができる．彼女はそこに歩行者と同じように近づけるが，それを意図された目的のために自立して使うことはできない．立っている人がまずコックの注意を向けさせない限り，彼女はコックに注文することができない．そのカウンターにはアクセスできるものの，「交渉可能性」はない．逆に言えば，この女性は飲物の入ったケースを開け，自分でソーダ缶を取ることができるが，そのケースは「アクセスする」には高すぎる．

環境に交渉の余地があるかどうかを評価するために，セラピストは環境内のすべての特徴を検討しなければならない．その建造物がADAガイドラインにしたがってアクセスでき，その意図された目的通りにそ

の特徴を使うことができなければ，さらに調整が必要となろう．セラピストは，クライエントにその環境の中で必要とされる課題を遂行するよう求めることから始めることができる．Bates（1994）によれば，以下の計算例に基づき，検者は交渉された特徴の比率を記録することができる．

1. 環境内の特徴の数＝76
2. 交渉の余地がある数＝42
3. 計算＝（42／76）×100
4. 交渉可能な環境＝55.26％

作業療法士は，評価された環境の数（N＝76），そして，評価に対して交渉の余地があったこと（N＝42），その後の作業療法介入による交渉可能性の増加（N＝6）を示すことによって，介入からの変化を示すために，3種類の計算を用いることができた．その結果，交渉可能性の環境得点は63.15％となろう．

教育と研究の必要性

テクノロジーの急速な変化，統合的ケアというシステム間の融合，新しい教育イニシアティブ，そして，ますます多様になる労働力などに伴って，専門職は生涯学習という概念を受け入れなければならない．作業療法士は，クライエントが生活する文脈における創造的問題解決とテクノロジーの進歩を強調した訓練プログラムを通して，自分の技術を最新のものにし続ける必要がある．地域資源への認識を高め，協力関係を築いてネットワークを構築するための効果的な方法を開発し，そして，消費者との協業関係を展開することが，極めて重要である．アクセスできる環境を作り出すために作業療法士が用いるプロセスは，単に1片の機器を処方することによってではなく，むしろ，個人に「生活という仕事（job of living）」のために必要な道具を提供することによって得られるものである．

創発しつつあるアクセス可能性という問題にとって，対話と研究を付け加えることは必要である．より良い評価の道具，アクセス可能性の基準，そして，実践での効果などを探るために企画された研究は，いっそうの調査研究を保証している．さらに，アクセスしやすさの問題，問題解決の戦略，そして，地域や世界でのアクセスのしにくさに対する革新的な解決法に関するカリキュラムに含まれる現在の傾向を検討する経験的研究が必要である．

◆おわりに

世界の約7億5000万人の人々が障害を持っている（Adams and Benson, 1990）．障害をもつ人々は，通常，全ての母集団の中で最も貧しい人々であり，そして，このことは特に第3世界の国々では真実である．医療施設や教育施設は誰でも利用できるというわけではなく，そして，読み書き能力を持つ障害者の比率は有意に平均以下である（National Institute on Disability and Rehabilitation Research, 1990）．貧困と入手可能で相ふさわしい教育機会の欠如は，多くの障害児に教育を強制的に放棄させている．国連の人権宣言，権利章典，世界中のその他の重要な憲章にもかかわらず，社会は，このサービスが不十分にしか提供されていない母集団の治療には，名声を得てきてはいない．

今日，社会的サービスやヘルスケア・サービスの種類とそれらが提供される方法に対する関心は明白である．障害者達は，その一生涯をグループハウス，保護授産所，特殊学校といった隔離された場面で過ごすのではなく，通常学校や住宅へのより良好なアクセスを求めている．さらに，障害者に商品とサービスを提供する合衆国のテクノロジー会社は，自らを，世界市場への早期の競争者として位置づけた．世界の全ての地において，全ての人々のためにアクセスできる地域を作り出すことによって，人間の遂行を促進する運動は，全ての市民に献身的な責任を求めるであろう．

アクセスのしにくさは，この世界の地域に影響を及ぼす問題である．作業療法士は，このアクセスのしにくさという問題を扱う技術を持っている．適応の専門家，擁護者，政策立案者，教育者，ビジネス・オーナー，そして，関心を持つ市民としての役割の中で，作業療法士はバリアフリー環境のために闘うという重

要な役割を果たすことができる.

◆ スタディ・クエスチョン

1. 障害者が地域で遭遇する建築上のバリアのうち，最も頻繁に見られるタイプは何でしょうか．これらのバリアの解決の可能性をあげなさい．
2. 障害者のためのアクセス可能性に取り組む連邦法は何というでしょうか．また，それはアクセス可能性のどのような事柄に取り組んでいるでしょうか．
3. 障害者に対する地域でのアクセス可能性に関する作業療法士の役割と責任はどんなことでしょうか．
4. 支援テクノロジーは，地域へのアクセスをどのように改善するでしょうか．
5. 交渉可能性とアクセス可能性との関係を定義づけなさい．障害者のニーズに対する地域の反応をより良く測定するのは何でしょうか．それはなぜでしょうか．

引用文献

Adams, P.F., and Benson, V. (1990). *Current estimates from the National Health Interview Survey, 1989*. Washington, DC: National Center for Health Statistics.
American National Standards Institute (1986). *American national standards for buildings and facilities—providing accessibility and usability for physically handicapped people*. New York: American National Standards Institute.
American Occupational Therapy Association. (1996). ADA and occupational therapy education informational packet. Bethesda, MD: Author.
Americans with Disabilities Act (ADA) of 1990. *Federal Register, 56*(156).
Angelo, J. (1997). *Assistive technology for the rehabilitation therapist*. Philadelphia: F. A. Davis.
Bates, P. (1994). The self-care environment: Issues of space and furnishing. In C. Christiansen, *Ways of living: Self-care strategies for special needs*. Bethesda, MD: American Occupational Therapy Association.
Cook, A.M., and Hussey, S.M. (1995). *Assistive technologies: Principles and practice*. St. Louis: Mosby.
Dattilo, J. (1994). *Inclusive leisure services: Responding to the rights of people with disabilities*. State College, PA: Venture.
Dickey, R., and Shealey, S.H. (1987). Using technology to control the environment. *American Journal of Occupational Therapy, 41*, 717–721.
Gadbow, N., and DuBois, D. (1998). *Adult learners with special needs: Strategies and resources for postsecondary education and workplace training*. Malabar, FL: Krieger.
Jackson, S., and Banks, F. (1997). Home management. In J. Van Deusen and D. Brunt (Eds.), *Assessment in occupational therapy and physical therapy*. Philadelphia: Saunders.
Mann, W., and Lane, J. (1991). *Assistive technology for persons with disabilities: The role of occupational therapy*. Bethesda, MD: American Occupational Therapy Association.
National Center for Access Unlimited. (1991). Achieving physical and communication accessibility. Washington, DC: Author.
National Center on Accessibility Technical Assistance Program. (1994). *Update*. Washington, DC: Author.
National Council for Disability Rights. (1999). *Disability Report*. Chicago, IL: Author.
National Institute on Disability and Rehabilitation Research. Levine, D.B., Zitter, M., and Ingram, L. (Eds.). (1990). *Disability statistics: An assessment*. Committee on National Statistics, National Academy Press.
Noris-Baker, C., and Williams, E.P. (1978). Environmental negotiability as a direct measurement of behavior-environment relationships: Some implications for theory and practice. In A.D. Seidel and S. Danford (Eds.), *Proceedings of the Tenth Annual Conference of the Environmental Design Research Association* (pp. 209–214). Houston: Environmental Design Research Association.
Rehabilitation Act of 1973, 29 U.S.C. 01 et seq. (1973).

Smith, R. (1991). Technology approaches to performance enhancement. In C. Christiansen and C. Baum, *Occupational therapy: Overcoming human performance deficits.* Thorofare, NJ: Slack.

Trombly, C.A. (1995). Occupational therapy for physical dysfunction. Baltimore: Williams and Wilkins.

United Nations Educational, Scientific, and Cultural Organization. (1997). *Proceedings, Fifth International Conference on Adult Education,* Hamburg, Germany.

U.S. Department of Health and Human Services. (2000). *Healthy People 2010* (Conference ed.). Washington, DC: Author.

U.S. Department of Transportation (1999). *Update Report.* Washington, DC: Author.

Walker, J.M. (1979). *A guide to organizations, agencies, and federal programs for handicapped Americans.* Washington, DC: Handicapped American Reports.

第2部

地域に根ざした多様な実践場面

A Variety of Community-Based Practice Settings

第8章

地域に根ざした仕事プログラム

Brent H. Braveman, MEd, OTR
Supriya Sen, MS, OTR
Gary Kielhofner, DrPH, OTR, FAOTA

COMMUNITY-BASED WORK PROGRAMS

概　要

はじめに
仕事関連の実践に対する影響
　地域に根ざした仕事プログラムへの移行
高品質の地域に根ざした仕事プログラム
　寄与要因
　一般的特徴
　地域に根ざした仕事プログラムの例

キーとなる用語

コミュニケーションと交流技能評価
　　（Assessment of Communication and Interaction Skills；ACIS）
クライエント中心（Client centered）
地域（Community）
地域中心（Community centered）
同一化された地域（Identificational community）
作業行動場面（Occupational behavior setting）
作業有能性（Occupational competence）
作業同一性（Occupational identity）
作業遂行歴面接・改訂版（Occupational Performance History Interview；OPHI-II）
作業に関する自己評価
　　（Occupational Self Assessment；OSA）
チームアプローチ（Team approach）
仕事能力評価（Work capacity evaluation）
仕事環境影響尺度
　　（Work Environment Impact Scale；WEIS）
ワークハードニング（Work hardening）
勤労者役割（Worker role）
勤労者役割面接（Worker Role Interview；WRI）

学習目標

本章は，読者が以下のことができるように書かれたものである．

- 仕事の成功に影響する主要要因を明らかにすること
- 職業リハビリテーション実践に影響する作業療法内外の傾向を説明すること
- クリニックに根ざした仕事プログラムと比較して，地域に根ざした仕事プログラムの利点を説明すること
- 高品質の地域に根ざした仕事プログラムの特徴を説明すること
- 仕事に復帰する損傷した勤労者の能力に影響を及ぼす心理社会的および環境的要因を説明すること
- 地域に根ざした仕事プログラムにおける作業療法士の役割を検討すること

◆はじめに

　現在の職業志向的実践を理解するためには，それを作り上げているいくつかの傾向を考えなければならない．本章では，地域で提供されている職業志向的プログラムの特性に影響を及ぼしてきた作業療法内外の展開について，その概要を説明する．さらに，高品質の地域に根ざした仕事プログラムへの寄与要因と一般的特徴をも明らかにする．そうしたプログラムの2つの例を紹介する．

◆仕事関連の実践に対する影響

　20世紀後半に，合衆国のヘルスケアシステムには極めて大きな変化が起こった．第二次世界大戦後の数十年間に，テクノロジーの劇的な進歩により，病気や機能障害の根本的原因の理解が高まり，機能を制限する機能障害を減少するための戦略への力点が高まった．作業療法の治療アプローチは，機能障害の根本原因を最少限にするというこの強調点と並行したものであった（Kielhofner, 1997）．セラピストは他のヘルスケア専門家と共に「ワークハードニング」プログラムの開発と実施に参加した．これらのプログラムは損傷

や障害を持つ勤労者が，仕事の活動に対する生体力学的な能力低下を減らすことで，就労に復帰するのを支援しようとするものであった（Matheson, Ogden, Violette & Schultz, 1985；Niemeyer & Jacobs, 1989；Hanson & Walker, 1992）．

この時期の作業療法では，職業リハビリテーションアプローチはその特徴として生体力学的であり，仕事の遂行を改善する手段として，筋力，可動域，協調性，巧緻性の改善に焦点を当てていた（Lohman & Peyton, 1997）．その人の課題完了のための身体的能力の評価を改善しようとする努力は，形式的な**仕事能力評価**の開発へと導いた．仕事能力評価は，職務の身体的要求をシミュレーションし，広範囲な身体能力を測定する．この評価は能力，興味，職業技能を無視して，身体能力を強調しがちであった（Matheson, 1982）．同時に，仕事能力評価から明らかにされた欠陥を治療するために，ワークハードニングプログラムが開発されつつあった．Niemeyer & Jacobs（1989）は，**ワークハードニング**を以下のように定義づけた．

> 就労の可能性を改善するという最終目標をめざして，身体的耐久性，スタミナ，持久力，生産性を徐々に高めるように構成され，段階づけられ，シミュレーションの仕事課題や実際の仕事課題にクライエントを参加させる個別化した仕事志向的な治療過程．

アメリカ作業療法協会（AOTA）がワークハードニングの目標として「心理的感情的耐久性」を改善することを含めた，より広範囲の定義を採択したにもかかわらず（American Occupational Therapy Association, 1986），ワークハードニングの力点は引き続き，生体力学的であるとされた．

ワークハードニングプログラムは，仕事のための生体力学的なフィットネスの増大のための原理と方法の改良をもたらした．しかし，損傷や障害の発生後の機能を改善するために，生体力学的アプローチのみを用いることの限界に対して，ますます関心が高まった．特に，そのアプローチは障害者が直面しているすべての範囲の問題に取り組むことに失敗したとされた（Kielhofner, 1997）．

作業療法における現代の考え方は，作業機能障害を生物的，心理的，環境的な諸要因の相互作用からもたらされる多次元的なものであると認識している．このアプローチと首尾一貫して，損傷や障害発症の後に仕事に復帰しようとする試みを成功に導く上で影響を及ぼす重大な役割を果たす可能性のあるものとして，上述した可動域，筋力，持久力といった生体力学要因に加えて，仕事の満足度や職場での人間関係といった心理社会的要因を明らかにするための研究が開始された（Braveman, 1999；Bigos et al., 1991；Appelberg, Romanov, Heikkila & Honkasalo, 1996）．

さらに，作業療法専門職は治療的介入の「手段」と「目的」の両者として，作業に対するその本来の焦点へと戻り始めた（Trombly, 1995）．この力点は作業療法士を，仕事を個人の全体的な作業的生活の1つの構成要素として認識する者へ，また，根底を成す能力という事柄を超えた仕事の側面を考慮する者へと導くことになった．

地域に根ざした仕事プログラムへの移行

変化は「いかに」介入するかだけでなく「どこで」介入するかという点でも起こった．伝統的な仕事関連プログラムは，伝統的なリハビリテーションプログラムの中や仕事に焦点を当てた介入のために計画された場面で実施されていた．しかし，仕事プログラムは徐々に，クライエントの住む地域の中で，特に実際の職場そのものの中で行われるようになってきている．

伝統的に，仕事に関連する介入は，勤労者がその役割を実際に行っている場所ではなく，主に医学モデルの作業療法室の中でなされてきた．通常，勤労者は作業療法室でのプログラムで，一定期間のワークハードニング訓練を受けた後に職場に戻るだけだった（Matheson, Ogden, Violette & Schultz, 1985）．そうした伝統的な職業リハビリテーションの費用に対する懸念は，仕事の能力障害という新たな視点と結びついて，もっと早い段階での実際の仕事環境での介入へと導くことになった．

介入に関する以前の説明と比べると，損傷した勤労者のための「現場での」職業リハビリテーションプロ

グラムの現在の説明では，その損傷の発症から数日以内に，クライエントとセラピストを職場の中で目にするようになった（Kenny, Powell & Reynolds-Lynch, 1995）．こうした職場での早期介入は，仕事を支える習慣の顕著な崩壊を予防し，再損傷の恐れが大きなバリアになることを予防し，そして，長期欠勤に対して損傷した勤労者とその上司や同僚との間に起こる可能性がある対立関係を制限することができる．

地域での実践の増加に向かう傾向は，おそらく作業療法領域内の変化と実践に影響を及ぼす外部の力の結果であろう．地域の機関の中での，あるいは職場での職業リハビリテーションプログラムの到来は，現在の実践に作業機能障害の多次元的特性の理解を取り込んだことを示している．支払者による管理ケアの増加といった診療報酬やヘルスケア政策における変化も，ある役割を果たしている（Braveman & Fisher, 1997）．例えば，伝統的な医学モデル場面や専門老人ケア施設での診療報酬の減少は，地域で実践の機会を探るセラピストの増加を引き起こしている．

地域（コミュニティ）という用語の広義の定義は，地域に根ざしたプログラムを理解する上で役立つ．地域という概念は社会科学の文献では非常に多様である．町や市は地域と呼ばれているが，それには刑務所や宗教団体も含まれている．会社，工場，商業団体でさえも，地域と呼ばれている（Minar & Greer, 1969）．Fellin（1993）は，私たちが出会う人々も，居場所のない**同一化された地域**の構成員であるという役立つ概念を説明している．これらの地域には，少数民族集団または少数文化集団，患者集団，友情による集団，職場集団なども含まれる．そのような地域のメンバーは，同じ集落，流域，自治体内に暮らす必要はない．これらの地域のメンバーは地理的な地域と重複することが多いものの，場所によってではなく，その集団の利益または同一性によって決定されている（Longres, 1990；Germain, 1991）．

本章で例示する2つのプログラムのうちの1つは，損傷した勤労者や障害を持つ勤労者の職場での職業リハビリテーションの提供に焦点を当てた「現場でのセラピー（on-site therapy）」プログラムである．職場を1つの地域と考えることは，損傷した勤労者の上司との関係や同僚集団の中でのその勤労者の安全性といった事柄に関する共通の関心事といったように，損傷した勤労者の仕事に復帰しようとする試みに関連する心理社会的要因を考える場合に，特に役立つ．第2の例は，エイズを持ちながら生活する人々の地域に提供されるプログラムである．このプログラムは2カ所で提供されており，複数の地理的な地域からクライエントを選び出しているが，各プログラムの参加者はまた，共通のニーズと共通の社会的ジレンマを持つ人々から成る地域のメンバーでもある．

◆ 高品質の地域に根ざした仕事プログラム

多くの要因が高品質の地域に根ざした仕事プログラムに寄与している．これらの要因は作業療法の原理にとって一般的なものも，特化したものもある．にもかかわらず，それらは地域に根ざしたサービスの価値や効果に影響を及ぼしている．さらに，高品質の地域に根ざした仕事プログラムには，3つの共通する特徴がある．それらは，①チームアプローチを用いていること，②クライエント中心であること，③地域を中心にして焦点を当てていること，である．これらの要因と特徴は，地域に根ざした仕事プログラムの開発を考える上では重要である．

寄与要因

以下の3つの要因が高品質の現代的な仕事プログラムの発展に影響している．
1. 勤労者役割を，そのクライエントの役割のレパートリーの中の他の役割と関係づけて考えること．
2. 評価では，仕事の機能障害を多面的問題として取り組むこと．
3. 仕事の機能障害の多面的特性に取り組んでいる作業療法理論を用いること．

■ 他の役割との関係の中での勤労者役割

　地域に根ざした実践は，本来的に，セラピストをクライエントの生活全体にますます気を配らせる傾向にある．これは仕事，能力障害，仕事での成功を，ある人の生活の他の側面と相互に関連づけるように，ますます認識させることになる．

　仕事への復帰という試みの成功に影響を及ぼす要因の理解が高まったことにより，作業療法士は身体能力が回復したならば，障害を持つ勤労者が仕事にうまく復帰するであろうという仮説に限界を認識してきている．不幸なことに，職場復帰の試みに対する他の生活上の役割の影響に関する研究は十分とはいえない．Hammel（1999）は，脊損者グループのメンバーたちが自分たちの**勤労者役割**（職務の遂行に求められる行動や職務のパターン）をどのように元通りにしたのかという最初の質的研究の結果を示した．Hammel（p.49）は，この研究の鍵となる洞察を「参加者たちが数多くの役割を維持したりバランスを取ろうとして，また，これらの役割を織り込もうとして闘っている」ことであると述べている．彼女は，個人の生活の中での役割の相互関係を象徴的に説明するために，ロープの比喩を用いている．「各役割はロープを構成する紐のようなものである．紐は様々な時間や状況の中で，あるいは，様々な環境からの期待の中で，縒り合わされたり，解かれたりする（Hammel, p.49）」．Hammel（p.59）はこの研究に基づき，以下のように結論づけた．「強いけれども柔軟性のある生活のロープの鍵は，個人の長期と短期のニーズや環境の期待に適合させるために役割のレパートリーの内外に柔軟に役割を持ち込み，新しい役割を創り出し，既存の役割に有能性を発展させ続けるその能力ほどには，役割の数や形に関係づける必要はない．このように，勤労者役割はその人の生活全体のロープと社会的世界という文脈の中で考慮されなければならない」．

　きちんとした研究がますます必要とされるものの，損傷した勤労者や障害を持つ勤労者を真に理解するためには，その勤労者の生活の範囲内で，全体的な役割の補完ということを理解しなければならないのである．

■ 多面的問題としての仕事の機能障害

　作業療法士は職業関連評価を完了すると，その結果からその人の就労を妨げている問題に枠づけたり命名することになる．評価結論を生物的，心理的，環境的要因の相互作用を反映したものとするためには，セラピストはそれらの要因に関する情報を評価しなければならない．

　Velozo（1993）は，幅広い評価アプローチの事例が，研究によって支持されたと指摘した．彼は，仕事復帰の予測的モデルに生体力学的要因を含めた研究の中で，身体的遂行要因（例えば，体幹の可動域，体幹の屈伸の筋力，持ち上げる能力）に，仕事への復帰と統計的に関連しているものはないことを示した．彼は，これらの結果に基づき，身体能力と職業能力の評価だけに基づく職場復帰の評価が賢明ではないことを示した．Velozoの生体力学要因に関する知見と同様に，Anthony, Cohen & Danley（1998）は関連研究のレビューを通して，精神医学的症状や精神医学的診断のいずれの指標も，職業リハビリテーションの成果を予測していないと主張した．

　これらの議論は，セラピストは勤労者の身体的・精神的能力に関する情報を提供する標準的な職業評価に加え，心理社会的評価と環境評価をも用いるべきであるという概念を支持している．幸運なことに，今では，勤労者の経験における心理社会的および環境的な側面の情報を提供する数多くの評価がある．これらの評価は，特に作業療法の概念的実践モデルである人間作業モデルに基づくものである．例えば，作業遂行歴面接・改訂版（OPHI-II），作業に関する自己評価（OSA），コミュニケーションと交流技能評価（ACIS），勤労者役割面接（WRI），仕事環境影響尺度（WEIS）が含まれる．これらの評価は表8-1にまとめられている．

　作業遂行歴面接・改訂版（OPHI-II）は半構成的インタビューで，クライエントの作業遂行や生育歴に関する情報を得るために作られたものである．この道具は，①**作業同一性**（人は自分をどのように見ているか），②**作業有能性**（人は自分の遂行をどのくらい良いと感じているか），③**作業行動場面**（人が行動する

表8-1 地域に根ざした仕事プログラムで用いる評価法

評価	役立つ点と実施法	産物
作業遂行歴面接・改訂版（OPHI-Ⅱ）（Kielhofner et al., 1998）	身体的，認知的，その他の遂行の構成要素の評価を結びつけて初回評価として役立つ． クライエントにより40分〜90分を必要とする多面的な場面で実施される半構成的インタビュー．	クライエントの役割と物理的・社会的環境を含むクライエントの作業遂行と生活歴に関するナラティブな情報をもたらす． この道具によって測定される以下の3つの構成概念に関する尺度を含んでいる． 1. 作業同一性（人々が自分自身をどのように見ているのか） 2. 作業有能性（人々は自分の遂行をどのように良いものと考えているか） 3. 作業行動場面（人々が行動する環境）
作業に関する自己評価（OSA）（Baron, Kielhofner, Goldhammer & Wolenski, 1998）	初回評価の1つとして，また，目標設定過程の一部として役立つ． 時間が限られている場合に，特に役立つ．クライエントはセラピーセッション以外でも，この評価を完成できる． セラピストは，30〜60分を必要とする別のセッションで，説明，話し合い，解釈を実施する．	作業有能性，環境の影響，価値に関するデータをもたらす． 作業有能性と環境を説明する項目で，クライエントはどのように満足を感じているのかということをもたらす． クライエントがある項目にどれだけ価値を置いているのかということと，変化を求める目標設定の過程に自分の有能性の認識を取り入れているのかということの間の差の調査をもたらす．
コミュニケーションと交流技能評価（ACIS）（Forsyth, Salamy, Simon & Kielhofner, 1998）	コミュニケーションと交流技能に及ぼす病気の結果を測定するのに役立つ． クライエントとセラピストがお互いに合意した社会的交流の観察． 観察や評価の時間は一定ではなく，20〜60分．	以下の3領域での20の技能に関する動詞項目の評定をもたらす． 1. 身体性 2. 情報交換 3. 関係性 技能喪失の根底を成す原因に関する情報はもたらさないが，治療や代償的戦略を通じて探索と介入のための問題領域を明らかにする．

（次ページに続く）

表8-1 地域に根ざした仕事プログラムで用いる評価法（続き）

評　価	役立つ点と実施法	産　物
勤労者役割面接（WRI）（Velozo, Kielhofner & Fisher, 1998）	身体能力評価の間になされる観察と結びつけて，初回評価過程の間に，心理社会的・環境的構成要素に関する情報をもたらす． 30～60分の半構成的面接と10～15分を必要とする採点．	以下の6つの構成要素への採点をもたらす． 1. 個人的原因帰属 2. 価値 3. 興味 4. 役割 5. 習慣 6. 環境 初回評価と退院時評価を比較するように意図されている（2回目の評価は必ずしも必要ではない）．
仕事環境影響尺度（WEIS）（Corner, Kielhofner & Olson, 1998）	特に，現在も働いている人や，今は働いてはいないが将来にはある特定の仕事に復帰したいと考えている人々に，そのクライエントの自分の環境の経験や認識に関する情報を収集するために役立つ． インタビューと評定に40～50分を必要とする半構成的面接． 治療過程の一部として独立して用いたり，あるいは，初回評価の間の勤労者役割面接などの評価と結びつけて用いると役立つ．	いかに環境要因が勤労者の遂行，満足，健全な状態（物理的，社会的，環境的に）に影響を及ぼすかを示す物理的空間，社会的接触と支援，時間的要求，利用できる対象物，日常的な職務機能といった17項目への評定をもたらす． 仕事環境の質や特徴が勤労者にどのように影響を及ぼしているのかという情報を提供する．

＊これらの評価のそれぞれは，アメリカ作業療法協会のProduct Division（http://www.aota.org/）から購入することができる（訳注：現在はMOHO Clearinghouseから購入できる．日本版は日本作業行動研究会から購入できる）．

出典：Kielhofner, G., Mallinson, T., Crawford, C., Nowak, M., Rigby, M., Henry, A., and Walens, D.(1998). A user's manual for the occupational performance history interview (version 2.0). Chicago：Department of Occupational Therapy, University of Illinois at Chicago.
Baron, K., Kielhofner, G., Goldhammer, V., and Wolenski, J.(1998). A user's manual for the OSA：The occupational self-assessment. Chicago：Department of Occupational Therapy, University of Illinois at Chicago.
Forsyth, K., Salamy, M., Simon, S., and Kielhofner, G.(1998). A user's guide to the assessment of communication and interaction skills (ACIS) (version 4.0). Chicago：Department of Occupational Therapy, University of Illinois at Chicago.
Velozo, C., Kielhofner, G., and Fisher, G.(1998). A user's guide to the worker role interview (version 9). Chicago：Department of Occupational Therapy, University of Illinois at Chicago.
Corner, R.A., Kielhofner, G., and Olson, L.(1998). A user's guide to the work environment impact scale (version 2.0). Chicago：Department of Occupational Therapy, University of Illinois at Chicago.

環境），という3つの尺度から構成されている．この尺度をつけた後，この評価の手法により，セラピストはクライエントから聞き出した生活史のパターンのタイプを明らかにし，その人の生活史の語りに関する質的記録を書くことができる．OPHI-Ⅱは勤労者の役割の評価や仕事の能力障害を体験しているクライエントを評価するために，特に作られたものではない．しかし，OPHI-Ⅱはそのクライエントの役割，社会的接触，そして，そのクライエントが働いてきた環境の探索をもたらす．OPHI-Ⅱにより広範囲の情報が収集されるため，セラピストは障害を経験した後の職場復帰に影響している全ての要因を調査することができる（Kielhofner et al., 1998）．

作業に関する自己評価（OSA）は，クライエント自身の作業有能性の認識と作業的適応に対する環境の影響をとらえるために作られた自己実施式の評価である．それは，クライエントの優先順位に基づいた目標を決める過程を引き出す．この評価は2部の自己評価様式から成る．第1部は，クライエントの作業機能状態に関する一連の文章である．クライエントは各々に利点，適切な機能，欠点と分類して反応するよう求められる．クライエントはまた，各項目に対する重要性も明らかにする．第2部は，同じように反応する自分の環境に関する一連の文章である．クライエントは次に，変化のための優先順位をつける過程へと導かれる．次に，これらはセラピーの目標へと変換される（Baron, Kielhofner, Goldhammer & Wolenski, 1998）．

コミュニケーションと交流技能評価（ACIS）は，ある作業を行っている間に，他人とコミュニケーションをとったり，交流する際のクライエントの技能に関する情報をもたらす観察評価である．ACISでは，ある作業形態を社会的集団内で遂行している間に，そのクライエントが示した技能に関するデータを収集するために用いられる．この評価は遂行技能を示す行動や行為の「動詞形」から成る．この技能項目は，①身体性，②情報交換，③関係性，という3つのコミュニケーションと交流の領域を示している．各領域におけるクライエントの技能のセラピストによる観察は，クライエントとセラピストに社会的交流に関する技能レベルの影響を明らかにし，また，効果的に行うという改善の目標を立てることをもたらす（Forsyth, Salamy, Simon & Kielhofner, 1998）．

勤労者役割面接（WRI）は，損傷した勤労者から，仕事の経験での心理社会的，環境的構成要素に関するデータを収集する半構成的面接である．WRIは面接で得た情報と，身体的および仕事能力の評価の身体的・行動的評価手続きの間になされる観察とを結びつけるものである．WRIの目的は損傷した勤労者の仕事に復帰する能力に影響するであろう心理社会的・環境的変数を明らかにすることである（Velozo, Kielhofner & Fisher, 1998）．

仕事環境影響尺度（WEIS）は，機能障害や能力障害を持つ人々が自分の仕事場面をどのように経験しているのかに関するデータを収集するための半構成的面接である．この面接は，クライエントの遂行，満足，良好な状態に対する仕事場面の影響に焦点を当てる．セラピストはこの面接で得た情報を質的評価へと置き換えることができる尺度を持つ．この尺度は仕事環境の影響を全体的にみて否定的から肯定的への連続線上で測定する．さらに，個々の項目を採点する場合に，その環境がクライエントにどのような否定的あるいは肯定的な影響を及ぼしているのかというプロフィールをもたらす（Corner, Kielhofner & Olson, 1998）．

■作業療法理論の使用

うまくなされており，模倣可能なサービス・プログラムは，仕事の成功に影響を及ぼす数多くの要因に取り組んでいる明白で包括的な理論によって導かれる必要がある．そのような理論の1つである人間作業モデル（MOHO）（Kielhofner, 1995）は，損傷した勤労者の研究に適用されてきた（Azhar, 1996；Corner & Kielhofner, 1996；Corner, Kielhofner & Lin, 1997；Kielhofner & Brinson, 1989；Velozo, Kielhofner & Fisher, 1990；Munoz & Kielhofner, 1995；Salz, 1983；Olson, 1995；Mallinson, 1995）．

このモデル（Kielhofner, 1995）によると，①動機づけ，②生活の役割と習慣，③能力，④環境的文脈，

という4つの主要な要因が仕事の成功に影響している．動機づけの要因は個人の文化的価値，興味，仕事に関する決定，仕事へのかかわり，仕事のストレスに適応する能力，働くことに対する満足のレベルに影響する能力に対する自分の考えを含んでいる．第2の要因である生活様式には，生活役割と習慣が含まれる．役割とは，仕事を支援または妨害するかもしれないその仕事の内外での社会的関係の全体的な複合性，および，勤労者役割や関連する社会的役割へのその人の同一性をさす．習慣とは，仕事の成功や失敗に影響を及ぼす典型的な行動の全体的パターンや仕事に特化したパターンをさす．第3の要因である能力は，仕事に特化した技能と同様に，身体的，精神的，社会的技能をさす．第4の要因である環境的文脈には，特定の仕事環境，仕事の遂行の満足度に影響する人的，非人的側面，そして，より大きな地域や社会の影響が含まれる．

仕事への復帰の予測に関する44の研究をレビューしたBraveman（1999）は，最も頻繁に予測力があるとされた要因は，人間作業モデルで作られた多くの根本的な主張を支持するように組み立てることができると結論づけた．このモデルの信条のすべてが仕事への復帰との関係で研究されたわけではなかったため，このモデルを仕事に関連する障害を持つ人々の介入を支援する主要理論として用いることをさらに正当化するためには，より特化した研究が必要である．しかし，Bravemanの知見に基づくならば，このモデルは大きな可能性を持つように思われる．統一モデルの使用は根拠に基づくプログラムの開発とプログラム成果の評価の双方に強力な枠組みをもたらす．人間作業モデルの主要な構成要素と仕事への復帰を予測する研究で共通して調査された要因との関係は，表8-2に要約されている．

表8-2 仕事への復帰の研究における予測的要因とMOHOの構成要素との関係

モデルのサブシステム	モデルの主な構成要素	仕事への復帰の予測として共通して調査された関連する要因
意志	個人的原因帰属	障害のレベルの認識 環境の統制の認識 教育レベル 損傷に対する失敗の認識
	価値	年齢 性 文化
	興味	損傷前の仕事の満足度
習慣化	役割	研究時の仕事の状態（軽い職務，仕事なし等）
	習慣	損傷前の仕事時間 損傷前の仕事の出勤記録
精神―脳―身体の遂行	身体的能力	損傷の特性と重篤さ 認識された痛みのレベル 手術歴 診断名
環境	社会的集団	監督者との交流 同僚との交流 仕事環境や仕事のストレス

一般的特徴

健全な地域に根ざしたプログラムに不可欠な要素の一般的特徴は，①チームアプローチ，②クライエントを中心に当てた焦点，③地域を中心とした焦点，の3つである．

■チームアプローチ

最も効果的な職業リハビリテーションプログラムはチームアプローチを用いている．**チームアプローチ**という用語は，「学際的（interdisciplinary）」という用語と区分するために特に選ばれたものである．「チームアプローチ」という用語は，損傷した勤労者や障害を持つ勤労者，仕事の監督者，そして，その人にとって大きな意味を持つ他の人々をチームの同等のメンバーとして取り込んだものである．地域に根ざした職業リハビリテーションチームのメンバーは，プログラムが実施される場所や焦点によって，大きく異なるであろう．

■クライエントを中心に当てた焦点

Cohen & Anthony（1988）は，効果的な地域に根ざしたサービスの計画のために，6つの重大な構成要素を明らかにしている．これらの構成要素は（クライエントに焦点を当てた）**クライエント中心**であり，以下の事柄を含んでいる．

1. 選択を最大限にし，有能性を高め，無条件の支援を提供することに価値を置くプログラム．
2. サービスシステムの目標だけではなく，クライエントの目標に当てた焦点．
3. 事前に決めたサービスではなく，クライエントが認めている援助に当てた焦点．
4. 消費者に「全か無か」を取るように求めるのではなく，クライエントが望むレベルに当てた焦点．
5. サービスの輪郭や構造ではなく，どんな介入が，誰によって，何の目的で提供されるかという点で，サービス供給の本質を明らかにすること．
6. 地域のケアや維持のというよりも，地域での消費者の参加と成長という視点．

■地域を中心としたアプローチ

Cohen & Anthony（1988）が提唱したこれらの構成要素に加え，Barker（1994）は以下の2つの不可欠な成分を示した．

1. サービスは，地域内の特定の個人のニーズに合致し，その地域の長所と特有な資源の上に作り上げ，単一のマーケティングアプローチを採用するのではなく，複合的なビジネスとの関係を展開することに基づく地域に必要な一部分でなければならない（**地域中心**）．
2. サービスは，様々な機能レベルの人々のために幅広い選択や「一連の」選択肢を提供するものでなければならない．

作業療法士は，地域やクライエント中心という基準を満たす地域に根ざした職業リハビリテーションプログラムを開発するのに適している．クライエントが明らかにしたニーズに基づいたサービスや，仕事の場面やその地域で提供される介入を仕立てる柔軟に作られたサービスは，経費や成果という点で効果的なものにすることができる．

そうしたプログラムの2つは，イリノイ大学シカゴ校作業療法学科によって開発された．本章では，例として，ワークサイトプログラム（損傷した勤労者に対する現場でのセラピープログラム）と雇用選択プログラム（エイズのクライエントに対する職業リハビリテーションプログラム）を説明する．

地域に根ざした仕事プログラムの例

■ワークサイト（Worksite）プログラム

ワークサイトプログラムは，イリノイ大学シカゴ校（UIC）の作業療法学科と理学療法学科の協業として，1997年に設立されたもので，勤労者に対する費用効果の高い包括的な職業サービスを提供することを第1の目的として開発された．損傷した勤労者に関するUICの人口統計学的分析により，大学内での調整されたリハビリテーションサービスの必要性が強調された．予防，リハビリテーション，就労前スクリーニング，ADAのコンサルテーションを含む仕事関連

サービスは受けられるものの，それらはそれぞれが断片的で，うまく調整されてはいなかった．さらに，損傷予防サービスも受けられたものの，制度としては定期化されてはおらず，損傷した勤労者の職場復帰はその部門の管理者の判断にゆだねられていた．UICの勤労者に対する補償経費の分析によると，経費の増加，損傷による時間の損失，損傷の再発の中で，調整されたサービス不足が浮上した．リバティ相互保険会社のデータは，現場での企業内リハビリテーションは全国平均値よりもはるかに有意に高い85％以上の職場復帰成功率を示していた（Foster, 1995）．入手できるデータに基づけば，UIC独自の勤労者への補償額が増加し続けているため，ワークサイトプログラムを立ち上げることの利点は，UICにとっては理にかなった選択のように思われた．

現場でのリハビリテーションの利点は，これまでも長年にわたり認識されてきた．しかし，産業界が勤労者の補償費増加のために仕事復帰プログラムの再評価を強く求めてきたのは，ごく最近になってからである．1992年から1994年の間に，合衆国の勤労者に対する補償総額は7.9％上昇し，雇用主の経費は1,119億ドルから1,207億ドルへと拡大した．イリノイ州では勤労者への補償や治療に使われた合計額は1984年と1993年とを比べると，102％増加した（Foster, 1995）．この新たな関心は管理ケアの成長が引き起こした間接的結果である．医療費が監査され，統制されて，以前には見過ごされていた損傷や障害に関連した支出も無視できなくなった．雇用主は中核となる自分たちの仕事と同様に，障害を持つ従業員を管理する必要性に気づき始めた．これは既存のセラピー予算を現場プログラムといった方法に向け直すことを意味した．仕事に関連する損傷への治療的介入は何十年にもわたって行われてきたものであったが，セラピストは病院や作業療法室から仕事の現場の中の作業療法室へと移ってきた．セラピストは，活動的で，機能に基づき，また，仕事の身体的要求に関連した治療の新しい側面を，その場に持ち込んだ．

現場でのリハビリテーションプログラムは，損傷した人々を職場に復帰させる目的で，その人々の職業的可能性と身体的機能状態を評価する多種多様なアセスメントを用いている．評価戦略は，職業リハビリテーションと結びついた標準化された仕事評価の利用から，身体能力や仕事能力に対する高度に技術化された機器までの幅がある．方法は痛みや異常な痛みの行動を明らかにすることに活用される（Velozo, 1993）．ワークサイトプログラムは，これらの伝統的な仕事評価道具を用いており，現場での介入の利点を認めるというその考え方に特有さがあるわけではない．このプログラムの特有さは，人間の能力，遂行，技能を，その人の環境や働く意味と結びつけて取り組む評価道具の一体化の必要性を認識した点にある．

1つの地域としての仕事場　ここ数年，「ワークハードニング」や「ワークコンディショニング」という用語が，職業リハビリテーションにおける実行可能な選択肢と見なされるようになってきている．いくつかの例では，早期介入モデルを使うことで，「仕事への復帰の継続」の成功率が高くなっている．早期介入は，損傷した勤労者に自分の損傷が経営者の関心事となっていることを知らせ，優先順位を意識するよう促すことになる．これは逆に，雇用主の信頼度を高め，早期回復の基礎を作り出した．早期介入は，主要な治療目標としての症状の軽減以上に，機能の理想的回復も促進する．ワークハードニングやワークコンディショニングは，すべての努力が課題や職務の身体的要求をシミュレーションするためになされ，クライエントを作業療法室場面で実施するプログラムに参加するように求める．勤労者は自分の職務での身体的要求を果たすために筋力や柔軟性を高める過程に参加することで，条件づけられる必要があるものの，損傷した勤労者は創造的な勤労者としてではなく，患者のように感じがちである．

現場でのリハビリテーションは，前述したようなすべての理想を実施する機会を提供する．その上，それは地域としての職場という概念を育む．前述したように，職場を地域と考えることは，損傷した勤労者の職場復帰の試みに関連する心理社会要因を考える際に，また，損傷の発生を予防する介入を計画する際に，特

に役立つ．職務の身体的要求，物理的環境（明るさや騒音など），仕事での機械の使用といったことは，作業療法室でもシミュレーションができるものの，心理社会的環境はそのような環境下では模倣できない．従業員は雇用関係から生まれた雇用主や同僚との強い絆を共有している．この関係は，その人が選んだ仕事上の地域に参加したいという希望やその特定の仕事環境での自己価値という概念にとって決定的であり，強く影響している．Hagberg, Silverstein & Wells（1995）は，仕事の心理社会的要因を，勤労者や管理者の感情をも含めた仕事環境の自覚的特徴と定義した．これらの要因はストレスや過労を引き起こすこともある．心理社会的な仕事要因の例は，仕事のし過ぎ，仕事の重圧，コントロールの欠如，社会的支援，仕事の将来の不確実性などを含んでいる．ビデオ再生装置を用いてのオフィスや勤労者の研究は，仕事のコントロールの欠如，過労の自覚，単調な職務といった心理社会的な仕事要因が，職業関連筋骨格障害（Work-related musculoskeletal disorders；WRMD）と同様に，仕事への復帰を左右する要因およびその妨害要因であることを示した（Smith, Carayon & Sanders, 1992）．仕事の組織化や心理社会的仕事要因はストレスに関連するものとされており，したがって，逆に筋骨格的障害に影響しうるものである（Cooper & Marshall, 1976；Smith, 1987）．ワークサイトプログラムは，心理社会的要因に取り組むことの重要性と適切な介入の提供の利点を認めている．

サービスを受ける地域　ワークサイトプログラムの第1の目的は，工場やビジネスの現場での予防とリハビリテーションのサービスを提供することである．現在，ワークサイトプログラムのクライエントは2つの場面に参加している．処方の主な出所であるUIC医療センターの救急部門は，仕事上で損傷した勤労者を治療するUIC勤労者補償部と連携をとる．ワークサイトプログラムはまた，UICと提携して稼働しているシカゴ国際空港診療所でも実施されている．この診療所はコンチネンタル航空，ホスト・マリオット，ユナイテッド・エクスプレス航空，USエアーといった企業の従業員にサービスを提供する契約を結んでいる．

地理的な地域も，ワークサイトプログラムを代表している．オヘア空港や，UIC医療センターに隣接する州都シカゴ商業地区も処方の出所である．ワークサイトプログラムをクライエントに処方する他の主な出所には，地域の専門職のメンバーも含まれる．これらの処方の出所は医者，危機管理弁護士，勤労者補償ケースマネージャー，健康保険ケースマネージャーなどの特定の専門家たちから成る明確な集団が出所である．これら各々の専門家集団は仕事上での損傷に関連する経費の削減という共通の関心事に加え，それぞれが特有なニーズを持っている．これらのニーズを認め，取り組むことは，プログラムをマーケティングしたり，処方の流れを維持したり，ワークサイトプログラムチームの機能的メンバーとしてこれらの専門家たちを組織立てる上での重要な段階である．

ワークサイトプログラムのチーム　一般的に，ワークサイトプログラムのチームはサービス提供者，サービス受給者，処方の出所から成る．ワークサイトチームのメンバーとして参加している人の例は以下のとおりである．
1. サービス提供者：作業療法士，理学療法士，UICケースマネージャー，プログラムマネージャー，医師，作業健康看護実践家．
2. サービス受給者：損傷した勤労者，その家族，雇用主．
3. 処方の出所：医師，勤労者補償ケースマネージャー，危機管理弁護士．

このプログラムは各チームメンバーがリハビリテーション過程を可能にし，また損傷を予防する上で果たす重要な役割を認めている．チームの構成は提供されているサービスが当てた焦点による．例えば，望まれる成果によって目標が決められるため，損傷予防チームはリハビリテーションチームとは異なる．予防プログラムを作成し管理するよう求められるチームは，通常，健康専門家，勤労者，管理者，人材管理，リスク管理，安全部門の各代表者を含んでいる．ワークサイトプログラムは，チームメンバーの協力と関与なし

に，また，彼らの考えや専門技術なしには，プログラムの目標が実現されないと認識している．

プログラムのデザイン　プログラムの理論的基礎として人間作業モデルと生体力学モデルを用いて作成されるワークサイトプログラムは，損傷の予防，評価，職場での介入，ADAコンサルテーション，プログラム評価といった一連の包括的サービスを提供する．このプログラムはクライエントのニーズに基づくサービスを，注文に応じて作ったり，個別化するために設定される．これは逆に，サービスのプロトコールを探ることになる．UICの損傷した勤労者のリハビリテーションのためのサービスプロトコールの例を，Box 8-1に示す．

予防プログラムの例　ワークサイトプログラムは，その出発以来，いくつかの予防プログラムを実施してきた．1998年には，勤労者の補償データが腰部と上肢の損傷の増加を示したため，UIC施設管理部のために配属のためのスクリーニングプログラムを開発した．このプログラムの目的は，人間の身体能力と職務の身体的要求の対応を確定することにあった．その目標は，損傷発生を予防し，それと結びついているリハビリテーション費用の上昇を防ぐことであった．12カ月以上にわたり，各部局の職務に課せられている不可欠な身体的要求と潜在的な危険因子とを明らかにするために，職務分析が実施された．施設管理部から送られて来た新職員は，これらの身体的要求の基準に照らして，標準的な機能評価法で検査を受けた．配属のためのスクリーニングプログラムのデータ解析の結果，新職員の22％が1項目以上の身体的要求基準を満たしていないことを示した．これらのデータは，損傷のリスクを持つ勤労者を明らかにするために機能評価を実施する必要性を明白に示している．

■雇用選択プログラム

地域に根ざした職業リハビリテーションプログラムの第2の例は雇用選択プログラムで，イリノイ大学シカゴ校作業療法学科とHoward Brown健康センターとの連携により，エイズを持ちながら生活している人々に対する職業リハビリテーションプログラムとして，1997年に開発された．Howard Brown健康セン

■ Box 8-1　仕事のリハビリテーションのためのサービスプロトコールの例

1. その損傷が管理者に報告された後には，損傷した勤労者は速やかにUIC救急部に導かれる．
2. 救急部医師はその勤労者の損傷を評価し，さらに介入が必要かどうかを決める．
3. サービスはワークサイトプログラムから求められる．これには損傷の特性によってなされ，以下のサービスが含まれることもある．(a)作業療法，(b)理学療法，(c)機能的能力の評価，(d)職務分析，(e)人とその仕事の環境との間の不適合基準を明らかにするための人間工学評価．
4. サービスがひとたび開始されたなら，ワークサイトのケースマネージャーはセラピスト，損傷した勤労者，救急部医師，そして，必要ならば，円滑で，効果的で，かつ，費用効果が高い仕事への復帰の移行を促進するために勤労者補償ケースマネージャーや雇用主と，協業する．仕事への復帰や他の期待される成果を求める目標は，関心を持つすべての団体の間の協業的努力の産物である．明確な目標設定と開かれたコミュニケーションが不可欠である．
5. 損傷予防の戦略の実施は，勤労者が損傷を体験し，リハビリテーションを受け，仕事に戻るという間の移行期に開始される．セラピストと医者は，その損傷した勤労者が自分の仕事の習慣，健康，生活様式に関するリスクに気づくようになるように積極的にかかわり，また，必要な勧告を行う．
6. その勤労者が仕事に復帰した後に，確実にその職務にうまく戻ったことを確認するために，フォローアップを開始する．

ターはシカゴの北側に位置し，シカゴ同性愛社会のヘルスケアのニーズに応えるという使命を持った，地域に根ざした健康センターである．

1990年代には，有望な新薬治療の結果，HIV関連の死亡率は大幅に減少している（Feinberg, 1996；Hogg et al., 1997）．死亡率の減少に加え，複合的治療を受けている多くの人々は日常活動を完全に行う機能と能力の増加を経験している．1997年の初めに，Howard Brown健康センターは，HIVまたはエイズを持ちながら生活している人々に対する仕事関連の介入という新たなニーズを認識した．機能改善の結果，数カ月から数年間にわたり仕事の障害を持っていたエイズのクライエント数名が，労働者として再出発することを考慮し始めた．Howard Brown健康センターは，クライエントのニーズに応える努力の中で，エイズを持って生活している人々が仕事に復帰するのを支援するプログラムを開発するために，シカゴエイズ財団と国立エイズ基金に研究費を求め，獲得した．この団体はエイズを持つ人々の医学的および心理社会的ニーズを充足する高度の専門技術を持ってはいたものの，リハビリテーションの経験や仕事の障害を持つ人々の経験は限られていた．

これと同じ時期に，イリノイ大学シカゴ校作業療法学科は，学科が提供する作業療法サービスの範囲がこの専門職が全体として提供していることをより密接に反映するために，地域に根ざした機関との提携を開発する努力を追求していた．UIC作業療法学科は，上述した数多くの職業関連評価の開発を含む仕事の障害とリハビリテーションの領域に輝かしい歴史とかなりの専門技術を持っている．別の2つの職業リハビリテーションプログラムも，この学科によって開発されているが，それらはこれまでにこれといった仕事の経歴のない長期の障害者のための仕事準備プログラム（Olson, 1995）や上述したワークサイトプログラムである．引き続き，連携により，試行的プログラムの開発，実施，評価へと徐々に進んでいった．

試行段階の雇用選択プログラムに，20人のクライエントが参加した．これらのクライエントでうまくいったために，UIC作業療法学科とHoward Brown健康センターは，そのプログラムを継続するための資金をさらに求めた．1998年秋に，このプログラムは合衆国教育省リハビリテーションサービス管理局から3年間の補助金を受けることになった．この補助金はHoward Brown健康センターでのプログラムの続行を可能にし，そのプログラムの第2の場所としてUIC構内で展開することになった．

第2の場では，このプログラムはサービスを受ける個人の母集団の拡大をもたらした．Howard Brown健康センターのクライエントは人種も多様であり，教育的背景も社会経済的背景も広範囲にわたっていたが，この雇用選択プログラムに紹介されたクライエントのほとんどは，同性との性交渉によってHIVまたはエイズに感染したと報告した男性であった．しかし，この母集団はもはや現在の合衆国で，エイズを持って生活する大多数の人々を代表してはいない．UIC構内への第2の場の開設は，薬物の静脈内注射によってHIV陽性となったとする女性やクライエントを含む幅広い層のクライエントにサービスの提供を広げることを可能にした．さらに，多様な人種，教育や社会経済的背景を持つ人々がUICのクライエントを代表することになった．この場面のクライエントの一部は，職場に再び入ることよりも，初めて職業的役割に就くことに関心を抱いていた．クライエントは，断続的な就労という生育史に加えて，子育てを調整することや麻薬での逮捕歴などの履歴への対処法といった別のジレンマにも直面していた．

サービスを受ける地域 雇用選択プログラムのサービス提供地域を理解するには，地域の幅広い定義を用いる必要がある．この雇用選択プログラムのクライエントは，全員がHIVまたはエイズを持って生活する人々の地域に属しており，慢性疾患とのつき合い上につきまとう共通のニーズや関心を共有している．しかし，このグループのメンバーは他の地域にも属している．シカゴの同性愛者の地域は非常に活発で，ゲイやレズビアンの新聞，ゲイやレズビアンである消費者のニーズを充足することに焦点を当てた多数の非営利団体，それにスポーツクラブ，政治活動団体，支援グ

ループなどの広範囲にわたる社会的政治的組織などのコミュニケーションの仕組みを確立してきている．これらのコミュニケーションの仕組みに投資することは，潜在的なクライエントを明らかにし，サービスをマーケティングし，そして，クライエントへの追加の支援源を配置するといったことに役立つ．

地理上の地域も，この雇用選択プログラムの中に示されている．シカゴは近所づき合いの町と評されることが多い．同性愛者の地域のメンバーは，全てではないが，多くがHoward Brown健康センターの位置する場所でもあるレイクビューと呼ばれる隣接地区で暮らしている．UICでサービスを受けるクライエントの多くは，シカゴの近西地区（Near West Side）や南地区（South Side）といった同じ地理的地域あるいは隣接地区の一員である．この雇用選択プログラムのクライエントの中には，特定の人種や少数民族のグループも代表されている．クライエントによっては，これらのグループを地域とするアイデンティティを強く抱いている．例えば，クライエントの多くがシカゴのピルゼン地区という強力なラテン系アイデンティティを持つ地域に住んでいる．複数地域のメンバーであるということは，クライエントに目標達成を支援する上で役立つことがある追加サービスを提供することができる．しかし，他の人々にとっては，複数地域に属するということは，職業リハビリテーション過程を複雑にすることもある．エイズや他の障害があったり，同性愛者であることは大きな汚名をもたらし，また，ある地域に受け入れられることを困難にしている．異なる文化や少数民族のグループは障害を違ったように見ており，それに対処するために別の戦略を取ることがある（Eisenberg, 1977；Jenkins, 1988；Kleinman, 1988）．エイズという病気を望ましくない行動や性的志向性という特徴と結びつける文化を持つ地域では，大きなスチグマや偏見がエイズと結びつけて語られることがある．

雇用選択チーム 作業療法評価と介入を提供するために2人の常勤作業療法士が雇用された．2人はそれぞれが2カ所に配置されたため，グループをリードするようお互いが助け合い，問題解決を高める機会を提供しあった．参加者にボランティア活動，インターンシップ，支払いを受けての雇用などの機会を開発するために，シカゴの実業界に働きかけるべく，常勤の職業配置専門家が雇用された．この専門家はまた，作業療法士と協力してクライエントの興味を評価し，雇用に関する目標を立て，職探しや面接を受ける準備をし，また，雇用主の可能性のある人々に成功の機会を最大限にするよう働きかけた．チームの他の重要なメンバーには，クライエント，クライエントの家族，ケースマネージャー，クライエントの主治医，雇用主となる可能性がある人々も含まれた．クライエントは様々な目標，問題，期待を持って，この雇用選択プログラムにやって来る．プログラムは，「うまくいった」成果を構成していることを自己決定するクライエントの権利を維持することに焦点を当てている．この雇用選択プログラムの主目標はクライエントを賃金が支払われる仕事に戻すことにある．しかし，賃金が支払われる仕事に復帰しようと決心したクライエントを支援することは，別の満足する役割も成功の要因と考えられるために，その人にとって開発されるべき最善の利益とは言えない．長期間にわたり勤労者役割から離れていたクライエントが，家では別の役割を担っていることも少なくない．したがって，仕事への復帰は役割に関するその人の家族との再交渉を必要としている．職場へ復帰しようとする試みを成功させるためには，家族やその人にとって大きな意味を持つ他の人々をセラピーに含める必要がある．

医師の役割は，そのクライエントの健康状態やそのクライエントの薬物調合の複雑さにより，多様なものとなる．一部のクライエントには，こうしたかかわりはほとんどないが，他のクライエントには，医師は働いている間の服薬管理をどのようにしたら良いのかを親身に相談に乗ってくれる人である．

雇用選択プログラムに参加しているクライエントの生活の複雑さと，経済的社会的な多重な支援源への依存は，典型的には，賃金を支払われる就労が自分の利益に実際にどのような影響を及ぼすのかといったことに，少なからぬ混乱を引き起こすことがある．多くの

クライエントには，このプログラムへの紹介にケースマネージャーがついている．あるいは，このプログラムのスタッフがクライエントに，ケースマネジメントのサービスを受けるために既存の社会的サービス機関を紹介する．最後に，インターンシップの機会や賃金付き雇用を提供する雇用主となる可能性を持つ人も，チームのメンバーであると考えられる．これらの人々の関与は，クライエントが雇用主とどのように接触しようとしたのかといったことや，自分のエイズ情報の開示に関するクライエントの決定によっても，多様になる．雇用主や管理者をチームメンバーに含めるのを忘れると，クライエントによっては成功へと導くつながりを致命的に失うことになりかねない．

プログラムデザイン　雇用選択プログラムは，プログラムの理論的基礎として人間作業モデルを用いて作られており，4つの段階から構成されている．第1段階は，予備的スクリーニングから始まる初回評価過程を含む．このスクリーニングはそのクライエントに対するこのプログラムの適切さを確認したり，プログラムへの出席を確保するために必要な問題解決と資源を決定する（例：子どもの世話や交通手段）ために役立つ．プログラムスタッフは，プログラムへの出席や参加を改善するために，そうした困難さを持つクライエントに働きかける．そうした介入の例には，公共交通機関の障害者用割引パスを入手するために，クライエントに働きかけることなどがある．クライエントは最初に作業遂行歴面接・改訂版（OPHI-Ⅱ）（Kielhofner et al., 1998）を用いて評価される．OPHI-Ⅱに加えて，作業に関する自己評価（OSA），国立健康研究所（NIH）活動記録，コミュニケーションと交流技能評価（ACIS）が，各クライエントに実施される（Baron et al., 1998；National Institutes of Health, 1985；Forsyth et al., 1998）．OPHI-Ⅱ，OSA，ACISについては既に説明した．

NIH活動記録は，セラピストがクライエントの日常生活でのルーチンの理解を得るのを支援する自己実施法の評価である．各クライエントは，自分にとっては「通常の」日を代表する平日と週末の2日間について，30分単位で自分の活動を欄に埋める．この評価はそのクライエントの活動に対する耐久性やルーチンの社会的接触などに関する洞察をもたらす．クライエントがプログラムを進むにつれて，「必要とされる」ことに基づき，他の評価も用いられる．これには前述した勤労者役割面接（WRI）や仕事環境影響尺度（WEIS），それに，運動および処理技能評価（AMPS）が含まれる．AMPSはクライエントが機能的活動をしている間の遂行に対する運動と処理の技能に関する情報をもたらす（Fisher, 1994）．クライエントの興味と就労に関する目標も，職業配置専門家によって評価される．

第1段階には，集団での教育や支援の場面へのクライエントの参加も含まれる．この場面は，クライエントが職業的役割を支えるために必要な仕事の技能や日常習慣を探索し，開発するのを支援するために設定されている．この場面には，自己評価と職業計画，経済，利益，全米障害者法，仕事への復帰，職探し，および職業技能開発訓練といった他の後方支援，そして，職務経験などに関する情報の共有が含まれる．プログラムスタッフは，第1段階の教育課程を開発するために多数の既存の地域に根ざした機関と協力する．グループ場面には，公的援助に頼る人々のために代弁するシカゴを拠点とする非営利団体である「責任あるセーフティネットのためのSSI連合」といったグループの代表者の指導を受けた発表や話し合いが含まれている．

8週間にわたる第1段階では，以下のことを提供することを目ざしている．
1. 自己評価と職業選択の強化と緻密化の機会．
2. 促し，首尾一貫性，プログラムへのかかわりといった習慣を開発するための構成化されたルーチン．
3. 仕事に復帰することに関する重大な情報を共有するためのフォーラム．
4. 仕事に復帰するための情緒的支援を提供する地域．
5. 仕事の準備状態に影響するかもしれない要因を明らかにし，取り組むための文脈．

6. 仕事に適した技能を開発する機会.

　第2段階は，クライエントがボランティアの仕事，インターンシップ，あるいは，一時的就労で，仕事の技能や習慣を開発し続けることに焦点を当てる．これらの機会はシカゴの実業界との提携で開発されたものである．この配置は，クライエントにとっては実際の仕事上での訓練（on-the-job tranining；OJT）や監督を受けること，産業界にとっては配属期間中の労働力を確保するといった利益をもたらす．産業界はまた，この第2段階の最後に，そのクライエントを雇用したい場合，十分に訓練を積み，オリエンテーションを受けた従業員にアクセスできるようにする．この段階の期間と強さは，典型的には1カ月から3カ月と様々で，そのクライエントのニーズに応じて調整される．

　このプログラムの第2段階の間に，クライエントは働くことに関するルーチンを管理する自分の能力に自信を深めることが重要である．それはまた，慢性障害を持ちながら働くことと結びついている困難さを，このプログラムの中で明らかにして取り組むときでもある．それぞれの配属は，それらのクライエントが職務遂行に関する評価とフィードバックを受け取ることができるように計画されている．この第2段階では，ジョブコーチ，調整を明らかにして求める上での支援，ルーチン，交通手段，経済などを計画し管理する上での支援といったサービスがクライエントに提供される．プログラムスタッフは，そのクライエントが適切なスーパービジョンを受けていることを保証するために，また，いかなる挑戦に対しても応答するよう監督者を支援するために，こうした配属された場のボランティアや仕事管理者と密接に連絡を取りながら働く．

　第3段階は競争的就労への直接的な配属から成る．クライエントは職業配置専門家が開発した職務に配属されたり，プログラムスタッフによる就労に応募したり保証されるなどの支援を受ける．この時期はクライエントが自分のHIVの状態を開示するという重大な事柄に関する意思決定をするときでもある．もしクライエントがそのプログラムによって開発された機会を直接的に利用して，面接を求めるならば，HIV状態の開示はあらかじめ予定された結論である．クライエントによっては，これを利点と認識し，雇用主がこのプログラムへ自分を参加させたことは，HIVやエイズを持つ人々を雇用することに支持的であるはずであるといったことを認識している場合がある．別のクライエントは自分のHIVという状態を開示しないことを好み，プログラムスタッフのコーチを受けて，自分で就労の機会を求める．必要に応じて，そのクライエントの職務分析，適応，現場でのジョブコーチが提供される．さらに，プログラムは雇用主の教育，コンサルテーションサービス，そのクライエントの監督者と同僚に対するトラブル解決の支援を提供する．クライエントが提携先になっていない雇用主の仕事を確保しようとする場合，プログラムは要請があればすぐに対応できるようにしながら，これらのサービスをその雇用主に提供する．この段階のクライエントは引き続き集団援助場面に参加することもある．この段階の強さと期間は多様で，平均は約4カ月間である．そのクライエントがその職務での満足のいく遂行へと適応しつつあり，また，満足する遂行を示したと評価されたときに，第3段階は修了となる．

　第4段階は長期にわたるフォローアップと支援から成る．エイズは慢性疾患であり，病気や機能的制限がある場合もあるため，プログラムスタッフは必要に応じて介入したり支援を提供する．クライエントは，仕事への復帰に伴う新たなより込み入った役割のレパートリーに適応するために，かなりの期間を費やすことができる．さらにクライエントは，うまく就労できた数カ月後に，仕事に復帰した最初のときには予想もしなかったような困難に遭遇することがある．例えば，初めは全米障害者法の下での理にかなった環境調整を求める必要性などは考えてもいなかったクライエントが，投薬の変化によって引き起こされるかもしれない疲労や下痢といった副作用を管理するにつれて，後にこの調整が必要であると気づくことがある．クライエントはまた，プログラムスタッフや他のクライエントとの接触を続けることで，情緒的支援を受けるという利益を得る．さらに，クライエントによっては，他の

クライエントへのピアトレーニングや支援を提供するために戻ってくる者もいる.

ケーススタディ

ワークサイトプログラムとSさん

　Sさんは48歳の女性で，1997年9月に内側上顆炎の診察を受けた．彼女は5年以上にわたり血液透析技術者として働いてきており，1997年の7月に別の仕事も任されるようになった．症状の発症は潜行性のもので，特別に損傷のメカニズムを連想させるものではなかった．彼女の症状は抗炎症剤と安静によって快方に向かったものの，通常業務に戻ると再発した．彼女はUIC救急部で治療を受け，投薬や安静にもかかわらず再発した時点で，UICワークサイトプログラムに移された．

　Sさんは機能的レベルと仕事にうまく戻れるかどうかの予後を決定するために，作業療法士と理学療法士の評価を受けた．両セラピストとも，彼女の物理的環境で妨げとなるリスク因子と，仕事に復帰することを妨げる可能性がある職務の身体的要求を明らかにするために，ワークサイトの評価を勧めた．

　引き続き実施された職務分析では，彼女の物理的職場環境と仕事の組織に関連するいくつかのリスク要因が明らかにされた．勧告はワークステーションの貧弱な構成から生み出されているリスクにさらされること，同じ職務に連続して何日にもわたって就くという仕事の組織上の問題，および，彼女と機械とその職務の身体的要求との間のミスマッチを確実に低減させることの重要性を強調したものであった．いくつかの勧告，特にワークステーションと仕事の組織上の問題への対処が実施された後にも，Sさんは肘や仕事の職務の身体的要求に「対処する」ことができないという症状を報告し続けた．彼女はまた，自分の上司との関係にも不満を訴え，それは損傷発症以来，悪化していると感じていた．職務分析の勧告にもかかわらず，彼女は上司から繰り返しの多い仕事を毎日やるように選び出されていると認識していた．

　Sさんは仕事を休んだことはなかったものの，仕事での何らかの心理社会的問題が浮かび上がり，さらに調査と注意が必要になった．Sさんは作業療法士によって，勤労者役割面接（WRI）を用いて評価を受けた．それは職場への復帰を妨げている心理社会的および環境的要因，あるいは，Sさんの場合には，意味のある職務を続けるのを妨げていることを明らかにできるために（Velozo, 1993），選び出された．この評価は以下のことを明らかにした．①Sさんは再びケガするのではないかというリスクを恐れていた．②Sさんの遂行の低下は1つの課題を反復し続けるうちに見られた．③Sさんは自分の上司を仕事を続ける上でのバリアであると認識していた．

　WRIの結果は作業療法士によって示され，彼女を治療している救急部医師，理学療法士，ワークサイトのケースマネージャーが出席したチームミーティングで話し合われた．介入戦略は以下のとおりとされた．

1. 理学療法士はSさんに適切なボディメカニクスを教え，彼女のケガの予後を説明する．作業療法士は彼女の仕事の身体的要求に合わせるために作成されたワークコンディショニング・プログラムを実施する．これはまた，彼女の仕事に固有の反復の多い動きを維持する上で，低下した遂行に取り組むものと考えられた．
2. ワークサイトのケースマネージャーはSさんの上司と，職務分析によって明らかにされた仕事の組織上の問題について話し合いを始める．

　Sさんはワークコンディショニングを含むセラピーを続け，職務の身体的要求に対する持久性の改善を報告した．上司は，ワークステーションにSさんのために必要な変更を施し，明らかにされたリスクにさらされることを短くし，彼女がそのリスクにさらされる時間を制限することなどによって，Sさんに対応する中で，できうる最善を尽くしたと考えた．上司は人手不足からSさんをその特定の仕事から外すことはできなかった．

　3週間後，Sさんは自宅訓練プログラムの理学療法とワークコンディショニング・プログラムを終了と

なった．彼女は修正された仕事に戻ったが，定期的にワークサイトのケースマネージャーに電話をしてきて，自分と上司との関係に関する不満を表明していた．彼女は仕事を楽しんでいたため，仕事から離れはしないと決めたものの，上司との葛藤を解決する必要があると考えていた．SさんはUIC従業員支援プログラムに援助を求めた．6カ月後，Sさんはワークサイトのケースマネージャーに，従業員支援の援助を受けて，上司との葛藤を解決する努力を続けていると教えてくれた．彼女の最終目標は別の部署に移りたいということだった．

雇用選択プログラムとE氏

E氏は36歳の男性で，雇用選択プログラムに参加するまでの6年間は，エイズのために働いていなかった．彼は仕事を離れる前に，何度かの日和見感染があったために，プログラムへの参加までの数年間は3種混合の薬物療法を開始し，参加時の医学的状態は良好であった．彼は，S氏という生活上のパートナーと8年間暮らしてきた．S氏はE氏が仕事に復帰するという選択肢を探ることには支持的であったものの，E氏がストレスのために病気を再発させないかと心配していた．E氏はこのプログラムに参加したときには，いくつかの地域グループやボランティアに参加していたが，過労にならないように配慮して，1回の活動を3〜4時間に制限していた．

E氏は生活史，興味と目標，物理的・社会的環境が自分の日々の機能にどのように影響しているかの認識などの情報を収集するために，OPHI-Ⅱを用いて評価された．彼は主要な役割を，配偶者，家庭管理者，ボランティア，友人，息子であるとした．E氏の最後の就労はコンピュータシステム分析者としてであった．彼はその仕事を楽しんだものの，家での生活とパートナーとの関係を最優先していたと述べた．彼は仕事に戻ることが自分自身とパートナーに経済的利益をもたらすものとみていた．彼はまた，自分の勤労者役割から受けてきた自立と達成感に価値を置いていることを認めた．E氏は自分の病気の間に生じたテクノロジーの変化のために，労働市場に戻る前にかなりの訓練を受けなければならないだろうという感想を表明した．彼も病気の再発や過労になるというS氏の考えと同じだった．E氏は配偶者としての役割を最優先に考えていたので，フルタイムで働くことになると，家庭生活に否定的な影響を及ぼすかもしれないと気にしていた．評価はE氏が家での日々の数多くの管理的な仕事の責任を担ってきたことと，パートナーと家事について再度話し合わなければならないことを明らかにした．

E氏はグループ教育や支援のセッションに出始め，積極的な参加者であった．個々のセッションで，彼は自分が学んでいる恩恵や法的権利のすべてを，声を出して賞賛した．彼は既に複雑になっている生活の中で再開される勤労者役割をどのように担うべきかについて，自分の考えに共感してくれた他の人たちの話からも学んだ．彼は作業療法士とともに，働くことが障害者社会保障収入（SSDI）と民間の障害保険に及ぼす影響について学んだことをあてはめてみた．彼の仕事に対する持久力はフルタイムの仕事を再開するための潜在的なバリアであるとされたために，作業療法士は彼がボランティアとして参加している組織の1つで，徐々に時間を増やすよう交渉してみてはどうかと示唆した．彼はS氏と，自分の忙しくなったスケジュールに合わせるために，パートナーであるS氏が料理，洗濯，雑用の責任を再び担う必要性について，話し合いを始めた．

E氏の個別セラピーのもう1つの焦点は，彼が職探しの準備をするのを援助することであった．これには彼の履歴書を更新したり改善すること，面接技能を磨くこと，職探し戦略をブレーンストーミングすること，技能開発の機会を得ることなどが含まれた．インターンシップという選択肢も話し合われ，作業療法士は大学メディカルセンターの情報技術サービス部門と交渉を始めた．この間，E氏はボランティアの時間を徐々に長くしていき，自分の技能と持久力に自信が深まったと報告した．介入の最後の焦点は，E氏が雇用主となる可能性のある人に自分の長期の離職をどのように説明するのか，また自分の障害とエイズであるこ

とを開示するかどうかという困難な決断をするのを援助することであった．

就職面接の準備の一環として，Ｅ氏は情報産業就職フェアへの出席を決めた．その自分の目標は，面接の質問に落ち着いて対応できるようになること，自分の知識が時代遅れのものになっていないかどうかを確認すること，過去６年間に仕事に就いていなかった理由に関する質問に答えることを経験することが含まれていた．彼は最新のものに更新された履歴書を持参した．彼にとって驚きだったことは，Ｅ氏の調査が多くの利益をもたらしたということだった．遠距離通信の大企業が数日中に採用面接をしたいと接触してきた．プログラムスタッフは集中的なコーチングと面接の準備を行い，一方，Ｅ氏はＳ氏から，フルタイムの仕事への挑戦を支援するために必要な変更を行う意思があるとの約束を取り付けた．

Ｅ氏は自分の６年間の離職に関する質問に対して，自分の病気についてのいかなる特別な情報も開示せずに，かわすことができたと知って喜んだ．実際，雇用主は，彼が最後の仕事を辞める前まで安定した職歴を持っていたことと，彼がボランティアをしている場から彼の信頼性と専門家としての行動に関する現在の身元保証を得ることができるという事実に大きな関心を示した．雇用主は，Ｅ氏が技能を最新のものにするために資源が必要であると語ったことは，安定したやる気を持つ従業員を見つけ出すことに値することであると説明し，彼が受け入れたフルタイムの地位を提供した．

１年後，Ｅ氏はまだフルタイムで続けており，良くやっている．彼はプログラムと接触を持ち続けてもいる．自分の状態を開示しないという彼の選択は，雇用主との接触やサービス提供を妨げてはいるものの，Ｅ氏は新しい役割の管理に関する質問を持って，作業療法士にときどき連絡を取っている．さらに，彼はプログラムの他の参加者のために自分自身を資源として行動し，彼が直面したような問題に立ち向かっているクライエントに自分の経験と洞察を披露している．

おわりに

20世紀は作業療法という領域にとって変化に満ちた時代であった．この変化はこの専門職の内外の諸要素によって駆り立てられたものであり，介入の焦点を自然環境の中での作業の利用に当てることの増加，管理ケア戦略の出現による費用効果の高いケアを求める圧力の高まり，そして，勤労者補償政策と管理という進行中の変化などを含んでいる．もし過去が未来のすべてを予測するのならば，作業療法士はこれからの数年間における仕事関連の実践の形態を変化したり適応させたりすることに対する圧力が続くと予想しなければならない．しかし，未来学者Joel Barker（1992）は，かつて「パラダイムが転換するとき，誰もがゼロに戻る」と述べた．職業リハビリテーションにおいて，パラダイムの転換は職場や地域でのサービス提供へと移ることを含めて，すでに経験されてきていることである．変化を求める未来の圧力は，どのようなタイプのサービスやどのくらいのサービスが提供されるのかに対して，支払いの制約を生み出すかもしれない．しかし，「ゼロに戻る」ということは，変化はまた新たな機会をもたらすことをも意味している．これらの機会は，伝統的な実践の制約と見なされるものと同じ圧力から生じるかもしれない．

未来の変化から生じる機会に投資するよう備えるためには，作業療法専門家は，一方では，この専門職の基本である価値観や信念をしっかりと保持しながら，この領域に影響を及ぼす外部の力を自らに通告し続けなければならない．この領域が地域に根ざした職業リハビリテーションプログラムの開発で確実に成功し続けるためには，以下のような重要な２つの努力が役立つであろう．

第１の努力は，機能障害や障害を経験している勤労者への評価や介入に関連した経験的研究を通して，健全な作業療法実践モデルの開発と検証を続けることである．地域でサービス提供の増加への動きは，勤労者の作業遂行に対する社会的環境的影響の強さを十分に理解する必要性の認識を高めてきている．この認識は

作業機能障害の特性の多次元的見方を取り込んでいる実践に変化をもたらした．第2の努力は，本章で説明してきたようなサービスに引き続き資金を提供することを，支払者や政策作成者を含むこの領域外部の人々に納得させるために必要である．作業療法士は作業療法介入の肯定的成果を測定したり示す努力を増すべきである．

未来がかなりの挑戦を持つものであることは疑いのないことである．しかし，本章で説明してきたような成功は，作業療法の地域に根ざした職業リハビリテーションに約束された未来のための健全な基礎を提供している．

◆スタディ・クエスチョン

1. 包括的な仕事評価の構成要素を説明しなさい．
2. 地域に根ざした仕事プログラムで用いることができる評価を明らかにしなさい．
3. 地域に根ざした仕事プログラムのための作業療法において「最善の実践」の要因について明らかにしなさい．
4. あなたの地域の中で，作業療法サービスから利益を得るかもしれないワークサイトを明らかにしなさい．
5. あなたの地域の中で，地域に根ざした仕事プログラムのための提案書または概念書を作成しなさい．

引用文献

American Occupational Therapy Association. (1986). Work hardening guidelines. *American Journal of Occupational Therapy, 40*(12), 841–843.

Anthony, W.A., Cohen, M.R., and Danley, K.S. (1988). The psychiatric rehabilitation model as applied to vocational rehabilitation. In *Vocational rehabilitation of persons with prolonged psychiatric disorders*. Baltimore: Johns Hopkins.

Appleberg, K., Romanov, K., Heikkila, K., and Honkasalo, M.L. (1996). Interpersonal conflict as a predictor of work disability: A follow-up study of 15,348 Finnish employees. *Journal of Psychosomatic Research, 40*(2), 157–167.

Azhar, F.T. (1996). *The relevance of worker identity to return to work in clients treated for work related injuries*. Unpublished master's thesis. Department of Occupational Therapy, University of Illinois at Chicago.

Barker, J.A. (1992). *Paradigms: The business of discovering the future*. New York: Harper-Collins.

Barker, L.T. (1994). Community-based models of employment services for people with psychiatric disabilities. *Psychosocial Rehabilitation Journal, 17*(3), 55–65.

Baron, K., Kielhofner, G., Goldhammer, V., and Wolenski, J. (1998). *A user's manual for the OSA: The occupational self-assessment*. Chicago: Department of Occupational Therapy, University of Illinois at Chicago.

Bigos, S.J., Battie, M.C., Spengler, D.M., Fisher, L.D., Fordyce, W.E., Hansson, T.H., Nachemson, A.L., and Wortley, M.D. (1991). A prospective study of work perceptions and psychosocial factors affecting the report of back injury. *Spine, 16*(1), 1–6.

Braveman, B.H. (1999). The model of human occupation and prediction of return to work: A review of related empirical research. *Work: A Journal of Prevention, Assessment and Rehabilitation, 12*(1), 13–23.

Braveman, B.H., and Fisher, G. (1997). Managed care: Survival skills for the future. *Occupational Therapy in Health Care, 10*(4), 13–31.

Cohen, M., and Anthony, W.A. (1988). A commentary on planning a service system for persons who are severely mentally ill: Avoiding the pitfalls of the past. *Psychosocial Rehabilitation Journal, 12*(1), pp. 69–72.

Cooper, C.L., and Marshall, J. (1976). Occupational sources of stress: A review of the literature relating to coronary heart disease and mental health. *Journal of Occupational Psychology, 49*, 11–28.

Corner, R., and Kielhofner, G. (1996). *The work environment impact scale*. Chicago: Department

of Occupational Therapy, University of Illinois at Chicago.
Corner, R., Kielhofner, G., and Lin, F.L. (1997). Construct validity of a work environment impact scale. *Work, 9,* 21–34.
Corner, R.A., Kielhofner, G., and Olson, L. (1998). *A user's guide to the work environment impact scale (version 2.0).* Chicago: Department of Occupational Therapy, University of Illinois at Chicago.
Eisenberg, L. (1977). Disease and illness: Distinctions between professional and popular ideas of sickness. *Culture, Medicine, and Psychiatry, 1,* 9–23.
Feinberg, M.B. (1996). Changing the natural history of HIV disease. *Lancet, 348,* 239–246.
Fellin, P. (1993). Reformulation of the context of community based care. *Journal of Sociology and Social Welfare, 20*(2), 57–67.
Fisher, A. (1994). *Assessment of motor and process skills: Test manual.* Fort Collins: Colorado State University.
Forsyth, K., Salamy, M., Simon, S., and Kielhofner, G. (1998). *A user's guide to the assessment of communication and interaction skills (ACIS) (version 4.0).* Chicago: Department of Occupational Therapy, The University of Illinois at Chicago.
Foster, E. (1995). *Liberty Directions.* Liberty Mutual Insurance Company Newsletter. Hartford, CN: Liberty Mutual Insurance Company.
Germain, C.B. (1991). *Human behavior in the social environment.* New York: Columbia University Press.
Hagberg, M., Silverstein, B., and Wells, R. (1995). *Work-related musculoskeletal disorders (WRMDs): A reference book for prevention.* London: Taylor and Francis.
Hammel, J. (1999). The life rope: A transactional approach to exploring worker and life role development. *Work: A Journal of Prevention, Assessment and Rehabilitation, 12*(1), 47–60.
Hanson, C.S., and Walker, K.F. (1992). The history of work in physical dysfunction. *American Journal of Occupational Therapy, 46*(1), 56–61.
Hogg, R.S., O'Shaugnessy, M.V., Gatarac, N., Yip, B., Craib, K., Schecter, M.T., and Mantaner, J.S. (1997). Decline in deaths from new antiretrovirals (letter). *Lancet, 349,* 1294.
Jenkins, J.H. (1988). Ethnopsychiatric interpretations of schizophrenic illness: The problem of nervous within Mexican-American families. *Culture, Medicine and Psychiatry, 12*(3), 303–331.
Kenny, D., Powell, N., and Reynolds-Lynch. (1995). Trends in industrial rehabilitation: Ergonomics and cumulative trauma disorders. *Work: A Journal of Prevention, Assessment and Rehabilitation, 5*(2), 133–142.
Kielhofner, G. (1995). *A model of human occupation: Theory and application* (2nd ed.). Baltimore, MD: Williams and Wilkins.
Kielhofner, G. (1997). *Conceptual foundations of occupational therapy* (2nd ed.). Philadelphia: F. A. Davis.
Kielhofner, G., and Brinson, M. (1989). Development and evaluation of an aftercare program for young chronic psychiatrically disabled adults. *Occupational Therapy in Mental Health, 9,* 1–25.
Kielhofner, G., Mallinson, T., Crawford, C., Nowak, M., Rigby, M., Henry, A., and Walens, D. (1998). *A user's manual for the occupational performance history interview (version 2.0).* Chicago: Department of Occupational Therapy, The University of Illinois at Chicago.
Kleinman, A. (1988). *The illness narratives: Suffering, healing, and the human condition.* New York: Basic Books.
Lohman, H., and Peyton, C. (1997). The influence of conceptual models on work in occupational therapy history. *Work: A Journal of Prevention, Assessment and Rehabilitation, 9*(3), 209–219.
Longres, J. (1990). *Human behavior in the social environment.* New York: Columbia University Press.
Mallinson, T. (1995). *Work programs at Hinsdale Hospital: Addressing work in mental health settings.* Chicago: Department of Occupational Therapy, University of Illinois at Chicago.
Matheson, L.N. (1982). *Work capacity evaluation: A training manual for occupational therapists.* Trabuco Canyon, California: Rehabilitation Institute of Southern California.
Matheson, L.N., Ogden, L.D., Violette, K., and Schultz, K. (1985). Work hardening: Occupational therapy in industrial rehabilitation. *American Journal of Occupational Therapy, 39*(5), 314–321.
Minar, D., and Greer, S. (1969). *The concept of community: Readings with interpretation.* Chicago: Aldine.
Munoz, J.P., and Kielhofner, G. (1995). Program development. In G. Kielhofner (Ed.), *A model of human occupation: Theory and application* (2nd ed.). Baltimore: Williams and Wilkins.

National Institutes of Health. (1985). *Activity record*. Bethesda, Maryland: Department of Rehabilitation Medicine.

Niemeyer, L.O., and Jacobs, K. (1989). *Work hardening: State of the art*. Thorofare, NJ: Slack.

Olson, L. (1995). *Work readiness: Day treatment for the chronically disabled*. Chicago: Department of Occupational Therapy, University of Illinois at Chicago.

Salz, C. (1983). A theoretical approach to the treatment of work difficulties in borderline personalities. *Occupational Therapy in Mental Health, 3*(3), 33–46.

Smith, M.J. (1987). Occupational stress. In G. Salvendy (Ed.), *Handbook of ergonomics/human factors* (pp. 844–860). New York: John Wiley.

Smith, M.J., Carayon, P., and Sanders, K.J. (1992). Electronic performance monitoring, job design and worker stress. *Applied Ergonomics, 23*(1), 17–27.

Trombly, C.A. (1995). Occupation: Purposefulness and meaningfulness as therapeutic mechanisms. *American Journal of Occupational Therapy, 49*(10), 960–972.

Velozo, C.A. (1993). Work evaluations: Critique of the state of the art of functional assessment of work. *American Journal of Occupational Therapy, 47*(3), 203–209.

Velozo, C., Kielhofner, G., and Fisher, G. (1990). *A user's guide to the worker role interview (research version)*. Chicago: Department of Occupational Therapy, University of Illinois at Chicago.

Velozo, C., Kielhofner, G., and Fisher, G. (1998). *A user's guide to the worker role interview (version 9)*. Chicago: Department of Occupational Therapy, University of Illinois at Chicago.

参 考 文 献

Gates, L. (1993). The role of the supervisor in successful adjustment to work with a disabling condition: Issues for disability policy and practice. *Journal of Occupational Rehabilitation, 3*(4), 179–190.

Harvey-Krefting, L. (1985). The concept of work in occupational therapy: A historical review. *American Journal of Occupational Therapy, 39*(5), 301–307.

Lougheed, V. (1998). Employer-based rehabilitation. *Canadian Journal of Rehabilitation, 12*(1), 33–37.

Strong, J., and Gibson, L. (1997). A review of functional capacity evaluation practice. *Work, 9*, 3–11.

Shrey, D. (1998). Effective worksite-based disability management programs. In P. King (Ed.), *Sourcebook of occupational rehabilitation* (pp. 389–409). New York: Plenum Press.

Tramposh, A. (1998). On-site therapy programs. In P. King (Ed.), *Sourcebook of occupational rehabilitation* (pp. 275–286). New York: Plenum Press.

第9章

成人デイケアプログラム

Nancy Van Slyke, EdD, OTR

ADULT DAY-CARE PROGRAMS

概 要

はじめに
合衆国における成人デイケアの発展
成人デイケアプログラムのモデル
    社会モデルのセンター
    医療／健康回復モデルのセンター
作業療法の役割
    直接ケアの臨床家
    活動プログラムコーディネーター
    ケースマネージャー
    コンサルタント
    管理者

キーとなる用語

活動プログラムコーディネーター
　　（Activity program coordinator）
管理者（Administrator）
成人デイケア（Adult day care）
ケースマネージャー（Case manager）
コンサルタント（Consultant）

医療／健康回復モデルのセンター
　　（Medical/restorative model centers）
1965年の全米高齢者法
　　（Older Americans Act of 1965）
社会モデルのセンター（Social model centers）

学習目標

本章は，読者が以下のことができるように書かれたものである．

■成人デイケアプログラムのニーズを明らかにする．
■合衆国における成人デイケアプログラムの発展に影響する要因を検討する．
■成人デイケアプログラムのタイプをあげ，説明する．
■どうしたら成人デイケアプログラムのサービスがプログラム参加者のニーズにかなうかを検討する．
■成人デイケアプログラムにおける作業療法実践家の様々な役割について述べる．

◆はじめに

20世紀の間に，65歳以上のアメリカ人の総数と比率は劇的に上昇した．David（1996）は，合衆国国勢調査局が，高齢アメリカ人の全人口に占める比率が1900年の4％から1994年には13％に増加したという報告を示している．2050年には，65歳以上のアメリカ人の総数は倍以上になり，85歳以上の比率が人口のほぼ15％となると予測している（David, 1996）．合衆国国勢調査局の報告は，現在，女性は男性より7年長く生きており，高齢の男性に対する女性の比率は，年齢と共に増加していると指摘している．その結果，1人取り残される期間が，女性は男性の3倍近くになるが，病気になっても支援してくれる家族介護者がより少なくなる（David, 1996）．延長された人生では，健康状態の悪化や能力障害によって他者に頼るようになりがちな人の増加が予想される．したがって，一層の医療的，社会的な支援が必要になる．

高齢者人口の増大と寿命の延長は，個人，その家族，そして，医療や社会のシステムに著しい影響を及ぼしてきた．1980年代初期から，高齢者に対するケアの提供は，病院，老人ホーム，他の医療機関から，在宅や地域の場面へと徐々に移行している．David（1996, p.16）は，合衆国国勢調査（1990）によると「高齢者の95％以上が施設ではなく，地域場面で生活している」と述べている．Osorio（1991, 1993）によれば，在宅健康ケア期間の制限の拡大は，成人患者の長期的ニーズをかなえる在宅健康ケアの可能性を制限することになる．

成人デイケアは，地域に根ざしたグループプログラムであり，高齢者が在宅に留まることを可能にしながら，必要な健康，医療，社会，休息（respite），リハビリテーションなどのサービスを提供することによって，代替となる解決法をもたらしている（Conyers, 1996）．ほとんどの成人デイケアセンターは，機能障害を持つ高齢者にサービスを提供しているが，デイ治療，デイヘルスケア，デイホスピタルなどとも呼ばれ

ることがある専門化したセンター数の増加は，能力障害を持つ若い成人にも利用できるものである（Osorio, 1991, 1993；Weissert et al., 1990）．個別プログラムは，強調点が異なるものの，全てはそれぞれの地域の文脈の中で，対象者が可能な限り効果的で自立的に機能できるという目標を共有している（American Occupational Therapy Association, 1986a）．

国立成人デイケア機関（National Institute on Adult Day Care；NIAD）は，**成人デイケア**を，1日のある部分の間に，保護的場面の中で，健康支援，社会支援，および，関連する支援などのサービスを提供する個別ケアプランを通して，機能障害を持つ成人のニーズを充足するために計画された地域に根ざしたグループプログラムと定義した．成人デイケアの全般的目標は，参加者が可能な限り高い自立度の状態で地域での生活を続けられるよう支援することであるため，介護者への援助もサービスの重要な側面とすべきである（NIAD, 1990）．クライエントや参加者のニーズを充足するために全体論的アプローチを持つ成人デイケアは，作業療法実践家に様々な役割をもたらしている（American Occupational Therapy Association, 1986a, 1986b；Osorio, 1991, 1993）．

本章では，合衆国の成人デイケア発展の概要を示し，成人デイケアプログラムのモデルを1つの連続体として強調する．また，作業療法実践家が担う間接的，直接的な役割は，プログラムの焦点によって多様なものになるかもしれないことにも触れる．

◆ 合衆国における成人デイケアの発展

成人デイケアという概念は，1950年代に英国で初めて紹介されたもので，合衆国では，1960年代まで，また，デイケアを初めて導入した**1965年の全米高齢者法**（Older Americans Act of 1965）の影響を受けるまでは，導入されなかった（Conyers, 1996；Epstein, 1992；Osorio, 1991, 1993）．当初は，これらのプログラムの目的は継続的な健康回復的サービスを必要とする慢性病の高齢者を病院からの早期退院を促進することであった（Conyers, 1996）．1960年代と1970年代初期の法律は，健康サービスの拡大や，高齢者をリハビリテーションの後に地域場面に留めるために必要な刺激，活動，そして，支援サービスを強調することを含めたものへと，成人デイケア概念の拡張へと導いた（Conyers, 1996；Epstein, 1992）．Weissert et al.（1990）によれば，1980年代以来，身体障害，知的障害，発達障害，精神保健ニーズを持つ若い成人や，HIVを持つ若い成人のための専門化した，あるいは特別の目的を持つセンターの極めて大きな成長が生じた．ヘルスケアシステムの変化と高齢人口の増加に伴い，成人デイケアは施設でのケアのニーズを延期したり除外する手段を提供することによって，高齢者や特定の母集団の複雑なヘスルケアニーズに対する代替的アプローチを提供している．

◆ 成人デイケアプログラムのモデル

デイケアプログラムは広範な健康サービス，社会サービス，支援サービスを提供している．成人デイケアセンターが提供するサービスのタイプは，そのセンターのプログラムの力点や哲学，参加者と介護者のニーズに依存している（Conyers, 1996；Epstein, 1992；Johnson, 1981；Osorio, 1991, 1993）．Johnsonは，ほとんどのサービスが提供している基本的サービスは，全般的看護，ソーシャルワーク，レクリエーション活動，日常生活活動の支援，個人衛生の監視，昼食，地域機関への紹介を含んでいると報告している．NIADによれば，成人デイケアセンターで提供しているサービスは，次の目標のうちの1つ以上を充足するように計画されている．

1. その人の最大レベルの自立を増進する．
2. その人の現状レベルの機能をできるだけ長く維持し，老化の防止もしくは遅延をはかる．
3. その人が可能な限り高い機能へと回復するよう，リハビリテーションを提供する．
4. 家族や他の介護者のための援助，休息，教育を提供する．

5. 社会化と仲間との相互作用を育成する（NIAD, 1990）．

プログラムスタッフによる治療的環境と学際的焦点は，「全米成人デイケアプログラム基準とガイドライン（NIAD, 1990）」によって明らかにされた患者ケアの主要原理のうちの2つである．NIADの基準は，各州の法規と同様に，プログラム開発と勤務者の要件に対するガイドラインを示している．デイケアのモデルにかかわらず，個別の参加者に提供されるサービスは，機能評価に基づくものであり，学際的なケア計画過程を通して開発される．勤務者の構成要件は，そのデイケアのモデルと提供されるサービスによって様々であるが，ケア計画過程は十分に定義されていることが多い．成人デイケアセンターが許可や認可を必要とする州では，この計画過程も規則で定められている（NIAD, 1990；Osorio, 1991；Von Behren, 1988）．個別ケアプランはしばしば問題志向的であり，特定の目標，活動，時間枠，そして，責任を持つスタッフを含めている（Osorio, 1991）．

Osorio（1991）は，プログラムの多様性は，わずかなリスクを持つか，もしくは半ば自立している参加者にサービスを行う**社会モデルのセンター**を一方の極に，そして，明らかに機能低下した参加者にサービスを行う**医療／健康回復モデルのセンター**をもう一方の極に持つ1つの連続体として概念化するのが最善であると提案している．

社会モデルのセンター

社会モデルのセンターは，社会的孤立，家族援助の欠如，身体的脆弱性，あるいは，他の類似した特性のために危険にさらされているが安定した健康状態の対象者に対して，支援的，社会的，レクリエーション的サービスを供給する．スクリーニングや定期的な健康モニターは入手できるものの，サービスは食事，交通手段，レクリエーション，社会的会合といった基本的事柄の提供に限られることが多い．予防が主たる目標である（Osorio, 1991）．これらのプログラムは，社会保障法（Social Security Act）第20章や全米高齢者法第3章の下で資金提供がなされている（American Occupational Therapy Association, 1996a；Conyer, 1996；Johnson, 1981）．特に全米高齢者法の第3章は，高齢市民センターのような地域プログラムを通じて，高齢者個人に食物や社会的サービスを提供する州の機関（Area Agencies on Aging〈高齢者に対する地区機関〉）に対する連邦政府の資金提供を含めている．

医療／健康回復モデルのセンター

これらのセンターは，しばしばデイホスピタルもしくは治療センターと分類され，不安定な健康状態や特定機能障害を持つ対象者にサービスする．対象者は，アルツハイマー病，パーキンソン病，リウマチ，脳血管障害または多発性硬化症など，幅広い疾病を有している傾向にある（Griswold, 1998）．通常，病院，リハビリテーションセンター，専門老人ケア施設（skilled nursing care facilities）の中や，医学モデルのセンターの中の別のプログラムとされており，その目標は参加者の短期間の治療と，長期にわたる維持と時折の健康回復サービスの受給という社会モデルセンターへのタイムリーな退院である（Osorio, 1991）．提供されるサービスは，その現場での看護ケア，相談や契約に基づく1つ以上のセラピー，医療ソーシャルワーク，治療的レクリエーション，そして，修正された社会的またはレクリエーション的活動を含むことが多い．場合によっては，例えば検査，精神科，歯科，もしくは足病学といった医療サービスが提供されることもある．ケースによっては，機能の維持と機能回復が主目標である．医療的／リハビリテーション的なデイケアは，医療扶助やいくつかの民間保険を通して資金提供されることもあるが，デイケアのクライエントはプログラム参加の資金に個人資産を使わなければならないことも少なくない（American Occupational Therapy Association, 1986a；Conyers, 1996；Johnson, 1981；Osorio, 1991）．

◆作業療法の役割

Osorio（1993）は，哲学的には，作業療法と成人デイケアの両者ともに，成長と発達に向けた個人の潜在的可能性，そして，健全であることの精神的，身体的，社会的，感情的，スピリチュアル的，環境的側面といった全体論的な統合を強調していると指摘する．作業療法サービスは，知覚，運動，認知，そして，心理的技能の維持もしくは強化をはかりつつ，身辺処理と余暇活動に従事する人間の能力に焦点をあてるが（American Occupational Therapy Association, 1986a），作業療法実践家の役割は成人デイケアプログラムの置く力点によって非常に多様なものとなろう．直接サービスの役割は，個々のクライエントのニーズに特化した評価と治療を提供するという代表的課題を含むものである．成人デイケア場面の作業療法士によって実施される間接サービスの役割には，コンサルタント，管理者，ケースマネージャーが含まれよう．さらに，作業療法士の役割には，教育者，研究者，あるいは，諮問委員会のメンバーといった役割も含まれるであろう（Conyers, 1996）．

南カリフォルニア大学でなされた最近の研究は，作業療法が高齢者のためのリハビリテーションプログラムと共に，効果的な予防的プログラムを提供できること示した（Clark et al., 1997）．この大規模な研究結果は「作業療法プログラムは，他のサービスと結びつける中で，順向的に健康ケアを管理するために，また，健康増進を作り出すか，あるいは，進行を遅らせるために用いることができた」ことを示している（Clark et al., 1997, p.1325）．このプログラムを通して，高齢の参加者は「自分の活動のバランスとること，生活の中で健康に関する決定を行うこと，そして，自分自身に挑戦することで停滞を引き起こすという恐れを直視することを学んだ（Mandel, Jackson, Zemke, Nelson, & Clark, 1999, p.16）」．

直接ケアの臨床家

直接ケアを提供することは，作業療法士と作業療法助手にとって最も一般的な役割である．医療／健康回復を強調するセンターでは，実践家は伝統的な医療型の場面と似たようなサービス，すなわち，参加者の機能的遂行のスクリーニング，包括的評価，治療，そして，退院計画を提供することがある．治療的介入は参加者に適応のための技術を教えること，スタッフに参加者の身辺処理能力を改善したり維持するために治療的活動の利用を指導すること，そして，該当する場合には，健康回復的プログラムを提供することを含むこともある（American Occupational Therapy Association, 1986a, 1986b；Conyers, 1996；Osorio, 1993）．

以下に，デイケア参加者への直接的ケアに従事する臨床家の役割の一例を示す．

　　72歳，女性．元教師．脳血管障害のため左片麻痺があり，以前には，地元の病院と専門老人ケア施設でリハビリテーションサービスを受けていた．そこから退所時に，彼女は既婚の娘宅へ移った．それは自分ではアパートで自立した生活をもはやできなくなったためであった．このクライエントの娘とその家族は夜間の監視と援助の提供はできたものの，家族の仕事の都合で日中は適切な監視が十分にはできなかった．このクライエントは，成人デイケアプログラムに参加したとき，全ての日常生活活動（ADL）において最小限の援助を必要とした．彼女は4点杖で移動したが，継続的な言語による指示が必要だった．彼女はうつ的で，他の参加者から孤立することが多かった．

作業療法計画は，次のようなことが含まれた個別ケアプランと対応させた．
- グループ訓練プログラム，センターの方針による処方された活動プログラム，そして，ホームプログラムと活動プログラムの開発を通じて，機能維持と拘縮予防のために関与する上下肢の管理
- グループ活動への参加を通して，心理社会的技能と自立生活技能の向上．それには昼食の計画と調理

の時間，身辺処理と基本的家事技能を含む ADL 訓練，そして，地域への外出を含む．
● 家庭内での自立を確立し向上する．それは評価，適応，自立と安全を促すための教育と，食事の準備，洗濯，家計管理における基本家事管理訓練のための家庭訪問を通してなされる．

個別プランは家族と参加者のニーズに基づくものであった．作業療法士は週3回しか，サービスを提供しないため，指示した活動の多くは既に，このセンターの活動プログラムに含まれるようにしていた．さらに，家族指導と支援がこのプログラムの重要な構成要素であった．

活動プログラムコーディネーター

作業療法士と作業療法助手は，**活動プログラムコーディネーター**としてのサービスもできる．活動プログラムコーディネーターは，活動のニーズと好みを決めるために各参加者の興味を評価し，クライエントの興味，全般的な活動のニーズと目標を記録する活動計画を開発し，そして，これらの目標を達成するために用いる活動を決定する．活動プログラムには，参加者の興味とニーズを充足する行事と課題の計画が含まれる．これらのプログラムの実施は，継続的な生活体験と興味に従事する動機と機会を提供することによって，精神的，身体的，社会的能力の低下防止に寄与している（Conyers, 1996）．一般的には，プログラムは多様であり，個別だけでなくグループでの活動も提供される（Conyers, 1996；Neustadt, 1985）．

ケースマネージャー

ケースマネージャーの役割は，作業療法士にとって新しいものである（American Occupational Therapy Association, 1991）．この役割において，作業療法士は，臨床のスタッフとクライエントや家族との間の連携者として機能する内部ケースマネージャーとしてサービスすることもある．作業療法士は，クライエントの健康ニーズを評価し，促通し，計画し，代弁することによって，治療体制を調整する．さらに特定するならば，ケースマネージャーは参加者の個人的代弁者である．作業療法士は，クライエントの初回スクリーニングを行い，学際的チームを包括的治療プランの準備と定期的な改訂へと導き，他のチームメンバーによる介入を監視し，地域支援サービスを評価し，そして，家族やケア提供者の連携者として機能する（American Occupational Therapy Association, 1991；Conyers, 1996）．

以下の例は，内部ケースマネージャーとしての作業療法士の役割を簡単に説明している．

> 作業療法士は，様々な診断名を持つクライエントに対する回復的ケアを提供する成人デイケア施設のチームメンバーの1人である．最近では，ほとんどのクライエントが家族と暮らしており，地区のリハビリテーション病院や専門老人ケア施設からの退院に引き続いて，監視とリハビリテーションの継続を必要としている．他のチームメンバーには，理学療法士，看護師，レクリエーション療法士，ソーシャルワーカーがいる．チームの各メンバーは，指示されたクライエントに個別療法（直接サービス）を供給するだけでなく，指定された数のクライエントに対する内部ケースマネージャーの責任も担わなければならない．

ケースマネージャーとして機能しているチームメンバーは，以下の課題を遂行することがある．
● プログラム目標と改善に関して，クライエントや家族と定期的に話し合う．
● 治療体制を調整する．
● クライエントの治療やデイケア参加のスケジュールを立てる．
● 包括的ケアプランを準備し，定期的に更新するよう学際的チームを導く．
● 治療プログラムの実行をモニターする．
● 支払者側との連絡役として働く．
● クライエントの管理に役立つ地域支援サービスを評価する．
● 個人的な付き添い，家事サービス，ホームヘルスケアなどの適切なアフターケア支援サービスを調整す

る．

作業療法士は，参加者が成人デイケアセンターへ出席している間は，内部ケースマネージャーであり続ける．

コンサルタント

コンサルタントの役割では，作業療法士は直接治療を提供しない．むしろ，専門的知識を成人デイケアサービスの展開と提供に用いる（Epstein, 1985；Osorio, 1993）．Osorio（1993）によれば，技能の維持と機能障害への適応に力点を置く社会モデルのプログラムにおいては，作業療法士は活動の適応，環境デザイン，グループ過程，助手的スタッフの訓練といった領域において，効果的なコンサルタントになることができる．作業療法のコンサルタントは，また，特定のプログラムを定義し発展させること，あるいは，既存の問題や潜在的問題の解決にあたるスタッフを支援することによって，デイケアセンターの質を高めるために専門的知識を提供できる（Conyers, 1996）．Epstein（1985）は，コンサルテーションの重要な要素には，組織理論と組織のダイナミックスを理解すること，効果的なコミュニケーションに精通すること，問題を診断し適切な解決策や方略を提供する能力が含まれるとしている．

以下に，コンサルタントの役割における作業療法士の一例をあげる．

　　ある巨大都市圏では，高齢者のヘルスケアのニーズに対するサービスにかかわっているある教育病院が，成人デイケアプログラムを開発しようとしていた．その組織の経営陣は，成人デイケアの概念を理解し，自分たちの母集団に対するその妥当性を確信していたにもかかわらず，この種のサービス提供を経験してはこなかった．そのプログラムと適切な健康サービスや社会サービスを展開するために，管理者はリハビリテーションの背景を持ち，成人デイケアプログラムのコンサルタントと提供の経験を持つ地元の作業療法士を，ヘルスケアコンサルタントとして雇うことに決めた．

コンサルタントの活動には，以下のことが含まれる．

- 理事会がデイケアプログラムのモデルやサービスにおいて，可能性を持つ多様な形態を理解するよう援助する．
- 空間を計画する上での支援とガイダンスを提供する．
- プログラム計画を作成し，方針，手続き，予算，スタッフの必要条件を展開する．
- 地域の紹介してくれる資源を開発する上での支援とガイダンスを提供する．
- PR資料の開発を援助する．
- 資金供給に必要な書類の作成を援助する．
- 常勤の施設長を捜すことを支援し，面接過程に参加する．

コンサルタントのサービスは施設長の採用後，およそ6カ月間続けられた．

管理者

成人デイケアプログラムの管理者もしくは最高責任者は，その機関の全体的運営に責任を負う．この人は，プログラムの計画・実行・評価だけでなく，資金管理，規則の遵守，施設のマーケティングにも責任を負う（Conyers, 1996；Osorio, 1991）．Conyersは，現在は，作業療法士が成人デイケアプログラムの管理者として雇用されることはまれではあるものの，経験ある人はこうしたプログラムを指導するためのリーダーシップと管理技能を持ち合わせていると指摘している．Osorio（1991）によれば，スーパーバイザー，計画立案，文書化といった必要な技能は，作業療法部門や個人開業の管理にとって不可欠な事柄と類似している．

◆おわりに

高齢者人口が着実に増加し，また，ヘルスケア提供が施設から地域へと移行するにつれて，成人デイケア

プログラムは魅力的なものであり，高齢者の複雑なヘルスケアのニーズに応える対費用効果のある選択肢であるように思われる．作業療法士と作業療法助手の技能と専門知識は，実践者に地域に根ざした場面での多様な雇用の機会を提供している．

らかにし，通常，それぞれが提供する目的，潜在的資金，サービスについて説明しなさい．
3. 成人デイケアプログラムにおいて，作業療法士が必要であることについて，その根拠を示しなさい．
4. 成人デイケアプログラムにおける作業療法の役割を，例えば急性期病院やリハビリテーション病院といったより伝統的な医学的場面での作業療法の役割とを比較し，対照しなさい．
5. あなたの住む地域で，新しい成人デイケアプログラムの開発と資金供給の方略について話し合いなさい．

◆スタディ・クエスチョン

1. 合衆国では，どのような法律が成人デイケアプログラムの発展に影響を与えたのを話し合ってみなさい．
2. 成人デイケアプログラムの2つの基本モデルを明

引用文献

American Occupational Therapy Association. (1986a). Occupational therapy in adult day-care (position paper). *American Journal of Occupational Therapy, 40*(12), 814–816.
American Occupational Therapy Association. (1986b). Roles and functions of occupational therapy in adult day-care. *American Journal of Occupational Therapy, 40*(12), 817–821.
American Occupational Therapy Association. (1991). *Statement: The occupational therapist as case manager.* Rockville, MD: American Occupational Therapy Association.
Clark, F., Azen, S., Zemke, R., Jackson, J., Carlson, M., Mandel, D., Hay, J., Josephson, K., Cherry, B., Hessel, C., Palmer, J., and Lipson, L. (1997). Occupational therapy for independent-living older adults. *Journal of the American Medical Association, 278*(16), 1321–1326.
Conyers, K.H. (1996). Adult day care. In K. Larson, R. Stevens-Ratchford, L. Pedretti, and J. Crabtree (Eds.), *ROTE: Role of occupational therapy with the elderly* (pp. 453–484). Bethesda, MD: American Occupational Therapy Association.
David, D. (1996). Gerontology: The study of aging and older adults. In K. Larson, R. Stevens-Ratchford, L. Pedretti, and J. Crabtree (Eds.), *ROTE: Role of occupational therapy with the elderly* (pp. 15–24). Bethesda, MD: American Occupational Therapy Association.
Epstein, C.F. (1985). The occupational therapy consultant in adult day care programs. *Gerontology Special Interest Section Newsletter, 8,* 3–4.
Epstein, C.F. (1992). Adult day care consultation in a rural community. In E.G. Jaffe and C.F. Epstein (Eds.), *Occupational therapy consultation: Theory, principles and practice* (pp. 419–430). St. Louis, MO: Mosby.
Griswold, L. (1998). Community-based practice arenas. In M.E. Neistadt and E.B. Crepeau (Eds.), *Willard and Spackman's occupational therapy* (9th ed., pp. 810–815). Philadelphia: Lippincott.
Johnson, J. (1981). The community life program: A social model of day care for the elderly. In B. Jacobs (Ed.), *Working with the at-risk older person: A resource manual* (pp. 60–68). Washington, DC: The National Council on Aging.
Mandel, D., Jackson, J., Zemke, R., Nelson, L., and Clark, F. (1999). *Lifestyle redesign: Implementing the well elderly program.* Bethesda, MD: American Occupational Therapy Association.
National Institute on Adult Daycare. (1990). *Standards and guidelines for adult day care.* Washington, DC: National Council on Aging.
Neustadt, L.W. (1985). Adult day care: A model for changing times. *Physical and Occupational Therapy in Geriatrics, 4,* 53–66.
Osorio, L.P. (1993). Adult day care. In H.L. Hopkins and H.D. Smith (Eds.), *Willard and Spackman's occupational therapy* (pp. 60–68). Philadelphia: Lippincott.
Osorio, L.P. (1991). Adult daycare programs. In J.M. Kiernat (Ed.), *Occupational therapy and the*

older adult (pp. 241–258). Gaithersburg, MD: Aspen.
Von Behren, R. (1988). *Adult daycare: A program of services for the functionally impaired*. Washington, DC: National Council on Aging.
Weissert, W., Elston, J., Bolda, E., Zelman, W., Mutran, E., and Mangum, A. (1990). *Adult day care findings from a national survey*. Baltimore: Johns Hopkins.

参考文献

American Occupational Therapy Association. (1993). *Occupational therapy roles*. Rockville, MD: American Occupational Therapy Association.
Baum, C., and Law, M. (1998). Community health: A responsibility, an opportunity, and a fit for occupational therapy. *American Journal of Occupational Therapy, 52,* 7–10.
Coriensky, M., and Buckley, V.C. (1986). Day activities programming: Serving the severely impaired chronic client. *Occupational Therapy in Mental Health, 6,* 21–30.
Crist, P.H. (1986). Community living skills: A psychoeducational community based program. *Occupational Therapy in Mental Health, 6,* 51–64.
Hall, E.R. (1990). Day care and the continuum of care. *Community long term care services for the elderly* (pp. 25–30). New York: Haworth.
Hasselkus, B.R. (1992). The meaning of activity: Day care for persons with Alzheimer's disease. *American Journal of Occupational Therapy, 46,* 199–206.
Joe, B.E. (1996). Adult day care: A new opportunity. *OT WEEK,* December 12, pp. 18–19.
Levy, L.L. (1991). Occupational therapy in adult day care. *American Journal of Occupational Therapy, 40,* 814–816.
McDonald, K.C., and Epstein, E.P. (1986). Roles and functions of occupational therapy in adult day care. *American Journal of Occupational Therapy, 40,* 817–821.
Sanker, A., Newcomer, R., and Wood, J. (1986). Prospective payment: Systemic effects on the provision of community care for the elderly. *Home Health Care Services Quarterly, 7*(2), 93–116.

第10章

自立生活プログラム

Robin E. Bowen, EdD, OTR, FAOTA

INDEPENDENT LIVING PROGRAMS

概　要

はじめに
自立生活
　医学モデルと自立生活モデルの比較
　自立生活運動
自立生活プログラム
　自立生活プログラムのタイプ
　プログラムのバリエーション
　自立生活プログラムのスタッフ
自立生活プログラムにおける作業療法の役割
　作業療法の評価と介入計画
　記録

キーとなる用語

- 1990年の全米障害者法
  （American with Disabilities Act of 1990）
- 地域志向性（Community orientation）
- 消費者のコントロール（Consumer control）
- 選択の自由（Freedom of choice）
- 完全な社会参加（Full participation in society）
- ハンディキャップを生み出す環境の特質
  （Handicapping nature of the environment）
- 自立生活（Independent living）
- 自立生活センター（Independent living center）
- 自立生活モデル（Independent living model）
- 自立生活運動（Independent living movement）
- 自立生活居住プログラム
  （Independent living residential program）
- 自立生活移行プログラム
  （Independent living transitional program）
- 自立生活計画個別記録（Individualized written independent living plan；IWILP）
- 医学モデル（Medical model）
- ノーマライゼーション（Normalization）
- 1973年のリハビリテーション法
  （Rehabilitation Act of 1973）
- 1978年のリハビリテーション法改正（1978 Amendments to the Rehabilitation Act）
- 1986年のリハビリテーション法改正（1986 Amendments to the Rehabilitation Act）

学習目標

本章は，読者が以下のことができるように書かれたものである．

- 医学モデルと自立生活モデルを比較し対照する．
- 自立生活プログラムの歴史と哲学を説明する．
- 自立生活プログラムの発展に影響する法律を説明する．
- 自立生活プログラムの種類の違いを説明する．
- 自立生活プログラムにおける作業療法士の役割を検討する．

◆ はじめに

1970年代以前には，障害者のニーズに取り組むために，①医学的リハビリテーションモデルと②職業リハビリテーションモデル，の2つのサービス提供モデルが優位を占めていた．かつては，外傷性損傷の後や能力低下をもたらした疾病の発症後に，安定した状態に至った人々は，典型的には，医学的リハビリテーションプログラムに処方された．ここで，その人は医師，看護師，作業療法士，理学療法士，言語聴覚士，その他の多くのヘルスケア専門家のサービスを受けることになった．医師の指示のもとで，ヘルスケア専門家は，その人が十分にリハビリテーションの潜在的可能性に到達するよう支援するために，それぞれの専門分野に基づく計画を立案することになった．家庭で適切な支援が得られたり，完全に自立できた場合には，その人は最終的には自分の家に退院した．そうでなければ，その人は長期ケア施設へと移された．

もしその人が就労を求める筋力があると思われた場合，その人が競争的就労への準備をするために，追加された訓練やサービスを提供できる職業リハビリテーションプログラムへの処方が出された．しかし，これら2つのサービス提供システムの間にはギャップがあった．この理由から，適切な地域支援サービスを受けたならば自立して生活することができる多くの人々

が，施設に収容されている．他の人々は，もし幸運にも，少なくとも部分的にアクセスできる住宅を見つけることができたとしても，その家庭環境に閉じ込められていた．自宅で生活している人ですらも，食料品や薬の処方箋を得るといった生存するために必要な課題を遂行するために，他者に依存していた．一般には，地域はアクセス可能にはなっていなかった．車椅子の人が歩道へと乗り出すのを可能にする歩道の縁石を斜めに削り取ることは，たとえ実施されていたとしても，ごくわずかであった．レストランやショッピングセンターの中にはアクセス可能なトイレはなかった．満たされないニーズや，ほとんど手に入らない数少ないサービスを求めるための集中管理された紹介システムに取り組む擁護プログラムはなかった．障害者は，職業的リハビリテーションや医学的リハビリテーションの専門家が彼らに与えてくれること以外に，団結して声をあげることはなかった．自立生活運動は障害者が，より大きな自律性とより良いサービスと自己決定を持つというニーズから起こったことであった．

本章では，自立生活モデルが医学モデルとアプローチという点でどのように異なるのかを含めて，自立生活プログラムと結びついている概念を説明する．自立生活運動に影響を及ぼした主要な法律を，その哲学と地域志向性に力点を置きながら，簡潔に説明する．自立生活プログラムで作業療法が担う役割に関する検討と関連づけながら，多様な種類のプログラムを提示する．本章はまた，自立生活プログラムにおける作業療法実践家の役割を説明する2つのケーススタディも示す．

◆ 自立生活

自立生活とは，「意思決定と日常生活活動を遂行する際に，他人に頼ることを最小限にするという選択肢を受け入れられるものとして選択することに基づいて自己の生活に対するコントロールであり，それには自分の物事を管理すること，地域内での日常生活に参加すること，社会的役割を果たすこと，自己決定と他者への身体的心理的依存の最小化へと導く意思決定が含まれる（Frieden & Cole, 1985, p.735）」．自立生活の擁護者は，障害者が地域で自立して生活できるように，医学的リハビリテーションと職業プログラムとのギャップに橋渡しをするよう，引き続き働きかけている．

医学モデルと自立生活モデルの比較

医学モデルと自立生活モデルの比較は，この2つのモデルの違いを明らかにする上で役立つ．両モデルともが障害者の自立を促進しようとしているにもかかわらず，この目標にアプローチするそれぞれのモデルの方法は大きく異なっている．

作業療法士は伝統的に，医学モデルの中で教育を受け，実践してきている．**医学モデル**では，医師は患者にヘルスケアチームが提供するサービスの主たる意思決定者であり，最終責任を負うチームの専門家である．通常，問題は日常生活活動（ADL）を遂行したり，有給で雇用されるその人の能力低下という点に見られる．どちらの状況でも，「問題はその人の中にあると見なされる．したがって，変化しなければならないのはその人である．解決法は処方された治療的プログラムへのその人の対応にかかっている（DeJong, 1981, p.21）」．

自立生活モデルでは，自分が参加するサービスを決定する主たる意志決定者は消費者（サービスを受ける人）である．最終目標は，ADLの遂行または有給での就労といったことをはるかに超えて，個人が自己主導性と社会への完全参加を求めることである．自立生活モデルでは，克服すべき問題は個人の身体的，精神的または感情的な制限された状態ではなく，アクセスできない環境，他の人々の否定的な態度，さらにリハビリテーションプロセスそれ自体であると定義される．「リハビリテーション・パラダイムが提示する解決法において，最も注目すべき問題は，専門家とクライエントとの関係に依存性を引き起こす特徴にある（DeJong, 1981, p.22）」．これらの問題の解決法は自助，消費者によるコントロール，バリアや動機を抑

制するものの撤去，ピアカウンセリング，および，擁護，代弁である．

自立生活運動

自立生活運動は，不利な状況に置かれた人々のために平等を代弁する社会運動であり，公民権運動，消費者運動，脱医療化，脱施設化，自助を含む他の社会運動の発展的展開であった．「したがって，障害者運動は，（1960年代から70年代にかけて西側諸国で起こった多くの社会運動と同様に）合衆国で起こったものであり，合衆国では上述した社会的勢力が最も影響力を持っていたためである（Craddock, 1996, p.18）」．さらに，第二次世界大戦，朝鮮戦争，ベトナム戦争の結果，多くの若い障害者が増加し，医療技術の拡大を促進した．人々は，今では，以前ならば死に至る外傷から生還し，重度の機能障害者もより長期にわたって生きられるようになった（この運動のタイミングに影響を及ぼしたもう1つの要因）．

■法律

1950年代以前から，リハビリテーション専門職は，競争的就労が全ての障害者の選択肢ではないと認識していた．これらのリハビリテーション専門家たちは，徒労に終わったものの，障害者が地域で自立して生活を送れるようにするサービスに対する予算措置を可能にする立法化を働きかけた．同様の法案が1960年代に起案されたが，その草案は，既存の職業リハビリテーションプログラムの職業的目的とは首尾一貫していないために，成立しなかった（DeJong, 1983）．

1973年に，ニクソン大統領が公法93-112として知られている**リハビリテーション法**に署名した．この法案の自立生活に関する条項は削除されたにもかかわらず，この法律は自立生活運動の前進にとっては重大なものであった．1973年のリハビリテーション法は重度のハンディキャップを負った人々に対する優先的なサービスを命じ，連邦政府内および連邦政府と契約した組織による差別撤廃措置に基づく障害者雇用計画を命じることによって，ハンディキャップを持つ人々に市民権を与え，また，連邦政府の出資を受けたプログラムにおける障害を理由とした差別を禁止した（DeJong, 1983）．さらに，最終的には，医学モデルと職業リハビリテーションモデルのサービスと，社会の中で適切に機能するための障害の能力との間のギャップを明らかにする包括的なニーズ評価の研究に対する基金が計画された．カーター大統領の署名による**1978年のリハビリテーション法改正**（公法95-602）は，「自立生活運動への連邦政府の関与の開始を示している．初めて，障害者が自立して生活するのを支援するという主目的を持つプログラムが作られた（Verville, 1979, p.447）．この法律の第Ⅶ章A部は，付添人のケア，ピアカウンセリング，家事や交通の支援といった自立生活プログラムにおける統合的サービスの提供を含むものであった．それはまた，合衆国における自立生活支援センターの設置，運営，資金をもたらした．

1986年のリハビリテーション法改正（公法99-506）は，自立生活サービスを受ける個人の基準を確立した．その基準には，①自立あるいは地域へのインテグレーションのために重大なハンディキャップを負っている身体的，精神的障害，②消費者がサービスによって自立または地域へのインテグレーションを達成できると期待できる合理的理由を含んでいた．

1990年の全米障害者法（公法101-336）は，障害者の市民権に影響を及ぼした最も包括的な法律であると，多くの人々によって考えられている．ブッシュ大統領によって法律として署名されたこの全米障害者法（American Disabilities Act；ADA）は，障害者に対する市民権の保護を連邦政府のプログラムを超えて，他の公的機関と民間機関の両者のプログラムへと拡大した．ADAは①雇用，②公共住宅，③州および地方政府，④公共交通，⑤遠隔コミュニケーションの5領域に取り組んでいる（American Occupational Therapy Association, 1993a）．ADAの詳細については，第5章「法律と政策の問題」を参照してほしい．

要約すると，1973年のリハビリテーション法によって基準化された研究は，自立生活プログラムに対するニーズを明らかにし，また，1978年の同法改正はこ

表10-1 法律の時間的流れ

制定年	法律名	主な特徴
1973	リハビリテーション法（公法93-112）	重度のハンディキャップを持つ人々に対するサービスの優先順位を確立した 連邦政府内での差別撤廃措置による雇用プログラムを提供した 連邦政府の資金を受けたプログラムに対する障害を理由にした差別の禁止
1978	リハビリテーション法改正（公法95-602）	自立生活センターの設立と運営のために資金の提供
1986	リハビリテーション法改正（公法99-506）	自立生活サービスを受ける人の基準を確立
1990	全米障害者法（公法101-336）	障害者の市民権保護を公的，私的団体へと拡大

れらのプログラムに対する資金を提供することになった．1986年の改正は自立生活プログラムへの参加基準を確立し，そして，リハビリテーション法の市民権の部分とADAは障害者を社会にインテグレーションするよう命じている．

■哲学

自立生活運動の哲学は，障害者の選択の自由と平等を強調している．「最重度障害を含む障害者は，自分の生活の全側面に自己主導的で自律するという能力もニーズも持っている（DeJong, 1981, p.1）」．自立生活運動は，どんな行為の経過が最善なものかを障害者に決定させることになった**消費者のコントロール**を信奉している．実際に，障害者のニーズを良く知っている者は，障害者以外に誰もいない（Shapiro, 1994）．

自立生活哲学に寄与している概念には，ノーマライゼーション，選択の自由，完全な社会参加，物理的環境へのアクセスが含まれる．**ノーマライゼーション**とは，単純に言えば，個人が選択するような通常の生活を送るため，および，普通に生活する機会を持つための権利である．このことの良い例は，グループホームや老人ホームではなく，自宅やアパートで生活する権利として示すことができる．

選択の自由は，障害者が非障害者と同じ選択肢を持つ権利と，与えられたこれらの選択肢から自分自身で選択を決定する権利の両者を含んでいる．例えば，障害者は結婚する権利，子どもを持ったり養子をとる権利，生活する場所を選ぶ権利がある．各自は財政的に保障される同じ機会と平等な就労の機会を持っている．障害者は外的に報酬や成果を強制されることなく，指定された日にセラピーを受けたり受けないことを選ぶことができなければならない．

完全な社会参加とは，政治に投票して参加したり，自分が選んだ場面の中で尊重される権利を含んでいる．障害者はコンサート，プロバスケットボールの試合，高校の試合などに出かけ，「障害者用座席」ではなく，家族や友人たちと一緒に座ることができなければならない．

最後に，自立生活運動は**ハンディキャップを生み出す環境の特性**への認識を高めるようにしている．自立生活の哲学の基で働くセラピストは，個人を変えることよりも，アクセス性を高めるために，環境要因を変えることに焦点を当てている．例えば，移動に車椅子を用いる人がまだ玄関の通路が狭すぎるために車椅子を操縦することができない．自立生活の哲学を用いれば，狭い通路を出入りするために松葉杖を使うよう教えるためにその人のバランス機能や上肢筋力を改善することよりも，通路を広げるよう代弁するであろう．この哲学は障害者にアクセスできる物理的環境を作るように代弁する一方，「ハンディキャップを生み出す環境の特性」という狭い解釈を超えて，障害者に対する否定的態度，差別的意見や行為といったより見えに

くいバリアに取り組むことへと拡大している．

■地域志向性

　自立生活は，その**地域志向性**という点で，伝統的なリハビリテーションとは異なるものである．伝統的な医学的リハビリテーションプログラムは，その人が主に家庭環境の中で機能することができる日常生活動作（例：食事，整容，更衣，入浴，排泄）と道具的日常生活動作（例：小切手帳の収支をはかること，洗濯をすること）に焦点を当ててきた．あるプログラム，特に職業リハビリテーションプログラムは，障害者を仕事環境に戻してインテグレーションすることに努力している．しかし，これらのリハビリテーションプログラムはいずれも，その人をより大きな地域に戻すインテグレーションをほどなく中止することが多い．自立生活プログラムは，家探しや個人介護者の管理，交通，地域への物理的なアクセス，および，それが提供するすべての問題に取り組んでいる．

◆自立生活プログラム

　自立生活プログラムは，障害者が自立した生活様式を達成して維持することをもたらすために障害者のニーズに合わせて作られた地域に根ざしたサービスであり，代弁組織である（ILRU Research and Training Center on Independent Living）．ほとんどの自立生活プログラムは地域に根ざし，非営利で，入所施設ではなく，消費者にコントロールされるものである（つまり，このプログラムの開発とサービス提供に関わる大多数の人々は障害者である）．

　1992年に，合衆国には400以上の自立生活プログラムがあった（Egan, 1992）．しかし，プログラムの多くは自立生活を促進するサービスを提供してはいたものの，自立生活プログラムであるための基準に達してはいなかった．これらのプログラムは典型的には，「自立生活サービス提供者」と呼ばれていた．医学的治療サービス，保護授産所，そして，医療機器提供者などは，自立生活サービス提供者の例である．そのようなプログラムは自立生活プログラムのための問い合わせの資源としての役割を果たしている．

自立生活プログラムのタイプ

　自立生活プログラムは，その始まりから，①センター，②移行プログラム，③在宅プログラムという3つの異なるタイプで発展してきた．自立生活プログラムの最初の概念は，**自立生活センター**とも呼ばれる非居住プログラムであった．連邦政府の資金を受けるためには，自立生活センターは最低でも以下の4サービスを提供しなければならない．それらは①利用できるサービスを提供する機関に関する情報の提供や紹介（例：家探し，交通，介助ケアなど），②ピアカウンセリング，③擁護サービス，④自立生活技能訓練である．さらに，そのプログラムは非営利，非居住，消費者のコントロールでなければならない．センターのスタッフや理事を含めて，グループの意思決定に関わる人々は，少なくとも51％が障害者でなければならない（Egan, 1992, p.15）．自立生活センターの主な機能は，障害者が地域の中で自立した生活を「継続」できるようにすることであるとされている．

　ある**自立生活移行**プログラムでは，その目標はその消費者をより依存的な生活状況から，より自立的な状況へと移すことである．自立生活技能の訓練はこれらのプログラムの鍵となることであり，典型的には介助者の管理，交通機関と移動，金銭管理，医療の維持，自己主張，社会的技能，生活上の手配，性の問題，そして，可能なら，教育や職業の機会の探求といったことが含まれる．移行プログラムは目標指向的であり（対象者は近い将来に生活する場所と類似している支援的環境の中で，技能を学習し，練習する），また，期日が定められる（支援は継続的あるいは永続的に提供されるようには計画されていない）．消費者の参加が奨励されてはいるものの，この移行プログラムは消費者がコントロールしたものである必要はない．

　自立生活居住プログラムは，重度障害者が施設で暮らすか，家族と一緒に暮らすかという選択肢をもたらすように作られている．そうしたプログラムは，介助

者によるケアや交通といったサービスを調整するか，あるいは，住み込みで直接提供するプログラムである．Bachelder（1985, p.104）によれば以下のようになる．

> 自立生活プログラムの居住に関する手段は多様であり，それには一戸建てやアパートのいくつかの個室，自由な発想の施設でのアパートタイプのユニット，改装したモーテル，もっと多くの人々が暮らせる寮タイプの建物などが含まれる

消費者は関与の機会を提供されるが，その関与の程度は居住プログラムにより様々である．居住のみのプログラムは自立生活プログラムのわずか6％だけである（Bowen, 1994）．

プログラムのバリエーション

自立生活プログラムは，通常，サービス場面の種類（センター，移行，あるいは居住）で分類されるが，他の多くの方法では別な分類となる可能性がある．そうした違いの1つは，サービス提供の方法である．1994年にBowenは，ほとんどのプログラムはそれ自体か，あるいは，契約に基づき（48％），サービスを提供していることを見出した．あるものは主に紹介に基づいてサービスを提供している（7％）．その他は両方のサービス提供方法を用いている（43％）．自立生活プログラムの約半数は，参加のための事前条件として，または，参加に付随するものとして，職業的目標を求めているが，他はこの要件を持ってはいない（Richards, 1981, p.36）．また，あるプログラム（28％）は，単一母集団の消費者（例：聴覚障害者や脳性麻痺者）のみにサービスを提供しているが，ほとんどのプログラム（72％）は，様々な障害者に提供している（Bowen, 1994）．もともと，自立生活運動は身体障害を持つ若い成人に焦点をあてていた．最近では，この運動はすべての年齢の人々や認知や感情の障害を持つ人々を含めたものへと拡大している．

当初，ほとんどの自立生活プログラムは大学のキャンパスの近くに置かれた．自立生活運動が展開されるにつれて，プログラムは都市部へ，次に地方へと移っていった．現在では，ほとんどのプログラムが地理的には都市部の人々に（57％），一部が農村部で（30％），提供されており，そのほか（13％）は双方の場面の消費者にサービスを提供している（Bowen, 1994）．

最後に，プログラムの主な資金提供源は様々である．プログラムの約1/3（31％）が複数の資金源から提供を受け，29％が連邦政府資金を主な資金としている．14％がリハビリテーション機関の資金を主に受けており，一方，11％がその他の助成金を得ている．6％がサービスに対する支払いを，また1％未満が主に寄付を，主な資金としている．残りの7％の資金源はその他の，明らかにされていない資金を用いている（Bouwen, 1994）．

自立生活プログラムのスタッフ

自立生活プログラムのスタッフ配置のパターンは，プログラムのタイプ，提供するサービス，場所，対象者の人数，資金などの多数の要因によって，多様である．自立生活プログラムに典型的に見られる大多数のスタッフの役割と機能は，本節で説明される．1978年のリハビリテーション法改正は，障害者が自立生活センターの方針決定と運営に実質的に関与するよう求めた．Bowen（1994）は，自立生活プログラムの90％が障害を持たない何人かの人を雇用していることを見出してはいるものの，運営，スタッフ，理事としての地位を占めるために資格を備えた障害者を探すあらゆる努力をしている．

ほとんどの自立生活プログラムは，そのプログラムの理事長である1人の管理者に率いられている．その人は全体の運営に責任を持ち，プログラムに責任を持つ人である．この管理者は理事会に出席し，このプログラムの方針の作成を支援する（Arkansas Rehabilitation Research and Training Center, 1980）．

より大きなプログラムでは，プログラムの計画と運営を監督する上で手助けをしてくれる副管理者が必要となるかもしれない．ときには，副管理者も，例え

ば，ピアカウンセリング・プログラム，家屋や交通といった特定プログラムの構成要素の展開と直接的監督の責任を与えられる．

個人付添サービスのコーディネーターは，採用，訓練，紹介，地域の消費者への付添サービスの配属に責任を担っている．コーディネーターは個人的付添の利用を計画している消費者に対する案内プログラムを開発する．コーディネーターはまた，個人付添サービスの資金源に関する最新の知識を持ち，消費者がこうした資金を確保する援助にも責任を負っている．

自立生活技能のコーディネーターは，自立生活の専門家を監督し，地域の消費者に必要とされる自立生活技能を育成するプログラムを作り出す．自立生活技能のコーディネーターはまた，適切な紹介がなされるように，地域で入手できるサービスを掌握しておく．自立生活専門家は技能の訓練，カウンセリング，教育，他の機関への紹介といったことを含む無数のサービスによって，消費者を支援する．自立生活専門家は，通常，消費者と最も身近に接するスタッフなのである．

経済的利益に関するカウンセラーは，経済的利益と受給資格に関する情報とカウンセリングを提供し，障害者のために社会保障・福祉局などの資金提供機関との交渉を代弁する（Arkansas Rehabilitation Research and Training Center, 1980）．自立生活専門家はこの業務も担うことになろう．

その他のスタッフを雇用している自立生活プログラムもある．もし職業を強調したプログラムであれば，就労サービスの専門家が雇用されることがある．家屋専門家は家をアクセスできるように改修することに関するアドバイスをしたり，また，その地域の中で入手できる家屋のことを知っている．交通の専門家はアクセス可能な交通機関を求めて代弁し，乗用車やバンの改造に関する情報を提供する．教育の専門家は全ての領域の教育に関して精通しており，障害者が教育機関に対処する際には代弁者としてのサービスを行う．

特定の診断を持つ消費者の母集団がそのプログラムのある地理的位置に集中するような場合には，特定母集団のコーディネーターが，その特定母集団に特有なニーズに取り組むことができる．多くのプログラムは，ピアカウンセラー（自分と同じような障害者にカウンセリングする障害者たち）としてサービスするボランティアを持っているが，いくつかのプログラムではピアカウンセラーを雇用している．どちらの状況でも，ピアカウンセリング・プログラムのコーディネーターが必要である．ほとんどのプログラムでは，聴覚障害者のために通訳者を提供したり，契約している（Bowen, McNally, Kearney-Sadler, Richards, 1994）．

自立生活プログラムの大多数には理事会がある．これらの決定機関は，プログラムの方針を定め，規則を決定する．その構成員は，典型的には，障害者へのサービスに興味を持ち，それぞれの地域で活動的なメンバーである人物である．自立生活プログラムのほとんどの理事はボランティアである（Arkansas Rehabilitation Research and Training Center, 1980）．いくつかのプログラムには，諮問委員会もある．諮問委員会は，そのプログラムの理事長が情報や支援を求めることができる専門家を含んでいることが多い．

◆ 自立生活プログラムにおける作業療法の役割

1993年の声明で，アメリカ作業療法協会（AOTA）は，作業療法実践家が自立生活プログラムにおいて重要な役割を果たし得ると確定した（AOTA, 1993b）．それによれば，以下のようになる（1993b, p.310）．

　　自立生活運動の哲学は，作業療法の哲学と，どちらも地域の中で，可能な限り自立して生活する個人の権利を擁護しており，また，どちらもそうしたプロセスを促進するように環境や態度を促進するために働くという点で，類似したものである．作業療法実践家は，個人と環境の間のダイナミックな相互作用に対する理解を持ち，また，与えられた環境の中で機能する個人の能力を強化するために改造を提案したり，実行することができるといったように，自立生活場面でのサービスを提供するための独自の資格を備えている．

作業療法実践家は，自立生活プログラムで多数の役

割を担うであろう．作業療法実践家は自立生活プログラムで働くとき，適切な紹介をするために，利用できる地域の資源に精通していなければならず，自立生活の哲学を支えなければならず，また，消費者の自律性の擁護者でなければならない．作業療法実践家は，紹介に基づくコンサルタントや雇用者として働くかもしれない．また，単に1人の作業療法士，自立生活専門家，ケースマネージャー，管理者，あるいは，障害者の擁護者として，機能するかもしれない．プログラムのリーダーシップや指揮は，「良好な身体を備えた専門家はそのプログラムのために専門知識を提供することはできるが，自立生活に向けた進歩を促すために必要で不可欠なモチベーションや役割モデルを提供することはできない（Berrol, 1979, p.457）」とされ，障害者の社会の中からもたらされると認識されなければならない．

サービスは，典型的には，医療の場面ではなく，消費者の自宅かその社会の中で提供される．これは，消費者に「現実の環境」の中で学ぶ機会を提供することと，情報を他の場面へと一般化することを消費者に求めないという点で理想的である．しかし，それは，作業療法実践家が治療計画立案とその実施を，一層創造的に行わなければならないことを求めるかもしれない．地域の環境は医学的環境におけるように簡単には操作できないし，適応することもできない．このように，自立生活プログラムにおける作業療法実践は，より上級のレベルのものであり，入門レベルの作業療法とは考えられない（American Occupational Therapy Association, 1993b）．

自立生活の法規は，作業療法サービスの利用を強制してはいない．また，作業療法を主要なサービスとも認めていない（Baum, 1980）．しかし，合衆国の約半数（46%）の自立生活プログラムは消費者へのサービスに作業療法スタッフを用いている（Bowen, 1994）．

作業療法の評価と介入計画

自立生活プログラムで作業療法士が用いる評価法は，典型的には，医療場面で用いられているものと大きく異なることはない．作業療法士は依然として，課題を遂行する消費者の能力と同様に，活動とそれが実践される文脈を分析するであろう．次に，セラピストは遂行のためのバリアを特定し，それに従って勧告をするであろう．しかし，自立生活の場面では，アプローチは異なる．自立生活場面では，作業療法サービスへの紹介は医師によってなされるものではないため，作業療法士は医師の紹介の有無にかかわらず，州の規則に従わなければならない（American Occupational Therapy Association, 1993b）．もしそのセラピストが医師の紹介を必要とする州に所属するならば，作業療法サービスを求める消費者は，サービスの開始に先立ち，医師の紹介を得る必要がある．作業療法実践家が自立生活モデルの中で働くためには，消費者にセラピーに対する目標は何かを尋ね，その人がこれらの特定の目標に到達するための遂行上の側面に影響を及ぼすと考えられる遂行の構成要素と文脈上の問題のみを評価する．次に，作業療法実践家は消費者と治療の選択肢について話し合い，述べられた目標を達成するために取られるアプローチを最終的に選択するよう，消費者と協業する．要約すると，消費者は長所とニーズを明らかにし，自分の目標を特定化するということである．

もし作業療法士がその消費者から特定の目標を確定することができない場合には，セラピストはカナダ作業遂行モデル（Law et al., 1991）やPayton, Nelson, Ozer（1990）によって公表されたインタビュー技法を用いることになるかもしれない．これらの技法の利用は，「その活動が実際に目的にかなったものであり，また，その人にとってヘルスケア専門家が立てた目標ではなく，その人の目標に取り組まれることを保証することを支援するであろう（Bowen, 1996）」．消費者と作業療法士の協業は極めて重要である．自立生活モデルでは，セラピストと消費者は，評価から介入までの過程を通じて協業するのである．

消費者が自律して決定できないときに，問題状況が発生する．これらの状況では，その人が自己決定できるようになるまで，代理者が治療的決定を行うことが

できる．一方，消費者はセラピストが不要であると考えたり，危険であるとすら感じるサービスを要求するかもしれない．そのような場合には，作業療法実践家はそのサービスが利益をもたらさないことを説明する倫理的かつ道徳的義務を負っており，消費者はある特定のアプローチがその人にとって最善であるとする合理的理由を提供されない限り，その決定に従わない．いかなるときにあっても，作業療法士は作業療法倫理綱領と最新の作業療法実践基準とに拘束されなければならない．

自立生活プログラムにおいて，「セラピストの第1の役割は，クライエントが自分の環境との相互作用に関する問題を解決するのを助ける支援のひとつとなることであり，これはそのクライエントの特定の能力を回復するために作られた治療的行為を導くこととは反対のことなのである（Friden & Cole, 1985, p.738）」．自立生活の哲学と矛盾しないように，セラピストは個人を変えようとするよりも，環境を適応することに努力すべきである．しかし，研究者たちは，作業療法士が環境を改変することに焦点を当てた目標よりも，その人を変えることに取り組む治療目標を，12倍以上も書いていることを明らかにしている（Brown & Bowen, 1998）．自立生活場面で働く作業療法士は，治療の中で，自助具，適応技法，環境の改変などを，個人の機能回復的技法よりも頻繁に用いている．

記　録

消費者のプログラムの目標と目的は，**自立生活計画個別記録**（individualized written independent living plan；**IWILP**）に残される．IWILPの書式は，プログラムによって若干の相違点があるものの，一般的には，消費者によって利用されるべきサービス一覧を含んでおり，その消費者特有の目標を明かにしている．あるものは消費者の責任と自立生活プログラムスタッフの責任とを明記している．次に，IWILPは消費者とその自立生活プログラムの代表者の双方によって署名され，日付が記入される．

現時点では，IWILP以外には，自立生活プログラムの記録のための特別なガイドラインはない．あるプログラムは，記録に対するその内部の要求を定めているが，他のプログラムには全くない．さらに，自立生活プログラムと契約している作業療法士は，内部要求のアドバイスを受けていないこともあり，現行の記録をその契約セラピストの選択と責任とみなしている．

自立生活プログラムで働く作業療法実践家は提供したサービスを，定期的かつ継続的に，記録するよう勧められる．作業療法実践家は，アメリカ作業療法協会（AOTA）が作成したガイドラインである「臨床記録の要素，改訂版」（1995）に従うよう勧められるが，この場面の特有さに基づき，このガイドラインの何カ所かの細かい改訂がなされる必要があることが認識されつつある．

ケーススタディ

T氏

T氏は，1年前にC_7レベルの脊髄損傷を負った20歳の男性で，リハビリテーションプログラムから退院して以来，両親の家で暮らしている．彼は最近，大学に戻る用意があると決定し，事故の前までのように，キャンパス近くのアパートで生活したいと希望した．担当の職業リハビリテーションカウンセラー（この人は入院以後に紹介された人）は，T氏に，地元の自立生活センターと大学近くの自立生活センターの電話番号を教えてくれた．

T氏が地元の自立生活センターに連絡を取ったところ，自立生活専門家が計画についてT氏と話し合った．次に，彼はT氏に，学校に戻ることと自立してアパートで生活することという主目標を達成するために，彼ができなければならないと考えていることのリストを作るよう求めた．

T氏は，毎朝2時間もセルフケアに時間がかかる状態は，他の活動をするためのエネルギーをほとんど残さないために，個人的付添人（personal attendant；PA）を利用したいとの希望を示した．

自立生活専門家は，T氏をセンターで定期的に提供しているPAの雇用，継続，（必要がある場合は）解雇に関するセミナーに参加させた．

T氏は大学近くのアクセス可能な家探しと講義に行くためのキャンパスでの交通の調整を気にかけていた．彼はアクセス可能なバンを持っていたが，キャンパス内で教室から教室へと移動するのに使うためには機能的ではなかった．自立生活専門家は，彼に大学の障害者学生相談室と連絡を取って，すでにどんなサービスが用意されているかを知り，自分のニーズに合ったものを見つけ出すように勧めた．この部門はキャンパス内でのアクセス可能な家を示し，また，キャンパス内の交通を説明してくれた．T氏はキャンパス外で暮らしたかったし，自立生活センターの近くにあるアパートをうまく探すことができた．最終的には，彼は自分のバンで毎日キャンパスまで行き，キャンパス内は学内バス（それはアクセス可能なものであった）を使うことに決めた．

自立生活センターは，個人的付添者となる可能性のある人々のリストも示してくれた．T氏は引越の後に，そのリストを入手し，5人の候補者と面接した．最終的に，彼は1人は主たるサービス提供者として，もう1人は「必要に応じて」サービス提供者になることに合意してくれた2人の個人的付添人を選んだ．

担当の自立生活専門家と親しくなった後に，T氏は障害を持ったことで，社会的な関わりを持つことに関する若干の不安を口にした．担当の自立生活専門家はT氏に，ボランティアのピアカウンセラーに話すよう勧めた．推薦された男性も脊損者で，10年前に同じ大学に通っていた．T氏は，最初はあまり気乗りしなかったが，承諾した．彼はピアカウンセラーが多くの情報を持っており，T氏と同じような多くの状況を抱えていることに気づいた．彼とピアカウンセラーは，具合の悪いいくつかの状況についてロールプレイを実施し，T氏にいくつかの新しい戦略をもたらした．T氏は，病院でも，リハビリテーションプログラムでも，取り組まれなかった事柄であったため，性に関する情報も求めた．彼のピアカウンセラーはいくつかの文書資料を示し，自分の経験を率直かつ誠実に話した．

T氏はまた，基本的な家事と調理に関して，何らかの教育が必要であると述べた．リハビリテーションの間に，彼はこうしたことは母が行うだろうと言ったため，これらの活動には参加しなかった．彼は今，これらの技能は長期的には自分に良い状態を提供してくれるから，更衣や整容よりもこれらの技能を学ぶ「リハビリテーション」に多くの時間をかけたいと言った．彼は，これらの領域の訓練を，実際の場面で学習できるように，アパートに入るまで待つことを選んだ．アパートに引っ越してから，自立生活センターは，T氏が家事課題を行う上で役立つ自助具や適応技術をT氏と明らかにするために，作業療法士を手配した．最終的には，彼は個人的付添人に，ルーチンとして行うほとんどの掃除や洗濯などの課題を任せて，自分が楽しめる活動である調理を自分で行うことを選択した．

作業療法は，この状況では補助的役割以上のことを果たしたが，作業療法士は自立生活専門家によって示された多くの課題を完全に遂行することができた．自立生活専門家または他のサービス提供者は，サービスを示すことがあるが，消費者はそうした申し出を選択したり，拒否する権利を持っている．たとえば，T氏の自立生活専門家は，金銭管理のトレーニングを勧めた．T氏は，受傷前までに自立して生活していた頃の金銭管理能力を引き合いに出して，断った．

Gさん

Gさんは，22歳の独身女性で，生まれたときから両下肢と左の上肢に痙性麻痺を持っていた．Gさんは，6週間の早産で息子を出産した．息子は呼吸器を装着していた．Gさんは身体的制限のため，心肺蘇生器を病院スタッフが示したとおりに取り扱うことができなかった．医師は，Gさんがこの課題を遂行できなければ，息子をGさんと一緒に自宅に帰すことに躊躇した．Gさんは，息子を，肺が十分に成長し，呼吸モニターが不要になるまで乳児院に預けることに，しぶしぶながら同意した．Gさんは週2回，息子に会いに通った．

息子は7カ月で，医学的に安定し，モニターを使うことはなくなかったが，州の社会サービス局は彼女の身体的制限のために，息子を彼女の元へ返すことに反対した．Gさんは自立生活センターに連絡した．センターは折り返し，センターが契約している作業療法士に彼女と連絡を取らせた．

その作業療法士は，Gさんが自分の子どものための基本的なケア課題を遂行するための別のやり方を明らかにするために，また，適応のための機器への支払いの資金源を特定するのを支援するために，働いた．Gさんが必要とした機器のほとんどは市販されておらず，特注しなければならなかった．例えば，Gさんにとって，車椅子に乗って，息子をベビーベッドから抱き上げるには，力のある右手を使うために，ベビーベッドの横から近づくことが最も楽なやり方であった．彼女は，ベッドの柵を垂直に下げるとき，息子を受け止める前に，ベッドから落ちるのではないかと不安になった．Gさんと作業療法士は，協業して，もし柵がどちら側からも，溝に沿って水平に開いたなら，最善であろうとの結論を出した．これにより，Gさんが息子をベッドから移すときに，息子の位置にあわせ，ベッドの横柵をどの程度開いたら良いのかということをコントロールするという選択肢をもたらした．

作業療法士とGさんはまた，息子に最適なベビーシート，息子をバンに乗せたり降ろしたりする方法とシートに座らせたり降ろす方法を選ぶ上で協業した．Gさんは，台所のシンクが息子を入れたり，出したりするのが楽だったし，高さが彼女に都合よかったため，最初はそこで息子を入浴させていた．後に，息子がシンクに入りきれないほどに大きくなったので，別の方法を考えなければならなかった．間もなく，息子は自分でバスタブに出入りすることができるようになった．そうなるとGさんは椅子から床に降りて，子どもの入浴を手伝うようになった．

食事の間，Gさんは息子をベビーチェアーに乗せたり降ろしたりするよりも，膝の上に抱くことを選んだ．彼女は息子をしっかりと抱くために左手を使うことができ，特に，安定性を高めるにはテーブルの方に近づき，右手で子どもに食べさせた．彼女は片手で涎掛けをつけるために時間をかけずにすむように，頭からかぶせる涎掛けを選んだ．

Gさんは着替えとオムツ交換はすでに上手にできており，息子のために着脱が簡単という基準で服を選んでいた．セラピストは州の社会サービス局の求めに応じて，ADL，IADL，安全性を評価した．作業療法士は，Gさんの息子の養育能力に関する聴聞会で証人となるよう求められた．Gさんは息子の最初の誕生日の直前に，養育権を獲得した．

◆ おわりに

最近のヘルスケアに関する論文では，「消費者主義 consumerism」がヘルスケア専門家の間で大きな論点の1つになっており，障害者が自分の参加するサービスを選択する権利を持つかということへの賛否が論争になっている．それはそれとして，自立生活運動は，最終的には，伝統的な医学モデルやより大きなヘルスケアシステムに浸透しつつある．「これらの変化は，1960年代と1970年代に起源を持つものではあるが，多くのヘルスケア専門家によって，新しく，革新的なことと認識されている（Bowen, 1996, p.24）」．本章は「消費者主義」が自立生活プログラムの中でどのように作用しているかを述べてきたが，これらと同じ概念はすべての治療的場面で利用されうるものである．おそらく自立生活運動の最大の貢献は，障害者が自律的な個人であり，完全参加する社会のメンバーであるという哲学であり，どちらも作業療法士が支持する目標なのである．

◆ スタディ・クエスチョン

1. 自立生活モデルにおける作業療法の役割と医学モデルにおける作業療法の役割とを比較し，対照しなさい．
2. 立法化が自立生活プログラムにどのような影響を及ぼしたかを論じなさい．

3. 消費者のコントロール，完全参加，ノーマライゼーションの概念を定義し，これらが自立生活運動とどのように関連しているのか説明しなさい．

4. 3つのタイプの自立生活プログラムを明らかにして，それぞれの長所と限界を説明しなさい．

引用文献

American Occupational Therapy Association. (1993a). Position paper: Occupational therapy and the Americans with Disabilities Act (ADA). *American Journal of Occupational Therapy, 47,* 1083–1084.

American Occupational Therapy Association. (1993b). Statement: The role of occupational therapy in the independent living movement. *American Journal of Occupational Therapy, 47,* 1079–1080.

American Occupational Therapy Association. (1995). Elements of clinical documentation (revision). *American Journal of Occupational Therapy, 49,* 1032–1035.

Arkansas Rehabilitation Research and Training Center. (1980). *Implementation of independent living programs in rehabilitation.* Hot Springs, AR: Author.

Bachelder, J. (1985). Independent living programs: Bridges from hospital to community. *Occupational Therapy in Health Care, 2*(1), 99–107.

Baum, C. (1980). Independent living: A critical role for occupational therapy. *American Journal of Occupational Therapy, 34*(12), 773–774.

Berrol, S. (1979). Independent living programs: The role of the able-bodied professional. *Archives of Physical Medicine and Rehabilitation, 60,* 456–457.

Bowen, R.E. (1994). The use of occupational therapists in independent living programs. *American Journal of Occupational Therapy, 48,* 105–112.

Bowen, R.E. (1996). Practicing what we preach: Embracing the independent living movement. *OT Practice, 1*(5), 20–24.

Bowen, R.E., McNally, S., Kearney-Sadler, R., and Richards, L.G. (1994). *Model curricula for teaching occupational therapists about independent living and vocational rehabilitation for persons with head injuries.* Kansas City, KS: University of Kansas Medical Center.

Brown, C., and Bowen, R.E. (1998). A comparison of models in occupational therapy treatment planning. *Occupational Therapy Journal of Research, 18*(1), 44–62.

Craddock, J. (1996). Responses of the occupational therapy profession to the perspective of the disability movement, part 1. *British Journal of Occupational Therapy, 59*(1), 17–22.

DeJong, G. (1981). *Environmental accessibility and independent living outcomes.* East Lansing, MI: The University Center for International Rehabilitation, Michigan State University.

DeJong, G. (1983). Defining and implementing the independent living concept. In N.M. Crewe and I.K. Zola (Eds.), *Independent living for physically disabled people.* San Francisco: Jossey-Bass.

Egan, M. (1992). IL movement puts clients in control. *OT Week,* February 13, pp. 14–15.

Frieden, L. (1980). Independent living models. *Rehabilitation Literature, 41*(7–8), 169–173.

Frieden, L., and Cole, J.A. (1985). Independence: The ultimate goal of rehabilitation of spinal cord-injured persons. *American Journal of Occupational Therapy, 39,* 734–739.

ILRU Research and Training Center on Independent Living at TIRR. An orientation to independent living centers (Brochure). Houston: Author.

Law, M., Baptiste, S., Carswell-Opzoomer, A., McColl, M., Polatajko, N., and Pollock, N. (1991). *The Canadian occupational performance measure manual.* Toronto: CAOT Publications.

Payton, O.D., Nelson, C.E., and Ozer, M.N. (1990). *Patient participation in program planning: A manual for therapists.* Philadelphia: F. A. Davis.

Richards, L. (1981). Characteristics and functions of independent living programs: A national perspective. In G.T. Milligan (Ed.), *Implementing independent living centers: Conference proceedings.* Hot Springs, AR: Arkansas Rehabilitation Research and Training Center.

Shapiro, J.P. (1994). *No pity: People with disabilities forging a new civil rights movement.* New York: Times Books.

Verville, R.E. (1979). Federal legislative history of independent living programs. *Archives of Physical Medicine and Rehabilitation, 60,* 447–451.

Wong, H.D., and Millard, R.P. (1992). Ethical dilemmas encountered by independent living service providers. *Journal of Rehabilitation, 58*(4), 10–15.

第11章

在宅健康

Kathy E. Gifford, MA, OTR
Donna A. Wooster, MS, OTR, BCP
Linda Gray, OTR
S.Blaise Chromiak, MD

HOME HEALTH

概　要

はじめに
在宅健康と作業療法
　歴史的概要
　在宅健康に影響を及ぼす要因
　在宅でのケアの特有な側面
　チームの諸メンバー
　サービスへの依頼
　支払い
　サービスへの要求
在宅健康における作業療法の機能
　評価と測定
　介入
　作業療法サービスの終了
　記録

キーとなる用語

- ケースコーディネーター（Case coordinator）
- ケースマネージャー（Case manager）
- 文化的有能性（Cultural competence）
- サービスに対する費用（Fee for service；FFS）
- 家に居続けている状態（Homebound status）
- 間歇的サービス（Intermittent service）
- メディケイド（Medicaid）
- 医学的必要性（Medical necessity）
- メディケア（Medicare）
- 作業遂行領域（Occupational performance areas）
- 作業遂行の構成要素（Occupational performance components）
- 成果と評価の情報セット（Outcome and Assessment Information Set；OASIS）
- 見込みに基づく支払い制度（Prospective payment system；PPS）
- 熟達したサービス（Skilled service）

学習目標

本章は，読者が以下のことができるように書かれたものである．

- 在宅健康ケアにおける近年の成長に寄与している要因を検討すること．
- 効果的な在宅健康サービスを提供する能力を高める在宅ケアに携わる作業療法実践家の個人的特徴を説明すること．
- 施設に根ざした場面で提供されるセラピーのサービスとは異なる，在宅健康でのセラピーのサービスの特徴を説明すること．
- 在宅健康ケアチームの各メンバーの役割を説明すること．
- 在宅健康場面での評価と介入にとって重要な作業遂行領域とその構成要素を明らかにすること．
- 在宅に根ざした作業療法を提供するために必要な機器や材料をあげること．
- 在宅でのセラピーサービスの終了を計画するための適切な手続きと状況とを説明すること．
- 第三者支払い機関を効果的に満足させ，在宅健康実践の質的基準を満たすために必要な書類作成の技能を明らかにすること．

◆はじめに

「家」という言葉は，居心地のよさ，安全さ，親密さ，そして，世の中からの逃避といったイメージを連想させるものである．それは，その物理的構造や日常の出来事の場所以上のものである．家は人間の同一性の一部である．このように，セラピーの場面としてのその可能性を含めて，家の重要性は理解されていない（Opacich, 1997）．

家は治療的環境として，多くの利点を持っている．例えば，クライエントはその人の日常的な環境の中で活動遂行を直接的に観察してもらうことができるし，セラピストは利用可能な支援システムを直接に評価できる．しかし，家はまた，ある特有な状況や要求をも示している．在宅健康ケアに携わるセラピストは，独立した実践家でなければならず，自発的な意思決定を求められる状況に，居心地のよさと自信を感じなければならない．在宅での健康ケアの供給は，現在，今後も続くと予想される復活と成長とを経験しつつある．その結果，在宅における健康ケア提供者は，クライエントのケアに影響を及ぼす新しく，かつ，常に変化する挑戦に直面させられている．

作業療法実践家の役割は，人々を機能的に自立し

た状態へ復帰させ，その自己同一性を取り戻すことである．そうすることはクライエントにとって特に重要であり，意味のある個人的目標である家に居続けさせることにつながる（Atchison et al., 1997）．作業療法士にとって，セルフケア，仕事，余暇という多くの作業が自然になされる実際の環境の中で，人々にケアを提供することは最適である．人間の遂行に対する物理的，社会的，文化的環境という文脈の影響を常に強調する作業療法実践家は，この地域に根ざした場面での自然なサービスの提供者である．在宅でのセラピーの提供が成長するにつれて，作業療法実践家は，この母集団のニーズに合うように適応できなければならないし，また，資金と支払いに影響を及ぼしている常に変化する政策の変更にも対処できなければならない．

　本章では，在宅での作業療法に影響を及ぼす歴史的出来事と要因の概要を示し，在宅でのケアの特有な諸側面である臨床家，安全性，そして家族の個人的特質を説明する．本章はまた，かかわるチームメンバー，依頼，支払いの資源，そして，サービスのために必要な事柄を含めて，在宅でのサービスの提供に関する情報をも示す．評価，介入，終了計画，そして文書作成といった在宅健康における作業療法の特別の機能は，実践家を21世紀の挑戦への準備に取り組ませることになろう．本章は，在宅健康における作業療法の利用を強調したケーススタディで締めくくられる．

◆ 在宅健康と作業療法

歴史的概要

　1960年代の健康ケアテクノロジーの巨大な成長によって健康ケアに関する大企業が作り出される以前には，家庭での健康ケアの提供が一般的であった．訪問看護協会（Visiting Nurse Associations；VNA）といった自発的な非政府機関が，在宅でのケアを提供していた．もともと1800年代に始まったこれらの機関は，成長と拡大を続け，最終的には，サービスの1つに作業療法を含むことになった（Youngstrom, 1997）．1920年代には，在宅作業療法サービスに言及した事例が記録されている．在宅健康ケア機関と結びついた形での作業療法について言及した最初の論文は，1949年に書かれていた（Youngstrom, 1997）．

　今日の作業療法実践家の多くは，わずか50年前には，在宅での健康ケアの提供が当然のこと，自然のことだったとは認識していないかもしれない．家庭は，免許のない助産師による出産の援助，医師による在宅診療訪問，病気の終末期での緩和ケアといったようなサービスを提供する健康ケアが始まった場所である．こうしたことが始まって以来，サービス提供システムとしての在宅健康は，興隆，後退，再興を経験してきている．高度技術による健康ケアの到来が家庭環境をケアのためには適切ではないと思われるものにしたにもかかわらず，在宅でのサービスを求める大きなニーズは続いている．しかし，在宅健康の将来の成長のほとんどは，健康ケア政策の変化と，支払いと依頼に対するその影響にかかっているであろう．将来は，作業療法実践家に対して，サービスを拡大し，現在および近い将来の健康に関するニーズに対処するために技能を育む多くの機会をもたらしている．

在宅健康に影響を及ぼす要因

　今日にいたる在宅健康の最大の成長は，**メディケア**（Medicare．社会保障法第XVIII章）と**メディケイド**（Medicaid．社会保障法第XIX章）の通過に伴って，1960年代中期から後期に生じたものである．この法律は，高齢者の在宅健康ケアのためのメディケアの診療報酬と，個人のケアのための州政府へのメディケイド基金を提供することになった．後の1980年代初頭における病院へのメディケア支払いのための診断関連グループ（Diagnosis-related groups；DRG）の導入は，在宅健康機関とその現行レベルのサービスの成長と拡大に顕著な影響を及ぼした．DRGの導入に伴い，病院が報告した費用ではなく，診断名に基づいて事前に決められた額の支払いを受けることになった．その結果，とりわけ典型的にはDRGの導入以前に実施されていたようなクライエントの医学的問題のすべてに

ケアを提供するという動機づけは低下し，コスト削減と利益拡大の努力の中で，在院期間の短縮と，「症状の残る」クライエントの退院を招いた．

今日，家族，友人，グループホーム，その他のケア提供者に世話をしてもらうために「症状の残る」患者の早期退院が，在宅保健サービスの成長に貢献している（Youngstrom, 1997）．統計も，在宅健康ケアにおけるメディケア利用のみでの成長率が，1980年の72万6,000人から1994年の320万人に増加したことを示している（Agency for Health Care Policy and Research, 1996）．同様に，1人当たりの在宅健康訪問回数は，1980年の22.5回から1994年には推定65.0回へと上昇している．在宅健康における作業療法への参加も拡大している．1990年から1995年の間に，主たる就労場面として在宅健康と申告した作業療法士の数が106.2％に上昇したことが報告された．さらに，在宅健康はセラピストが第2の仕事としている場面として，頻繁にあげられるようにもなった（American Occupational Therapy Association, 1990）．これらのデータは，過去10年から15年の間に，在宅健康サービスが顕著に増加したという印象を裏づけている．

■将来の発展

在宅健康ケアの将来の成長を予測する上で，いくつかの要因がある役割を担っている．1つの要因はケアの脱施設化に向かう一般的傾向である．現在のところ，ケアは病院から地域環境へという方向に動きつつある．

将来の在宅健康に影響を及ぼすもう1つのことは，第二次世界大戦後のベビーブームの結果として，高齢者人口の増加に反映されている．合衆国の人口に65歳以上の高齢者の占める割合は，1998年の12％から2016年には15％に増加するであろう．2030年には，高齢者人口は全人口の5人中1人，20％になるであろう（U.S.Bureau of Census, 2000）．さらに，「後期高齢」者（85歳以上）の数は，過去最大の増加を経験するであろう．虚弱高齢者が依存的になり，施設入所を必要とするのを予防することは，人々をその家庭で支援と援助を提供するためにすべての熟達したサービスへの要求を高めることになろう．

今日の在宅健康実践家の事例負担数は，精神障害，ハイリスクの妊娠，病気を持ったり発達障害を持つ乳児，そして，様々な年齢の身体障害を持つ人々といった，新たな，そして，広範なクライエントの母集団を含めるように，劇的に変化してきている．また，医療技術の進歩によって，地域で暮らすより多くの人々が熟達したサービスを必要としている．例えば，従来ならば施設入所でのケアに限られていたような人工呼吸器装着者や人工透析に頼らなければならない人たちが，今では支援サービスを受けながら在宅や地域で暮らしている．化学療法，疼痛コントロール，静脈注入療法を含む治療は，かつては急性期治療施設でしか実施されなかったが，今では在宅で可能になっている．

さらに，メディケイドやメディケアの利用と支出の膨大な増加のために，州および連邦政府の調整機能が正確な費用削減を計画するにつれて，在宅ケアサービスの資金に対する関心が増えた（Joe, 1997）．メディケア診療報酬制度の改訂が進行している．メディケアのDRGによる見込みに基づく支払いと類似した，在宅ケアサービスへの一括支払い制度が実施されつつある．患者の状態，機能レベル，他のいくつかの要因に基づいた見込みに基づく支払い制度における診療報酬の適性レベルを決定するために役立てるべく，メディケアの健康ケア財務事務局（Health Care Financing Administration；HCFA）によってデータが収集されている．**見込みに基づく支払い制度**（prospective payment system；**PPS**）という診療報酬の方法は，ある患者の治療に対して，事前に決められた定額の配分額を使うもので，また，実際に要した費用の報告に基づくのではなく，ある機関に対して設定された比率に基づくものである．将来の問題や成長傾向は，こうした資金の変化の結末に大きく左右されるだろう（Marrelli & Krulish, 1999）．

将来の在宅ケアに影響を及ぼすこれらの問題への対応の中で，作業療法実践家は，他の専門家と同じように，予防の領域を含め，また，その個人全体のニーズに取り組む哲学を受け入れる方向へと伝統的な役割を拡大してきている．クライエントの母集団と，健康ケ

リハビリテーションの多彩な展開と可能性を探る

作業療法士・学生のためのテキストのご案内

協同医書出版社 KYODO ISHO

新・徒手筋力検査法 [原著第10版] Web動画付

D. Avers, M. Brown●著　津山直一・中村耕三●訳

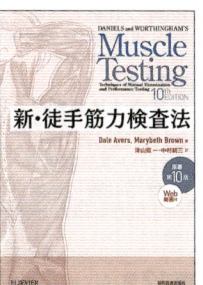

徒手筋力テスト（MMT）のための定番教科書であり、世界的名著である"Muscle Testing"が改訂された原著第10版

多数の図版と詳細な解説で、徒手筋力検査（MMT）を行うための具体的方法と段階づけのすべてを網羅した定番テキストが改訂されました。
翻訳を見直し、わかりやすく、臨床のイメージをつかみやすい内容に刷新しました。
本書の内容に準拠した動画をパソコンやスマートフォンで視聴し、検査の実際を確認することができます。

A4判・556頁・2色刷　定価8,580円（本体7,800円＋税10%）　ISBN978-4-7639-0041-8

最新の養成カリキュラムに対応する人気のテキストシリーズ

ラーニングシリーズIP（インタープロフェッショナル）

保健・医療・福祉専門職の連携教育・実践

卒前教育から現場実践までを網羅した
多職種連携の教科書シリーズ

近年、保健・医療・福祉領域において、さまざまな専門職が互いの専門性について学ぶ「IPE（多職種連携教育）」、そしてそうした相互理解をもとに連携して働く「IPC・IPW（多職種連携協働・実践）」の重要性が注目されています。本シリーズは、そうした連携のために必要不可欠な概念として注目されている「IP（インタープロフェッショナル）」の教科書です。

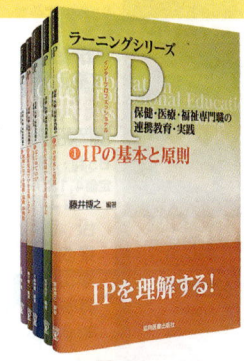

【全5巻】 すべてB5判・2色刷

❶ **IPの基本と原則**
藤井博之●編著
112頁　定価2,200円（本体2,000円＋税10%）　ISBN978-4-7639-6029-0

❷ **教育現場でIPを実践し学ぶ**
矢谷令子●編著
132頁　定価3,080円（本体2,800円＋税10%）　ISBN978-4-7639-6030-6

❸ **はじめてのIP**
連携を学びはじめる人のためのIP入門
大嶋伸雄●編著
240頁　定価2,860円（本体2,600円＋税10%）　ISBN978-4-7639-6031-3

❹ **臨床現場でIPを実践し学ぶ**
藤井博之●編著
128頁　定価3,080円（本体2,800円＋税10%）　ISBN978-4-7639-6032-0

❺ **地域における連携・協働 事例集**
対人援助の臨床から学ぶIP
吉浦 輪●著
168頁　定価2,640円（本体2,400円＋税10%）　ISBN978-4-7639-6033-7

IPを学ぶ学生、専門職種、研究者など、あるいはその学習環境に応じて①IPの理論研究、②教育現場での教授ツール、③学生・初学者向けの入門テキスト、④臨床現場での体制づくりのためのガイド、⑤事例集というそれぞれ特徴的なアプローチによる全5巻構成になっています。さらに、異なる巻同士で互いの内容に関連性がある箇所には「リファレンス」を設け、より深い学習が可能です。

キールホフナーの人間作業モデル 理論と応用 改訂第5版

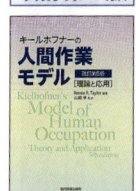

Renée R. Taylor●編著　山田 孝●訳

Gary Kielhofnerによって開発され、作業療法士がクライアントを理解するために必須の理論である「人間作業モデル（MOHO）」を理解するための基本図書。「意志」「習慣化」「遂行能力」「環境」の4つの要素を知り、最新の理論を身につけることができます。

B5判・624頁・2色刷
定価9,350円（本体8,500円＋税10%）ISBN978-4-7639-2144-4

事例でわかる人間作業モデル

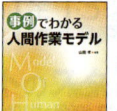

山田 孝●編著

作業療法臨床の多くの場面で、人間作業モデルに基づく理論が活用されています。本書では、多様な臨床場面で人間作業モデルを適用して実践を行った16の事例を厳選して紹介しています。図版を多用し、クライアントの変化や問題点が一目で分かるようになっています。

B5判・240頁
定価4,070円（本体3,700円＋税10%）ISBN978-4-7639-2140-6

認知症の正しい理解と包括的医療・ケアのポイント 第4版　電子書籍あり

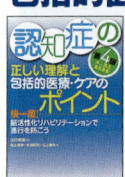

快一徹！脳活性化リハビリテーションで進行を防ごう

山口晴保●編著　佐土根朗・松沼記代・山上徹也●著
B5判・408頁　定価4,400円（本体4,000円＋税10%）
ISBN978-4-7639-6040-5

地域包括ケアの時代における認知症の包括的医療・リハ・ケアのための必携書。認知症の人が地域の中で生き生きと暮らせるようサポートしていく方法を解説。

エガース・片麻痺の作業療法

ボバース理論による　原著第2版

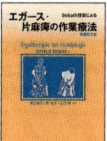

O. Eggers●著　電子書籍あり
柴田澄江・原 和子・山口 昇●共訳
B5判・160頁　定価4,180円（本体3,800円＋税10%）
ISBN978-4-7639-2021-8

ボバース理論による運動療法を作業療法の臨床へ応用し、治療プログラムの間隙を埋める書として書かれたテキストです。解説ごとにわかりやすい図版を多数収録。

写真でみる 乳児の運動発達　電子書籍あり

生後10日から12ヵ月まで

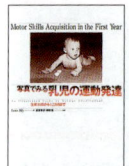

Lois Bly●著　木本孝子・中村 勇●共訳
A4判・310頁・2色刷
定価6,050円（本体5,500円＋税10%）ISBN978-4-7639-2070-6

乳児の驚異的な運動発達の本質を、ベテランセラピストならではのシャッターチャンスで捉えたガイドブック。生後10日の新生児から12ヵ月の1年間を月齢毎に構成。発達の基本と本質を学べます。

作業療法実践の仕組み

改訂第2版　電子書籍あり

矢谷令子・福田恵美子●編集
A4判・256頁　定価4,950円（本体4,500円＋税10%）
ISBN978-4-7639-2138-3

作業療法計画から実施、効果判定までの手順を横断的に詳しく解説。「認知症の作業療法」など臨床実習のための実践事例を提示し、効果判定の根拠となる記録方法も詳説。自己学習用のワーキングシートも多数収録しました。

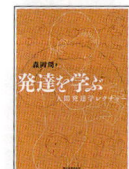

発達を学ぶ　電子書籍あり

人間発達学レクチャー

森岡 周●著

発達を複数の視点から理解する方法を、わかりやすく解説しています。発達学の教科書で手薄だったブレインサイエンスの理論的根拠も漏れなく解説。基礎的な知識から最先端の知識までを提供しています。

A4判・164頁・2色刷　定価3,740円（本体3,400円＋税10%）
ISBN978-4-7639-1077-6

基礎作業学実習ガイド

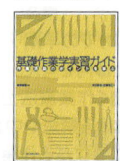

作業活動のポイントを学ぶ

岩瀬義昭●編著　浅沼辰志・佐藤浩二●著
B5判・132頁　定価2,750円（本体2,500円＋税10%）
ISBN978-4-7639-2113-0

作業活動（手工芸）として木工・革細工・陶芸を取り上げ、それぞれの活動を材料・道具・工程に分けて説明。作業療法士に必須の治療的観点、作業の工夫、段階づけを具体的に学べます。

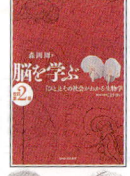

脳を学ぶ　改訂第2版

「ひと」とその社会がわかる生物学

森岡 周●著

神経科学の基礎から「社会脳」まで、初版のボリュームを倍増させて脳科学学習の全領域をカバーした充実の内容です。好評の「コラム記事」も倍増。好評の付録「脳の紙工作モデル」も巻末に付けました。

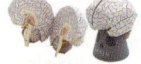

A4判・142頁・2色刷（付録紙工作4色刷）
定価3,740円（本体3,400円＋税10%）ISBN978-4-7639-1073-8

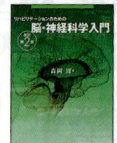

リハビリテーションのための脳・神経科学入門 改訂第2版　電子書籍あり

森岡 周●著

A5判・244頁　定価3,080円（本体2,800円＋税10%）
ISBN978-4-7639-1079-0

リハビリテーション専門家にとって必須の脳・神経科学の知見を紹介した初版を、9割近くの内容を一新し大改訂！ 脳・神経科学の知識を基に治療を行っていく時代を目指すテキストです。

■お問い合わせはこちらまで

株式会社 協同医書出版社

〒113-0033 東京都文京区本郷 3-21-10
電話　▶03-3818-2361（代表）
FAX　▶03-3818-2847
E-mail　▶eigyo@kyodo-isho.co.jp
HP　▶https://www.kyodo-isho.co.jp/

最新情報はこちらから

X　facebook　Instagram　ホームページ

ア政策の変化，資金提供の変化，および，役割の変化とが結びついたニーズにおける急激な変化は，将来の在宅健康環境において成功するために必要な技能と能力に影響を及ぼしている．

在宅でのケアの特有な側面

ほとんどの作業療法実践家にとって，キャリア訓練は通常，老人ホーム，病院や診療所といった，安定しており構造化された健康ケア施設の中で開始される．実践家たちは，こうした施設を将来の就労の場所として求めることが多い．多くの作業療法実践家にとって，地域，特に在宅での人々の支援は，新たな挑戦と報酬をもたらす新たな環境である．

クライエントにとって家は強い意味と重要さを持っているが，在宅でのケアの提供は支配権と力関係の構造における転換を必要としている．施設では，スタッフが支配権を握っている．訪問時間，セラピーや食事の時間，服薬の間隔などそれぞれ切り離すことの出来ないような規則やルーチンが設定されている．頭上のページめくり装置，防腐剤の臭い，磨かれた床，そして，静脈内拍動ポンプや電動ベッドを含む機器といった物理的環境は，クライエントには馴染みのないものである．作業療法実践家を含む健康ケア職員は，こうした環境を熟知している．クライエントは部外者であり，不安げな来客のように感じることが少なくない．

しかし，実践家がクライエントの家に入るときには，この役割は逆転する．健康ケア職員は見知らぬ人であり，例えば，家族，調理の匂い，修理が必要な床などによる中断といった，未知の出来事や馴染みのない出来事に遭遇させられる．ときには，座ることが出来る唯一の場所がベッド脇の腰掛便器といったことさえもある．ここでは，セラピーの訪問スケジュールから部屋の温度に至ることまでのすべてを支配するのは実践家ではなく，ケアを受ける側である．

条件の如何にかかわらず，作業療法実践家はクライエントの家では客である．ほとんどの場合，クライエントとその家族はセラピストの専門知識を大変喜ぶ傾向がある．彼らは実践家を，プロの援助者としてと同時に，友人とみなすことが少なくない．

■実践家の個人的資質

多くの作業療法実践家は，在宅が形式張っておらず，クライエントとの親密な関係を育む機会を促進できるために，在宅ケアに満足している．しかし，在宅の場で効果をあげ，うまく行うためには，実践家が持つべきであったり，育むべきである特定の個人的資質が役に立つ．

柔軟性 在宅場面での統制の所在（locus of control）は，クライエントとその家族を中心にしたものであるため，作業療法実践家は，治療セッションのスケジュールを立てたり展開する上で，柔軟であり創造的でなければならない．クライエントとその家族は，毎日であったり，1日に数回ということもあるような頻繁な間隔で，自分の家に訪れる見知らぬ人のために調整するように強いられる．家族やクライエントと，期待について話し合うことは役立つことになる．あるクライエントは，別のクライエントと比べて，自分の時間や治療のセッションをきちんとコントロールを維持したいかもしれない．家族やクライエントに合わせるためには，あらゆる努力を払わなければならない．

作業療法実践家は，また，そのクライエントのケアにかかわる他の専門家のスケジュール，クライエントの住居の地理的位置，天候，毎日の生活の中での出来事の自然の流れにも対処しなければならない．例えば，毎朝のセルフケア技能に対してクライエントに働きかけることにしている実践家は，セラピーセッションを午前中にするように予定を立てるべきであり，自分の訪問をその人のセルフケア課題を援助するための在宅介護助手と調整すべきである．ときには，治療アプローチを調整するために他の専門家と一緒に訪問するよう予定することも必要であるかもしれない．また，何らかの状況では，クライエントはセラピストや他の在宅ケア提供者が同じ日に次々と訪問することには，疲労のためや，家族の日課やルーチンを妨げるために，耐えられないこともあろう．スケジュールに対する個人や家族の好みは，いかなるときにも可能な限

り尊重されなければならない．

自立 在宅健康場面で働く作業療法実践家は，自立して仕事をすることができなければならない．クライエントの家では仲間も監督者もいないために，スケジュールの立案，治療の修正，緊急事態への対処，自立した問題解決技能のすべてが必要になる．

家では，即座の対応を必要とする事柄がある．例えば，もし作業療法実践家がクライエントに医学的状態の急変が起こっていることに気づいたら，119番（救急）への電話，医師や在宅訪問看護師への連絡，その他の行動など，最適な行動をとるために，臨床的判断を用いなければならない．在宅健康の状況によっては，咄嗟の判断が必要であるが，すぐに相談ができる機会はない．例えば，股関節の骨折から回復しつつあるクライエントが治療セッション中に転倒したなら，セラピストは最善の行動をとるよう決断しなければならない．その選択肢には，その人が椅子やベッドに移るのを単に援助すること，医師に診て貰うよう奨めること，あるいは，それ以上の損傷を引き起こす恐れのあるために動かさないように奨めること，救急車を呼ぶことが含まれるであろう．緊急を要しないような状況であっても，セカンドオピニオンを得たり，クライエントのケアに関して仲間に相談することは難しいであろう．したがって，実践家はそういう状況が起こったときに，他の専門家の援助に頼る必要がなく，その状況に対処することができるという自信と臨床的判断を持たなければならない．

文化への感性 今日の健康ケアは，人々がお互いに関係を取り日常生活を送るやり方に影響を及ぼす広範にわたる文化と習慣を持つクライエント母集団の多様性の中で，増加を示している．文化とは，その人の健康と作業に影響を及ぼし，共有され学習された生活のやり方である．文化的多様性は，家の中で働くときに，ますます明らかになる．その文化に特有な対象物や食物や衣服が，家の中にあるかもしれない．さらに，家庭を訪問すると，例えば，家に入る前に靴を脱いでドアのところに置いておくといった文化的習慣や，期待される行動に出くわすことがある．もしセラピストが文化への感性という点で鈍かったり，観察眼が鋭くないと，意図しなくともクライエントの気分を害したり，行動のための環境的手がかりを誤解するかもしれない．したがって，作業療法実践家は，対人交流や治療の妨げを予防するためにクライエントのニーズに対して文化的感性を養う必要がある．気づきは文化的感性，最終的には，文化的有能性を育む上での最初のステップである（Box 11-1）．**文化的有能性**は，「個人，組織，システムが，多様な人種的，民族的，宗教的，社会的グループと効果的に作用することをもたらす一連の知識，技能，態度（Spector, 2000, p.11）」と定義することができる．実践家は個人的偏見に気づかなければならず，そうした偏見がケアの提供に及ぼす影響の可能性を検討しなければならない．さらに，専門家は自分以外の文化を学ばなければならず，クライエントの見方を知り，専門家の交流と方法の解釈の可能性を認識しなければならない．

クライエントは貴重な情報源であって，彼らの文化的信念や好みを大変熱心に説明したがり，さまざまな方法で教訓をもたらしてくれる．例えば，文化によって，痛みや不快さの表現は様々に変化する．例えばイタリア人の家族やユダヤ人の家族といったある文化の中で育てられた人々は，痛みを感情的に表現するだろうし，一方，アイルランド人の家族は痛みには冷静であったり無視するかもしれない（Spector, 2000）．痛みの意味に関する信念もまた様々であろう．痛みが問題を暗示すると信じているクライエントにとって，痛みをもたらすような活動は，クライエントに心配をもたらすかもしれない．実践家はクライエントとの話し合いを通じて，この信念を知ることができるし，その活動の治療的側面に関して予測的解釈を得ることができる．

作業療法実践家は，クライエントとその家族からリハビリテーションの経過に対するニーズと反応に関する情報やフィードバックを求めることによって，クライエントの状況や生活様式の特有さに対して開放的であり受容的であることを伝えなければならない．その結果，そのクライエントの文化はクライエントの自尊

> **Box 11-1 文化的能力を育むこと**
>
> 文化的能力を高めたいと思う作業療法実践家は,以下のことを達成するよう努めなさい.
>
> - 他者の文化を知りたいと思うこと.
> - 文化の多様性を知り,価値を認めること.
> - 個々の文化の言語,価値,習慣に関して明確で広範な知識を持つこと.
> - 人種,民族,性別,障害の状態,宗教,性的志向性,生活様式と関連づけて,人間発達の基本的知識を持つこと.
> - 文化,性別,人種・民族,宗教,障害の状態,性的志向性の行動とニーズに対する影響を理解すること.
> - 社会経済的および政治的要因が,民族的,文化的に多彩な集団の心理社会的,政治的,経済的発展に顕著に影響を及ぼすことを理解すること.
> - 民族的,文化的に多彩な集団による健康ケアシステムの利用に対する制度的,個人的な人種差別の影響を理解すること.
> - 文化的相互作用と関連する専門職の価値と行動要領を理解すること.
> - 多彩な母集団の健康と関連する価値,見方,行動パターンを理解すること.
> - ある母集団や多彩な集団と関連するすべての人々に「料理本的アプローチ」を適用するのを避けること.
> - あるクライエントの特定の文化に調整するために,多様な介入戦略を作り,修正し,適用すること.
> - セラピストとクライエントとの交流を促進するために,様々な言語的,非言語的なコミュニケーション技能を用い,解釈すること.
> - クライエントにかわって,文化的価値体系を明らかにし,利用することに,創造的で,機知に富むこと.
> - クライエント独自の社会文化的同一性を理解し,維持し,解明するために,クライエントを支援すること.
>
> 出典:Wells, S.A.(1994). Cultural competency in occupational therapy. A Multicultural Education and Resource Guide for Occupational Therapy Educators and Practitioners (pp.19-20). Rockville, MD:American Occupational Therapy Association. Copyright©1994 by the American Occupational Therapy Association, Inc, 許可を得て転載.

を強化し,セラピーの成果を高めるよう期待できるなど,セラピー中の誇りの源泉となる.

関係を取り,コミュニケーションをする能力 効果的であるためには,作業療法実践家はラポートを素早く打ち立て,プロとしての立場を維持しつつも強固な支援関係を構築できなければならない.場合によっては,家庭での治療時間が入院場面よりも長くなることが頻繁にあるために,このことが難しくなることがある.この長い時間が,より多くの苦労とより深い治療的関係を楽しみたい実践家を引きつけるにもかかわらず,在宅健康に携わる実践家はクライエントとその家族との情緒的な結びつきを強めることがある.その結果,クライエントが改善や悪化を示すと,実践家は個人的に大きな影響を受けることがある.実践家が結びつきを過剰に感じ始めた場合には,ピアサポートや「情報を他の人に伝言すること」を用いることが役立つことがある.

クライエントや家族との効果的なコミュニケーションも同様に必要である．積極的な傾聴，明快に話すこと，必要に応じてのフォローアップは，クライエントとその家族との効果的なコミュニケーションにとっては不可欠なことである．治療的なコミュニケーション法の利用は，クライエント中心のケアの全体を改善する傾向にある．

家庭に根ざしたサービスを提供する全ての専門職は多職種チームの一部であり，チームメンバー間のコミュニケーションは不可欠である．チームメンバー間のコミュニケーションは，携帯電話，ポケットベル，ボイスメール，電子メール，FAX送信，内線電話などの近代的技術の支援を受けて，促進される．

■ 安全性

安全性は，いかなるクライエントに対するケアにおいても重要な側面であるが，在宅健康の実践家にとってはとりわけ重要なことである．安全性は，①感染予防と②個人的安全性，という2つが特に重要である．クライエントと実践家の安全性を確保するための行動は，そうした行動を習慣にするためには，絶えず日頃の行為の中に取り入れる必要がある（Law, 1997）．

感染予防　個人の家庭と医療環境との違いによる感染予防の認識は必要なことである．掃除と衛生の維持に対する病院の典型的な基準は，家庭では通常は行われない．例えば，汚染物廃棄の特殊容器の使用である．さらに，作業療法実践家は，器具をどこに置き，使用済みの物をどこに捨てるのかといったことに配慮する必要がある．他のクライエントにも再使用されるかもしれない器具はすべて，汚染や感染の拡大を防ぐために洗剤を使って適正かつ十分に洗浄しておかなければならない（Atchison et al., 1997）．

作業療法実践家も，標準的な予防を遵守するために，手袋などの必要な衛生・予防用品を携帯する必要がある．実践家の最も一般的な交通手段である車への出入りを最小限にするために，作業療法臨床家は適切な廃棄システムを含むすべての必要な器具や物品を，家の中に運び込むべきである．石鹸，水道，紙タオルなどが使えない家庭を訪問する際には，水が要らない手の洗浄剤が必携である．感染拡大の予防のためには，クライエントに接触する前と後に，毎回の手洗いをルーチン化することが不可欠である．

個人的安全性　病院環境においては，セラピストは自分の安全を当然のことと考えていることが少なくない．しかし，在宅健康場面で働く場合，このことが必ず当てはまるとは限らない．それぞれの家庭と近隣は新しく，不慣れな環境である．地域のメンバーと家族はセラピストにとっては見知らぬ人であるし，その逆でもある．その結果，セラピストは基本的な個人の安全性に関する問題に注意しなければならない．

在宅健康実践家の大多数が自動車を移動の手段や道具や物品の保管場所として用いているため，車両の安全性と運転に関する安全基準が適用される．治療用具や器具，そして，クライエントの記録，経過記録，ケアプランなどの事務用具を整理したり持ち運ぶためには，軽いプラスチックの箱が重宝であり，また，不要なときは簡単に片づけておくことができる．個人的な物品，クライエントの記録，そして，貴重品は車の中に置いて鍵を掛けておくことと，外から見えなくしておくことを薦めたい．訪問中には，車の鍵はポケットに入れ，スペア鍵を持ち歩くか財布に入れておくと，鍵を車に入れたままでロックしてしまうことを避けることができる．評価や治療に必要なものだけを家の中に持ち込むようにすべきである．自動車と運転に関するその他の安全基準には，以下のことが含まれる．

- 車の窓を閉め，ドアには鍵をかけておくこと．
- 道に迷った場合は，周囲をぐるぐると運転して回らずに，場所を確認するために，その地域を出て公衆電話を使うか，携帯電話を使うこと．
- もし孤立した場所や危険な場所に入ってしまったら，給油所やレストランなどの公共の場所まで運転して，場所を尋ねること．

準備をしておくことは不可欠なことである．その地域の詳細な地図は役に立つ．作業療法実践家は，天候の状態にも気をつかい，それによって計画を立てるべきである．激しい雨などの良く体験する出来事は，ク

ライエントが舗装道路ではない所に住んでいたり，洪水になりがちな場所に住んでいる場合には，やっかいな問題になる可能性がある．在宅ケア機関や地域は在宅ケアの提供者に，避難方法や災害に関する情報を知らせておくべきである．ある地域では，自然災害が突然に起こる．その地域に一般的になされているそれぞれの気象条件に関する警告信号や警報（災害情報）を知っておくことは重要である．ラジオのダイヤルを気象放送に合わせておくと，実践家がその日の天候の変化を知る上で役立つ．ラジオを大都市部の交通情報に合わせておくと，交通渋滞や道路の危険箇所を避ける上で役立つ．さらに，以下のような道具を車に積んでおくことは重要である．シャベル，砂，塩，砂利；融雪剤；タイヤのチェーン；懐中電灯や携帯電話のバッテリー；予備の食料と水；予備の衣服；寒さと雨をしのぐ防水防寒具；その地域の故障車両サービスの電話番号；満タンのガソリンである．ある地域では，やっかいな天候の中や危険な地形を移動するために，四輪駆動車が必要となるかもしれない．

夜間訪問につきまとうリスクを回避するために，できる限り日中に訪問するように薦める．たまには，他職種の人と一緒の訪問が予定されることもある．ときには，クライエントとその家族にとっては，訪問にうまくあわせてドアを開けることができないこともある．これらの状況では，事前に電話をしておくことが良いかもしれない．クライエントと家族は作業療法実践家を見ていて，セラピストの訪問に合わせてドアを開ける準備ができるし，あるいは，セラピストが使うようにとスペアキーを渡してくれることもある．

名札をつけ，装飾品は最小限にし，専門家らしい服装をするか，制服を着ることは，観察している人に，そこにいるのが地域でのサービスを提供する専門家の作業療法実践家であるという認識をもたらす上で重要なことである．セラピストは一般的には，様々なクライエントにかかわり，また，機器の調整やドアまでの通路の計測など，不慣れなポジションや床に座ってサービスを提供することがあるので，着心地がよく，かつ，適切な服装をすることがルールである．ここにあげたような理由や，感染予防などの他の理由で，在宅ケア実践家の多くは，その耐久性と健康ケア職員の制服と認識されやすいために，スクラブ・スーツ（色柄物のユニフォーム）を選択している．冬には暑すぎるほどまでに温められた部屋から凍えるように寒い屋外へと出たり，夏にクーラーのない家に入るといったことにも対応できるように，衣服は気候に適したものでもなければならない．

在宅健康実践家は1人で移動することが多いために，在宅健康機関の誰かに予定表を残し，1日に2,3度は確認してもらうことを薦める．携帯電話は，特に非常事態では，極めて重要な道具である．携帯電話の電池がなくなったときには，予備の電池や車のライターに差し込んで使えるジャックは良好なバックアップである．

作業療法実践家は，そうすることで安全が確保できるのなら，疑わしいことを警察に報告することを躊躇してはならない．個人の安全が脅かされるような場合には，直ちにその場所から離れるようにすべきである．これまでにあげてきた基準や，常識に基づく注意基準は，立ち往生したり，事件の被害者になるリスクを減らす一助となる．

■**介護者としての家族**

現在のところ，在宅ケアはクライエントケアのほとんどの側面に，家族を含めることに焦点を当てている．施設環境とは違って家の中では，家族は通常はフルタイムの介護者である．過去には，社交的プログラムや公的支援グループが広く利用できた．しかし，経費削減に伴い，これらのプログラムのための費用が少なくなり，今では，サービスの隙間を埋めるためには非公的なネットワークが強調されている．

高齢者ケアに関する調査に基づけば，在宅での介護者は，一般に配偶者か，母や義母の世話をする女性かのいずれかである（Stone, Cafferata & Sangl, 1987）．娘か義理の娘が，年老いた両親のために，洗濯，食品の買い物，食事の準備などの家事援助を提供することが少なくない．クライエントの年齢範囲が多様になるにつれて，介護者のプロフィールも異なってくる．例えば，クライエントが身体障害を持つ子ども

や十代の若者の場合，その介護者のほとんどは若年から中年にかけての親である．

作業療法実践家がその家庭にひとたび入ると，その家族の多くのメンバーに紹介されるであろう．家族評価は，クライエントの身体的ニーズを提供する介護者の能力，クライエントの支援体制，介護者の身体面・感情的な負担に対処する能力に焦点を当てるべきである．介護者の燃え尽きは非常に現実的な現象である．介護者の休息（レスパイト）という選択肢を検討すべきである．

作業療法実践家は，介護者の気持ちや新たな責任を妥当なものにするという重要な役割を果たしている．クライエントは，ニーズのほとんどをスタッフが満たした健康ケア施設から，家へと帰って来る場合がほとんどである．さらに，自分の家族の誰かが他の誰かにケアを依存することは，そのクライエントの人生において初めてのことかもしれない．そのクライエントの感情と共に，家族もまたそのクライエントの役割充足の喪失に対処している．例えば，クライエントは，現在は庭や家族の車の手入れをしていないか，続けることができず，疾病や障害後に一時的あるいは恒久的にそれらの課題を遂行できない男性であるかもしれない．この役割の喪失は，そのクライエントの自己イメージや自尊心に対してと同様に，クライエントの家族に対しても重大な影響を及ぼす．介護者はそうした喪失への対処と，今までは自立してきた人の介護者になるという新しい役割に加えて，クライエントに対する責任を担うための技能を獲得しなければならないかもしれない．介護者にとってはこれらの変化への対応に大変なストレスと困難さをもたらす．このような状況での実践家の役割には，新たな要請に対応するために，支援を提供し，問題を解決し，そして示唆を与えることが含まれる．

調整が必要にもかかわらず，多くの家族は，入所施設でのケアを必要とするような事態を避けるために，家族のメンバーを家に置き続ける期間を長くしようとする．こうした負担を背負うために，退職したり，仕事のスケジュールを変えたり，家族介護休暇や長期休暇を取るといった多くの自己犠牲がなされるかもしれない．日々の疲労の増大と共に，孤独，罪悪感，憤り，そして，怒りといった感情が，これらの自己犠牲と結びついている．

介護者は共通して，多数の課題を遂行するよう求められるが，そのことが自分たちの責任を圧倒しているという感じをもたらすことが少なくない．こうした課題のいくつかの例を Box 11-2 に示した．支援グループが，そのような気持ちを和らげるよう支援することで，介護者はそうした問題に対処しているのは自分だけではないことに気づく．組織化された支援グループは，大変な時期を通じて家族のメンバーを支援する上で役割を持っているものの，作業療法実践家もまた，介護者に支援を提供し，自身の感情を表現させたり，問題への解決を求めるために，介護者と関係を築くことができる．介護者に介護をどのように行っているのかを尋ねたり，反応を積極的に傾聴することは，ラポートを打ち立てる上で役立つ．フラストレーションを妥当なことであるとすること，別の家族でうまくいったことを紹介すること，地域の支援機関に紹介することなどは役立つであろう．このような形のコミュニケーションは，介護の負担を認識し，在宅ケアの提供者に対して，家族とそのクライエントに対する治療的支援であるという扉を開く．

チームの諸メンバー

数多くの専門家が，クライエントの在宅ケアにかかわる．しかし，クライエントと家族がこのチームの中心である．専門職のうちの1人がコーディネーターの役割を担う．さらに，チームの個々のメンバーは，チームの他のメンバーと自分のケアの調整に責任を担っている．多職種チームによる事例検討会議や非公式的な機能が，この経過を促進することになる．

■ケースコーディネーター

典型的には，看護師がケアのコーディネーターとしての機能を果たす．ある状況では，理学療法士や作業療法士，言語聴覚士，あるいは，ソーシャルワーカーなどの他の専門職が，この役割を果たすこともある．

> Box 11-2　介護者の課題

- 必要なときに利用できること．
- 処方された治療と一般的に勧められる事を監視すること．
- 治療やサービスの選択肢を評価すること．
- 状態の推移を観察し，顕著な変化を評価すること．
- ケアを受ける人の利点や資源を評価すること．
- 将来の支援やサービスの必要性を予測すること．
- ケアを受ける人の日常活動を構造化すること．
- 社会的・地域的場面でのケアを受ける人に対する「干渉を一掃」すること．
- 機能障害との結びつきの中で，ケアを受ける人の日課を「正常化」すること．
- ケアを受ける人の資源を監督したり，直接的に管理すること．
- ケアを受ける人の困難な行動やいらだつ行動に対処すること．
- ケアを受ける人との適切なコミュニケーションを維持すること．
- ケアを受ける人にために基本的ADLを遂行すること．
- 退屈なルーチンを払拭するために，創造的に，独自的にニーズを満たすこと．

出典：Clark, N.M., and Rakowski, W.(1983). Family caregiving of older adults：Improving helping skills. The Gerontologist, 23(6), p.638. 許可を得て転載．

ケースコーディネーター（クライエントの在宅健康のニーズを決定するために初回訪問をする人）は，そのクライエントにケアを提供するすべての専門性を認識しており，必要なときには，医師やクライエントとその家族と，全般的なケアプランを話し合うことができる．ケースコーディネーターの責任には，クライエントの住居の変更や医学的状態といった変化をチームのメンバーに伝えることが含まれる．ケースコーディネーターはまた，ある特定のクライエントに対する資金上の問題や保険でのカバーについて，チームに伝えることに責任を持つこともある．最後に，ケースコーディネーターは，サービスが重複を避けつつ，ケースのニーズを満たしているかどうかを確認するため，提供されている全てのサービスを監督する．

チームメンバーはまた，クライエントの状況に関する情報をケースコーディネーターに伝える責任を持っている．作業療法実践家は，クライエントのリハビリテーションの可能性や介護者の状況の変化，近々のサービス終了，その他の尋常でない事態について，ケースコーディネーターに伝えなければならない．

■**免許看護師**

　免許看護師（registered nurse；RN）は，他の専門家に先駆けての家庭訪問によって，クライエントの初回評価を実施する．現在，データ収集のために標準化され，連邦政府委託の様式である**成果と評価の情報セット**（Outcome and Assessment Information Set；**OASIS**）は，1997年の均衡予算法（Balanced Budget Act）に従ったメディケアの変化に対応するために，初回評価時のデータ収集で用いられているものである．

　RNは必要とされる熟練した看護訪問サービスを提供する．熟練したサービスとは，（該当する州法に従って）在宅保健師によって提供されるもので，以下のことを含むが，これだけに限られるわけではない．

- 投薬体制に従っているかどうかの監視．
- 服薬の相互作用と副作用に対する熟練した観察と評価．

- 包帯の交換.
- カテーテルの交換.
- 血糖の監視，インシュリンの準備，インシュリン注射の実施.
- バイタルサインを含む一般的な医学的状態の監視.
- 全ての臨床免許看護師（licensed practical nurse；LPN）と有資格看護助手（certified nursing aide；CNA）のサービスに対して，間歇的な監督的訪問の実施.
- クライエントと家族の教育.

LPNは，RNの訪問の合間に，クライエントを見に行くということでケアにかかわる．LPNは，RNの監督の下に，RNのケアと同じようなケアを提供する．しかし，機関によっては，LPNを雇用しない．LPNの提供するケアは，実践に関する州法と，機関によって様々に割り当てられている義務に従わなければならない．

■ 精神健康看護師

より包括的なケアを供給するためには，精神健康ケアを専門とする看護師を含めようとする傾向が生まれつつある．身体障害に固有の精神的健康という問題に加えて，ケアを求めて在宅健康機関に紹介される主診断に精神疾患を持つ人々が増加しつつある．精神健康看護師は，精神健康的介入というニーズという点で，クライエントに提供されるサービスを開発し，監督することができる．精神健康看護師はまた，初回OASISデータの完成に携わることができるし，メディケアのクライエントの場合には，その経過に間歇的にかかわることもできる．

■ 在宅健康助手

在宅健康ケアへ紹介されたクライエントの主なニーズの1つは，日常生活活動（ADL）の援助というニーズである．在宅健康助手（home health aide；HHA）は，クライエントのルーチンとなっている身の回り動作を完了するために必要な援助を提供する一方，作業療法実践家はクライエントが使うであろう適応技能や機器に関する情報をHHAに提供することで，HHAと協業的に仕事をしなければならない．クライエントの自立性や従順性は，この教育を通じて強化される．

この助手のサービスがもう必要なくなり，家族やクライエントが日常生活課題を管理できるようになるために，作業療法実践家がクライエントおよび家族の自律性と自立性に働きかけるであろうということをクライエントと家族に説明することは，重要なことである．このことは，クライエントや家族がセラピストの指導を得て，自給自足を達成することに向かって働くというニーズを強化しながら，家族とクライエントがHHAのサービスはほとんどの場合には一時的なものであることを認識する上で助けになる．

ほとんどの場合，RNがHHAを監督する．しかし，クライエントがセラピストのサービスを受け，熟達した看護サービスを必要としない場合には，セラピストがHHAを監督できる．メディケアの現行規定では，クライエントがメディケアの定義する技能を必要とする他のサービスを必要としない限り，HHAのサービスは診療報酬の対象にはならないとされている．しかし，例えば民間保険のような他の支払い源が，これらの費用をまかなうこともある．

■ 家事援助者／シッター

在宅健康ケアの一環となっている業務ではないものの，ある機関は家事援助者やシッターを提供している．メディケアはこれらのサービスには診療報酬の支払いをしないが，他の支払い機関がこれらのサービスの一部または全部を支払うこともある．さらに，特別助成プログラム，他の地域機関，あるいは，特別メディケア・プログラムが家事援助者やシッターへの支払いをすることもある．家事援助者は，掃除，食事準備，買い物，洗濯などのサービスを提供する．シッターは，監視や親交，軽いケア業務を提供するが，これらの業務はHHAの業務と比べると，非常に限定されたものである．

■作業療法従事者

登録作業療法士（occupational therapist, registered；OTR）は，仕事，身辺処理，余暇といった遂行領域の問題に取り組むために，評価し，治療計画を立案する．OASISの項目を含むことがある評価により，**作業遂行の構成要素**（感覚，神経筋骨格系，運動，認知，そして心理社会）における障害，**作業遂行領域**（日常生活活動，仕事と生産的活動，遊びあるいは余暇活動），そして，予防の問題が明らかにされることがある．遂行は家という文脈で評価されるため，家族支援や家のアクセスしやすさなどの重要な事柄を評価できる．セラピストは，どのような道具を用いることができるのかといったことや家族の生活様式はどうかといったことに価値ある洞察を得る．この情報は，効果的なホーム・プログラムの立案や，適応に関する示唆を作成する上で利点となる．さらに，家族は，クライエントがセラピー目標の達成を強化する日課的課題の教示を得ることができる．

有資格作業療法助手 有資格作業療法助手（certified occupational therapy assistant；COTA）の主な役割は，評価の完了の後に，OTRによって計画され，スーパービジョンされる治療を遂行することにある．COTAのルーチンとしての訪問は，スーパービジョンのパターンが明確にされ，記録がなされれば，自立して実施できる．スーパービジョンの頻度はその状況によって異なるが，ほとんどの機関はCOTAとOTRのチームによって行われる一緒の訪問の頻度を示したガイドラインを持つであろう．必要なスーパービジョンの頻度を決定するために役立つ要因には，在宅健康の実践領域におけるCOTAとOTRの両者の実践家としての能力と経験，クライエントの特定の要因，監督機関が必要とすることなどが含まれる．COTAとOTRの一緒の訪問は，問題を解決するため，および，治療計画の効果を確保するための目標と活動を調整するために実施される．さらに，文書作成のためにCOTAとOTRの間の定期的な接触が必要となる．

ある保険支払機関は，COTAの記録にOTRが連名で署名することを求めることもある．実施するよう薦められているにもかかわらず，共同署名は一緒の訪問や口頭でのスーパービジョンには実施されていない．

■理学療法従事者

理学療法士（PT）は，姿勢，移乗，筋力，全般的耐久性，そして，バランスを含む可動性における評価を実施し，問題を治療する．在宅健康の場面では，PTはまた，OASIS評価の完成に関わることもある．PTはまた，筋骨格系への疼痛を評価し治療する．COTAの役割と同様に，有資格理学療法助手（licensed physical therapy assistant；LPTA）がPTのスーパービジョンの下で，在宅健康理学療法サービスを提供することもある．

PTとOTRはクライエントや家族のケアの問題に関する観察と戦略とを相互に共有するために，一緒に訪問したり，検討することもしばしばある．このことは，クライエントの全体的なケアへのこの2つの専門職の貢献に関する自然な関係の結果である．ときには，一緒の訪問は両セラピストに，両者の技術なしには可能にはならない治療技法を利用することを可能にする．

■言語聴覚士

在宅健康ケアチームでの言語聴覚士（speech language pathologist；SLP）は，コミュニケーションの障害，聴力欠損，嚥下障害の評価と治療に責任を担っている．SLPは熟達した技術を持つ臨床家として，OASISの完成に必要なデータを収集することもある．OTRも，SLPと一緒か，単独で，嚥下障害の管理と治療に関わる．

■ソーシャルワーカー

ソーシャルワーカー（social worker；SW）はスタッフ，クライエント，家族にとって，情報提供者である．OTRは，福祉機器のニーズ，外来予約診療に行くための交通手段，レスパイトサービス，および，クライエントが必要とするかもしれない代替となる住宅などに対する経済的資源を含めて，地域の資源に

関する情報を得るために，SWに電話をすることがある．金銭的問題に関する相談や，家族やクライエントの心理・社会的ニーズに合致するやり方でアドバイスをすることも，SWの重要な機能である．

■ 医師

在宅健康機関は医師から依頼を受ける．開業医は往診をするが，ほとんどが自分の医院で治療を施すだけである．医師は初回の依頼を行い，ケアプランを承認および再承認し，そして，緊急の変化や日常の心配事に関する問題を解決するために援助する．セラピストとスタッフは，クライエントの医学的状態のいかなる変化も医師に報告しなければならず，ケアプランに影響を及ぼす医師のいかなる処方をも実行しなければならない．同様に，作業療法実践家は，ケアプランの変更後に，医師にフィードバックしなければならない．

まれに，ケアの専門家である医師は，痛みといった合併症の問題や，人工呼吸器や人工透析器といったハイテク治療を管理することにもかかわる．こうした分野における医師の専門知識は，在宅でのこうした複雑な医学的問題に対するケアに，高い安全性をもたらす知識と能力をもたらす．

■ 他の健康ケアの専門職

ある状況では，他の専門家や関連する健康実践家のサービスが必要とされ，また，提供される．それには以下のものが含まれる．
1. 登録栄養士（registered dietitian；RD）による食事と栄養の相談
2. 訓練を積んだ看護専門家による人工肛門の治療と傷のケア
3. 歯科サービス
4. 足病治療のサービス
5. 姿勢と歯科矯正学の専門家
6. 指圧やカイロプラクティックのような伝統的手法でない実践家

メディケアや民間保険はこれらのサービスのあるものには支払いをするかもしれないし，しないかもしれない．

■ 家族

家族は，クライエントの状態を看取り，あらゆるルーチンのケアをフォローすることに責任を担っている在宅ケア提供チームの中心となる部分である．セラピストや他のスタッフは，教育に対する家族のニーズを認識しなければならず，また，そのケースに関してなされた全ての決定に家族を含めなければならない．

■ クライエント／患者

在宅健康実践は，クライエント中心である．したがって，クライエントは在宅ケアチームの心臓である．クライエントの目標と希望を取り入れることは，チームの焦点でなければならない．チームのすべてのメンバーはクライエントが健康ケアの目標と同様に，個人的目標に到達するよう，エンパワーメントと可能化とを強調しなければならない．

サービスへの依頼

作業療法士は，数え切れないほど多くの場所から，依頼を受けるであろう．例えば，あるクライエントは，作業療法サービスを受けていたリハビリテーション病院あるいは一般病院から，最近，退院してきたばかりかもしれない．その施設で働いているセラピストは，退院計画の中で，在宅で作業療法サービスを継続して提供することを勧めるかもしれない．このことが，その人が作業療法に対する処方を伴って，在宅健康機関への登録へと導くことになった．

別の依頼先は，在宅健康機関のケースコーディネーターであるかもしれず，通常では，クライエントの在宅健康のニーズを評価するために最初に訪問する看護師である．作業療法へのニーズは，看護師によって，あるいは，作業療法サービスを開始するための医師の処方によって，示されるかもしれない．同様に，理学療法士あるいは言語聴覚士が，日常生活活動における問題や，他の機能的障害に対する作業療法のコンサルテーションを求めるかもしれない．

作業療法実践家は，クライエントが転居する際に，依頼を受けることがある．転居に先立って提供される

作業療法サービスは，継続が必要とみなされる．その結果，在宅健康機関は，作業療法サービスの継続を求める依頼を受けるかもしれない．

在宅健康機関は，個々のセラピストに依頼を回す．1人以上の作業療法の従事者あるいは契約者が関わる場合，その依頼を誰が得るかは，通常，地理的条件によって決められる．区域は通常，機関によって定められ，新しい依頼はその区域を担当している人に回される．しかし，これは常に公正になされるわけではない．ときにはあるセラピストの区域内の依頼が少なくなるのに対して，別のセラピストはある地域で持て余すほど多くのクライエントを持つこともある．精神健康の問題を持つクライエントや小児のクライエントのように特別な専門性を求めるクライエントが，ケースの割り当てに影響することがある．したがって，依頼の割り当てを処理する人は，可能な限り均等に仕事を割り当てるために，各セラピストの事例数に関する最新情報を必要としている．

常勤のセラピストが少ない場合，機関が契約者を使うことは，事例に対応するためにその事例の近くに住むセラピストを活用することになり，役立つかもしれない．契約者を利用することは，その機関が受け持っている全ての地域に，1人ないし2人の従業員を派遣することよりも，効率的で生産的であることもある．しかし，最近の国税庁（IRS）による独立契約者認定の定義の締めつけによって，ほとんどの人はIRSの目的のために，従業員に分類される．個人が従業員であるか，契約者であるかにかかわらず，両者の関係と期待の特性を記載した文書での合意が必要である．

依頼を割り当てる上でのもう1つの考慮点は，セラピー助手のスーパービジョンに関することである．作業療法士（や理学療法士）は，クライエントの治療にCOTAやLPTAを含めるときに，それぞれCOTAやLPTAと間歇的なスーパービジョンとしての訪問を実施しなければならない．このことは，通常，事例の割り当てにおける永続的変化を必要とすることではない．そのかわり，セラピストは，必要に応じての支援を割り当てられているクライエントを診るために，助手と交代して訪問することができる．その結果，セラピストは，必要に応じてスーパービジョンの訪問をするために，別の区域に出かけることが必要かもしれない．もう1つの考慮点は，1人のセラピストが何人の助手に適切なスーパービジョンをできるかということと関連したことである．ある州では，免許法は1人のセラピストがスーパービジョンをすることができる助手の人数を限定している．セラピストは自分が実践を行っている州の法律を認識し，遵守しなければならない．

ひとたびクライエントの割当に関する決定がなされたならば，セラピストは自分に新しい依頼があることを告げる電話，書面，FAX，あるいは，メモを受けることになろう．ほとんどの機関は，新しい依頼に取り組むための時間的制限，通常は48時間以内という制約を設けている．ときには，依頼の割当は，決められた時間内でその依頼に取り組むことができるセラピストによって決定される．

ある状況では，家族はクライエントの帰宅の準備に忙殺されることもあり，また，初回訪問をもっと遅くしてほしいと求めることがある．このような要求は名誉なことである．しかし，セラピストは初回の接触と初回訪問を遅らせるというクライエントと家族の要求を記録しておかなければならない．

支払い

在宅健康サービスに対する支払いは様々な財源を利用することができ，入院場面と外来場面では，支払い財源が異なることが多い．最近の在宅健康サービス利用の急激な成長のために，また，健康ケアの経費が全般にうなぎ登りに増加しているために，在宅健康サービスへの支払いシステムは，現在，改訂の計画が進行中である．

■政府の財源

政府の2つの主な財源は，メディケアとメディケイドである．メディケアは，高齢者（65歳以上の人）に対する連邦政府で予算化された保険で，提供された在宅健康サービスの全額の50％近くを支払

う（Agency for Health Care Policy and Research, 1996）. メディケイドは，貧困にある子どもと大人のためのプログラムで，連邦政府のある程度の財源で州政府によって運営され，管理されている. メディケイドのプログラムは州の政策によって様々である. 作業療法サービスへの支払いは州によって異なる. メディケイドのプログラムは，また，家に居続けていることに対するなど，メディケア政策で財源化されている同一の厳密な基準があるわけではない. メディケイドは貧困にある子どもと大人のためのプログラムであり，在宅健康で作業療法実践家が訪問するクライエントの多くは，高齢者ではなく，障害児や精神疾患を持つ成人であろう. 熟達した介入の対象となる人の資格を定めている主要なサービスは，それらがメディケアの規制においては定義されていない. セラピストは，自分が実践を行い申請することになる州のメディケイド政策と診療報酬規則を認識しておかなければならない.

支払いシステムはその時々に変更されるため，支払いに関するここでの検討は，まず最近までの出来高払いシステムから始め，続いて現行の暫定的支払いシステムを，そして，最後に見込みに基づく支払いシステムという将来計画へと続くことになろう. 1997年まで，ほとんどの事例で，メディケアのA部とB部は，**サービスに対する費用**（fee-for-service；**FFS**）に基づいて，在宅健康サービスの提供者に逆のぼって支払われていた. つまり，機関は提供したサービスに対する経費を請求し，次に，これらのサービスへの支払いがなされた，ということを意味する. この支払いは，その地理的な地域について算定された平均に基づく一定の限度額内で，実際にかかった費用に基づいて支払われた. この限度額は，法外な額の請求を阻止するために設定されていた. メディケア加入者（しばしばMedicare CompleteあるいはCプラスともされている）が利用できるオプションの1つである健康維持組織（Health Maintenance Organization；HMO）は，加入者にこのオプションに署名するよう促すインセンティブを含んでいる. メディケアでカバーされるHMOのオプションは，メディケアのA部とB部でカバーされるのと同様のサービスを含んでいる. それは

また，メディケアのA部とB部では一般的にはカバーされない多くの予防的サービス，浴室での機器などの耐久医療機器（durable medical equipment；DME）のカバーも含んでいる. 浴室での適応器具に対してメディケアでのカバーがなかったことは，作業療法実践家とクライエントの両者にとって，長年の障壁となってきた.

メディケアのHMOは，予定経費の割引か，均等割かのいずれかにより，サービスに支払う. 支払いの最も少ないタイプは，HMOがサービス提供者の場合である. 通常，これはHMOが所有するか運営するネットワークの中で，在宅健康機関を持つ能力がある大規模のHMOで生じることである（Schlenker & Shaughnessey, 1992）.

1997年の均衡予算法（Balanced Budget Act）は，見込みに基づく支払いシステムが開発されるまでの間，メディケア経費を削減するために，暫定的支払いシステムを作りだした. この暫定的システムは，在宅健康機関が，以下のうちの最も少ない経費を支払うと明記した.

- 実際に認められる経費.
- 全国の中央値の105％に限度設定された訪問毎の経費.
- 新機関に特定したもので，年間利益の限度内の額（Siebert, 1998）.

このシステムは，機関が受け取る支払い総額は，費用が合理的な限度内に留まっていれば，現在の経費に近似するという点で，以前のシステムと根本的に異なるものではない.

診断関連グループ（diagnostic-related groups；DRG）の出現と見込みに基づく支払いシステムが1980年代のメディケアの入院費削減に功を奏したために，この概念は他の治療場面での支払いにも普及することになった. 在宅健康サービスに対する新支払いシステムは，見込みに基づく支払いシステムになるであろう. 現在，長期ケア施設での診療報酬は，経費報告システム（出来高払い）から，クライエントのレベルによる見込みに基づく支払いタイプのシステムへと変化のさなかにある. しかし，在宅健康ケア提供者に

対して，一事例当たりの比率がどのように決められるかの詳細は，未だに決定されていない．

いくつかのシステムが提案され，フィールド調査がなされている．3つの優れたシステムは，①一括支払い，②1訪問当たりの見込みに基づく支払い，③1エピソード当たりの見込みに基づく支払い，である．一括支払いシステムでは，あらかじめ設定された合計金額が，病院，専門老人ケア施設，在宅健康機関といった急性期および長期のケア提供者の間で分けられる．このネットワーク化の効果は，HMOを持つ在宅健康機関が，高額の場面に代わって，在宅での低費用のサービスを提供することで，経費削減を可能することができたことであった．

在宅健康機関の1回当たりの訪問が見込みに基づいて支払われるならば，その機関へのインセンティブは，経費を合理的金額に維持しながら，最上のサービスを提供することである．HMOへのインセンティブは，在宅健康システムの利用を最小限にすることである．1エピソード当たりの見込みに基づく支払いでは，HMOと在宅健康機関との間の契約が，HMOが訪問を最小限に抑えるという財政的なインセンティブを提供する．対照的に，在宅健康機関のインセンティブは，訪問回数を多くし続けることである．1エピソード当たりの払いの調整では，HMOへのインセンティブが在宅健康への参加数を低く抑えつつ，利潤に対するサービス量を高く維持することであるのに対して，在宅健康機関のインセンティブは訪問回数を抑えることである（McQuire, 1997）．

結果的に実施されることになるであろうシステムの種類は，作業療法の利用に影響を及ぼすであろう．ある状況においては，専門職間の競争が生じうる．おそらく，ケースマネージャーは，どの専門職がクライエントとの相談にかかわり，どのサービスが使われないのかを決めることになろう．在宅健康機関は，多くのサービス提供よりも，少ない提供によって経済的に潤うであろう．このような状況下では，作業療法はその機関の運営，リハビリテーション・チーム，そして，特にケースマネージャーによって，高い機能レベルにある担当ケース数のクライエントを終了するスピードを速めることになると認識しなければならない．

■民間保険の資金

民間保険会社の方針は，政府資金計画で提供されているものと同様の範囲をカバーすることになろう．FFSプランは次第に衰退しつつある．管理ケア計画が一層普及しつつある．

現在のところ，ほとんどの民間HMO保険プランはケースマネジメント・システムを持っており，これはケースマネージャーが限定した訪問回数をあらかじめ認めることになろう．**ケースマネージャー**とは，サービス提供者と連携することによって，患者やクライエントが必要とするサービスを獲得する人のことである．ケースマネジメント・システムの目的は，健康ケアの費用を減少しながら，同時に，ケアの質と継続性を高めることにある．このシステムは，作業療法士がクライエントへの初回訪問の後に，短期目標と長期目標，アプローチ法，頻度，期間を含むケアプランについて話し合うために，ケースマネージャーとコンタクトを取ることを求める．もしケースマネージャーがそのプランを承認すれば，セラピストは特定回数の訪問を公的に承認されたことになろう．承認された回数の訪問が終了して，セラピストがもっと訪問が必要だと決めた場合には，さらに訪問が必要なことに対する承認を求め，継続しての治療のための合理的理由，求めた治療の頻度と期間，そして，セラピーの期待される成果を示さなければならない．入念に準備しているセラピストは，サービスの継続をもたらすような客観的情報を示す傾向にある．最も好ましいことは，この承認の詳細が文章で記録されるべきことである．これらの記録は実践家のファイルに保管されるであろうが，クライエントの医療記録の一部にすべきではない．最大の利益に達したときには，それ以上の訪問の承認は拒否されるであろう．

■雇用者の資金によるプログラム

在宅健康における勤労者災害補償事例の発生率は比較的低いものである．勤労者災害補償プログラムは，州法になっているものである．多くの州の法律では，

損傷した勤労者へのサービスは，包括的外来施設あるいは入院リハビリテーション病棟で提供されるよう求めている．在宅健康機関に紹介される勤労者災害補償の事例は，民間機関のケースマネージャーに割り当てられがちである．

典型的には，勤労者災害補償組織は，クライエントが自分の損傷に関連して必要とするセラピーや機器への出費の承認に責任を持つ独自のケースマネージャーを持つ．そのケースマネージャーは，推奨されて提供された全てのサービスがクライエントの健全な状態と機能状態にとって理にかなったものであり，また，必要であることを確認しながら，サービス提供者と勤労者災害補償委員会との間の連絡役として機能する．いかなるサービスにおいても，その主たる焦点は損傷したその勤労者が仕事に，いつ，どこに復帰が可能なのかということに当てられなければならない．作業療法士は，他の支払者と比較して，勤労者災害補償プログラムが，その目的と実施方法という点で，異なることを認識しておかなければならない．

サービスへの要求

特定の要求は，在宅でのサービスを受ける個人のために満たされなければならない．メディケアは，支払いに関しては上述のような要求への厳守を求めている．メディケアは連邦政府の資金運営によるプログラムであるため，他の多くの保険も，支払いにはメディケアのガイドラインを用いている．支払いに合致するためには，ほとんどの資金運用機関が以下の基準を用いている．

1. 家に居続けている状態（メディケアの定義）
2. 間歇的サービス
3. 医学的必要性
4. 熟達したサービス
5. 医師のケアと治療

■家に居続けている状態

メディケアのA部が支払い者の場合（Medicare, 1996, Chapter 2, Section 204.1, Subsection A, Transmittal A），**家に居続けている状態**は以下のように定義されている．

　（それは）家を離れる通常の能力のなさと，その結果，家を離れることに相当な努力と負担を強いるように求めることである．もしその患者が実際に家庭を離れることがあれば，家を留守にすることが頻繁ではなくても，比較的短期間の間でも，または，医学的ケアを受けるために必要なことであっても，それでもなお，患者は家に居続けているとは見なされないであろう．医学的ケアを受ける必要性に起因する留守には，医学的ケアを受けるための成人デイケア・センターへの参加，外来での人工腎透析の受療，および，外来での化学療法や放射線療法の受療が含まれる．ほとんどの事例で生じる家を留守にすることは，医学的治療を受けるという目的のためであることが予想される．しかし，医療目的ではなく，たまに家を留守にすること（例えば，たまに床屋に出かける，近所を散歩やドライブするなど）は，その留守が頻繁ではなかったり，比較的短期間であったり，その患者が在宅ではなく外で提供される健康ケアを得るための能力を持つことを示していない限り，その人が家庭に居続けているとは見なされないことになろう．

重度の身体的制限がなくとも，精神病を持つ人は家庭に居続けている状態という条件を満たすかもしれない．重度の認知障害は，その人が家から1人で安全に出ることをなくしたり，あるいは，家からまったく外に出させなくなるかもしれない．奇妙で社会的に不適切な行動，認知症（痴呆），妄想，幻覚，閉じこもり，自殺念慮や企画，あるいは，重度な不安といったことは，家に居続けている状態の条件を満たすかもしれない．これらの問題の存在と重篤さは，判定を正当なものにするために記録に残されるべきである．その人が1人では家を離れることができない理由の記載は，支払いを得るために重要である（Harper, 1989）．

家に居続けている状態に関する現在の定義は困難になりつつある．この定義に挑戦しているグループの1つは脊髄損傷者から成る人々で，現在の定義の解釈では，必要なサービスを受けるために家に閉じこもるよ

う強いるためである（Steib, 1998）．社会的サービスや健康サービスを得るために，不定期的に家を離れることができる慢性障害者は，その人が必要としている他の在宅でのサービスの支払いを拒否される．メディケアの詐欺や不正の部門によって明らかにされた問題点により，家に居続けている状態に関する新たな定義が検討されつつある．新たな定義は現行の定義よりも「一層の」制約をもたらすことが予想されている．

■**間歇的サービス**

在宅健康サービスは，その特性により，間歇的である．メディケア（Health Care Financing Administration, 1989, Chapter 2, Section 206.7, Subsection B, Transmittal 222）は，**間歇的サービス**を以下のように定義している．

- 熟達した看護サービスと在宅健康援助サービスを組み合わせて，毎日均等にではなく，週当たり28時間を上限として提供していること．
- 熟達した看護サービスと在宅健康援助サービスを組み合わせて，毎日均等にではなく，週当たり35時間まで提供しており，そうした追加的サービスに対する必要性と合理的理由を文書に示すことにより，個別的に，会計年度の半期毎に検討される対象であること．
- 熟達した看護サービスと在宅健康援助サービスを組み合わせて，フルタイム（1日8時間）まで提供している．それは週7日間の提供を必要とするものであるが，一時的なものであって無期限ではなく，21日までの期間である．21日を越えるケアが必要とされる場合には，予測できる期間に限って，延長が許可される．

在宅健康のスタッフは，クライエントとその家族にこれらの規則の意味を認識させなければならない．在宅健康サービスは，フルタイムでのケアというニーズに合理的に置き換えられることはない．

■**医学的必要性**

提供される在宅サービスは，医学的に必要であり，医学的な理由がつけられるものでなければならない．

医学的必要性とは以下のことを意味する（Trufant, 1994）．

- そのサービスは，セラピストだけが安全かつ効果的に実施できるか，あるいは，セラピストの全般的なスーパービジョンが求められるというレベルの複雑性と技能でなければならない．
- そのサービスは，その疾病や損傷の治療のために理にかなっており，必要なものでなければならない．
- その人の状態が，その人のニーズに合致し，回復を促進し，そして医学的安全性を保障するために，熟達したセラピストの関与を必要としている．
- その医学的状態にかかわらず，そのセラピストの技量がその損傷や疾病を治療するために必要とされている．
- そのサービスの提供が，治療される状態にとって理にかない，必要でなければならない．さらに，その治療の頻度と期間は理にかなったものでなければならない．
- その治療はその状態に効果的であり，特定化されたものでなければならない
- その治療は，予測しうる時間内で，その患者の状態の改善をもたらすという合理的期待がなければならない．そのサービスが維持プログラムを確立するために必要とされる場合，そのプログラムはその患者の安全のために効果的であり，必要でなければならない．
- 患者や介護者を教育するサービスは，その状態を治療するために，理にかなったもので，必要なものでなければならない．

■**熟達したサービス**

医学的必要性に対する上述した要請を満たすことに加えて，現在，作業療法サービスだけでは，メディケアのA部の恩恵のもとでの熟達した地位を獲得するための条件を満たしていない．理学療法，熟達した看護，または，言語聴覚療法を少なくとも1回の訪問を受けているか，受けてきている人は，**熟達したサービス**という条件を満たすことができる．しかし，もしその人が既に作業療法を受けており，また，そのクライ

エントを治療していた他の専門職が訪問を打ち切っていたならば，作業療法士は，サービスが打ち切られるまで，必要性を文書化することで，訪問を継続するかもしれない．

この制限は，作業療法が在宅での唯一の専門職であったとしても，作業療法が支払いを得ることができるメディケアのB部の恩恵のもとで支払われる訪問に対しては，当てはまらない．このサービスは認定額の80％の率で支払われ，その差額は補完的保険によって支払われない限り，支払いの残りの20％をおそらくクライエントに負担させるという責任を負わせる．この場合には，メディケアのA部の利益である「家庭に居続けている状態の要件」も適用されない．

■医師のケアと治療

これまでに述べてきた4つの要件に加えて，メディケアは，在宅健康サービスはそのケアプランを立てて承認した医師によって処方されるよう求めている．その医師は，その人が「熟達したサービス」を必要としていることを証明しなければならない．その人は，在宅健康サービスの期間中にはその医師の「ケアの管理下に」なければならない．

◆ 在宅健康における作業療法の機能

在宅健康ケアの環境における急激な変化のために，在宅健康場面での作業療法に処方されている身体障害を持つ人がますます増加している．在宅健康で一般的に治療される身体的状態のリストは表11-1に示されている．このリストは全てのものを含んでいるわけではないが，在宅健康への新参のセラピストが作業療法治療に適切なクライエントをスクリーニングする上で役立つであろう．

多くの人々が，身体的な障害や損傷の後に，治療のために自分の自宅環境にとどまることを好んでいる．ある人が，在宅健康スタッフの間歇的な支援により，基本的なニーズに対処する適切な能力を持つならば，あるいは援助者を雇うための財産を持つならば，その人は自宅での生活を回復したり，継続し，また在宅健康を介しての必要とされるサービスを受け取るかもしれない．

ときには，家族，友人，あるいは近隣の人々が，回復期の間に，そのクライエントのニーズを充足するために，一層の援助を提供するかもしれない．その状態の特徴が慢性的なものであったり，進行性のものである場合，作業療法実践家は，家族や友人がその人にケアを提供し続けることとが理にかなっており，また，安全かどうかを考えることで，そのクライエントや家族を援助する．

評価と測定

在宅健康の作業療法士の大きな関心事は，その在宅環境の安全性とアクセスのしやすさと，他人（従業員，友人，そして，家族）によってなされるケアの安全性と適切性ということである．家庭環境には評価すべき領域は多岐にわたるために，セラピストは，最初は最も重要な問題に，その後にその状況の必要に応じて別の問題に取り組むという優先順位づけが必要であるかもしれない．

初回訪問の間に，クライエントとその家族に面接することは，情報を得るために役立つ．この面接はまた，ラポートを確立するプロセスの始まりでもある．クライエントとその家族の語りへの注意深い傾聴と非言語的反応の観察は重要な情報をもたらす．いかなるクライエントや家族に対してもそうであるが，在宅健康のケア提供者は，この特定の状況においてセラピストが果たすであろう役割を特定化することを含めて，作業療法の目標を説明することから始めるべきである．家族とクライエントは，介入の間歇的特徴，つまりセラピストや他の職員がいない場合には，助手あるいは家族がクライエントの治療的ニーズを提供する必要があるかもしれないという意味を，認識する必要がある．作業療法は，依存的なクライエントに保護的なケアを提供するのではなく，むしろ，その人が自己充足的状態に戻ることに焦点を当てている．

初回評価の時期には，セラピストは，クライエント

表11-1 在宅健康において一般的に治療される状態

条件	例
神経学的状態	脳性麻痺
	頭部外傷
	脊髄損傷
	脳血管障害
	ギラン・バレー症候群
進行性神経学的機能障害	パーキンソン病
	多発性硬化症
	筋萎縮性側索硬化症
整形外科的状態	膝の置換
	大腿骨頸部骨折と置換
	関節炎
	多発性骨折
	脊椎骨折
	骨粗鬆症
	不可動性を長期に重篤に制限する外科処置
	切断
	腰痛に関連する手術
一般的医学的状態	慢性肺閉塞症
	先天性心疾患
	冠動脈疾患とバイパス手術
	網膜症や筋変性に関連する視力低下
	長期の疾病や長期入院から二次的に引き起こされた全般的な医学的衰弱

が自分のルーチンの日常生活において使っている家のすべての場所を観察しなければならない．ほとんど全てのケースで，洗面所，トイレ，浴室の徹底的な測定が必要である．台所でのアクセス可能性と安全性への関心は，クライエントの家庭内の役割と課題にもよるが，測定を必要とするもう1つの事柄であろう．クライエントが独居生活の場合，玄関，洗濯場と倉庫の入口，そして，戸棚の場所へのアクセスは，重要な測定の場所である．

これらの活動が毎日のルーチンとして営まれる自然な環境の中で，クライエントの能力を評価する技能は，在宅健康で働くことの大きな利点の1つである．しばしば，その環境によるクライエントの遂行の誇張や制約が，ますますはっきりすることがあろう．さらに，解決策の実行可能性が，一層明確になるであろう．実践家は問題を解決することができ，その有効性を測定するために解決策を試みることができる．示唆に対する家族とクライエントの反応と彼らがその方法を用いることの観察も測定される．例えば，クリニックのOTRやCOTAに提供するために，洗面所，トイレ，浴室の床面積を採寸し，図面に起こすことは，車椅子でのそれらの場所のアクセス可能性を理解するためには，不十分であるかもしれない．

在宅ケア提供者が実際の環境に行くことは，クライエントや家族のニーズに関して，より正確な決定を促す．さらに，家族は介護者としての役割を担うことが多いために，セラピストは，家族の対処能力を測定し，家族のニーズ，理解の程度，受け入れなどに基づく教育と支援を提供する最適な位置にいる．介護者とクライエントは，これまでとは異なる新たな方法で，日常生活を成し遂げる彼らなりの方法を確立しているようである．作業療法実践家は，障害の進行を予防

し，自立を達成するのを支援する適応的方法を確立する上で，その人にとって大きな支援者になることができる．

ほとんどの状況において，発症直後から家庭復帰するまで，健康ケア職員はそのクライエントのニーズに注意を払うことに主たる責任を担う介護者であった．家庭では，作業療法実践家は服薬管理，嚥下障害の管理，排尿・排泄の管理といったルーチン課題をうまく確立するためのクライエントと介護者の能力に焦点を当てるであろう．

介護者にとってこの役割は，新しいものであって，将来の期待に関して何らかの指導を必要とするかもしれない．ほとんどの家族はそのクライエントの完全回復を考えており，したがって，いずれは発症前の生活へと戻るであろうと考えている．ほとんどのケースでは，こうしたことは実際には生じないことである．家族とクライエントの深い悲しみは自然のなりゆきである．こうした状態にあって，専門職はクライエントとその家族がこうした変化に対処するように支援しなければならない．折り合いをつけるための推進力となるものは，家族が介護者の役割を押しつけられ，クライエントが新たに持ってしまった機能上の問題と制限の意味を十分に認識するようになった時であることがほとんどである．

さらに，介護者は，自分自身の健康を維持し，自分の身辺処理や自己維持の課題を遂行するために，介護義務から（好ましくは定期的に）解放される必要もある．介護者がこれらの義務から解放されることがないまま，毎日，24時間のケアを提供する用意ができており，また，そうできると考えることは，現実的ではない．実践家は，家族がこうしたニーズを明らかにするよう支援する必要があり，救援として働いてくれる人の資源と訓練に関する何らかの示唆を提供することができなければならない．レスパイトケアは，シッター・サービスを介してシッターを雇うことといった公式的ネットワークや，家族や友人といった非公式的ネットワークを通して提供されるであろう．レスパイトケアを妥当なものであるとし，支援することは，この専門職が家族に提供する最も重要な介入の1つであるかもしれない．

クライエントのケアが必要な期間を予測することや，治療の初期にそうした事柄に対処しようとすることは，問題となるような状況を防ぐことになるかもしれない．例えば，もし介護者が，ある部分は介護ストレスのために，具合が悪くなった場合，その人を家庭外に置くよう計画することは適切なことである．しかし，ある人を長期ケア施設に入れるような事態を防ぐことは，いつも可能であるとは限らない．評価の要約には，そのクライエントのニーズを提供するその家族の能力の表明を含むものでなければならず，また，その家族の対処技能や資源に取り組むものでなければならない．

食事，更衣，整容，入浴，排泄といった日常生活活動（ADL）の測定は，在宅健康場面における評価の主たる焦点になる．さらに，機能的コミュニケーション，緊急時の反応，そして，性的表現といった他の遂行領域の測定も適切であろう．また，家庭でのそのクライエントの役割にもよるが，家庭管理技能にも取り組む必要があるかもしれない．他のクライエントにとって，他人のケアや余暇の追求は，評価および介入の可能性を必要とするニーズの領域である．クライエントの治療費をメディケアが支払う場合には，OASISデータの完成あるいは貢献することが必要となる．OTRによって収集されるルーチンの測定データの多くは，OASISを完成することによって取り組まれる．

専門職の文献では，評価の"トップ・ダウン"アプローチと，"ボトム・アップ"アプローチに関する議論がなされてきている（Trombly, 1993）．「ボトム・アップ」アプローチでは，セラピストは作業遂行領域の障害と関連づけて，作業遂行構成要素の障害に焦点を当てる．この仮説は，遂行の構成要素における障害に取り組むことによって，作業的機能が強化されるであろうということである．「トップ・ダウン」アプローチでは，セラピストは，作業機能における障害を確定するために，作業遂行領域と文脈とを評価する．在宅健康の実践場面では，トップ・ダウン・アプローチの方が有益なように思われる．作業遂行構成要素の

すべてを評価するには時間がかかる可能性があり，手早い介入が必要なクライエントや家族の機能的ニーズに関する情報をもたらさないかもしれない．

セラピストが用いる測定道具の選択は，クライエントの問題とニーズによって決定される．リハビリテーション場面で使われるものと同じような測定の道具が，在宅健康の作業療法評価にも用いられることがある．それには，運動および処理技能評価（AMPS），ルーチン課題インベントリー（Routine Task Inventory；RTI-2），カナダ作業遂行測定（COPM），Kohlman生活技能評価（Kohlman Evaluation of Living Skill；KELS），Milwaukee日常生活技能評価（Milwaukee Evaluation of Daily Living Skills；MEDLS），そして，家庭環境測定のための家庭観察（Home Observation for Measurement of the Home Evaluation；HOME）などが含まれる．作業遂行の障害を量的に示すことに焦点を当て，安価で，機動性に富み，できるだけ少ない機器による測定の道具は，在宅健康の実践に不可欠である．

OASISは，在宅健康ケアの成果を系統的に評価するために用いられる道具の1つである．OASISは，長期ケア施設で使われているミニマム・データ・セット（Minimum Data Set；MDS）と類似したもので，機能評価に取り組むものである．この道具は，介入前と介入後に，また，機能の改善や低下のいずれかの変化を測定するために，その他の間隔で，ある状況においても用いられる．OASISが取り組む領域はBox 11-3にあげられている．

OASISで収集されたデータは，成果の数量化をもたらし，また，全国レベルでの比較を含む機関間の比較をもたらすであろう．それはケアの標準化を高めるために作成されている．この道具が特定の専門領域のものではないために，熟達した専門職チームのどのメンバーも，この評価を部分的にも，全体的にも，完成することに責任を担うことができる．通常，在宅健康機関が，方針の1つとして，それがどのようになされるのかといったことや，チームメンバーの誰がクライエントの評価に責任を持つのかといったことを決定する．この責任をそのチームの看護師に割り当てることは自然であるように思われる．しかし，これを実施するには，看護職員による無報酬の訪問をもたらすかもしれない．このような筋書きの中で，セラピーのサービスだけを求めるクライエントは，このデータ・セットを完成するために，看護師が一定の間隔で訪問するよう求めることになろう．その人は看護サービスを必要としないために，これらの訪問の費用はメディケアから支払われることはないであろう．

作業療法士は，この道具を，治療の開始時と終了時に，遂行レベルを数量化するために用いることもある（Shaughnessy, Crisler & Schlenker, 1995）．適切な作業療法評価の道具がクライエントを評価するために用いられるであろう．次に，そのセラピストはOASIS尺度に基づいて遂行を採点することになろう．

■Box 11-3　OASISが取り組む領域

- 人口統計情報とクライエントの病歴
- 生活の手はず
- 支援的援助
- 感覚の状態
- 皮膚の状態
- 呼吸の状態
- 排泄の状態
- 神経，感情，行動の状態
- ADLとIADL
- 服薬
- 機器の管理
- 緊急のケア

出典：Marrelli, T., and Krulish, L. (1999). Home care therapy (pp.416-434). Boca Grande, FL：Marrelli and Associates.

介 入

　評価データ収集の完了に伴い，セラピストはクライエントの治療経過を計画するために，クリニカル・リーズニングの技術を用いなければならない．このリーズニングの過程には，目標や介入の展開を導く上で，数え切れないほどの要因が含まれている．それには，クライエントとその家族の目標と優先順位，支払いに対する治療の推定時間，医学的状態にしたがって期待される経過と改善，そして，その人のこれまでの機能レベルが含まれる．

　クライエントや家族との協業は，介入の焦点と目標の帰結を決定するために必要である．例えば，もしクライエントが食事に自立していなければ，セラピストは自分で食事をすることのその人の困難さの理由を説明するであろう．作業療法実践家はクライエントと家族に，自分で食事をするといった基本的レベルの技能における自立性を高めることに関連する目標が，入浴といったより複雑な技能の達成に先立つものになろうということを説明するかもしれない．この決定は，クライエントの以前の機能レベルといった他の要因と同様に，クライエントと家族の希望や価値に配慮してなされなければならない．例えば，その家族が，クライエントは3年間自分で食事をしたことがないこと，妻がベッドで体位交換をする際に動いてくれていたが，今ではそれもできなくなっていると話したとすれば，ベッド上での移動という問題に最初に取り組まなければならないかもしれない．

　家族とクライエントは，自分たちの理解できるレベルで情報を提供されるべきである．このことは彼らを，治療におけるセラピストのパートナーとすることになる．この情報提供は，セラピストの計画を家族に強いるのではなく，この専門職が目標を達成するために自分たちを支援してくれているという感情を引き起こすのを支援する．

　在宅健康ケアの実践家が問題に取り組むために用いるアプローチのあるものは，その特性として治療的である．つまり，セラピストは失われた機能を回復しようとしていることを意味するが，他の戦略はその特性として適応的なものである．実際の生活環境は，日常生活課題の修得のための後押しを作り出す．したがって，そのクライエントは可能な限り素早く，到達できる最高のレベルで遂行できなければならない．

　作業療法士が在宅健康の環境の中で，クライエントのために用いる熟達した介入アプローチには，以下のものが含まれるであろう．

- スプリント製作と適合
- 機能的移動と移乗技術に関するクライエントや介護者の訓練
- 家庭での適応器具の推奨
- エネルギー保存や仕事の簡略化といった領域でのクライエントと家族の教育
- 家庭の安全性の確保と，アクセス可能性のための家屋改修
- 治療セッションの間になされるホーム・プログラムの計画と修正
- 運動コントロール技法，筋力強化，および，上肢機能の促通
- 認知と知覚の再訓練と適応法
- 家事や家庭管理の訓練
- 適応技法や適応器具の使用を含むADLの再訓練
- 機能的コミュニケーション
- 性的表現の促進
- 余暇技能と余暇時間の管理

　作業療法介入の長さは，機能の獲得に対する予後，クライエントの動機づけと素直さ，以前の機能レベル，そして，利用できる資金に基づいている．頻度は，その状態，支払い，そしてその状態の予想される経過によってある程度は決まる．状態によっては，最初は集中的に，その後は頻度を減らしたセラピーから最大の利益を得るクライエントもいるであろう．例えば，最近，肩盤損傷の修復手術を受けたクライエントは，最初は頻繁なセラピーを必要とするであろう．一般的には，その人は，セラピーの時間を除いて，1日のうちの23時間は肩を動かせない状態にある．医師の処方による，制限内での間歇的な可動域訓練は，回復初期での癒着を予防するために必要である．治療経過の後期には，可動域制限は少なくなるであろうし，

運動学習の知識を活かす神経リハビリテーション実践

回復への最適解を探る

2025年6月刊

川崎 翼●編著

秋月千典・金 起徹・鈴木博人・濱田裕幸・
林田一輝・福本悠樹・松本侑也●著

電子書籍あり

「人が運動を学ぶことは、自己に可能性を与えること」

運動学習の知識はリハビリテーションにおいてどのように活かすことができるのか。

- B5・320頁　定価5,830円（本体5,300円＋税10%）
- ISBN978-4-7639-1097-4

◉ 効果的なリハビリテーションは、その人にとって最適な学習課題と学習環境をいかに整えられるかにかかっています。そのためには身体面だけでも脳科学だけでもなく、精神・心理的な側面など多岐にわたる要因を考慮する必要があります。それらを「運動学習」という幹に束ね、そこから体系的に理解することで、いままで個別に学んできた知識がつながり整理されてきます。

◉ 運動学習の知識を学び、リハビリテーションの実践に活かすことを第一としてまとめられた本書は、"患者の行為習得と動作習得による改善可能性への挑戦"をしつづけている理学療法士・作業療法士にとって最適なテキストです。

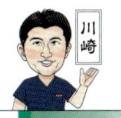

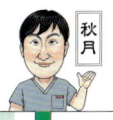

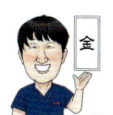

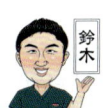

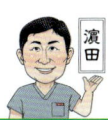

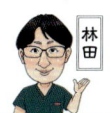

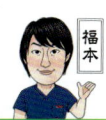

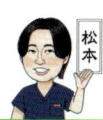

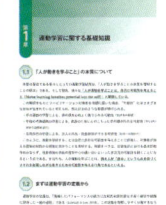

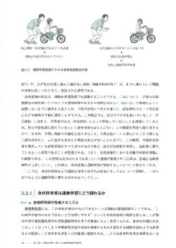

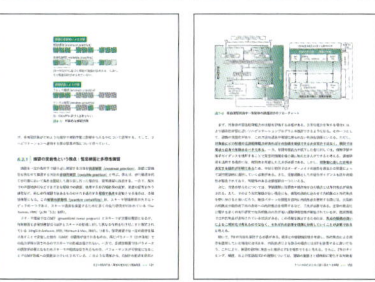

「運動学習」について体系的に学べる、臨床での活用を知ることができる

目次

第1部 ● 運動学習を理解するための「基盤的知識」
- 第1章　運動学習に関する基礎知識
- 第2章　運動学習に関する諸理論
- 第3章　運動学習に関わる感覚運動的側面
- 第4章　運動学習に影響を与える精神・心理的要因
- 第5章　運動学習の神経基盤

第2部 ● 運動学習を促進するための「課題設計と各種介入手法」
- 第6章　運動学習課題の設計と教示1：運動課題実施前
- 第7章　運動学習課題の設計と教示2：運動課題実施中〜実施後
- 第8章　運動学習を促進する介入のエビデンス
- 第9章　運動学習を促進しうる非侵襲的なニューロテクノロジー

第3部 ● 運動学習に関する知識を活かした神経リハビリテーション実践
- 第10章　運動学習に関する知識の活かし方
- 第11章　運動学習に関する知識を活かした介入の実際 ―症例紹介―

協同医書出版社
〒113-0033　東京都文京区本郷3-21-10
Tel. 03-3818-2361／Fax. 03-3818-2368
kyodo-isho.co.jp

最新情報はこちら
X　facebook　Instagram　ホームページ

好評関連書

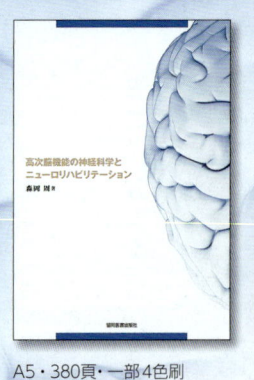

高次脳機能の神経科学とニューロリハビリテーション

森岡 周●著

A5・380頁・一部4色刷
定価4,400円（本体4,000円＋税10%）
ISBN978-4-7639-1089-9

電子書籍あり

必携書

神経科学と行為との接続
ニューロリハビリテーションの原理
1100余の研究論文の成果から執筆された力作

本書は著者が研究や教育の中で追究してきたテーマ、すなわち神経科学者アレクサンドル・ルリヤが提唱した「ロマンティック・リハビリテーション」への具体的な道筋をつくるための思考方法と、それを支える神経科学や認知心理学、発達科学などの知識の中でもリハビリテーションに直接関わるものを厳選して構成したものです。

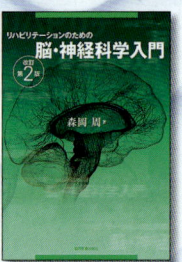

リハビリテーションのための 脳・神経科学入門 改訂第2版

森岡 周●著

A5・244頁
定価3,080円（本体2,800円＋税10%）
ISBN978-4-7639-1079-0

電子書籍あり

「ニューロリハビリテーション」という新しいヴィジョン！

リハビリテーション専門家にとって必須の脳・神経科学の知見を紹介した初版を、9割近くの内容を一新して大改訂！　セラピストが臨床において当たり前の知識として脳・神経科学の知識を共有し、その知識を基に治療を行っていく時代を目指すためにベースとなる知識を網羅しています。

リハビリテーションのための 神経生物学入門

森岡 周●著

A5・368頁
定価4,180円（本体3,800円＋税10%）
ISBN978-4-7639-1068-4

電子書籍あり

「私」という生きもののこと、ともに生きるこの世界のことを理解したい。ロマンティック・リハビリテーションのための脳科学入門

脳科学を基盤とした現在のリハビリテーションの潮流にもっとも近接した最新脳科学のレビューを、臨床応用へのヒントを盛り込みながら書き上げた充実の内容です。

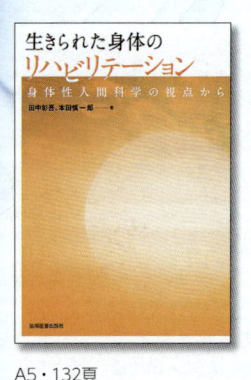

生きられた身体のリハビリテーション

身体性人間科学の視点から

田中彰吾、本田慎一郎●著

A5・132頁
定価2,970円（本体2,700円＋税10%）
ISBN978-4-7639-1095-0

電子書籍あり

リハビリテーションと現象学との実り豊かなコラボレーション！

高次脳機能障害のリハビリテーションの臨床の本質とは何か──。
セラピストと現象学者が互いの深い経験値をもって、
身体性・自己・言語から読み解いていく。

第1部「レクチャー」では、リハビリテーションに応用できる「現象学」の方法を最も適切に、しかもわかりやすく知ることができます。第2部「対話」では、高次脳機能障害に対するリハビリテーションの臨床において、その「治療の効果」を左右するものが何かをつかむことができます。患者の理解、臨床へのヒント満載の一冊です。

協同医書出版社
〒113-0033 東京都文京区本郷3-21-10
Tel. 03-3818-2361／Fax. 03-3818-2368
kyodo-isho.co.jp

最新情報はこちらから

そのクライアントは，訪問の合間に，自分で自動的訓練をするようにとの教示を受け，したがって，それほど集中的でない作業療法サービスを必要とする．

在宅ケア提供者は，常に，利用可能な資源と制限の中で，そのクライアントにとって最善のことを実施しなければならない．このことは，利益をもたらすと思われるサービスに優先順位をつけることによって最大の利益を得るために，社会的ネットワーク，家屋環境，そして，家計状況を含めて，その人が持つ資源を活用することを意味する．

■機器と用品

クライアントを治療する場合，さまざまな機器や用品が必要となるであろう．実践家たちによって家庭で使われる治療機器は，サイズ，重さ，持ち運びやすさ，金額によって制限される．機器は自動車の中に入り，運びやすいか，組み立てやすくなければならない．専門家は自分の機器や用品を提供することに責任を負うことがしばしばある．価格は常に考慮すべきことであるが，適切な治療を提供するために必要とされる道具を入手することが鍵となる．セラピーのセッションで使われるほとんどの機器と用品は，日常的にクライアントの家に置かれている．したがって，必ず買わなければならないものは，ほんのわずかだけである．既に家にある用品には，食器，衣服，トイレ用品，台所用品や掃除用具，美術用品，手工芸の材料が含まれる．自助具などの不可欠な機器や用品は，地域の耐久医療機器（durable medical equipment；DME）会社か，カタログ会社（Fred Sammons や North Coast など）から購入する必要があるかもしれない．さらに実践家は，感染予防のために，すべての事務用品や消耗品を運び込まなければならない．

家に居続けている状態にあるクライアントから別のクライアントへの伝染性の感染は，どんなに費用がかかろうとも防がなければならない．もし材料や機器を使うためにあるクライアントから別のクライアントへと運ぶ必要がある場合，感染予防のための作業安全性と健康管理（Occupational Safety and Health Administration；OSHA）の規則の遵守は不可欠である．それらの規則には，以下のことが含まれている（Medcom, 1993）．

- 可能であれば使い捨ての機器を使用し，治療期間を通じてそれぞれのクライアントの家にそれぞれの機器を置いておくこと．
- 失禁のクライアントの場合には，トイレや着替えのときなどに，体液に触れるような可能性があるときには常に，手袋，保護めがね，マスク，使い捨て手袋を着用すること．
- 手袋装着の前後には，最低15秒は両手を石鹸水につけてから，手を洗うこと．
- 手袋，ガウン，マスク，予防衣，食器，ベッドのリネン類などの危険な物は，必要な場合には，適切に処理したり廃棄すること．
- 取扱説明書に従って，また，OSHAや在宅健康機関の方針と基準（例えば，保管場所に片づける前には薄めた漂白剤に機器を10～15分間浸し，洗った後，完全に乾燥すること）を遵守して，機器を滅菌消毒し，そして，1人のクライアントの家から別の家へと運ばなければならないすべての機器は，使い捨てタオルや新聞紙を下に敷いておくこと．
- 家庭訪問の前には，在宅健康機関から，感染防止用の容器（OSHAの感染予防規則を遵守したもの）を得ること．

作業療法サービスの終了

作業療法サービス終了の計画は，通常，①治療目標が達成されたとき，②そのクライアントがもう家に居続けるとは考えられないとき，③セラピストがこの時点では，その目標は到達され得ないとの臨床的判断を下したとき，という3つの理由のいずれかの場合に生じる．治療計画目標を達成することは，セラピストに与えられた時間内には不可能かもしれない．クライアントの改善がプラトーに到達しているかもしれないし，あるいはセラピストは，そのクライアントが現時点では，積極的な治療プログラムからの利益を得るには，依然として「具合が悪すぎる」と感じるかもしれない．この専門職は，このクライアントが治療を打ち

切られ，そして，クライエントと家族が，ある一定の期間，ホーム・プログラムを熱心に遂行すれば，作業療法は，後日に，達成の大きな可能性を取り戻すことができるとも考えるかもしれない．

作業療法サービスの予期しない終了は，さまざまな状況によってもたらされることがある．以下の例は，可能性としてあげることができるものである．

- サービスの利益が限られているとか，治療継続を正当なものにする適切な記録を示すことができなかったために，メディケアや管理ケアHMO提供者により，治療継続に対する支払いが却下されたため．
- 病気の悪化によって，クライエントが病院，老人ホーム，その他の施設に戻る必要があるため．
- 家に居続けている状態という基準を，現在は満たすことができないため．
- 治療プログラムにクライエントや家族が応じないため．
- 家庭訪問が予定されているにもかかわらず，その前提条件を守らない度重なる不在のため．
- そのクライエントはその環境の中ではもはや安全ではないというセラピストによる判断のため．

終了計画は通常，在宅健康機関の公式のケースカンファレンスでなされる．メディケア規則と管理ケアにより，それぞれの専門職に割り当てられた治療期間の短縮に伴い，クライエントは公式のケースカンファレンスが召集される前に，終了させられることもある．公式のケースカンファレンスは，クライエントの改善と終了の日取りを検討する専門職間での非公式的なコミュニケーションへと展開することがある．

もしサービスの停止や終了が予想されたら，作業療法実践家は，以下のことに責任を負う．

- あらかじめ，クライエントと家族に終了の準備をする．
- 未決定ではあるが終了になることを，クライエントのケースマネージャーに知らせる．
- クライエントに推奨される行動の経過を提供する．遂行すべきホーム・プログラム，地域資源への紹介，そして，推奨される場合には，追加的治療を求めて外来のクリニックに情報を求める．
- 適切な場合には，理学療法士や言語聴覚士と，作業療法のホーム・プログラムについて話し合う（セラピストは自分の助手に，クライエントと家族がホーム・プログラムを実施するよう励ますことを求めるかもしれない）．
- 外来でのセラピーが薦められた場合，もし交通や資金に関する問題が生じたときには，ソーシャルワーカーの紹介を求める．
- 作業療法がクライエントを終了する最後の専門職である場合，あらかじめ，在宅健康助手に知らせる．在宅健康支援サービス（非技術的なサービス）は，作業療法がそのクライエントを終了した後は，メディケアのA部のもとではもはや支払いはなされないだろう．
- 終了に先立って，クライエントの状態を在宅健康機関にアドバイスする．
- 礼儀として，紹介してくれた医師にクライエントの終了を知らせる．

終了時には，作業療法実践家は，外来施設での追加的な治療を薦めるかもしれない．外来サービスへの移行に関する後方支援上の問題について，クライエントや家族と話し合うことは，きわめて重要なことである．費用の支払い，交通の必要性，そして，移動の物理的支援といった問題は取り組まれなければならないことである．ソーシャルワーカーへの紹介は，外来治療にアクセスすることに関連する後方支援上の問題について，クライエントと家族を支援するために，資源となる情報を示すことになるかもしれない．依頼をしてくれた医師や在宅医療機関は，その依頼を処理することに関して，接触を持つ必要があろう．

この専門職は，利用できる監視の程度では家に留まることがこの人にとっては安全ではなく，日中の間は，支払いを受けた付添人に来てもらうことを薦める可能性がある．もし家族がこのサービスを提供できなかったり，そのお金を支払う意思がなかったり，支払いができなければ，老人ホーム，支援生活センター，あるいは，グループホームへの入所が薦められる可能性がある．別の選択肢は，日中に介護者が家に誰もいないとき，ケアと監視を受けるために，成人デイケ

ア・センターの利用が推奨されることである.

■**家族教育**

クライアント中心のアプローチと,家族中心のアプローチとを組み合わせて使うことによって(Weinstein, 1997),家族は,作業療法の介入,適応のための機器,そして,紹介された活動に関する情報を得ている.家族の状況には多くの異なるタイプがあり,そのことは多様なアプローチの利用を求める.実践家は,文化的遺産,社会的構造,家族の規模・地理的位置・階層性を考慮しなければならない.例えば,農村部に住み,大家族で,クライアントのケアを支援することを熱望している家族のメンバーがいる家族,あるいは,都会の低所得者用高層アパートで生活している高齢の夫と介護者の妻などである.

家族状況の多様性によって,終了を円滑に促進するためにはいろいろと異なる方法が用いられるかもしれない.それには,特別な更衣の指導法を書き留めること,ある特定の活動を実施するために注意を引くための表の作成,そして,クライアントをベッド上でどのような肢位を取らせるかを絵に描くことといった技術が含まれるであろう.治療の最終日には,クライアント,家族,セラピストは協業して,包括的なホーム・プログラムを作成しなければならない.それから,そのプログラムが展開され,デモンストレーションされ,在宅健康サービス終了後の移行を確実に円滑にするために,クライアント,家族,セラピストによって練習されなければならない.作業療法実践家は,クライアントと家族の推奨されたことに従う能力に関するセラピストの測定を含めて,提供した訓練とホーム・プログラムを記録しなければならない.

記　録

きちんとした完全な記録は支払いを受けるためには極めて重要なことである.記録は読みやすく,完全なものでなければならず,実践家によってなされた行為の経過を具体的に記述していなければならない.毎回の訪問で提供した熟達したケアのすべてをくまなく記述すること,そして,その結果を測定可能な用語で書き留めることは,クライアントが示した改善を数量化するために必要なことである.これらのすべての基準を満たしていない場合には,第三者支払い機関からの支払いを却下されることになる.

記録は,他人に作業療法のことを教育する機会をもたらし,また,熟達したサービスとしてのその存在を正当化する機会をもたらす.McQuire(1997)は,質の高い記録とは以下のことであると述べている.

- 機能,根底を成す原因,改善,そして,安全性に焦点を当てる.
- 改善の期待を述べている.
- 遅々とした改善や改善が見られないことを説明している.
- 提供した熟達したサービスを要約している.

■**処方**

処方は,クライアントのケアを調整し,治療計画を監督する処方医の署名を受けていなければならない.作業療法への処方やいかなる制限の理由も頻繁に明記されるだろう.これらには,クライアントの状態によって引き起こされる体重負荷の制限や自動および他動の関節可動域(ROM)制限,あるいは,可動の障害による更衣指導といったことに対する医師の処方が含まれることもある.一般的ではないものの,処方は推奨される治療期間を特定化することもある.もし述べられていなければ,作業療法あるいは支払い機関がセラピー期間を決定することもある.

■**評価**

評価のデータ様式には,個人に関する情報,責任を持つ機関に関するデータ,そして,介護者の情報が含まれるであろう.依頼用紙は限られた情報しか書かれていないかもしれないために,現病歴とクライアントの現在の状態に大きな影響を及ぼした既往歴(past medical history;PMH)を引き出す必要がある.セラピストは,クライアントのこれまでの生活に関するさらに明確な像を描き出すために,評価の面接の部分で,クライアントと家族に質問をする必要があろう.

作業療法評価は，クライエントの状態によって影響される作業遂行構成要素と作業遂行領域に関する評価を含まなければならない．さらに，遂行の文脈，特にそのクライエントの文化的・社会的，物理的（家庭）環境に取り組むことは，在宅健康の評価の重要な要因である．これらの領域を深く掘り下げた家庭評価は，施設に根ざしたケアにおけるものとは異なっている．安全性やアクセス可能性の問題といった取り組まれるべき問題は，クライエントを自分の家庭環境の中で観察するという利点と共に，入院での評価においては探知されることのない事柄が発見されることになるかもしれない．この場面でのセラピーの第1の焦点は，日常生活活動，家庭管理，そして，余暇の遂行における自立と安全性を高めることである．

作業遂行構成要素と作業遂行領域における障害の存在や特性に関するデータを収集するために，様々な測定の道具が用いられるであろう．その状態と場面にとって可能で適切な場合には，標準化された道具を用いるべきである．治療計画に関する記録の部分は，同じ様式の評価データと組み合わされることが多い．

■介入や治療の計画

評価の完了の後に，クライエントと家族との協業の中で，治療計画が作成される．その人に自分の目標を尋ねたり，家族や介護者のニーズを評価することは，セラピストがクライエントのニーズを満たす目標を適切に設定することへと導いてくれる．

作業療法士によって取り組まれるべき障害を含む問題のリストを形成した後に，短期目標（short-term goals；STG）が立てられる．STG達成のための時間的枠組みは，通常，予測される治療経過のほぼ半分の期間か，初期評価から1カ月のうちの短い方である．目標達成のために必要とされる時間の正確な推定は困難であるため，これは新人実践家が参考にするガイドラインに過ぎない．経験を積んだセラピストは，STGの時間的枠組みに関する自分の決定のガイドラインとして，別な決め方をするであろう．

目標は，セラピストや家族ではなく，クライエントの遂行を反映して書かれなければならない．STGは，クライエントの作業遂行の障害に取り組み，測定可能で，機能的なものでなければならない．状態と遂行のレベルを特定化したものでなければならない．例として，表11-2を参照してほしい．

関節可動域の増加を測るために角度計が使われるために，自動関節可動域（AROM）を拡大するという目標は測定可能なものであろうが，しかし，この目標

表11-2　記録の例

悪い例	理由	良い例
目標：		
家族はクライエントが自分で食べるよう設定することで支援を提供する．	測定できない．	クライエントは設定された支援によって昼食の75％を自分で食べる．
クライエントは自分で食べる．	条件や遂行レベルが特定されていない．	クライエントは特製握り付スプーンを使って，最小の援助で，自分で食べる（遂行レベル）．
経過記録：		
クライエントは下肢の更衣に中程度の援助を要求する．	クライエントの困難さに関する特徴が述べられていない．	クライエントは立位バランスが維持できないために，下肢の更衣に中程度の援助を必要とする．

は，セラピストがAROMの拡大と作業遂行の強化とを結びつけない限り，機能的であるとはいえない．したがって，クライエントの全般的な治療に対する作業療法特有の貢献を明らかにしたり，強化するためには，その人が自分の作業を回復することを強調する治療の目標と成果に焦点を当てたものにすべきである．

長期目標（long-term goals；LTG）は，作業遂行領域における自立度を高めることに焦点を当てる．セラピストは，クライエントの初回の状態から，治療過程の終了期に獲得されるであろう機能的利得を予測し，決定する．例えば，もし初回評価で，家族がクライエントを安全に移乗できないことが明らかになったならば，おそらく，クライエントの安全な移乗がセラピーの成果の1つとされることになろう．LTG達成の時間的枠組みは，その状況によるが，数カ月であったり，あるいはわずか数週間であることもあろう．LTGを立てる場合，メディケア患者のために認可される期間が約60日であることを念頭に置いておかなければならない．在宅健康ケアの受給者によっては，もっと長期のケア（60日以上）を求める人も，逆にもっと短期にしたいという人もいるであろう．

ケースマネージャーは通常，認定期間の終了が迫っていることを作業療法士に知らせるであろう．この時点で，OTRはセラピーの継続が必要かどうかを決定する．セラピー継続の求めは，クライエントや家族が①熟達したケアを求め続けていること，②家に居続けている状態のままであるということについて，医師による再認定を必要とするであろう．これらの2つの基準を満たしていない場合，すべての在宅健康サービスを終了する必要があろう．再度繰り返すが，新たな目標は測定可能な用語で述べられなければならず，また，クライエントの作業遂行レベルを改善することに焦点を当てなければならない．

介入や治療の計画は，第三者支払い機関に，どのようなタイプの治療的アプローチが用いられるのかを示している．報酬の支払い可能なサービスは，常に，「熟達した」ということで，それは作業療法士または作業療法助手の知識と技術を必要とするサービスと定義されるものである．

訪問回数を決める場合，作業療法実践家は在宅健康サービスが入院サービスよりも集中的なものでも，急性期でもないということを覚えておかなければならない．一般的には，初期の訪問回数は週3回であろう．頻度と期間の決定は作業療法士によって提案されるかもしれないが，クライエントの保険提供者により支払われる実際の訪問回数はケースマネージャーによって設定されることになろう．この場合，その保険会社の代表者が示した訪問回数を認定することになり，セラピストはそれに従ってそのクライエントの状態にとって最善であると思われる週当たりの訪問回数を決定することになろう．例外はあるが，週5回や週1回といった極端な訪問回数はめったにない．週5回の訪問は一般的には，家に居続けている状態のクライエントにとっては濃密過ぎるものと考えられ，一方，週1回の訪問は熟達したサービスの状態ということに照らすと間歇的過ぎるものと考えられる．したがって，一般的な頻度は，週2回ないし3回ということになろう．あるセラピストは，最初はクライエントを週3回治療し，次に，クライエントがより自己充足的になり，訪問と訪問の間にホーム・プログラムをできるように改善してきた場合や，あるいは，クライエントが終了に近づいてきた場合には，週2回以下に先細りにしていく．

■ 専門職間のケアプラン

ほとんどの在宅健康機関は，クライエントのカルテに，その人のケアに関与する全ての専門職からの情報を示す全般的なケアプランを述べた専門職間のプランに関する何らかの様式を持っている．作業療法士は，その文書の適切な部分にセラピーの目標を書くように求められるかもしれないし，あるいは，作業療法目標がクライエントの問題点のリストに統合されることもある．後者は問題指向型医療記録（problem-oriented medical record；POMR）システムの例で，クライエントのあらゆる問題点が統合されたリストに列挙され，各専門職は各自の専門分野に基づいて目標に取り組むことで責任を分担するというものである．例えば，POMRシステムでは，看護職員と作業療法士は，

「クライエントは最小の援助で，片側を用いる技術を用いて上肢に衣服を通す」という目標を達成するためにクライエントを支援するという役割を共有するかもしれない．セラピストはクライエントに片側を用いる技術の訓練を行い，クライエントが要求した特定の適応法をスタッフに伝え，看護職員は，その人にADLを介助する場合には常に，片側を用いる技術の使用を通して，クライエントをコーチすることで，この目標の到達を支援するであろう．

ある在宅健康事業所は，ケースの1つの計画の中に各専門職の目標を編纂するために，ケースマネージャーを使うかもしれない．この状況では，そのケースマネージャーは，リハビリテーション・チームメンバーの各々の計画を見直した後に，統合された計画を書く．POMRシステムも多専門職間モデルもカルテの1つの中央に位置するクライエントのニーズに対する統合されたアプローチがある．

■経過記録

在宅健康ケアでは，各訪問毎に別個の記録を作成しなければならない．記録として用いられる様式は機関の方針によって異なるであろうが，基本的内容は異なるものではない．記録には，クライエントや家族によってセラピストにもたらされたいかなる情報も残す．これには，彼らのその日の全般的な健康状態，セラピストが提供したホーム・プログラムとその反応，作業療法提供者が勧めたり，教えた適応機器やテクニックの効果などに対するコメントが含まれるであろう．セラピストは，その日に提供したすべての熟達したサービスとそれに対するクライエントと家族の反応を，事実に即して，客観的に，そして測定可能な用語で文章に残さなければならない．クライエントの反応の記録には，クライエントがどのような条件の下で遂行できたのかを含める．これには，適応技法と適応機器，特別な設定，環境調整，あるいは，言語的手がかり（これは通常，認知障害の存在を示している）などの利用が含まれよう．セラピストの記録は，遂行領域の障害と根底となる作業遂行構成要素との間の関係を説明するものでなければならない．機能的状態を妨げる作業遂行構成要素の障害を含めることは，他の治療セッションの部分が特定の遂行の構成要素に焦点を当てている理由を説明する．例については，表11-2を参照してほしい．

治療目標に対する改善に関する文章を含めること，次回の訪問で取り組まれるであろう問題を残しておくことも推奨される．治療目標，治療アプローチ，訪問の間隔や頻度の変更は，文章にして経過記録に残さなければならない．セラピストは，記録の中ではクライエントの改善に焦点を当て，治療継続の必要性の正しさを示す問題が続いていることを文章化しないこともある．クライエントの能力と困難さに関する全体像を記録することで，支払いの却下がされにくくなる．

さらに，初回訪問には，作業遂行における問題とその基礎となる原因を評価することと，少なくとも1つの熟達した治療介入を含めるべきである．これはメディケアのA部のサービスのために必要なことではあるが，在宅健康の場面にとっては，多少，まれなことで，特有なことである．記録には，家族教育，ホーム・プログラムでの教育，あるいは，適応技法の教育などの介入が含まれる．

■実施されなかった訪問

記録は，在宅健康の全ての訪問について求められるために，実施されなかった訪問の理由も記録しなければならない．作業療法実践家は，予定していた訪問を実施したところ，その人が入院してしまって不在だったり，家族からクライエントの具合が良くないために訪問をキャンセルしたいという電話があったり，クライエントがその日の治療を拒むことがあるかもしれない．セラピストは，訪問の不実施が度重なったなら，このクライエントや患者が家に居続けている状態のサービスの基準を満たしているかどうかという疑問を提起していることを認識しなければならない．

■ケースの連絡

クライエントのケアに関する連絡で経過記録に特に記載されないどんなものも，その機関の職員間連絡用紙に記録しなければならない．例えば，もしクライエ

ントが治療中に，健康状態の低下を経験したならば，セラピストはこの変化をケースマネージャーに知らせなければならない．観察された特定の変化を説明するケースマネージャーや看護師への連絡はケース連絡用紙に記載され，それには，情報をもたらした人，心配事，日時を記載しなければならない．別の例は，医療過誤や安全性に対する危険を示した耐久医療機器（DME）の部品であろう．適切な行為はDME会社にその問題点を知らせ，連絡したデータと時間，連絡した人，そして，その会社の電話での反応をケース連絡用紙に記録することであろう．このことは，もし会社が機器の故障とクライエントや家族の事故による外傷にタイミング良く対応しなかった場合，重大なことになる紙上証拠となる．自分の個人的記録に連絡用紙のコピーを保管することも，良い実践である．

■要約文書

ある機関は，セラピストにクライエントの経過の要約を，治療終了後1ヵ月内に完成させるよう求めるであろう．そのデータに含まれることは，クライエントの最初の機能的状態（あるいはその月の初めの状態）とその月の終わりの状態を要約することである．これに含まれることは，実施されている熟達した介入と，以後の治療に取り組まれるであろうクライエントの残されているニーズや障害を明らかにすることである．

セラピストは全てのクライエントについて，治療経過の結論として，終了時要約を完成しなければならない．開始時のクライエントの機能レベル，提供したサービス，そして，現在の機能レベルに関する文書は，全てが終了時要約を構成する要素である．結論では，終了の理由と終了後の推薦されるケアを述べなければならない．セラピストは，外来でのセラピーの継続，家庭での訓練プログラム，後日の作業療法サービスなどを勧めることもあり，また，そうしたそれぞれの選択肢をどのような条件の場合に考慮すべきかに言及することもある．

ケーススタディ

Mさん

Mさんは10週間前に脳血管障害を発症した65歳のアフリカ系アメリカ人の女性である．彼女は右片麻痺，嚥下障害と失語を持ち，尿便失禁状態で，非インシュリン依存型糖尿病（NIDDM）と高血圧の既往歴を持っている．彼女は濃縮ピューレ状の流動食で1500キロカロリーのダイエット食を受けており，このときには補助食のためだけにPEGチューブを付けていた．彼女は，脳卒中後のリハビリテーションのために，専門老人ケア施設に移された．その老人施設の作業療法士は，家族が彼女を自宅に連れて帰った後に，セラピーの継続のために在宅健康ケアを勧めた．彼女はまた，在宅言語療法と理学療法も受けていた．彼女が現在家庭で使っている機器は，彼女のニーズには不適切である車椅子，半電動式の病院用ベッド，そして，ベッドの脇のポータブルトイレである．彼女の利き手は脳卒中発症前には右手だった．

Mさんは，近くに住んでいる大家族がいる．娘さんたちは母親のケアをするために交代で詰め，そのうち1人はずっと彼女と過ごしている．Sさんは，ほとんどの日をMさんと過ごしている主介護者である．他の家族は週末に世話をしたり，医師に診てもらいに行くための交通手段として支援している．孫たちは頻繁に家に訪れ，年長の孫は彼女の日常のケアに関するニーズを支援している．

作業療法士は，Mさんを評価した際に，家族が彼女の世話をする上で最も身体的負担を強いられていることは尿便失禁に関連することで，彼女をベッドサイドのポータブルトイレに移乗したり，車椅子に戻す介助量であることに気づいた．彼女のベッド回りでの移動技能は依存的で，安定した座位保持はできなかった．移乗では，立位の安定性が乏しかった．彼女は車椅子で家の中を自操できなかった．車椅子の操縦に関する困難さの理由は，部分的には失行症のためであった．

彼女は入浴や更衣を行うために，最大の身体的介助

を必要とした．彼女は髪をとかすことも，セットすることもできなかった．彼女は，口いっぱいに食べ物を詰め込むという衝動的な行為により，食事には監視が必要だった．

Mさんは自発的な会話により，社会的に適切な人々への挨拶ができていた．彼女は，言語での保続を示していた．個人的質問に対する反応では，「違う（no）」は適切であったが，「そう（yes）」という返答は信頼できなかった．反応時間は顕著な遅れも示した．

最初に，セラピストは，適切な車椅子と座席クッションの合理的理由を示して獲得するといったクライエントの基本的ニーズに焦点を当てた．クライエントが右肩痛と肩甲上腕関節に1横指以内の亜脱臼があったため，セラピストは家族に，車椅子やベッドでの患側上下肢の適切なハンドリングとポジショニングの仕方を教えた．移乗の際に，クライエントと家族に過度のストレスがかかるのを防ぐために，セラピストは家族に姿勢保持用ベルトを購入するように勧めた．車椅子でのクライエントのポジショニングを改善するために，セラピストはテーブルを購入するよう勧めた．家族はこれらの勧めに従った．Mさんは，家具に手を伸ばして引くことで，車椅子で家の中を動けることを見つけ出した．

セラピストは，家族に，移乗の際にクライエントを援助することになる設定の仕方と適切な手がかりを教え始めた．Mさんは理学療法士の訪問には非協力的で，補装具を着けても機能的な歩行を獲得できないであろうという理由で，理学療法サービスは約3週間後に終了となった．理学療法士の訪問中止はMさんが二度と歩けないことを示しているように感じて，家族とクライエントは非常に落胆した．彼女は膝と肩の関節痛を頻繁に訴えた．作業療法士は，この問題に対処するために，治療の前に鎮痛剤を飲むようにとクライエントに求めた．

Mさんは自分で更衣をすることに非常に意欲的で，毎回の訪問時に，更衣のための片手動作技能を訓練した．彼女は失行症のために新たな学習が困難だったが，その課題をやり遂げるために，自分自身でうまく問題を解決することができた．Mさんは，治療時間中に涙もろかったが，課題を自分でやり遂げると嬉しそうであった．

家族は，Mさんが着衣のまま排泄してしまったときに，自分たちに知らせていることに気づき始めた．セラピストは，移乗技能の改善のためと同時に，失敗する前に便器に移して排泄の機会を提供するためのトイレ訓練スケジュールを示した．

家族は移乗技能を教えられ，訓練を受けた．家族はまた，彼女の前傾姿勢を支えることで，立ったり座ったりするのを援助するテクニックも教えられた．このテクニックによって，Mさんは最小限の介助で，移乗のために立ったり座ることを自発的に行うことができた．

作業療法開始後11週目の終了時に，Mさんは移乗のために車椅子を設定するため，言語的手がかりやジェスチャーを求めていた．彼女は，身体を支えられるだけで，立ったり座ったりし，また，立位でのピボット旋回時には中程度の介助を必要とした．彼女は室内着を中程度の介助で着て，ボタン留めを独力でできた．彼女は，準備されたら，靴下と靴を履くことができた．ベッド上で，自分で上半身の清拭をした．右側無視のために時折は介助を必要としたものの，家の中では車椅子を自操できた．右の肩関節屈曲と外旋の他動関節可動域では，90度までは，痛みを訴えることがなくなった．しかし，随意運動は回復しなかった．担当医は彼女に外来治療を始めるよう望んだ．家族が彼女を自動車へ移乗する方法の訓練を受け，外来患者としてセラピーを続けたため，在宅健康は終了とされた．

◆ おわりに

在宅健康は，作業療法実践にとって生き生きとした領域であり，多くの特有な機会と挑戦をもたらしている．家庭は，実際の生活状況の中で，クライエントのニーズと日常の関心を学ぶための豊かな環境をもたらす．日常生活活動に対する作業療法の焦点は，実践家が家庭環境の中でサービスを提供することをごく自然

なことにしている．

　クライエントのニーズと家族の関心事だけでなく，家庭の社会的・物理的環境にも焦点を当てることは，家庭を，実践を行う挑戦の場面にしている．しかし，その見返りは数え切れないものである．在宅健康ケアは，実践家が「家族」の一員になること，介護者との関係を育むこと，そして，ときには家族が飼っているペットとさえフポートを確立することをもたらす．これは，セラピストに，提供したサービスが家庭でのクライエントの日常生活に直接応用されることを知るという充実感と見返りとをもたらした．

　在宅健康ケアサービスは，合衆国の人口の高齢化につれて，来るべき数十年にわたって拡大し続けると予想されている．個々の実践家と全体としてのこの専門職は，この地域実践場面に完全に参加するために，近い将来に作業療法専門職に就く人々を教育し訓練することに責任感を共有している．

◆ スタディ・クエスチョン

1. 在宅健康ケアにおける作業療法の役割と，一般的な入院リハビリテーションサービスとを比較・対比しなさい．
2. 在宅健康ケアに携わるチームメンバーの役割を説明しなさい．
3. 質の高い在宅健康ケアの記録の構成要素を明らかにしなさい．
4. 法規や診療報酬制度が，在宅健康サービスにどのような影響を及ぼしているかを論じなさい．
5. 効果的な在宅健康ケアの実践家の特徴を説明し，地域に根ざした場面で働くことに対する自分の準備状態を評価しなさい．

引用文献

Agency for Health Care Policy and Research. (1996). Health care and market reform: Workforce implications for occupational therapy. Washington, DC: Author. (A report prepared for the American Occupational Therapy Association.)

American Occupational Therapy Association. (1990). AOTA member data survey. Bethesda, MD: Author.

Atchison, B., Youngstrom, M., Dylla, L., Oates-Schuster, E., Anderson, K., O'Sullivan, A., and Livingston, S. (1997). Establishing a frame of reference for occupational therapy in home health care practice. In M. Youngstrom and M. Steinhauer (Eds.), *Occupational therapy in home health: Preparing for best practice (module 2)*. Bethesda, MD: American Occupational Therapy Association.

Center for Health Services and Policy Research. (1998). Outcome and assessment information set (OASIS-B1). In T. Marrelli and L. Krulish. (1999). *Home care therapy* (pp. 416–434). Boca Grande, FL: Marrelli and Associates.

Clark, N.M., and Rakowski, W. (1983). Family caregiving of older adults: Improving helping skills. *The Gerontologist, 23*, 637–642.

Harper, M.S. (1989). Providing mental health services in homes of the elderly: A public policy perspective. *Caring, 8*(6), 5–9, 52–53.

Health Care Financing Administration. (1989). *Medicare home health agency manual*. Washington, DC: Author.

Joe, B. (1997). Coaxing Congress on home health care. *OT Week, 11*(27), 16.

Law, J. (1997). Ethical concerns in home health care. *Home and Community Health Special Interest Section Quarterly, 4*(1), 2–3.

Marrelli, T., and Krulish, L. (1999). *Home care therapy*. Boca Grande, FL: Marrelli and Associates.

Medcom. (1993). *Universal precautions: AIDS and hepatitis B prevention for health care workers*. Garden Grove, CA: Author.

McQuire, M.J. (1997). Documenting progress in home care. *American Journal of Occupational Therapy, 51*(6), 437–445.

Medicare. (1996). *Home health agency manual*. Washington, DC: Health Care Financing Administration.

Navarra, T., and Ferrer, M. (1997). *An insider's guide to home health care.* Thorofare, NJ: Slack.

Opacich, K. (1997). Moral tensions and obligations of occupational therapy practitioners providing home care. *American Journal of Occupational Therapy, 51*(6), 430–435.

Schlenker, R., and Shaughnessy, P. (1992). Medicare home health reimbursement alternatives: Access, quality and cost incentives. *Home Health Care Services Quarterly, 13*(1/2), 91–115.

Shaughnessy, P., Crisler, K., and Schlenker, R. (1995). *Medicare's OASIS: Standardized outcome and assessment information set for home health care.* Denver: Center for Health Policy Research.

Siebert, C. (1998, June). Guide to changes in home health care mandated by the Balanced Budget Act. *Home and Community Health Special Interest Section Quarterly, 5*(2).

Spector, R.E. (2000). *Cultural diversity in health and illness.* Upper Saddle River, NJ: Prentice Hall.

Steib, P. (1998, July). Can home health be healed? *OT Week, 12*(27), 13.

Stone, R., Cafferata, G., and Sangl, J. (1987). Caregivers of the frail elderly: A national profile. *The Gerontologist, 27,* 616–626.

Trombly, C. (1993). Anticipating the future: Assessment of occupational function. *American Journal of Occupational Therapy, 47,* 253–257.

Trufant, D. (1994). Home health skilled therapy services. Medicare Medimessage, June 9.

U.S. Bureau of the Census. (2000). *www.census.gov/population/projections/nation*

Weinstein, M. (1997). Bringing family centered practices into home health. *Occupational Therapy Practice, 2*(7), 35–38.

Youngstrom, M. (1997). Occupational therapy in the home health care setting: An introduction. In M. Youngstrom and M. Steinhauer (Eds.), *Occupational therapy in home health: Preparing for best practice (module 1)* (pp. 1–11). Bethesda, MD: American Occupational Therapy Association.

第12章

在宅健康における専門化された実践

Donna A. Wooster, MS, OTR, BCP
Linda Gray, OTR
Kathy E. Gifford, MA, OTR

SPECIALIZED PRACTICE IN
HOME HEALTH

概　要

はじめに
精神病を持つ人々の評価と介入
　傾向
　評価
　介入
妊娠女性に対する評価と介入
　周産期の在宅健康ケア
子どもたちに対する評価と介入
　子どもたちの健康に影響を及ぼす領域
　評価の道具
　初回訪問と両親へのインタビュー
　介入

キーとなる用語

- 出産前（Antepartum）
- 消費者モデル（Consumer model）
- 家族を中心としたケア（Family-centered care）
- 環境の最小限の制限（Least restrictive environment）
- 育児技術訓練（Parenting skill training）
- 周産期のサービス（Perinatal services）
- 出産後（Postpartum）
- 偏見（Preconception）

学習目標

本章は，読者が以下のことができるように書かれたものである．

- 在宅健康で出会う主な精神疾患の診断名を，作業療法への紹介の理由を含めて，説明する．
- 精神科在宅健康ケアにおける適切な作業療法評価と介入を説明する．
- 周産期作業療法在宅健康サービスの可能性の範囲を検討する．
- 作業療法在宅健康サービスを必要とするかもしれない子どもたちのタイプを明らかにする．
- 家族中心のケアという概念を説明する．
- 小児の在宅健康サービスの経済的支援の可能性を持つ資源を明らかにする．
- 小児の在宅健康ケアにおける適切な作業療法評価と介入を説明する．

◆ はじめに

21世紀には，健康，健康増進，家族中心のケアといった概念が支配的となるであろう（Frieda, 1994）．健康サービスのモデルは，提供できるテクノロジーの入手可能性の増加，健康ケアサービスに対する説明責任の増加，健康ケア専門家に対する文化的有能性の期待，そして，クライエントにとっての地域のアクセス可能性の全般的な改善にともなって，引き続き展開されるであろう．このことは，地域に根ざしたサービスの質と量の改善に対する大きな挑戦をもたらすことになろう．

医学モデルは病院場面，消費者モデルは地域場面でそれぞれ維持されているが，在宅健康ケアは医学モデルのアプローチから消費者モデルのアプローチに移行しつつある．医学モデルでは，医師が患者の治療を主導する．**消費者モデル**では，医師，他のヘルスケアの専門家，消費者，そして，消費者の家族を含むチームが，治療目標を決定する．医学モデルから消費者モデルへのこの動きは，①自分自身の健康ケアにより積極的な役割を果たしたいという消費者の欲求，②入院期間の短縮と在宅健康の公的費用負担の低下によって，病気や事故の後のより早期から，治療へ関与したいという家族と消費者の必要性という2つの大きな要因によるものである．

作業療法士の役割は，消費者とその家族と「手を携えて」のコンサルタントとしての役割である．消費者とその家族は作業療法士と治療の長期目標と短期目標の設定にあたって協業する．これらの目標は，消費者，家族，セラピストを介入者とするチームアプローチを用いて達成される．

過去数年間，医療領域における進歩は在宅健康の実践の展望に影響を及ぼしてきた．かつてなかったほどに，人々が疾病から生還し，能力障害を持ちながら生活している．在宅健康セラピストの典型的な取り扱い件数は，これまでの在宅健康の実践家が出会うことのなかったような患者やクライエントの母集団を含むよ

うに拡大してきている．

　おそらく，以前には在宅健康サービスでめったに出会うことがなかった診断名を持つクライエントのグループの増加というこの傾向は，拡大し続けるであろう．少なくとも2つの要素が，このことに寄与したことが明らかにされている．1つは，寿命の延長である．ますます多くの虚弱な赤ちゃんが，幼児期を生き延びている．この連続性のもう一方では，高齢成人の寿命が延長し続けている．施設に根ざしたケアは減少を続けているのに対して，地域に根ざした選択肢は，特に精神科領域において，増加している．第11章では，伝統的な在宅健康実践に関する情報を示している．

　本章では，ある実践家にとっては毎日の実践の一部であるかもしないし，あるいは，在宅場面において提供される作業療法ではまだ十分なサービスを提供されてはいないが，そこから利益を得ることができる特別のニーズを持つ創発しつつある母集団のいくつかに焦点を当てる．本章は，主たる診断名あるいは副診断名として精神病を持つクライエント，ハイリスクの妊娠，そして，予防的ケアを必要とする障害を持つ乳幼児と子どもを治療する際に役立つであろう情報を含んでいる．「非伝統的」クライエントのタイプと数は，この母集団のニーズが医学の進歩に応じて変化するにつれて，今後，高い確率で増加し続けるであろう．

◆ 精神病を持つ人々の評価と介入

傾　向

　精神病を持つ人々の在宅治療における傾向は，他の在宅健康の診断名を持つ人々の治療を形作る傾向と類似性を持つ．今日，入院は短縮され，その人が自宅に戻るときにはより病弱な状態にある．

　在宅健康の支払いの範囲は縮小されており，作業療法士は，程度は少なくなったものの，消費者へのサービス提供者として機能し続けながら，今では，家族のコンサルタントとしての役割を果たしている．在宅での治療は，セラピストが家族や消費者のニーズに取り組むための治療を推薦しながら，家族を中心としたものであろう．家族，消費者，そして，セラピストは，将来の在宅健康の訪問で達成可能な長期目標と短期目標を設定するために協業し，チームとして一緒に働くであろう（Weinstein, 1997）．

　家に居続けている状態の精神病の消費者に対するホームプログラムを考案するためのアプローチでは，調整がなされる必要があろう．在宅健康の消費者は，直ちに治療を開始できるように，可能な限り素早く，かつ，効率的に評価を受けることが必要であろう．短いが，効率的な評価が必要である．ヘルスケア費用の減額が続く中で，工夫を凝らして用いられるテクノロジーは「よどみを良くする」ことを支援することができる．例えば，金銭管理のビデオを消費者が自宅で見ることができるように置いておくことで，その人が次回の訪問に備えることができるが，このように，セラピストは，すでに消費者に提示されている情報の上に築きあげることによって，より効率的でタイムリーに治療を行うことが可能になる．家族は粘り強く，次回のセラピーの訪問の前に消費者が自分の宿題をするように励ます必要があろう．

　支払いはますます制限されるようになり，セラピストはメディケアやメディケイド，民間保険以外にも，資金源を求める必要があろう．探索されうる2つの将来の機会を代表するものとして，慈善団体によって資金提供される在宅健康プログラムへの助成申請書を書くことと，そうしたプログラムを開発することを通しての資金集めの可能性である（Ramsey & Auerbach, 1997）．

評　価

　理論的枠組みは，作業療法士が用いる枠組みを提供する．この枠組みに沿って，評価手段が選択され，治療目標が記され，介入方法が決定され，記録が組織立てられる．消費者の機能障害にアプローチする全体論的な方法が開発されつつある．多くの理論的枠組みが精神病者に働きかけるために開発されてきている．こ

れらには，感覚統合（SI），認知知覚（CP），人間作業モデル（MOHO），作業適応（OA）が含まれる．これらの個々の理論を検討することは本書の範囲と目的ではないが，治療的プログラムを作成するためにある枠組みを提供する上で，それぞれが持っていることの重要性を述べるに留める．

　作業と環境が，在宅健康の評価と介入における2つのキーワードである．Fidler, Reilly, Kielhofner, Yerxa などの理論家たちによれば，活動遂行（あるいは作業）は人間の特性の基本的本能である．作業は健康に必要なものであり，精神病の治療における介入のために用いることができる．環境は，同様に健康に影響を及ぼし，消費者の物理的，社会的，文化的，そして，情緒的な治療の環境を指す．人間—環境—作業モデル（Law et al., 1996）は，在宅健康の作業療法の評価と介入において考慮されるべき3つの要因を具体的に表している．このモデルは，それらの内的結びつきを指し示している．この3つの部分のシナリオの1つの例は，最近，生涯の伴侶を失ってうつ的になったために，作業療法に紹介された1人の消費者である．その人は，この喪失，孤独，1人暮らしに適応しつつあり，また，社会の中で機能し続けるために，新たな趣味，活動そして友人を開発する必要があろう．消費者はこのような人物である．つまり，最近，寡夫や寡婦となり，1人暮らしの環境になっており，趣味，活動，家族と友人が作業である．

　作業療法士が精神病の消費者を評価するために，作業療法のコンサルタントへの推薦は，主治医，精神科医，在宅健康機関の受付看護師，あるいは，その消費者にとって作業療法が利益をもたらすと考える他のヘルスケア専門家からもたらされるかもしれない．その消費者の担当医からの文書または口頭での指示が必要である．

　作業療法への紹介の大きな理由は，消費者が課題や活動を，自立して，安全に，十分に，そして，効果的に遂行することができないということである（Holm, Rogers & Stone, 1997）．この機能障害は，最近，精神病と診断されたこと，精神病の悪化，あるいは，身体的状態による二次的な精神病によるかもしれない．

しかし，作業療法士が活動遂行に対する薬物治療の効果を監視できるからという別の理由での紹介もある．例えば，医師がその消費者の在宅での行動を改善しようとするとき，その人の薬物治療を変更する必要があるかもしれない．もしセラピストが活動遂行領域に対して，その消費者に働きかけているならば，新薬がその消費者にいかなる利益や逆効果をもたらしたかに気づくことになろう．紹介の第3の理由は，委託される作業療法士は，その消費者が安全に生活できる最も制限を少なくした環境を決定できるということである．**環境の最小限の制限**とは，その人にとって適切なレベルの支援を提供し，個人の自律性に対して最低の制限を課すことをさす．もしその人が自分やその地域にとって脅威であるならば，その人はスーパービジョンを付け加えられる必要があろう．これは，例えば，作業療法士が消費者と共に，日常生活活動を遂行する中で働きかけることで明らかになるであろう．

　作業療法士の消費者との最初の接触は，通常，自己紹介を行い，作業療法に関するどんな疑問にも答え，自宅への訪問の許可をしっかりと得て，自宅までの道順を知り，消費者とその家族とのラポートを確立するために自宅に電話をすることから始まる．この電話の間に，セラピストは消費者の身体的，社会的，文化的，情緒的環境に関する情報を得ることができるかもしれない．それに続く初期評価には，どんな物品，材料，機器，サプライが必要なのかということが含まれ，セラピストに初回訪問のための事前準備をもたらす．

　初回訪問は消費者の評価に費やされる．評価のための統合的アプローチは，その消費者のより全体的な見方をもたらすために勧められるものである（Hemphill-Pearson, 1999）．最初のインタビューは，例えば，作業的ケース分析および評定尺度（Occupational Case Analysis Interview and Rating Scale；OCAIRS）といった標準化されたものでも，特性として非公式なものでも，セラピストがその消費者について個人的なことを詳しく知り，その消費者と家族とのラポートを確立する機会となる（Kaplan & Kielhofner, 1989）．在宅での精神病の治療において

は，以下の道具を推薦できる．

1. Allenの認知レベル（Allen Cognitive Level；ACL）テスト
2. 役割チェックリスト
3. カナダ作業遂行測定（COPM）
4. 包括的作業療法評価（COTE）
5. Kohlman生活技能評価（KELS）またはBay Area機能遂行能力評価（BaFPE）
6. 以下のような特定の診断を評価する検査
   a. William W. K. Zung, MDのうつ状態自己評価（The Self-Rating Depression Scale）
   b. James L. Jacobson, MD, and Alan M. Jacobson, MDによる不安状態特性尺度（The State Trait Anxiety Inventory）

これらの評価のすべては，短時間で実施でき，購入したり自宅に運び込む器具をほとんど必要としない．ACLはその消費者の現在の認知機能レベルを決定する良好で，短いスクリーニングの道具である（Allen, 1985）．役割チェックリストは役割の同一化と価値を検査するのに使われる．それは，セラピストが，現時点で消費者が遂行している役割と，現時点でのその消費者が価値を置いている役割を決定する上で役立つ（Oakley, Kielhofner, Barris & Reichler, 1986）．カナダ作業遂行測定（COPM）は，消費者中心またはクライエント中心の観点から作業遂行上の問題を明らかにし，優先順位をつけるために作成されている．COPMは，日常生活活動，仕事や生産的活動，遊びやレジャー活動を含むすべての遂行領域に取り組み，クライエントの役割と役割期待を取り入れている（Law et al., 1994）．COTEは日常生活課題の遂行の間に用いられるので，その消費者が課題遂行にどのように取り組むのかという重要な情報を収集しながら，ADLの評価を始めることができる（Brayman & Kirby, 1976）．KELSやBaFPEは機能的遂行と基本的生活技能に関する優れた測定である（Bloomer & Williams, 1982；Kohlman-Thomson, 1992）．

個人的情報を得たりラポートを確立するためのインタビューと共に，ACLは認知レベルを，役割チェックリストは価値の検査を，COPMはクライエントの視点からの問題の同一化と順位づけを，COTE, KELS, あるいはBaFPEは課題遂行の実際の機能レベルをといったように，セラピストは目標を打ち立てるために，その家族と消費者に働きかける際に用いることができる非常に豊かな情報を得る．前にも述べたように，これらの目標を達成する方法は理論的枠組みによって決定され，長期目標と短期目標，提案された治療の頻度と期間と共に，治療計画に組み込まれなければならない．

介　入

在宅精神健康の作業療法士に治療を受ける主な診断名には，うつ病，不安症，統合失調症，統合失調症様感情障害，アルツハイマー病，双極性障害，薬物濫用などが含まれる．もし精神病が身体症状に随伴するものであれば，セラピストはその消費者を精神病と身体症状の両者について治療することになろう．

どの著者の研究を引用するかによって，3ないし5の介入が利用できる．Holm et al.（1997）は，介入は治療または回復，代償，そして教育という形をとると述べている．介入の1つのタイプとしての教育の例は，セラピストがその疾患に関連する適切な書籍，テープ，その他のメディアをその消費者が使用するように自宅に持ち込むことであろう．不安症と診断された消費者に，セラピストはその消費者が次回の訪問までの間に聴くように，リラクセーションに関するテープを置いておき，次回にはそのテープで説明されているリラクセーションテクニックをその消費者とセラピストで練習することがある．自己認識に関する本がテーブルでのゲームを行う前にその消費者に読んでおくように渡されるかもしれない．その本の情報は，ゲームをしているときにその人の問題解決のためのアプローチを促進し，その次には，その人の日常生活体験における問題解決に反映されるかもしれない．Atchison et al.（1997）は，①確立するあるいは回復する，②適応する，③変更する，④予防する，⑤創造する，という5つのタイプの介入を説明している．この最後の介入アプローチは，機能の改善をもたらす

めの変化の一領域として，介入計画の中の環境に組み込まれる．この環境的介入の1つの例は，不安と診断されたその消費者を，騒がしいきょうだいと一緒に食事をとることとは対照的に，静かな場所で1人で食事をさせるよう，その家族による社会的環境の変更である．

作業療法の介入は，①日常生活活動，②仕事と生産的活動，そして，③遊びまたはレジャー活動という3つの遂行領域に取り組む．精神病の診断によって影響を受ける遂行の構成要素は，感覚運動，認知統合，そして，心理社会的という3つの主要な領域である．向精神病薬は視覚，反射，運動コントロールといった特定の感覚運動の構成要素に影響を与えるであろう．Shroeder-Block-Campbell の成人精神病者感覚統合評価（Adult Psychiatric Sensory Integration Evaluation）は，感覚運動領域における機能障害を探るために用いられる（Hamada & Schroeder, 1988）．認知統合と心理社会的構成要素の機能障害は，一般に明らかである．初回インタビュー，ACL，COTE，役割チェックリストはこれらの領域における機能障害を容易に明らかにする．例えば，インタビュー中には，覚醒，見当識，注意持続時間，そして，記憶のレベルの認知的構成要素における機能障害が明白になるであろう．ACL はセラピストに，消費者の問題解決の観察をもたらし，また，役割チェックリストは役割と消費者の価値を明らかにするであろう．

表12-1 は様々な精神健康の診断，評価の知見，そして，介入アプローチの例を示している．治療のために，セラピストは様々な役立つ用品を家に持ち込むことができる．例には以下のことが含まれよう．

- テープレコーダー
- 録音テープ（リラクセーションテープや様々な種類の音楽テープ）
- ペン，鉛筆，カラーペン，罫線の入った紙や無地の紙，色つきの紙，糊，先がとがっていないハサミといった美術用品
- 小さな飾りの付いた美術作品
- トランプ，ドミノ，チェッカーなどの盤上ゲーム
- モノポリーや人生ゲームなどの金銭管理を扱うゲーム
- Charade（言葉遊び），Pictionary などの社会的技能を開発するためのゲーム
- 多彩な話題に関するペーパーバックの本，冊子，パンフレットから成る小図書館
- 紙コップ，植木鉢用の土，種，小さな園芸道具などの園芸用品
- 無料の化粧品サンプル，ブラシ，爪やすり，マニキュアとリムーバー

目標が達成されたら，その消費者と家族には終了の準備が始まる．消費者のために，地域の資源への関与のための推薦書と共に，家庭での活動プログラムが開発され，練習され，記録されることになろう．

表12-1 精神健康への介入の例

診　断	遂行構成要素の障害	介　入　例
うつ病	活動の開始	1時間ごとの活動記録 興味チェックリスト
	注意時間	興味チェックリストの段階づけられた活動
不安症	適応技能	リラクセーション訓練と指導された心像のテープ
統合失調症	金銭管理	予算を立てることへの援助 人生ゲームやモノポリーなどの盤上ゲーム
アルツハイマー病	記憶	課題の組織化 思い出すための，壁に貼られた3×5インチのカード

ケーススタディ

Jさん

　Jさんは統合失調症の既往を持つ33歳の男性である．最初の精神病のエピソードは，19歳の頃に，自分の町から自動車で数時間の所にある大学に通っているときに起こった．病気のために，彼は大学を退学し，両親の元へと戻らざるをえなくなった．

　Jさんは3週間入院し，チオチキセンでの治療を受けた．入院時に，彼は不眠症，不安，思考障害を訴えていた．彼は自分では，アルコールとマリファナを取り込んだことが自分には毒だったと信じ込んでいた．

　退院後，Jさんは地域のコミュニティカレッジのクラスに登録し，パートタイムで働き，自宅で生活した．4年後，芸術での短大卒業の学位を得て，小売販売業の初級管理者の地位に受け入れられ，両親は自分のアパートを見つけるように励ました．両親の家から移って6カ月で，彼は興味があると表現した同僚に拒絶され，セルフケアと仕事の領域で機能する彼の能力が障害的になった．

　それに続いて，彼は幻聴，イライラ感，パラノイア的妄想，引きこもりのために，2度目の入院をした．この5週間の入院の間に，様々な抗精神病薬が試みられた．彼は両親の家に戻り，数カ月を失業状態のまま過ごした．

　Jさんの父親は宅配サービスを仕事にしており，最後には，息子に低賃金の波止場の積荷の仕事を見つけることができた．Jさんはこの仕事を良くやったし，楽しんだ．監督は徐々に彼の責任を増やし，1年後に，Jさんはこの会社で監督者の地位を提供された．彼はこの昇進を受けたいかどうかは確かでなかったが，両親は，彼がもう一度，自分のアパートに住むことができる余裕ができると言って，彼を励ました．

　Jさんは監督の地位を引き受け，もう一度，両親の家から引越した．その仕事は非常に骨の折れるもので，Jさんに，週50～60時間も働くことを強いた．彼は酒を飲み始め，女性の部下に対して不適切な行動をとった．彼はすぐに心理喪失になり，再入院しなければならなかった．

　彼は，抗精神病薬によって再び安定した後に退院し，部分的入院プログラム（partial hospitalization program；PHP）に移行していった．彼は引きこもり，無遠慮，不適切な感情状態になり，通常ではない姿勢を取り，にらみつけるように見るようになった．彼はたまにPHPに参加した．精神科医は作業療法を含む在宅健康サービスの指示を出した．

　在宅健康の作業療法評価は，セルフケア，仕事，レジャーの諸活動にうまく参加する能力の制限を引き起こしている認知統合，覚醒レベル，注意持続時間，活動の開始，問題解決，そして，ストレス管理における作業遂行の問題を示した．Jさんは，ストレスへの反応でさらに悪化した幻聴，パラノイア的妄想，不眠症，不安，興奮などの様々な症状を説明した．Jさんの両親は彼の病気について怒り，現在の状況を青年期の薬物使用のせいにした．両親共に，Jさんが働き続けることを望んだが，彼が自分たちの家で生活を続けるべきかどうかについては一致しなかった．

　作業療法士との相談でJさんが設定した優先事項には，ストレスを管理すること，自分が楽しめるパートの仕事を見つけること，レジャーの興味を開発すること，そして，両親の家を出ることが入っていた．最初に作業療法士は，横隔膜での呼吸，イメージ化，そして，前向きな自分との対話とユーモアの利用を含むストレス管理技法をJさんと共にアプローチした．Jさんは身体的フィットネス，チェス，宗教活動，デートに興味を示した．作業療法士は，ビデオでの訓練プログラムの後に，毎日の散歩による身体的フィットネスを始めるよう勧めた．さらに，Jさんは両親と教会の礼拝に出席し，友人の助けを得てチェスをすることを学習した．

　最終的に，作業療法士のコーチングによって，Jさんは公共輸送機関の利用法を学び，地元のYMCAに加わり，パートの仕事を見つけ，そして，ルームメイトと監視つきアパートに引越した．

妊娠女性に対する評価と介入

周産期の在宅健康ケア

　在宅での**周産期のサービス**は，作業療法が予防，健康，そして，出産後のケアに深くかかわるために計画しなければならない1つの傾向となろう．周産期のケアには，**妊娠前**ケア，リスクが低いおよび高い**出産前**（妊娠中）ケア，自宅出産，そして**出産後**（誕生後）ケアが含まれる．在宅での周産期サービスは，自然出産の社会的受容，入院期間の短縮，費用効果，そして，テクノロジーとモニタリングの改善によって強化されるであろう（Association of Women's health, Obstetric & Neonatal Nurses, 1994）．

　現在，いくつかの在宅健康周産期サービスが実施されているが，それらのほとんどは，特別なニーズを持つ子どもの誕生の後からである．看護サービスは，はるか以前から妊娠中の家庭訪問の主たる提供者になってきた（Smith & Hanks, 1994）．Brooten et al.（1984）は，臨床看護専門家から移行ケアを受けた帝王切開での出産後の女性について調査した．30時間早く家に帰った女性たちは，ケアにより大きな満足を示し，健康管理料に29%の減少を示したといった知見を示していた．Brooten et al.（1986）は，自宅環境で臨床看護専門家のフォローアップケアを受けた低体重出生児を評価し，これらの幼児が新生児集中管理病棟（NICU）から11日早く退院し，数千ドルも支出を抑えることができたことを明らかにした．これらのサービスを提供した看護師は，このレベルのサービスを提供するための資格を得るために，上級の訓練を求められた．ある人はエクササイズセラピストとしてサービスを提供していた．サービスは，母親の身体的および心理社会的評価と，新生児の身体的評価から成るものである．推奨する評価の完全なリストは，Kemp & Hatmaker（1996）によってなされた研究から手に入れることができる．作業療法士は誕生前後の母親と子どもの両者の健全な状態に対する健康教育を提供することができる．

■妊娠前の在宅健康ケア

　妊娠を計画したとき，タイミング，資源，健康，家族の経済的なニーズについて考える．ほとんどの女性は，健康な子どもを持ちたいと願い，励む．家族は，彼らの遺伝的リスク，妊娠した女性の仕事の安全性，もし合併症が起きた場合に彼らが手に入れることができる資源，そして，分娩の段階での健康管理の選択肢などを評価することを必要とすることもある．

　妊娠中の特定の行動の危険を確認するために多くの研究が行われてきた．女性たちはこの情報に配慮するべきであり，自分自身と自分の子どものために健康的な選択を行うように励まされるべきである．作業療法士は妊娠からの正常発達を研究し，また，こうした健康リスクを認識している．妊娠中の最適な健康を促進するためにカウンセリングすることは力強い役割となるに違いない．何らかの情報を提供するために女性の健康クリニックにかかわることは考慮されるべきことである．また，多くの女性は成人教育教室に情報を求めたり，健康クラブやフィットネスクラブに出席したり，市民団体に参加しようといている．

　計画外の妊娠をしたとき，女性たちは発達上の重大ないくつかの時期に自分が妊娠していることに気づかないことがしばしばである（Craig, 1992）．これは，自分が妊娠を知る前にも，自分の行動と健康習慣が胎児に影響を及ぼしているかもしれないことを意味している．これは，一部の女性にとって行動の結果を理解していないかもしれず，また，4カ月を過ぎてもきちんと妊娠を確認しない女性には，より大きなリスクを引き起こす．ティーンエイジャーはこの状況に脆弱である．公立学校や健康クリニックで働く作業療法士は，子どもを産む年齢の女性が妊娠の兆候，行動の結果，そして，早期に医学的注意を求めることの重要性を確実に理解することにかかわるようになるべきである．計画外または望まれない妊娠は，その女性が自分の決心と将来計画に対処する際の大きなストレスと不安の原因になることがある．35歳以上で妊娠をしている女性は，主治医から特別の状態にあるリスクが高まっていることを知らされ，胎児に問題がないかを調べるための特別の検査を受ける．

作業療法士は以下のような方法で，妊娠前のケアに貢献するかもしれない．
- 妊娠前の最適な健康のための訓練プログラム．
- 喫煙，アルコール，麻薬の濫用の中止．
- 栄養（有資格の栄養士とのチームアプローチ）．
- 血圧，血糖や糖尿病，および，環境リスクの監視．
- 妊娠に関する教育．
- ストレスの減少．
- 家族計画．

■ 出産前の在宅健康ケア

　出産前のケアは，妊娠を経験しつつある家族のケアである．妊娠は母親になる人にとって避けることのできない身体的変化をもたらす．これらの変化に準備することと，（特に妊娠に求められる）健康的な生活様式を取り入れることは，母子の状態を大きく改善する可能性がある．女性たちは，妊娠中の習慣にますます意識的になり，体操，栄養，仕事の環境，毎日のルーチン，そして，自分を危険にさらすかもしれない活動に関する意思決定に役立つ情報を求めるようになる．十代の女性は，こうした変化に対して心理的に準備ができていないかもしれないし，差し迫った身体的な変化を回避しようとするかもしれない．十代の女性の中には，若者の習慣として，十分な食事を取らなかったり，妊娠に伴う正常な体重増加を抑えようとして，食物摂取を制限する者もいる．妊娠した十代の女性の中には，妊娠をできる限り長く隠そうとしたり，診察を求めようとしないこともある．これらの女性たちは，自分自身と胎児のために，より健康的な意思決定へと導く情報を必要としている．

　最も頻繁に生じる母性の健康問題には，早産，妊娠による高血圧症，十代の妊娠，栄養上のリスク，妊娠期糖尿病，悪阻，妊娠回数，そして薬物濫用が含まれる（Assosiation of Women's Health, Obstetric and Neonatal Nurses, 1994）．早産は新生児の罹患率と死亡率の大きな原因であり，妊娠22～37週では83％が死亡する（Creasy, 1993）．これらの問題と極早期分娩を予防することは，出産前プログラムで最も強調すべきことである．早産の徴候とリスク要因を同定する健康教育を提供することも重要なことである．

　Barlow（1994）は，妊娠した女性のニーズを満たすために作られた出産前プログラムのモデルを奨励した．このプログラムは，腰痛と手根管症候群を予防し，必要に応じた環境の改変と適応機器の提供のためのサービスから成るものである．理学療法士と作業療法士がこれらのニーズに取り組むために働く．このプログラムは腹筋の支持をもたらし，腰痛を最小限にするために産科用腰部装具を用いている．健康増進と教育がこのプログラムの重要な構成要素である．

　考慮すべき別のニーズは職場での修正である．合衆国では，女性たちが労働力の主たる部分を占め続けており，多くの女性が自分の健康ケアのカバーを続けるため，また，赤ちゃんの誕生後により長く休めるように，妊娠中もできるだけ働き続ける．全米障害者法のもとでは，妊娠は病気ではないものの，雇用主や女性たちの中には，作業療法サービスに対して個人的に支払おうとする人もいる．これは個人と雇用主にとっては費用効果となりうる．何度かの短い訪問に対する少額の費用は，妊婦が数カ月以上仕事にとどまることを可能にするであろう．簡単な修正は必要とされるすべての人になされようが，ときには，セラピストは特定の仕事のリスクを明らかにして，情報をその人と雇用主に提供する必要があるかもしれない．表12-2にはいくつかの例をあげている．

　作業療法士はAmerican College of Obstetrics and Gynecology（アメリカ産婦人科学会）の推奨する適切な体操と健康基準に関する知識を持たなければならない．女性は妊娠期間を通して，主治医が別の方法を指示しない限り，適切に運動をするよう励まされるべきである．産後のフォローアップを含む教室が妊婦に提供される．特定のクライエントのニーズを満たすために，個別プログラムを開発する必要があろう．作業療法士は出産前ケアにおいて，女性たちに提供する多くのことを持っている（Box 12-1）．

　Marmer（1995）は，費用効果をもたらした出産前在宅ケアプログラムを促進した．このプログラムは主に，自宅に退院し，妊娠の残余のためにベッド上で安静にされた女性たちに提供された．在宅サービスは

表12-2 出産前の自宅／仕事環境の調整

問　題	解決策
腹部のサイズの変化	仕事をする場の形や高さの調整 椅子の高さや面の調整 背もたれ枕の使用
手根管症候群	リストサポーターの使用 反復運動の制限 必要があれば別のコンピュータ入力装置の考慮 きざみ野菜の購入 塩分摂取量の制限とむくみの低下
腰痛	腹部支持装具の使用
柔軟性や曲げる能力の制限	背部支持枕の使用 頻繁な姿勢交換 支持のない立位の制限 疲れにくいマットの使用 支持のない立位を最小にする車輪付スツールの使用 荷物の持ち上げの制限 適切な持ち上げ技術の使用 身辺処理にリーチャーなどの自助具の使用
耐久性の制限	エネルギー保存技法やペース技法の伝授 手の届く所へのよく使う用品の配置
医師の指示したベッド上の安静	自立のための適応法の伝授 合目的的活動の奨励 ベッド上での筋力強化訓練の実施 用品を乗せたサイドテーブル・カートの使用 電話，コンピュータ，本のベッドサイドでの使用 意思決定や統制能力の提供

Box 12-1　出産前ケアにおける作業療法の役割

- 自宅での安全な運動プログラム
- 自宅の安全に関するチェックリスト
- 職場での評価
- 潜在的なリスク要因の評価
- 腰痛，手根管症候群，うつの治療
- 感染症の予防
- ベッド上に安静に置かれた女性たちの治療
- 身体のサイズやプロポーションの変化への適応
- 雑用，育児，家事の責任の変更に対する手当
- 誕生への準備
- 他の子どもの発達スクリーニング
- 親の役割への準備

社会サービス，作業療法，看護を含んでいた．4週間以上のベッド上安静を必要とする女性は作業療法を受けた．作業療法の治療は，筋力と耐久力を強化すること，環境へのコントロールを強化すること，うつ・不安・退屈といった心理社会的合併症を最小限にすること，リラクセーションを促すこと，ベッドでの可動性を高めること，そして，自立と意味のある合目的な作業への従事を促すために環境を改変することといったことから成る．手工芸は合目的的な活動として用いられた．セラピストはまた，発達しつつある胎児の損傷

や損害を避けるために，ベッド上安静の指示に従うことの重要性を強調した．Marmer（1995）の結果は母子にはより良好な結果をもたらし，また，病院への訪問回数を減少させて費用の削減をもたらした．

　HIV 感染の増加は，出産前の在宅健康ケアにおける作業療法サービスの利用に貢献したかもしれないもう1つの要因である．多くの女性たちは診療所に根ざしたプログラムでの医学的診察を受けるには，あまりにも病気がちであったり，行くことを渋ったりした．母親は HIV の胎児への感染を防ぐために zidovudine（AZT）使用の進行状況を知らされる必要がある（Advance for Occupational Therapists, 1997）．母子共に HIV に感染している場合，作業療法が主たるサービスとなるべきである．作業療法は母子の両者を評価し，改変した養育技術を勧告できる．HIV に感染した乳児の多くは，作業療法が両親と共に取り組むことができる食事や発達上の問題を持っている．子どもの発達を促し，彼らと子どものために説明をして決定をさせるよう両親と共に働くことが，必要な構成要素であろう．さらに，もし医療の進歩が HIV に感染した両親と子どもの命をより長らえるようにしたならば，もっと長期のケアを提供する必要があろう．

　ハイリスクの母親に対する出産前サービスの研究では，98％が特別プログラムとして在宅で受けた身体的，情緒的なケアに満足したことを示している（Goodwin, 1994）．

■ **出産後の在宅健康ケア**

　健康ケアビジネスの費用抑制の流れは，出産後の在宅健康ケアにおける専門家の役割を高めるであろう．女性と新生児は出産後間もなく自宅に戻る．女性によっては，自宅分娩を選択することもある．病院は，ほとんどの入院が比較的短く，重篤ではないため，この人たちに快適な環境を提供するよう競い合っている．

　出産後の紹介の増大に寄与している社会的影響には，受胎技法の進歩による多胎出産，全米障害者教育法（Individuals with Disabilities Education Act）H 部のもとで要求された家族中心のサービス，HIV に感染して生まれる子どもの数，そして，子どもたちの里親施設への収容などの増加が含まれる．さらに，子どもたちの主たる養育者となっている祖父母の数が，様々な理由で，増加している．これらの祖父母は，こうした責任を担う準備ができていないことがある．さらに，自分自身も医療のニーズを持っている場合もある．特別の健康ケアのニーズを持って生まれた子どもたちが在宅でのサービスを必要とすることもある．このことは介護者に子どもが必要とするケアを提供できるように教えることに対する力点をもたらすことになろう．

　在宅での作業療法サービスを最も必要とする養育者は，若いあるいは未熟な親，薬物濫用の親，HIV に感染している親，HIV に感染して生まれてきた子どもを育てている親，能力障害や特別支援のニーズを持ちながら自分の親と暮らしている親，親も自分も子どもの世話をしている親である．子どもが，脳性麻痺，ダウン症，先天性の異常，早産，慢性疾患などの特別なニーズを持って生まれた場合も，介護者は何らかの指導と教育とを必要とするであろう．

　作業療法の役割は，主に，家族のニーズを評価することと，養育者に子どもの発達を促す教育を提供することになろう．乳児の発達評価は不可欠なものとなろう．作業療法士は，子どもが摂食の困難さ，感覚処理の不充分さ，異常な筋緊張，視力や聴力の障害，あるいは，運動発達の障害といった問題を持つ場合に，主たるサービス提供者になるはずである．認知障害を持つ子どもたちもまた，両親と共にセルフケアプログラムを実施するために，作業療法を必要とするであろう．

　親としての関与を励ますことは，絆を形成することや，信頼や有能性を打ち立てる上で重要である．乳児が入院している場合，医療スタッフが主たる介護者となり，親が子どもを訪問することを許可する．これは，彼らが自宅で出会うであろう責任を少しは準備させることになる．さらに，両親の多くは病院でやり方を教えられても，主たる医療チームがそばにいなければ，安全ではないと感じる．多くの両親は自宅へ帰ることを喜ぶが，同時に，神経質にも，心配にもなって

特別のニーズを持つ子どもの診断に対する家族の対処と反応に関しては多くの理論がある．作業療法士はこれらの理論やモデルを理解する必要がある．特別のニーズを持つ子どもへの関与を制限する主な情緒的反応は怒りであろう．早期の養育機会の制限，進行中の医療の複雑さ，両親の薬物濫用，経済的な心配，教育と指導の必要性，そして，経験を持つ養育者の助言と指導の必要性などの結果から，ケアの提供に適格ではないと感じることもある（Alfonso et al., 1992）．いくつかの理論では，すべての家族が明確な段階を通過する点については合意がない．ある感情や行動が子どもへの両親の関与に距離を抱かせることを示す研究がある．注意深い観察と，これらの考えについて家族と注意を払った話し合いをすることは，重要である．養育の過程への早期の関与は必要なことである．両親を介入過程に含めた幼児は，その過程に両親が参加しなかった幼児よりも，大きな発達的変化を見せている（Dunst, Trivette & Deal, 1988）．

他の家族は乳児のケアに参加したいと考えるかもしれないが，「どのようにするのか」ということを教えられていないかもしれず，彼らはその責任を担うために，嫌々ながら見たり感じるという結果になってしまう．このことは，家族が入手できる資源と休息（レスパイト）を制限することになる．両親は，そのような人々が沐浴，食事，あるいは，子どものケアを自分から学ぼうとして，次回の治療セッションに参加するよう招き入れなければならない．

作業療法士のもう1つの選択肢は，育児技術訓練に参加させることであろう．多くのモデルプログラムは十代の妊婦を学校に行かせ続けるという選択肢を含めている．あるプログラムでは，十代の母親が，妊娠直後から，別の学校か同じ学校に決まった時間に出席する．赤ちゃんも母親と一緒に学校に行く．赤ちゃんの世話は，児童発達専科の高校生か，雇われた大人か，ボランティアの祖父母によってなされる．学校の中に認可保育園がある学校もある．学校看護師は，出産計画と出産後の変化に関する指導を行う．例えば，作業療法士によって提供される**育児技術訓練**には以下に示すようなテーマが含まれよう．子どものサインを読み取ること，赤ちゃんをなだめる技術を使うこと，赤ちゃんのマッサージを行うこと，赤ちゃんのための家庭環境を準備すること，そして，適切な食べさせ方を利用することである．過剰な感覚刺激というテーマは，十代の両親は子どもを眠らせたいと思うときにも，自分のライフスタイルによって子どものイライラ感を高めてしまうことがあるために，価値あるものとなる．出産後の多様な介入となりうることのリストは表12-3に示してある．小児の在宅健康サービスにおける作業療法士の役割に関するもっと多くの情報については，本章の後半で入手できる．

作業療法士は，周産期ケアの健康の構成要素について，もっと自己主張するための準備を始めなければならない．作業療法士は，看護，社会サービス，登録栄養士，理学療法士と共に，明確な役割を持つ主要なチームメンバーにならなければならない．

将来は，健康増進と健全な状態において，また，地域のアウトリーチ施設の中で，働く作業療法士をもっと多く見ることができるだろう．自分の知識基盤を拡大する準備をすること，価値のある情報を認識すること，そして，在宅健康での作業療法に貢献することは，将来をやりがいがあり，ワクワクさせるものにする．

ケーススタディ

Mさん

Mさんは妊娠19週の38歳の妊婦である．超音波診断で双子とわかり，ベッド上安静を指示された．Mさんには3歳の娘がおり，2週間前までは，地区の老人ホームで，主任看護師としてフルタイムで働いていた．

自宅でのインタビューで明らかになったことは，このクライエントはいつもは非常に活発な人で，ベッド上での安静になじむのは困難であった．夫が働いている間に，家族が3歳の子どもの世話をしてくれてい

表12-3　出産後の介入の例

問　題	解決策
特別なニーズを持つ子どもの増加	養育者の教育 診断に関する教育 発達評価 在宅評価と介入の指導 ストレス管理 処理技術 誕生直後の養育課題への親の参加
身体的心理的病気を持つ養育者や親の能力に制限を持つ養育者	子どもの世話の要求を容易にし，安全を確保する環境調整 課題の修正 医療を求める自分の変化の認識 地域資源の活用 乳児の感覚の過負荷を示す非言語的コミュニケーションを理解 乳児がもっと良く眠るのを援助する「なだめ方」の伝授 子どもに年齢相応に期待できることの教育 必要に応じた機器の適合
医療的ニーズを持つ子どもたち	器具の手入れや安全の問題に関する家族教育 子どもの状態を監視する方法として，健康問題に関する価値ある情報を記録することでの両親の支援 医師に連絡するときや救急サービスに関する両親への指導
経済的および人的資源に制限を持つ家族	地域資源の活用 焦点を当てた支援グループ 興味を持つシグニフィカント・アザーズに子どもの養育技術の教育

た．クライエントは自分がしなければならない多くの事柄と，双子の準備が不足していたこととを心配していた．

身体的な所見では，下肢にやや浮腫がある程度で，比較的健康な女性であることを示した．シミがまばらに認められたが，姿勢でカバーすることができた．上半身の筋力は現時点では正常だった．環境の評価では，リーチ範囲内で届くのはテレビのリモコンだけと判明した．育児室のチェックでは，衣服は大きさによって分類される必要があり，また，双子のためにきちんと準備する必要があることが示された．家族が雑用のすべてを行い，どんな課題もMさんにさせなかっ

た．彼女は役に立たないと感じており，また，将来を思ってうつ的になった．

作業療法サービスは，Mさんに，週2回，6週間にわたり提供された．主目標は環境を調整すること，Mさんがベッド上で安静を保ちながら，意味のある作業に就くよう支援することであった．Mさんには，自分が家族の面倒をみて貢献しているという感覚が必要であり，そのことが自尊心を改善するであろうと思われた．彼女と作業療法士は彼女ができる家庭の雑用を明らかにした．彼女と家族はこれらの雑用を適切に構成することに関する教育を受けた．

多くの必要な物が置かれた回転盆が乗せられた小さ

なテーブルがベッドサイドに置かれた．Mさんに提供されベッドかベッド周りに設定された雑用には，洗濯物をたたむこと，食事の準備のために野菜を切ったり皮をむいたりすること，娘のためにその日の服を選ぶこと，朝に娘の髪型を整えること，請求書に支払いをすること，衣服を繕うこと，食料品類の買い物リストを書くこと，買い物の安売りクーポンを整理することなどが含まれた．また，双子の準備をするために，赤ちゃん用の衣類を大きさによって整理するように，彼女のもとに運び込まれた．Mさんは，他人にしてもらう必要がある雑用のリストを書き込み，家族や友人に援助してもらうよう促された．このことは夫の責任を軽くし，援助してくれるという人たちに，その人たちがしたいと思う課題を選ばせることになった．このリストには，育児室の準備，病院から自宅に戻ったときにゆりかごの準備をしておくこと，病院に入院するためにスーツケースの準備をすること，そして，その他の赤ちゃん用品を購入してすべてを整理しておくことなどが含まれた．Mさんが必要な用品を選んで，その価格を知ることができるように，通信販売のカタログを手に入れた．ベッドサイドの電話は，職場の友人との連絡を可能にし，同僚や患者と接触を続けさせることになった．

　Mさんはシャワーとトイレに行くために，ベッドから離れることを許可された．評価で，作業療法士はMさんが浴槽への出入りに中程度の援助を必要とすると判断した．浴槽用椅子と手に持つシャワーにより，彼女は椅子に座って，もっと簡単で安全にシャワーを浴びることができた．弾力のある靴ひもも，彼女が示した浮腫の程度が多様であるために，役に立たなかった．したがって，靴ひもを結ぶために必要な前屈をなくすために，スリップオンタイプの靴が勧められた．Mさんがベッドの足元の毛布，床上の物品，部屋の中の物に楽に手を伸ばすことができるように，リーチャーが提供された．Mさんは夫と娘と一緒の家族の食事をとることができなくなった．家族が一緒に食事をするために，小さなテーブルがベッドルームに置かれた．

　興味チェックリストは，Mさんが多くの興味を持っているにもかかわらず，ベッド上に安静するようになる以前には，趣味をする時間が限られていたことを示していた．彼女はやり始めたいくつかの作品があったが，まだ完成してはいなかった．Mさんのレジャー活動には，読書，裁縫，クロスステッチ，水泳，自転車乗り，そして，花の栽培などが含まれていた．作業療法実践家は，ベッドでの安静の間に，Mさんがやり遂げることができる作品を決めるように支援した．彼女は何冊かの本を読んだ．彼女はクロスステッチの作品を完成し，別の新しいものを縫い始めた．Mさんはまた，娘のために，髪の蝶結びとリボンを作るのを学習することに興味を示した．作業療法実践家はこの作品を作り始めるべく，指導と材料を提供した．

　双子の育児に関する本のリストも，彼女がこの新しい役割に備える上で役立った．彼女は双子の両親地域支援グループに連絡をとった．筋力の維持と背部の圧迫の軽減のために，ベッド内での体操とポジショニングのプログラムが実施された．要約すると，Mさんは自分の生活をうまくコントロールしていること，家族との結びつきが深まったこと，そして，ベッド上での安静という状態にもかかわらず，活動と健康とを維持することができたと報告した．

◆子どもに対する評価と介入

　小児の在宅健康ケアの将来は，現時点では明確ではない．作業療法を含む在宅サービスのニーズは増加すると予想されるが，その入手性，提供者，サービスへの支払者が不確かである．家族構成，子どもたちの健康のニーズ，診療報酬の選択肢，そして，法律を含む多くの変化が，子どもに対する在宅サービスのニーズと支援に貢献している．家族のニーズを充たそうとする試み，州内全域での早期介入プログラムの展開，施設よりも家族中心の支援的サービスの提供は，費用効果と有用性を証明している．

　作業療法士は，多様な在宅環境における「最善の実践」介入を提供する能力を発展させることによって，こうした変化に自分を備えなければならない．作業療

法士は，農村部へと手を伸ばし，多彩な文化を持つ家族への健康ケアと支援のシステムを確立するために，チームで働くことになろう．主たる目標は，家族に，より健全な方法で子どもたちを療育するための密接な指導をすることであろう．これらの目標を充足できないと，虐待，栄養失調，脱水，そしてQOLの減少を招き，二次的には，罹患率，死亡率，発達の遅れを増加させることになる．

　小児の在宅健康ケアは成人のそれとは異なっている．第1に，子どもたちは在宅でのサービスに適格であるメディケアの「家に居続けている」という定義を充たす必要はない．また，早期介入基金，メディケイド，個人契約保険のオプション，家族の個人資産，および，公立学校システムでの個別教育計画（individualized education plan；IEP）の書類を通しての支払いなど，費用支払いには多様な選択肢がある．サービスの支払い者は家族と子どもに対する作業療法の役割に影響を与える．支払い者と機関は記録が必要であるとするであろう．これらの多様さは，セラピストにとっては，作成書類を煩雑にし，混乱させ，イライラさせることもある．多くの機関は成人の母集団に経験のあるスタッフを雇っている．セラピストは少数の子どもたちを治療するように求められ，この医学的に虚弱な母集団に自分の快適なレベルで働きかけると決める必要があるだろう．

　小児の在宅健康サービスは，一連のサービスの一部として提供されることもある．子どもたちは，急性期病院への入院から，リハビリテーション病院へ，さらに在宅健康サービスへと移る．後に，子どもは学校に戻ったり，外来サービスを受ける可能性もある．在宅健康の作業療法士は，最も効果的な治療プログラムを提供するために，これまでのチームのメンバーに相談する必要があるであろう（Austill-Claussen, 1995）．

子どもの健康に影響を及ぼす領域

　子どもたちの健康の変化を記録するために，多くの研究がなされている．研究は，罹患率と死亡率に影響を及ぼす主要なリスク要因を明らかにしている

(Hogue, Buehler, Strauss & Smith, 1987)．母親の健康状態と年齢，子どもの出生時体重は非常に重要な要因である．医学的知識が増大を続け，多くの子どもたちが深刻な医学的状態から生き延びるにつれて，多くの子どもたちが何らかの発達の遅れを持つことがある（Goldson, 1996）．在宅での医学的介入を必要とする子どもたちの母集団も変化してきている．これらの子どもたちの多くは，彼らの発達成果を促進したり，妨げるかもしれない生物学的，環境的なリスクを組み合わせて持っている．子どもたちはさまざまな理由で，在宅での治療サービスを受けることになろう．例えば，持久性や耐久力が外来サービスを受けるためには困難であるとか，免疫の低下により家の中にいなければならないといったことである．あるいは，子どもをクリニックに連れて行くことは，両親にとっては負担が重すぎる（Adams, 1996）．農村部では，サービスが提供されていなかったり，公共輸送機関が不十分だったり，なかったりと，サービスの入手性が大きな問題となる．

　急性期の医療的なニーズを持つ子どもたち　ある子どもたちは，在宅健康サービスを受ける条件を備えているが，特定のコースの医療介入を，決められた時間だけ必要とするであろう．これらの子どもたちは，かかりつけ医師により，容易に明らかにされる．結果的に，この子どもたちは在宅サービスをそれ程長く必要としないであろうし，外来のクリニックか学校へと移行するかもしれない．例えば，脊柱側弯症の手術から回復しつつある子どもたちは，ある期間は学校には行けず，在宅で機能の適応を必要とするであろう．最終的には，その子は学校に戻り，正常に機能することができると予想される．しかし，その子は在宅健康サービスを終了した後に，リハビリテーションを続けるために外来サービスが開始されるかもしれない．

　慢性病を持つ子どもたち　この母集団は，医療ニーズを持っているか，再発する．しばしば，これらの子どもたちは多くの身体系と機能的技能に影響を及ぼす複合的な問題を持っており，多くは，自分の健康ケア

ニーズに伴い変化するサービスの継続の必要がある（MacQueen & Gittler, 1997）．かかわる子どものほとんどが，長期入院か再入院を必要とする．子どもたちの健康の問題は家族の資源を緊張させ，情緒的な悩みを作り出し，養育者を長期にわたり消耗させる．家族の様々な一員が，子どものケアに加わるように強いられるに違いない（Bailey et al., 1986）．子どもが成長し，思春期になると，子どもが大きくなるために身体的援助への要求が変化することになろう．既にルーチン化した援助のやり方ではダメになることもあろう．ホルモンの変化により，異なった行動を引き起こすために，言語的交流がより頻繁になることもある．以前の技法ではうまく行かないときには，修正と適応が必要となるであろう．

慢性疾患を持つ子どもは，また，発達的成果に影響を及ぼす生物学的および環境的な問題にも直面する．貧困，資源の制限，不適切な交通，そして，育児技術のこれまでの役割モデルの貧弱さは，こうした子どもたちを高リスク状態に置き，在宅治療サービスの必要性を大きくする．

テクノロジーの支援を必要とする子どもたち 出生時とその直後の生命維持技術の改良は，多くの子どもたちの救命をもたらすという良好な健康上の成果をもたらしている．これらの子どもたちのあるものは，一時的または永続的に生命を支える機器への依存を必要とするような，呼吸，透析，摂食，排泄などの生命機能への支援が必要となる．両親と養育者はこれらの医療的ケアを提供することを学ばなければならない．例えば，通常の育児に求められることに加えて，感染を予防するために殺菌技術を用いることや，医療への通知の根拠となる健康状態の変化に気づくことである．問題の深刻さと必要なケアの大変さが，家族に対する要求や大きな責任をもたらす（Kohrman, 1991）．ケアの必要性が長引くと，一般的には，家族の混乱と負荷が大きくなる．2歳以内のテクノロジーの利用を求められた場合に，家族は最善の成果を得る（Quint, Chesterman, Crain, Winkleby & Boyce, 1990）．

家族は経済的不安，疲労，恐れ，プライバシーの欠如，そして，家族に入手できる支援に影響を及ぼすであろうケアの変化に直面させられる（Levy & Pilmer, 1992）．家族によっては，自分の健康保険で可能な一生涯の限度額さえも使い果たしてしまうことすらある．Sullivan-Belyai（1990）は，終了計画がうまく組織化され，任命されたケースマネージャーを持つ学際的チームを含むような場合に，最善の成果がもたらされると述べている．

HIV（エイズ）の子どもたち HIV感染は，子どもたちの罹患率と死亡率を引き上げている原因の1つである．ケースの90％は感染した母親から胎児への妊娠中の感染が原因である（Centers for Disease Control, 1995）．女性のHIVの感染の増加は，子どものHIV感染の増加をもたらしがちである．研究から，HIV感染のすべての子どもたちの76〜90％が，乳児としての神経発達の遅れと，幼児の神経心理学的障害があることを示している．医学的治療の進歩，特にAZTとたんぱく質分解酵素反応抑制剤が，HIV感染児の生命を長らえるかもしれない．中には，両親よりも長く生きる子どもたちも出てきており，家族の他の人や，里子，あるいは，長期療護施設のもとへ行く必要があり，既に重荷になっている社会サービスや健康ケアシステムに新たなストレスをもたらしている．

低体重早産と合併症を持って生まれた子どもたち
新生児学は驚異的な進歩を遂げている．多くの乳児が生存するようになったものの，彼らの医学的問題と合併症は彼らを脆弱にし，ときには生涯にわたる障害をもたらす．出生体重は良好な結果を予測する最も重要な指標のひとつである（Hogue, Buehler, Strauss & Smith, 1987）．極低出生体重児は長期にわたる問題を持つ可能性がある．Klepitsch（1995）は，個人的な経験から，これらの両親に対する「ジェットコースター」のような情動的問題について述べている．

薬物濫用の両親を持つ子どもたち 薬物の使用は我たちの社会に広くいきわたり続けており，妊娠中の母親の中には，薬物濫用を続け，その胎児に害悪を

もたらしている．低栄養，性感染症，そして出生前の不適当なケアといった母性リスクが加わると，問題をいっそう複雑にする（Batshaw & Conlon, 1997）．薬物濫用は貧困と家庭不和の中でなされることが多い（Bauman & Daugherty, 1983）．薬物濫用の母親から生まれた乳児は，早産，低出生体重，刺激過敏症，そして愛着技術の貧弱さといったリスクを高める．薬物濫用の両親の中には，育児法を学んでいなかったり，うまく持っていない親もいる．両親の中には，子どもに非現実的な行動を期待し，負の強化や不適切な罰，あるいは，乳児虐待を引き起こしてしまう者もいる．他の両親は，子どものニーズに対するケアやニーズを構造化せず，そのため，子どもは無視され，周辺を徘徊することもあり，また，飢えることもある．子どもたちが正常なIQを持っていたとしても，発達に影響をもたらす医学的問題と否定的環境の組み合わせが，これらの子どもたちに重大な結果をもたらすこともある．

十代の母親から生まれた子どもたち　十代の妊娠の発生率が増加するにつれて，早産，低出生体重，合併症，死亡率などのリスクも上昇し続けている．妊娠している十代の多くは，自分の体調に気づかなかったり，あるいは，隠そうとするために，タイムリーな医学的診断を求めない．ほとんどが未婚で，経済力が限られている．多くは，家族に子どもが増えたことで負担を背負わされたという経験を持っている．こうした子どもたちから生まれた子どもたちの運命は，彼らのニーズが充足されていなければ，もっとひどくなるかもしれない．十代の母親の子どもたちの多くは，健康を害し，学校の成績も低い（Brooks-Gunn & Fustenberg, 1986）．妊娠した十代に対してこれまで付与されてきた社会的スチグマの多くが，緩和されてきている．しかし，現在でも，十代の母親は自分の子どもを養育せずに，養子に出すことを考えているとする社会的期待がある．ある十代の親は，育児技術と経験の不足のために，子どもの養育にプレッシャーを感じることもあろう．

■家族の変化

家族構成　最近の30年間に，一般的な合衆国の家族は多くの変化を経てきた．大家族，混合家族，片親の家族，十代の両親，主たる養育者としての祖父母，共同保護の状態，そして，里親などが多くなっている．こうした変化のあるものは，家族を強め，子どもたちにより多くの育児と経済的な資源の提供をもたらしている．しかし，両親たちの中には，孤立して，1人で子どもを養育している者もいる．家族の支援は，離婚や別居によって，最少になったり，欠如していることもある．こうした変化によって，脆弱さを増し，生存を堪え忍ぶために，一層の支援を必要としている家族もある．

家族の責任　家族構成の変化にもかかわらず，家族は特別な健康ケアのニーズを持つ子どもたちの主たる養育者であることは変わっていない．家族は栄養と生存の主たる源泉である．さらに，子どもに対する責任は，長期にわたる新たな要求と挑戦と共に，生涯続くものになっている．女性たちは，責任を母や祖母から若い世代へと移しながらも，主たる養育者であり続けている．年齢の増加に伴い，この責任は障害を持たないきょうだいの中のより年長の女性に移動するであろう（Erickson & Upshur, 1989）．

家族の資源　農村部で乏しい暮らしをしている家族は，もっと大きな経済的手段を持つ家族と同じレベルのケアにアクセスすることができない（St. Peter, Newacheck & Halton, 1992）．例えば，交通はその家族にとって深刻な問題であろう．障害を持つ子どもたちは，不利な地域に住み，貧しいか，機能障害的な家族に属していることが少なくない（Thompson, 1992）．

■医療診療報酬の変化

伝統的に，民間保険は子どもたちに対する在宅健康作業療法サービスにも支払われてきた．機関への支払いのレートは，契約により様々である．複数の支払い者が関与することも少なくなく，また，それぞれの契

約は適用の範囲と制限の理解を明確にするように検討されなければならない．最近，保険の適用は，控除，定額自己負担，既存の状態，待機期間，頭割り，そして，給付と生涯限度額のタイプによる厳格な査定など，複雑な迷路のようなオプションになっている．子どもたちが加入できる適用の範囲は，保険適用の範囲のみである．あるプランは訪問回数を制限しており，別のプランは病気ごとの支払い総額を制限している．プランによっては，慢性疾患を持つ子どもたちへのサービス提供を認めていない．管理ケアのオプションの中には，子どもたちが必要とする特別なケアを受けることを困難にしたり，不可能にしており，経済的理由と利用をコントロールしている（Berman, Gross & Lewak, 1995, Freund & Lewitt, 1993）．

費用効果のある健康ケアサービスの継続が提案されている（MacQueen & Gittler, 1997）．一次予防のレベルでは，1人ひとりの子どもは，子どもの健康ケアのコーディネーターや調整者の役を果たす主治医を持つ．この概念は，ルーチンのケアとして救急患者室を利用する家族にとっては新しいものであろう．二次予防のレベルでは，尋常ではなかったり，重篤な問題のために，特別なコンサルタントや治療的な介入のような直接サービスが利用される．これは主治医の依頼を必要とする．三次予防のレベルでは，高度に専門的なコンサルタントと直接サービスが提供される．これらの例は，小児病院でのサービスや新生児専門医や心臓外科医といった専門家によるサービスである．最高次のレベルの治療でのケアは，もっと高価になる．主治医の役割は必要に応じて依頼することと，その子に提供されるすべてのサービスを調整することである．

州が運営するメディケイド・プログラムは，この国では，貧困者に対する健康サービスへの最大の支払い者になっている（Fleming, 1993）．各州はサービスの拡大，受給資格基準，規則をコントロールしている．ほとんどの州は在宅作業療法サービスの適用に対する何らかの対策を示している．メディケイドによるセラピーサービスへの診療報酬は，民間保険やメディケアに比べるとかなり低額である．各州は，障害と慢性病をスクリーニングして可能な限り早くからサービスを提供するために，早期の定期的スクリーニングと診断治療（early periodic screening and diagnosis treatment；EPSDT）を実施するよう求められている．このスクリーニングは，発達の遅れや他の健康上の問題のためにサービスを正当なものとするかどうかを決定するために，作業療法の評価を含めている．保険適用範囲の制限によるサービス入手の減少は，社会経済的な低階層と能力障害との関係における重要な因子である（Halfon & Newacheck, 1993）．診療報酬が変更されない限り，競合する在宅健康機関がこのメディケイドの母集団にサービスするために努力することは非現実的である．州によっては，自州のメディケイド・プログラムのモデルをHMOに求めている．全家族がすべての管理および専門的サービスを正当と認めなければならないかかりつけ医を選択する．こうした考え方は，ルーチンの問題に対する救急部門でのサービスの利用を減少させることで経済的な節約となり，このように，かかりつけ医を通してうまく協調されたケアを提供している．

各州は，母子健康サービスに対する一定の助成金を受けている．各州はまた，その基金に相当する金額を求められている．1990年以降，各州に提供されたこの金額の30％が，特別な健康上のニーズを持つ子どもを標的にしたものである（Hutchins & Hutchins, 1997）．指導機関は，通常は適切に金額を割り当てて支払う州健康局である．

慢性病の子どもたちの中には，保険適用がない者もいる．両親は医療費を支払うために所有物を売り払うこともある．両親が財産のほとんどを医療費に使ってしまったら，その子や家族はメディケイドの適用の資格を得ることになろう．現在，私たちの社会は，1つは民間保険を使う子どもたちのために，もう1つは貧しい子どもたちのためにという，2階建ての健康システムを持っている．

家族は子どもたちが必要なサービスを受けるよう代弁者となることを知らなければならない．両親は保険会社の不適切な拒絶を訴えて，支払いを求めなければならない．管理ケアシステムは専門家に説明責任を強い，また，両親とほとんど一緒にいさせるようにして

いる．セラピストたちはより短時間でより良い成果をあげるよう強いられている．こうした素早い成果や改善は，慢性疾患を持つ子どもたちに対しては非現実的なことであり，そうして，サービスの拒絶はますます増加していくであろう．

社会保障所得（Social Security income；SSI）は，1980年代には慢性疾患を持つ子どもたちを含めるように対象を広げた．家族が自宅で子どもをケアするよう支援するために，寛大な収入基準が使われていた．このシステムにおける不正や濫用が報告されたために，最近の基準は厳しくなった．家族はこの補充収入を，機器支援を必要とする子どものための余分な電力，補助栄養品，大サイズのオムツ，あるいは，立位器や歩行器といった大きな備品を買うために用いていることが多い．SSIの財政援助としての適正さは，メディケイドの財政援助の適正さと結びついており，家族が健康保険を獲得するのを可能にしている（Hutchins & Hutchins）．

早期介入のシステムは，「誕生から2歳まで」か「誕生から3歳まで」の発達的に遅れた，もしくは，遅れのリスクがある子どもたちに対するサービスを提供する．このシステムは家族支援と在宅サービスを含むことを求めている．作業療法は，医学モデルと教育モデルをうまく組み合わせているこのシステムの主要なサービス提供者である．早期介入に関する詳細については第14章を参照してほしい．

社会として，私たちはこれらの子どもたちの孤立，拒絶，そして，虐待を防ぐために良質の在宅サービスを家族に提供することに関与する必要がある（Thompson, 1992）．サービスは，家族と必要な地域資源を強化するサービスに優先順位を高くしなければならない．Albrecht & Higgins（1977）は，子どもや思春期の若者に対するリハビリテーションの成功は，その大部分が家族支援にかかっていることを見出した．これには，子どもたちを安全な環境に戻すことと，家族に対してそれぞれの子どもが日常の機能に自立を促進する方法を教えることを含んでいる．母親たちは，資源と首尾一貫した社会的支援を提供されるときに，能力障害を持つ子どもたちに対してより良く機能するのである（Anderson & Telleen, 1992）．

■家族のニーズ

現在の適切な情報　家族は介入計画を作成するために，疾病と疾病の意味を理解する必要がある．彼らは適切な疑問を形成することができるし，また，課題に優先順位をつけることができる．家族は，特別な技能を成し遂げるための個別化された教え方や強化法を好んでおり，そうした注文に応じて，あつらえるための教育を望んでいる．家族はパンフレット，絵や図表を含む様々な形の情報を評価していることが報告されている．

家族は自分たちの子どもの健康について，情報を受けての決定を行うよう支援する情報を望んでいる．これには，神経根切断術や脊髄固定術といった外科的な手続，ボツリヌス菌注入法や発作を予防するための食事療法といった現在の治療法に関する情報を含んでいる．作業療法士は，家族に必要な情報へのアクセスをもたらす資源を提供することができるであろう．家族は，自分たちの子どものために，情報を与えられての選択をするために，それぞれの手続きの肯定的，否定的側面を知る必要がある．

家族中心ケアモデルでは，家族のニーズは健康ケアチームの構成員にとって最大の関心事である．家族は意思決定において対等のパートナーとして扱われており，子どもの日常的能力の資源と見なされており，そして，子どもをケアする能力に価値が置かれている．健康ケアチームのメンバーは家族の養育者という役割を支援し，育てる．自然な自宅と地域は，障害を持つ子どもたちの最良の環境であると見られている（Brewer, McPherson, Magrab & Hutchins, 1989）．

エンパワーメント　両親はサービス提供者に，情報の提供，情報を求めるよう励ますこと，そして，自分の家族のニーズに基づく意思決定をするよう励ますことを望んでいる．彼らは，自分の子どもたちの意思決定者でありたいと望んでいる．彼らは，自分の文化や宗教的信条と両立する安全な環境の中で，自分の子どもを育てたいと望んでいる．彼らの文化を理解するこ

とは，サービス提供者の責務である．

障害児の誕生は，様々な社会や家族において，異なる意味を持つ．文化的な価値と信念は，医療的介入，子どもの受容，家族役割における責任，宗教的意味といった家族の見方を形作る．社会の見方は時間と共に変化する．知的障害を持つ子どもにとって最良のことに関するこの国の標準的な哲学的見方は，25年前と現在とでは非常に異なっている．これらすべての要因が異なる家族のメンバーの見方を形作っている．

民族的集団の混合である合衆国では，作業療法士は自分がサービスを提供している地域に関する知識を持たなければならない．食べ物は，文化と宗教的教育に大きな側面を占めている．アラバマの赤豆と米，ニューオーリンズのガンボ，ニューヨークのベーグル，そしてボストンの焼き豆といった宗教的な食物は，この個々の家族の文化を代表するかもしれないし，しないかもしれない．健康ケア専門職が自らの文化的理解を導く示唆のいくつかを以下にあげる．

- その状況やニーズに関する彼らの見方と定義について話し合うよう家族を励ますこと．このことはセラピストに，セラピストの見方と大きく異なるかもしれない家族の見地に耳を傾けることをもたらすであろう．
- 彼らの母国語を学ぶようにすること．少なくともコミュニケーションに必要な通訳者を手に入れなさい．その地域できちんと尊敬され，信頼されている人を通訳者として選ぶことは，家族がセラピストの意図やサービスをどのように見ているのかに大きな違いをもたらすであろう．
- 推測は避けなさい．家族の家と個人的所有物に敬意を払いなさい．
- なじみのない習慣に対して寛容になりなさい．家族がその成員にどのように様々な義務，雑用，責任をあてがっているのかに注意を払いなさい．家族は変化を望まないかもしれない．これは，彼らの生活において重要で普遍的なことかもしれない．
- その文化について，より多くのことを学び，理解しようとしなさい．両親にどのようにアプローチされたいかを尋ね，両親や他の家族を混乱させないように簡潔に話すこと（Roelse, 1996）．
- しっかりと目を合わせることを避けること，父親にしか話さなかったり，父親が部屋から離れた場合には母親にしか話さないといったことを含めて，文化の違いを認識しなさい．
- 性に特化した期待は多くの文化では適切であること，また，その伝統は神聖なものであることを忘れないこと．

■紹介の出所

在宅健康機関は，小児の在宅健康作業療法サービスを求めるニーズの認識がないかもしれない．在宅作業療法サービスが最善の選択肢であることが少なくない．Box 12-2 は，在宅健康作業療法サービスに対するニーズを促進する要因をリストアップしている．こうした認識を開発するための勤務先での教育は，スタッフが小児の在宅健康に対する役割を明らかにするために役立ち，作業療法へ適切に紹介させることになる．その機関はまた，可能性のある紹介に備えて，傷

Box 12-2　在宅健康作業療法サービスの利用を促進する要因

- 外来センターへの交通手段がなかったり，困難である．
- 子どもの免疫システムが低下している．
- 感染のリスクを最小限にする予防策が必要である．
- 子どもは自然の環境にいることが最も良いという信念を持つ．
- 家族は外来でのサービスを受けているが，通院し損なうことが多い．
- 早期介入法での指示がこの選択を促している．
- 子どもの入院によって家族全員のストレスが高まっている．
- わずかな時間でも在宅で過ごすことが有益な効果をもたらす．

の手当て，気管切開のケア，胃瘻チューブでのケア，その他の小児科的ニーズといった小児の専門知識を提供できる看護スタッフを得る準備を始めるかもしれない．

紹介をする他の機関は，その在宅健康機関が小児の紹介を受け入れていることを認識していないかもしれない．電話番号と紹介のために連絡を取る人の名前を載せ，その機関が子どもたちに提供できるサービスを示した一枚のパンフレットは非常に役立つであろう．地区の子ども病院，リハビリテーション施設，外傷センター，急性治療病院，地域の早期介入スタッフと連絡を取っておくことも，紹介の基盤を作るために始めたら良いことである．

評価の道具

最適な評価の道具を選択することを含めた評価過程は，そのほとんどが作業療法士によって決定される．したがって，作業療法士はその文脈に最適な評価道具を選ばなければならない．在宅健康機関の多くは，自ら開発した作業療法評価様式を持っているが，それは小児の母集団に用いるには適切であるかもしれないし，そうでないかもしれない．修正が必要なこともある．評価道具を選択する前に，医療記録の検討と両親への電話での接触から，情報を収集する．そうすることは交流を強める上で役立ち，初回訪問の質を高めることになろう．以下に示す質問はガイドとして役立つ．

1. 微細運動技能，自助技能，認知技能は年齢にふさわしいと考えられるか．それには，「健常な」子どもの発達を理解することが重要となる．例えば，身辺処理技能という点では，2歳児はどんなことをすることが期待されているか．
2. 遂行領域とその構成要素という点では，紹介された疾患が機能的遂行にどのような影響を及ぼしているか．例えば，脳性麻痺という診断で紹介された子どもにとっては，すべての遂行領域（身辺処理，遊び，そして仕事）が影響を受けている．

感覚運動評価 異常な筋トーン，拘縮，そして協調性を含めて，運動と姿勢のコントロールが評価されなければならない．特に脳性麻痺（CP）の痙直型では，発作の経歴があるか，抗けいれん薬が処方されているか．視覚や認知の障害があるかもしれない．眼鏡や眼筋コントロールに関する何らかの情報や，診てもらえる眼科医がいるか．その子の認知の状態，コミュニケーション能力，ニーズを示すこと，指示に従うことなどはどうか．これまでに何らかの検査を受けているかどうか．

発達検査 在宅健康での作業療法に対する小児の紹介は，多くが，摂食，全般的な発達の遅れ，そして顕著な健康上の損傷についてである．様々な評価器具を購入することは高価な投資である．それに代わって，様々な年齢に使うことができる道具を選ぶことが推奨される．それは様々な発達技能を組織化するような情報をもたらす．一般に，親につけてもらう発達チェックリストを少なくとも1種類持っておくことは，役に立つし，経費もかからないで済む．その例は以下に示す（特定の年齢や注文に関する情報については，付録を参照してほしい）．

- Hawaii Early Learning Profile
- Hawaii Early Learning Profile for Special Preschoolers
- Carolina Curriculum for Infants and Toddlers
- Carolina Curriculum for Preschoolers with Special Needs
- Eary Learning Accomplishment Profile
- Learning Accomplishment Profile-D

微細運動評価 Peabodyは，出産から83カ月までの子どもの多目的な評価道具で，特に粗大および微細運動技能を評価する上で価値がある．この道具は標準化されており，基準が示されている．この道具は適応的技能の詳細な観察のためのチェックリストで補完される必要があるものの，ベースラインとなる情報を提供する．

Bruninks-Oseretsky運動発達検査は，在宅場面で

出会う子どもたちのほとんどに用いるにはレベルが高すぎるものであることが多い。それは，紹介が軽度から中等度の運動障害を持つ学齢児に対してなされた場合には，適切であろう。この情報は年齢群毎に標準化されているが，在宅環境で機能することにとっては適切なものではない。

身辺処理の評価　Pediatric Evaluation of Disability Inventory（PEDI）は，年齢に関しては柔軟なものである。セラピストは，子どもたちが日常課題を成し遂げるために必要とする援助の程度を評定することができる。これはCP，筋ジストロフィー（MD），外傷性脳損傷（TBI）といった運動機能障害を持つ子どもたちの評価に非常に役立つだろう。

摂食（フィーディング）の評価　販売されている多くの摂食の評価道具を入手することができる。Oral Motor Feeder Rating Scaleは，様々な子どもたちに適用することができる。その結果を適切に解釈し，最善の介入を作り上げるためには，通例，口腔運動技能の正常発達の順序を非常に細かく理解することが必要である。摂食評価を実施する際に忘れてはいけないいくつかのキーポイントがBox 12-3に示してある。

摂食評価を実施する際には，携帯用の摂食道具を使うことを勧めたい。両親に見せてあげたら役に立つかもしれない道具には，消耗品を含めて，多様な種類の乳首，カバー付きカップと付いていないカップ，子ども用に合わせた食器と用具，スクイーズボトル（口蓋裂用），ハンドル付きボトル，乳首ブラシセット，歯ぐきブラシ，ストロー，スクープ皿，プレートガードといったものがある。姿勢装置には，背もたれ（back jack），幼児用の頭部支持器具，小さな枕，そして，子ども用の座席，車の座席，ハイチェアでの姿勢支持器具が含まれる。すべての家族が車の座席を必要とするため，そこから摂食評価を開始することが最善であり，家族に残したいくつかの小物を素早く評価してもらうと，摂食に関する注意事項をすぐに実施することができる。

安全面での理由により，チューブ食から口腔摂取へと移行する子どもたちは，最寄の病院の摂食専門家チームによる評価を必要とするかもしれない。そのチームは吸引，ビデオフルオロスコピー，医療的介入をその場で用いることができる。これらの専門家は摂食評価を実施することができ，在宅での実施に対して役立つ提案をもたらしてくれる。小児の摂食に関する問題への良好な判断が必要である。

その他の評価　もしリハビリテーションの場面から離れる年長児の紹介が予想される場合には，セラピストは別の評価道具を必要とするかもしれない。これらは，運動の協調性，視知覚技能，視覚運動技能，身辺処理，高次レベルの作業課題の評価に役立つであろう。評価器具は紹介の可能性に基づいて選ばれることになろう。

■ Box 12-3　摂食（フィーディング）のキーポイント

- 摂食前プログラムが必要である。「それを使うか，さもなければ，それを失う」という考え方。
- 姿勢は不可欠な事前必要条件である。
- 筋トーンを正常化することは，より良い運動コントロールを促すために必要である。
- 摂食は，他の家族が食事しているときに，自然な環境で，普通の食事時間になされるべきである。
- 摂食は交流の過程であって，コミュニケーションが不可欠である。
- 感覚防衛があったならば，治療されるべきである。
- 摂食は非常に文化的な活動である，という認識が重要である。

初回訪問と両親へのインタビュー

セラピストは，家族の客として，子どもを見たり，抱いたり，治療するために許可を求めなければならない．初回面接の間は，子ども，両親，セラピストがお互いに快適に過ごす時間をもたらすために，両親が子どもを腕の中に抱いているようにすべきである．特に，以下にあげられているような両親の関心事に関する情報を引き出すことは重要である．

- 家族や子どもに及ぼしている背景となる影響．
- 健康，子どもの発達，摂食，更衣，しつけといった事柄に対する文化や信念の影響．
- 家族が好ましい成果として望むこと．
- 自宅環境の中で，おもちゃ，道具，日常のルーチン，同胞の期待，騒々しい遊びに対する寛容など，認められている範囲．
- 外遊びの安全な場所，あるいは，近くの公園．
- 子どものケアに積極的にかかわる家族のメンバー．他の家族はその意思があるものの，子どものニーズを満たすためにどうしたら良いのかわからなかったり，恐れているか．

両親に評価を説明すること，両親を評価に参加させること，彼らを責めることのないケアを用いること，そして，うまく子どもを遂行させる理由を最初に説明することは，評価の成功を高めることになろう．

用いた評価の種類が子どもの能力のベースラインを見つけ出す．この情報は介入に関するすべての将来の決定に不可欠であり，また，影響を及ぼす．それは，現時点でのその子の真の能力を可能な限り正確に描くものでなければならず，良好で信頼できる情報を得るためにあらゆる努力がなされなければならない．子どもを評価し，介入計画を立てる際に考慮すべき重要なポイントのいくつかを，Box 12-4 にあげておく．

子どもの訓練をするために時間を使うことができ，また，使わなければならない親は少ない．入浴時，食事時，オムツ交換やトイレのとき，車に乗っているときなどのルーチンとしての適切なポジショニングが必要である．子どもを安全にポジショニングすることは，養育者が自分たちの生活をもっとコントロールするために，セルフケアや在宅での仕事の間といった養育者のルーチンの中に組み込まれる．

初回訪問を終了する前に，一般的には，次回の訪問が予定される．セラピストと家族はまた，スケジュールの変更をセラピストにどのように連絡するのかについても決めておく．電話番号が書かれた業務用名刺が役に立つ．

介 入

作業療法士は異なる生涯教育の能力，記録・報告，紹介の手続きなどを求める在宅健康の実践に関する州法を遵守しなければならない．ほとんどの州と保険会社は，作業療法の評価と治療のために医師の処方を求めるであろう．急性の診断的状態のあるものには，検査，スプリント作成，ポジショニング，あるいは，介入の特定のタイプを成し遂げるように求める非常に特定化された処方が出されることがある．

在宅での介入は最も機能的なものになりうるし，両親との最適なコミュニケーションをもたらす．子どもたちは，特に身辺処理技能などの技能を，自分たちが

■ Box 12-4　子どもたちへの評価と介入における考慮すべき点

- 子どもたちは自分の自宅で安全に，可能な限り自由に動きを得るべきである．
- 両親のライフスタイルと毎日のルーチンに合った勧告がなされなければならない．
- 評価は正確で，現在の，信頼できる情報を提供すべきである．
- 両親を評価の過程に参加させるべきである．
- 子どもたちは一般に，自然な環境での評価に対して，より良く遂行する．
- 子どもを評価している間の注意深い観察は，可能な介入の戦略を開発するために重要である．

そうした技能を用いる環境の中で練習しているであろう．その子に自力で食べることや排泄する技能を発達させることは，養育者が置かれた頻度や時間的要求によって非常に重要である．作業療法士は家族のルーチンに合った身辺処理活動を注意深く選ばなければならない（Hinojosa & Anderson, 1991）．

毎回の訪問時に最初の5分から10分を両親の関心事に積極的に耳を傾けることは，その日の治療の焦点を変更するかもしれない情報をもたらすであろう．医療上の状態の変化や新たな問題は話し合って取り組まれなければならない．その日の訪問の焦点を説明すること，両親の許可を得ること，そして，提案に固執しないことは，その訪問の効果を高めることになる．

在宅健康介入のもう1つの利点は，合目的的なレジャーや遊び活動に戻るその子の能力を刺激することになるような，以前に楽しんでいたゲーム，スポーツ，趣味の入手可能性であろう．これまでの毎日のルーチンはある程度の手直しが必要であろうが，重要なことは，レジャーや遊びを許可することである．きょうだいや友達は，こうした活動のいくつかに関与したいという思いがあるかもしれず，両親にルーチンのケアから離れる時間をもたらしつつ，仲間との友好的な関係を促進する可能性がある．

治療計画の焦点は，学校を基盤としたセラピーあるいは外来でのセラピーへと移行する子どもの能力，そして，できる限り早く地域に逆に移行するという目標に影響を及ぼす要因に当てるべきである．保険は，これらの要因に取り組み，目標が可能であれば治療の中で早期に達成するように要求するであろう．この移行のための準備の中で，自宅の外でやっていくこと，家族の乗り物やスクールバスへ乗り降りすること，そして，教室での年齢相応の社会的および認知的な技能に対するその子どもの能力を含む領域が取り組まれる．

訪問の最後には，家族の協力に対して感謝し，口頭でその日の経過記録のサマリーを提供する．次回の訪問も予定される．この交流は，家族のルーチンを混ぜ合わせることとその子の能力障害を管理するために学んだ彼らの技術を最適にする機会を高める．

ケーススタディ

T君

T君はHIV陽性で，発達の遅れと摂食の問題に対して作業療法を受けている9カ月の子どもである．この子は，やや低緊張で，耐久性に乏しく，抗重力での頭部と体幹のコントロールの低下を示している．この子は高カロリー摂取のために，イソミール（Isomil）を20分間に7オンス摂取している．T君は里親の家に住み，里親は幼児用のシリアルやフルーツをスプーンで食べることを導入したいと思っている．

作業療法評価では，顔面と体幹にやや低緊張で，哺乳瓶の乳首に対する口唇の閉じ方が乏しく，耐久性に乏しく，抗重力位での頭部と体幹のコントロールが困難であることを示した．Early Learning Accomplishment Profile（ELAP）による発達は以下の通りであった．

1. 粗大運動技能は4カ月
2. 微細運動技能は3カ月
3. 認知技能は5カ月
4. 言語技能は4カ月
5. 自助技能は3カ月
6. 社会的および情動的技能は4カ月

作業療法サービスは里親の家で提供された．何回かのセッションには，在宅訓練士がやってきた方法を伝えるという手伝いをするために，作業療法士と一緒に参加した．治療は，最初の3カ月間は週2回，次の3カ月間は週1回に減らし，次いで，1年間に達するまでは月1回提供された．

セラピストは摂食ルーチンの確立のために里親と共に協力して働いた．摂食はこの子と家族にとっては大きな関心事であり，標準的な注意事項が必要だった．プログラムには，筋緊張を高めることや感覚刺激活動といった摂食前ルーチンを含めた．これはこの乳児を摂食の過程へと準備させた．摂食のための最善の姿勢は，赤ちゃん用の座席をわずかに倒した姿勢であることがわかった．セラピストは家族と共に，徐々に乳児用のライスシリアルとフルーツを導入するようにし

た．このシリアルは粉ミルクととろみを加えた離乳食のりんごソースと混ぜられた．口唇を閉じるよう支援するために，下唇にサポートを提供した．口をぬぐう場合には，下唇を上方に，上唇を下方に向けるようにしてぬぐい，常に口唇を閉じるようになされた．1回に1つの食品を口に入れるようにし，反応が記録された．その子はアレルギー反応を示すかどうかを細かく監視されたが，アレルギー反応はなかった．

摂食プログラムがひとたび確立されたら，摂取量が記録され，家族は定期的にその子の体重を測定するよう指導された．食物と粉ミルクの経口摂取の結果，体重が増加した．作業療法士は摂食プログラムを監視し，適切な示唆を提供したり，変更を行った．

T君は毎日，様々な姿勢に置かれる必要があった．姿勢を変えることは，違う筋群を発達させ，多重的な感覚体験を獲得させ，因果関係を理解するためにおもちゃを操作させることをもたらした．良肢位保持と遊びのプログラムは家族のルーチンとして展開された．母親が料理，洗濯，他の子どもたちの世話をする必要がある場合には，母親の視野の中で，床のマット上での安全な姿勢（横向きに寝る，小さく胸を回旋して腹臥位に寝返る，背臥位に寝返る）に置かれた．乳母車や乳児用シートといった支持されての座位保持は，他の子どもたちとバス停に行くとき，用事で出かけるとき，そして，家の別のエリアの中で，用いられた．多重感覚フィードバックと何らかのスイッチを持つおもちゃが選ばれ，様々な姿勢に適合された．頭部と体幹のコントロールに取り組むための特別なテクニックは，それぞれの移動のために示された．これには，姿勢を変えるとき，オムツ交換のとき，整容や入浴のとき，そして，この子を運ぶときなどが含まれた．

幾つかの身辺処理のルーチンを打ち立てるために，部分的参加という概念が用いられた．両親はその子に触覚や言語の手がかりをどのように与え，また，適切な反応を待つのか（例えば，腕や脚を着せられている衣服の方に動かし始める）ということを示された．T君がより応答的になり，参加することができるようになるにつれて，セラピストは，子どもへの期待をゆっくりと，徐々に変えるように示唆した．作業療法士はまた，T君の日課や遊びに他の子どもたちをどのように参加させるかに関して，里親たちの役割モデルになった．子どもたちはT君のための優れた役割モデルを提供し，T君は他の子どもたちが自分と遊んでいるときには覚醒と発声を増加させた．このことは，他の子どもたちにとっても，自分たちの努力に対するフィードバックをもたらした．

要約すると，作業療法は里親の家族に，彼らの日課や他の責任を維持しながら，T君に必要なケアを提供した．T君は，体重が増加し，まっすぐに座っているときにはきちんとしたアライメントで頭を保持できるようになり，更衣課題に部分的に参加するために自分の四肢を動かし，そして，様々なおもちゃを動かした．彼は自身の哺乳瓶を保持することができるまでに改善し，カップで飲むことが徐々に導入された．

◆ おわりに

在宅健康は作業療法の実践領域として何年も前から確立されてきているものの，その実践領域の指標は絶えず変化している．作業療法士の技術によって最善に満たされるようなニーズを持つ新たな患者集団が出現している．本章では，これらの新たに出現したクライエント集団のいくつかを検討した．

精神病を持つ人々の脱施設化の開始以来，ヘルスケアシステムは，彼らのニーズを明らかにし，充足するために，在宅サービスを含めて，適切な供給システムを探し出そうとしてきた．精神健康サービスを在宅健康場面に合わせるためには，特別な配慮が必要である．制限されている診療報酬や機能的障害や成果を記録するといった問題も考慮されなければならない．

最近，在宅健康実践の一部に出現してきた第2の集団は，特別のニーズを持つ女性と子どもたちから成る．医学が進歩するにつれて，特別なニーズを持つより多くの子どもたちが生存し，また，リスクを持つ母親に対する予防方法が明らかにされている．こうした改善に伴い，作業療法士がこうしたニーズを充足するサービス提供者となる機会がもたらされている．

1人の作業療法士はクライエントのあらゆるタイプの問題に取り組むために紹介を受けるであろうし．また，ケアを求めて来る多様なクライエントがますます増加しているために，継続的な能力開発が必要であることは明確である．自分の技能を最新のものにすることと，ヘルスケア環境や特定の母集団のニーズを理解することは，絶えずしなければならない課題である．

◆ スタディ・クエスチョン

1. 精神病を持つ人々に対する評価と介入における作業療法の理論の役割を説明しなさい．
2. 出産前の作業療法の在宅健康プログラムの構成要素を説明しなさい．
3. 育児技能訓練における作業療法士の役割を検討しなさい．
4. 特別なニーズを持った子どもたちの家族が，健康ケア提供者に求めていると報告されていることは何か．
5. 文化的に有能なセラピストの特徴を説明しなさい．
6. 精神病者，妊婦，子どもたちに対する在宅健康において使われる評価のタイプを討議しなさい．
7. 精神病者，妊婦，子どもたちに対する可能性のある在宅健康介入を記述しなさい．

引用文献

Adams, R. (1996). Pediatric home care. *Advance for Occupational Therapists, 12*(28), 18.
Advance for Occupational Therapists. (1997). Increase in prenatal care would cut perinatal HIV transmission. *Advance for Occupational Therapists, 13*(14), 24.
Albrecht, J., and Higgins, P. (1977). Rehabilitation success: The interrelationships of multiple criteria. *Journal of Health and Social Behaviors, 18*, 36–45.
Alfonso, D., Hurst, L., Mayberry, L., Haller, L., Yost, K., and Lynch, M. (1992). Stressors reported by mothers of hospitalized premature infants. *Neonatal Network, 11*, 63–72.
Allen, C.K. (1985). *Occupational therapy for psychiatric diseases: Measurement and management of cognitive disabilities.* Boston: Little Brown.
Anderson, P.A., and Telleen, S.L. (1991). The relationship between social support and maternal behavior and attitudes: A meta-analytic review. *Journal of Community Mental Health 20*(6), 753–774.
Association of Women's Health, Obstetric and Neonatal Nurses. (1994). *Didactic content and clinical skills verification for professional nurse providers of perinatal home care.* Washington, DC: Association of Women's Health, Obstetric and Neonatal Nurses.
Atchison, B., Youngstrom, M.J., Dylla, L.R., Oates-Schuster, E., Anderson, K., O'Sullivan, A., and Livingston, S. (1997). Establishing a frame of reference for occupational therapy in home health care practice. In M.J. Steinhauer and M.J. Youngstrom (Eds.), *Occupational therapy in home health: Preparing for best practice.* Bethesda, MD: American Occupational Therapy Association.
Austill-Clausen, R. (1995). Pediatric services in the home. In *AOTA's guidelines for occupational therapy practice in home health.* Bethesda, MD: American Occupational Therapy Association.
Bailey, D., Simeonsson, R., Winton, P., Huntington, G., Comfort, M., Isbell, P., O'Donnell, K., and Helms, J. (1986). Family-focused intervention: A functional model for planning, implementing, and evaluation of individualized family services in early intervention. *Journal of the Division of Early Childhood, 10*, 156–171.
Barlow, C. (1994). OT intervention reduces pregnancy aches and pains. *Advance for Occupational Therapists, 10*(26), 18.
Batshaw, M., and Conlon, C. (1997). Substance abuse. In M. Batshaw (Ed.), *Children with disabilities* (4th ed.). Baltimore, MD: Paul H. Brookes.
Bauman, P., and Daugherty, F. (1983). Drug addicted mothers' parenting and their children's development. *International Journal of Addiction, 18*, 291–302.
Berman, S., Gross, R.D., and Lewak, N. (1995). *A pediatrician's guide to managed care.* Elk Grove Village, IL: American Academy of Pediatrics.
Bloomer, J., and Williams, S.K. (1982). The Bay area functional performance evaluation. In B. Hemphill (Ed.), *The evaluative process in psychiatric occupational therapy* (pp. 255–308). Thoro-

fare, NJ: Slack.

Brayman, S.J., and Kirby, T. (1976). Comprehensive occupational therapy evaluation. *American Journal of Occupational Therapy, 30*(2), 94–100.

Brewer, E.J., McPherson, M., Magrab, P.R., and Hutchins, V.C. (1989). Family centered, community based, coordinated care for children with special health care needs. *Pediatrics, 83,* 1055–1060.

Brooks-Gunn, J., and Furstenberg, F. (1986). The children of adolescent mothers: Physical, academic and psychological outcomes. *Developmental Review, 6,* 224–251.

Brooten, D., Kamar, S., Brown, L., Butts, S., Finkler, S., Bakewell-Sachs, S., Gibbons, A., and Delivoria-Papadoupoulus, M. (1986). A randomized trial of early hospital discharge and home follow up of very low birth weight infants. *New England Journal of Medicine, 315,* 934–939.

Brooten, D., Ronceli, M., Finkler, S., Arnold, L., Cohen, A., and Mennuti, M. (1984). A randomized trial of early hospital discharge and home follow-up of women having cesarean births. *Obstetrics/Gynecology, 84*(5), 832–838.

Centers for Disease Control (1995). U.S. Public Health Services recommendations for human immunodeficiency virus counseling and voluntary testing for pregnant women. *Morbidity and Mortality Weekly Report, 44*(7), 2–3.

Craig, G. (1992). *Human development* (6th ed.). Englewood Cliffs, NJ: Prentice Hall.

Creasy, R. (1993). Preterm birth prevention: Where are we? *American Journal of Obstetrics and Gynecology, 168*(4), 1223–1230.

Dunst, C., Trivette, C., and Deal, A. (1988). *Enabling and empowering families: Principles and guidelines for practice.* Cambridge, MA: Brookline Books.

Erickson, M.E., and Upshur, C.C. (1989). Caretaking burden and social support: Comparison of mothers with infants with and without disabilities. *American Journal of Mental Retardation, 94,* 250–256.

Fleming, G. (1993). *The health insurance status of children: 1990–1992.* Elk Grove Village, IL: American Academy of Pediatrics.

Frieda, M. (1994). Childbearing, reproductive control, aging women and healthcare: The projected ethical debates. *Journal of Obstetrical, Gynecological and Neonatal Nursing, 23,* 144–152.

Freund, D.A., and Lewitt, E.M. (1993). Managed care for children and pregnant women: Promises and pitfalls. *The Future of Children, 3*(91), 109–111.

Goldson, E. (1996). The micropremie: Infants with birth weight less than 800 grams. *Infants and Young Children, 8*(3), 1–10.

Goodwin, L. (1994). Essential program components for perinatal home care. *Journal of Obstetrics, Gynecology and Neonatal Nursing, 23,* 667–674.

Halfon, N., and Newacheck, P. (1993). Childhood asthma and poverty: Differential impacts and utilization of health services. *Pediatrics, 91,* 56–61.

Hamada, R., and Schroeder, C. (1988). Schroeder-Block-Campbell adult psychiatric sensory integration evaluation: Concurrent validity and clinical utility. *Occupational Therapy Journal of Research 8*(2), 75–88.

Hemphill-Pearson, B.J. (1999). *Assessments in occupational therapy mental health: An integrative approach.* Thorofare, NJ: Slack.

Hinojosa, J., and Anderson, J. (1991). Mothers' perceptions of home treatment programs for their preschool children with cerebral palsy. *American Journal of Occupational Therapy, 45,* 273–279.

Hogue, C., Buehler, J., Strauss, L., and Smith, J. (1987). Overview of national infant mortality surveillances (NIMS) projects: Design, methods, results. *Public Health Reports, 102,* 44–152.

Holm, M.B., Rogers, J.C., and Stone, R.G. (1997). Referral, evaluation and intervention. In M. Steinhauer and M.J. Youngstrom (Eds.), *Occupational therapy in home health: Preparing for best practice.* Bethesda, MD: American Occupational Therapy Association.

Hutchins, V., and Hutchins, J. (1997). Public sector health services for children with special health care needs. In H. Wallace, R. Biehl, J. MacQueen, and J. Blackman (Eds.), *Mosby's resource guide to children with disabilities and chronic illness* (pp. 30–41). St. Louis, MO: Mosby.

Kaplan, K.L., and Kielhofner, G. (1989). *Occupational case analysis interview and rating scale.* Thorofare, NJ: Slack.

Kemp, V., and Hatmaker, D. (1996). Perinatal home care. *Family and Community Health, 18*(4), 40–48.

Klepitsch, L. (1995). Having a premie changed my outlook as a therapist. *Occupational Therapy Forum,* July, 4–6.

Kohlman-Thomson, L. (1992). *The Kohlman evaluation of living skills.* Bethesda, MD: American Occupational Therapy Association.

Kohrman, A. (1991). Psychological issues. In M. Mehlman and S. Young (Eds.), *Delivering high technology home care.* New York: Springer.

Law, M., Baptiste, S., Carswell, A., McColl, M.A., Polatajko, H., and Pollock, N. (1994). *Canadian occupational performance measure.* Toronto, Canada: Canadian Association of Occupational Therapists.

Law, M., Cooper, B., Strong, S., Stewart, S., Rigby, P., and Letts, L. (1996). The person/environment/occupation model: A transactive approach to occupational performance. *Canadian Journal of Occupational Therapy, 63,* 9–23.

Levy, S., and Pilmer, S. (1992). The technology-assisted child. In M. Batshaw and Y. Perret (Eds.), *Children with disabilities: A medical primer* (pp. 137–157). Baltimore, MD: Paul H. Brookes.

MacQueen, J., and Gittler, J. (1997). Future directions of community based service system for children with special health care needs and their families. In H. Wallace, R. Biehl, J. MacQueen, and J. Blackman (Eds.), *Mosby's resource guide to children with chronic illness* (pp. 57–71). St. Louis, MO: Mosby.

Marmer, L. (1995). How managed care is changing home health. *Advance for Occupational Therapists, 12*(28), 19.

Oakley, F., Kielhofner, G., Barris, R., and Reichler, R.K. (1986). The role checklist: Development and empirical assessment of reliability. *Occupational Therapy Journal of Research, 6*(3), 157–169.

Quint, R., Chesterman, E., Crain, L., Winkleby, M., and Boyce, W. (1990). Home care for ventilator-dependent children: Psychosocial impact on the family. *American Journal of Diseases of Children, 144*(11), 1238–1241.

Ramsey, R.M., and Auerbach, E. (1997). Forms follow function: Documentation for reimbursement in mental health OT. *Occupational Therapy Practice, 2*(8), 20–23.

Roelse, T. (1996). Cultural issues of patient care in home health. *Home and Community Health. Special Interest Section Newsletter, 3,* 4. Bethesda, MD: American Occupational Therapy Association.

Smith, J., and Hanks, C. (1994). Reaching out to mothers at risk. *RN, 57*(10), 42–46.

St. Peter, R.F., Newacheck, P.W., and Halton, N. (1992). Access to care for poor children. *Journal of the American Medical Association, 267,* 2760.

Sullivan-Belyai, S. (1990). All better: Preparing parents to take their medically complex children home. *Continuing Care, 9,* 24.

Thompson, T. (1992). For the sake of our children. In T. Thompson and S. Hupp (Eds.), *Saving our children at risk: Poverty and disabilities.* Newburg Park, CA: Sage.

Weinstein, M. (1997). Bring family-centered practices into home health. *Occupational Therapy Practice, 2*(7), 35–38.

第13章

ホスピス

Michael Pizzi, MS, OTR, CHES, FAOTA
S.Blaise Chromiak, MD

HOSPICE

概要

はじめに
ホスピスケアの概念
　歴史的概観
　理念
作業療法とホスピス：理念と実践の共通性
　ホスピスチームの一部門としての作業療法
　地域に根ざしたホスピスに対する作業療法のかかわり
　ホスピスというテーマに関連する作業療法
ホスピスにおける作業療法の役割
　作業遂行の評価
　ホスピスでの介入計画
　記録と診療報酬
地域に根ざしたホスピス実践の開発
　第1段階：ニーズの評価
　第2段階：戦略の形成
　第3段階：提案の展開
　第4段階：アイデアのマーケティング

キーとなる用語

適応（Adaptation）
死別（Bereavement）
クライエント中心のケア（Client-centered care）
尊厳死（Death with dignity）
家族中心のケア（Family-centered care）
悲嘆（Grief）
ホスピス（Hospice）
ホスピス版作業機能評価
　（Hospice Assessment of Occupational Function；HAOF）

マーケットの区分（Market segmentation）
マーケティング（Marketing）
有意義性（Meaningfulness）
スピリチュアリティ（Spirituality）
死に至る段階（Stages of dying）
象徴的喪失（Symbolic loss）
終末期の診断（Terminal diagnosis）

学習目標

本章は，読者が以下のことができるように書かれたものである．

- ホスピスケアの歴史と理念を説明すること．
- ホスピスチームメンバー各々の役割と機能を検討すること．
- 作業療法実践に関連するホスピスケアのテーマを説明すること．
- ホスピスにおける作業療法介入上の重要な原則を説明すること．
- 悲嘆や死別の過程における作業療法実践家の役割を説明すること．
- ホスピス開設者に，作業療法サービスの提案を作成したり，マーケティングするといった過程を説明する．
- 直接的治療アプローチと相談モデルとを比較対比すること．

はじめに

ホスピスのケアと理念は独特なものであって，疾病に焦点を当てた標準的な医学モデルの使用を超越したものである．ホスピスケアの根底をなす概念は，生物医学的な知識基盤よりも，むしろ死にゆく人の個人的ニーズという視点からもたらされる（Agich, 1978）．これらのニーズは，身体システムの機能と治療とに焦点を当てる通常の焦点とは対照的に，クライエントのケアのための原動力である．そのクライエントの興味，価値，目標，役割，そして能力が主たるものとなる．この文脈の中で，作業療法は合目的的活動と意味のある作業を促進する．クライエントの人生の発達的，時間的，社会的，文化的，そして，環境的な文脈を尊重した考慮こそが，ホスピスに根ざしたセラピストの全体的な評価と介入を左右するものである．

Capra（1982）は，健康と癒しについて考える中で，生物医学的モデルからシステム論的見方へのパラダイム転換が必要であることを明らかにした．真の癒しは，機械的に機能することに焦点を当てた「還元主義者」を放棄し，「人間の状態の身体的，心理的，社会的，環境的な諸側面間の複雑な相互作用（Capra, pp.123-124）」を含む全体的な人間的存在を取り入れることを必要とする．このことを心に置くと，作業療法士は地域に根ざしたホスピスケアにおいてきわめて重大な役割を持っている．

本章は，ケアの概念としての，また，地域に根ざし

た作業療法実践のための環境としてのホスピスという考えを含めて，ホスピスの歴史と理念を簡潔に概説する．本章はまた，ホスピスという文脈の中で，作業療法の理論，評価，介入の相互作用についても，また，診療報酬と記録という問題についても検討する．地域に根ざしたホスピスのクライエントとプログラムを実施するための戦略を開発する基本的ガイドラインをも提案する．最後に，これらの概念の統合を強調するために，症例報告を用いる．

◆ ホスピスケアの概念

ホスピスケアの概念は，死の過程を和らげることに関する関心から発展した．西洋文化では，人々は自分の環境を支配する必要があると考えている．医学の領域では，病気と死のコントロールが望まれている．疾患が不治の場合，ホスピスは死に至る人にケアを提供するもう1つのシステムを提供する．

歴史的概観

「ホスピス（hospice）」（"hospitality〔もてなし〕"と同じ語源）という用語は，疲労困憊したり病気にかかった旅行者のための住居と休憩の場を説明するために使われた西洋文明初期にまでさかのぼることができる．11世紀のヨーロッパでは，修道院を基盤にしたホスピスが設立された．それらは後に衰退したものの，現代におけるホスピスの概念は，Cicely Saunders医師の先駆的な仕事によって形を変えられることになった．1950年代初期に，ロンドンのSt.Joseph病院で，彼女は後に世界中のどこにも見られるようになった死にゆく人々のための痛みのコントロール技術と総合ケアのシステムを開発した（Corless, 1983）．Saunders医師は，1967年に，患者と夢を持った仲間からの資金を用いて，St.Christopher病院にホスピスを創設した．このセンターは，ホスピスという概念を教育すると共に，死にゆく人々に対する最適なケアを開拓するために，医学，看護学，健康関連職の知識と**スピリチュアリティ**（生命力と神なる存在と結びついているという感覚）とを結びつけた．今日，**ホスピス**という用語は，多様な場面で実施できる慈悲深く，情け深いケアという概念に徐々に拡大しつつあることを示している．

理 念

1965年にダイム（訳注：男性のナイトに相当する女性の称号）Cicely M. Saundersは以下のように述べた（p.70）．

> 私にとっては，死と死に至ることに対して，自信を与え，肯定的なアプローチをもたらすことを見つける方法は，その患者を，彼らのニーズではなく彼らの勇気を，彼らの依存状態ではなく彼らの尊厳を見つめ続けることであるように思われる．

彼女の影響により，ホスピスの理念は全体論的で，クライエント中心になった．National Hospice Organization（NHO）（1979）は，以下のように述べている．

> 死に至ることは，病気の結果であろうと，そうでなかろうと，通常の過程である．ホスピスは，死を早めるものでもなく，延期させものでもない．むしろ，ホスピスは，不治の病の終末期にある人々に対して，その人々が可能な限り完全に，そして，快適に生きることができるような支援とケアを提供することによって，「人生」を肯定するためにあるのである．ホスピスは，患者とその家族が自分たちにとって満足できるまで，死に対する精神的でスピリチュアルな準備を獲得するために自由になるかもしれないために，彼らの人生のこの時期に，彼らのニーズに敏感であるケアコミュニティの形成を促進する．

ホスピスプログラムを定義するホスピスケアのための基準，そして，そのプログラムのための22の基準と支援の原則は，プログラムの評価と比較とを可能にしている（National Hospice Organization, 1979）．これらの基準の明瞭さは，作業療法との関連性と作業療法への適応性とを強めている．

アメリカ作業療法協会（American Occupational

Therapy Association：AOTA）の「ホスピスにおける作業療法サービスのガイドライン（1987）」という公式文書は，NHOの基準と原則を作業療法過程に適用している．これには，全体論的なケアと，健康と作業を中心にしたケアが含まれており，ホスピスに根ざした実践家のために1つの枠組みを提供している．

◆作業療法とホスピス：理念と実践の共通性

　人生の肯定，クライエント中心のサービスを提供することを通して，死に至る人が最大限の尊厳と機能をもって生きることができる，というホスピスの理念と目標は，作業療法の理念と原則に共通している．作業療法は，1900年代初期以来の人道主義に焦点を当てた専門職として，人々が自己志向的で意味のある作業への参加を通して，新しい目的を発見するように支援する．

　ホスピスの理念は，**クライエント中心のケア**と**家族中心のケア**という基本的な価値を取り入れているが，それには以下のものが含まれる．

1. ケアの受け手に対する基本的な関心
2. 生きることの自然な一部分としての死の受容
3. ケアの単位としての家族全体への配慮
4. できうる限り長く，患者を自宅に置くこと
5. 自分の人生をコントロールしようとしている患者を支援すること
6. 患者にセルフケアを教えること
7. 痛みや他の苦悩をもたらす症状の減少あるいは除去
8. 総合的であって，断片的ではないケア
9. 多職種チームによる包括的サービスの提供
10. 死後もサービスを継続すること（Koff, 1980, pp.18-19）

　地域に根ざしたホスピスは，施設場面から，自分の家族，友人，慰めとなる所有物に取り囲まれた我が家のような環境へと移ることで，死に至る人のケアを可能にしている．作業療法はケアの社会文化的および環境的側面，そして，作業と適応の重要性を考慮することにより，ホスピスケアと理想的な対応を示している．

　ホスピスと作業療法の原則，価値，そして，理念の間の接点は明らかなように思われる．終末期の疾患を持つ人は，作業遂行の欠陥，環境的修得のコントロールの喪失，「行うこと」の過程の困難さ，そして，習慣と技能の退行を経験している．**終末期の診断**（余命6カ月以下と定義される）に伴い，**適応**あるいは新しい状況に効果的に反応する能力と適応異常との間の動揺と同じく，作業機能と機能障害の間の動揺が一般的である．Kubler-Ross（1969）は，**死に至る5段階**，つまり，①否認，②怒り，③取り引き，④うつ，⑤受容，を明らかにした．終末期の疾患を持つ人は，ある特定の時期にこれらの段階のどこかに留まったり，移って行く可能性がある．もし適応異常的な作業行動が人間的環境と非人間的環境との交流の中で大きくなったならば，それらは肯定的適応を促進できない限り，死に至る過程を妨げるであろう．

　実践において，作業行動理論の利用はこうした適応を強化するであろう．Gammage, McMahon & Shanahan（1976）は，ターミナルケアにおける作業療法の研究の中で，死に至る人が環境の要求に効果的に反応するためには，役割を変更する柔軟性と能力が重要であることを示している．Pizzi（1984）は作業と適応の原則を支持している．これらはクライエントの統制感と生活の質を高める．何人かの著者たち（Flanigan, 1982；Holland, 1984；Holland & Tigges, 1981；Pizzi, 1983, 1986, 1990, 1993）は，支持的環境を作り出すために開放システムアプローチの利用を提唱している．

ホスピスチームの一部門としての作業療法

　クライエントは通常，そのクライエントの状態が終末期であり，生命の終焉という問題を取り扱う専門家の知識が必要であると考えられる場合に，医師の紹介を通してホスピスシステムに入って来る．紹介は自分で行われることも，家族やその他の知識を備えた資源

を通してなされることも，単に地元のホスピス機関との接触によってなされることもある．本著者たちは，在宅健康ケアで働いており，ホスピスが提供する利益が高いという理由で，家族にホスピスを勧めることが少なくない．在宅に根ざした作業療法サービスは，ホスピスの賛同を得て，引き続き続けることができる．

ホスピスチームのメンバーには，通常，看護師，ソーシャルワーカー，聖職者，そして，医師が含まれ，作業療法士，理学療法士，言語聴覚士，呼吸療法士，カウンセラー，薬剤師，栄養士，ボランティアが含まれることもある．プライマリケア医や専門医は，医学的なケアや痛みのコントロールと共に，必要とされる毎日の緊急事態の問題を解決し，ケアプランにサインする．スピリチュアルなニーズと関心のためには，聖職者を利用することができ，その家族の状況という文脈の中でのその人の生活物語の完成を促進する．ソーシャルワーカーは，クライエントと家族が悲嘆や死別といった事柄に対処するのを支援し，葬式や保険といった実際的事柄を支援する．クライエントと家族のために日々の課題を実施してくれるボランティアは，家での活動を（ときに作業療法実践家と一緒に）開発し，ケア提供者にレスパイト（休息）を提供することもできる．ホームヘルパーやケア提供者が，日常生活活動や家庭管理に支援を提供することにかかわることもある．

看護師は，快適なケアを提供すること，医学的支援や社会的支援に対して代弁・擁護をすることで，クライエントと家族の生活にかかわる主たる医療専門家である．看護師はクライエントの生活における作業の力と効果を認識していることが少なくなく，作業療法への適切な紹介を始めたり，医師に作業療法サービスの処方を求めることに責任を持っている人である．クライエントのケアにかかわる他の専門家も，クライエントの作業的ニーズを明らかにし，紹介を開始する可能性がある．もし必要なら，作業療法士は，紹介してくれる専門職，看護師，医師と，紹介された場合に予測される利益を話し合うこともある．

作業療法実践家は，作業機能を維持し，強化するための戦略を開発する中で，様々な専門職やその死に至る人の生活に大きな影響を及ぼす他者と協業する．チームアプローチを通して，終末期の病を持つ人とその家族の優先事項とニーズをより効果的に充足する．

作業療法実践家の面会，作業療法への紹介数，そして，ホスピスでの作業療法サービスを提供する可能性を高めるために，特別の戦略が用いられるであろう．それには以下の事柄が含まれよう．

- ホスピスと在宅ケア機関の職員に対する公的，非公的な勤務中のプログラム．
- ホスピスや業界紙の編集者への手紙や記事．
- 専門職のジャーナルや地方紙への特別なケアに関する文書の執筆．

地域に根ざしたホスピスに対する作業療法のかかわり

ホスピスのサービスは，治癒的治療からの利益をもはや得られない人が利用できる．典型的なホスピスのクライエントは，余命が6カ月以下の人である．しかし，多くの人がそうした診断よりも長く生き，中にはホスピスケアから退院する人もある．作業療法士は在宅に根ざしたケアを通して，地域の中でホスピスのクライエントにかかわることがある．

ホスピスケアは，サービス供給の在宅ケアモデルと結びついていることが少なくない．サービスが在宅に配達される場合，在宅ケアのコンサルテーションと実践の基本がホスピスに適用できる．ホスピスケアはまた，合衆国中のいたるところで数的に増加している独立施設で提供することができる．1998年には，ホスピスの約28％は独立した会社であった．残りのホスピスサービスは，病院や老人ホームで提供されたか，在宅健康機関を通して提供されていた（National Hospice Organization, 1999）．

ホスピスのクライエントの主な診断は，断然，がんである．他の診断には，心臓に関連する疾患，エイズ，アルツハイマー病，そして，腎臓と肺の病気が含まれる．ケアの環境との関連では，ホスピスのクライエントの77％が自宅で，19％が施設場面で，そして4％が他の場面で亡くなっていた（National Hospice Organization, 1999）．ホスピスケアに対する地域に根

ざしたアプローチは，ホスピスのクライエントの大部分が自宅で亡くなるということを考慮すると，まだ多くのことが必要とされる．直接的なケアとプログラムの開発，そして，コンサルテーションサービスは，全てが地域に根ざしたケアにおける作業療法実践者にとって適切な役割である．

Jaffe & Epstein（1992, p.678）は，コンサルタントとしての作業療法士の役割を検討し，コンサルテーションの理論的モデルとしてのエコロジー的または環境的見方の開発を以下のように検討している．

> 全体的な環境は，コンサルタントやセラピストと同様に，臨床家にとって重要な関心である．両方の役割において，臨床家は計画された介入の成果に影響する相互作用的な環境のダイナミックスを認識しなければならない．

彼らは，建築上のバリアに取り組む環境工学者といったようなコンサルタントとしての，あるいは，目標達成を支援するために，社会的・文化的変化を促進する環境管理者としてのセラピストの将来の役割を以下のように明示している（Jaffe & Epstein, 1992, p.678）．

> 変化は，協業的で，教育的なコンサルテーション・アプローチを通して促進されうる．このように，セラピストの役割はより大きな治療的な文脈の中でのコンサルテーション的な視点へと転換していき，コンサルテーションはサービス供給モデルの一部となる．

Jaffe & Epstein（1992）は，コンサルテーション的アプローチと治療的アプローチの間の相乗作用について輪郭を示している．アプローチを組み合わせて使用することは，地域に根ざした実践における作業療法士に強く推奨される．そうすることは，誰もいないかもしれない場所に，雇用とサービスの多数の機会を提供する．治療とコンサルテーションの両者の過程には，表 13-1 で明らかにされているように，9つの段階がある．

最も慣れ親しんでいる治療モデルは，直接ケア的アプローチである．しかし，コンサルテーションモデルでは，セラピストは，クライエントやケア提供者（直接ケアの）だけではなく，ホスピスケアのシステム，あるいは，そのシステムの一部をも評価し，分析することもある．このように，開放システム理論と地域に根ざしたケアを支援するモデルの使用が不可欠である．環境はケアが供給される方法に極めて大きな影響を及ぼしているため，建築，経済，保険上のバリア，そしてスチグマや差別といった社会的バリアを含むケアに対する多くのタイプのバリアを明らかにすることが重要である．

表 13-1 治療的アプローチ対コンサルテーション的モデル

治療的アプローチの諸段階	コンサルテーション的モデルの諸段階
処方	参加
スクリーニング	ニーズ評価
診断的評価	診断的分析
ニーズの同定	目標設定と計画
介入計画	介入戦略
介入と適応	介入，適応，フィードバック
絶えざる再評価	評価
終了	終了
フォローアップ	再交渉

出典：Jaffe, E.G., and Epstein, C.F. (1992). Occupational therapy consultation：Theories, principles and practice (p.684). St.Louis：Mosby. 許可を得て掲載

ホスピスというテーマに関連する作業療法

　実践家とコンサルタントとしての作業療法士に関連する重要なテーマには，作業の有意義性や意味，死に至る過程における尊厳，ケアの単位としての家族，そして喪失，悲嘆，死別といった事柄が含まれる．生活の質，時間的適応，統制の軌跡，環境，痛みとそのコントロール，そして適応といった他のテーマが，Pizzi（1993）によって扱われている．

■意味と有意義性

　作業療法に関連するホスピスの最も重要で中心的なテーマの1つは，作業の意味と**有意義性**（意義，重要性あるいは目的性）である．Yerxa（1967，p.170）は，「真の作業療法とは，特定の意味に関するクライエント自身の認識にかかわることに基づいている」と述べている．作業の有意義性は人生の終わりに高められる．新しく，そして，異なる意味は，手工芸，料理，そして家族や友人に贈り物を贈ることといった作業に付与される．自分が選んだ作業に就くことによって，それが単純な行為であっても意味が高められる．その人は，それぞれの課題の価値，時間，そして努力に照らして，その活動の遂行とその活動と結びついている象徴とを通して，スピリチュアルに豊かになることができる．その人が有意義な作業のこのスピリチュアルな特性を感じるとき，その人はまた，注意の集中と参加の楽しさを経験する．行為が完成する課題の一部にまさになっているとき，これまでの経験とは対照的なものになるであろう．意味は，作業行動の発達的，時間的，社会的，文化的，そして環境的側面の文脈に影響を受けたり，その文脈の中で見られなければならない（Pizzi，1993）．人生の終わりに近づいている人にとっての有意義な作業とは，感謝祭の家族との食事の準備，自分の孫のための自伝ビデオテープの作成，あるいは，まだ生まれていない子どものための赤ちゃん用ブランケットの製作などに参加することであるかもしれない．これらの活動は，その人の結びつきやスピリチュアリティという感覚を高めるかもしれない．

　作業の意味と有意義性は，特に生命を脅かす疾患を持つ人々にとって，一層スピリチュアルな特性をとる．1997年3月，American Journal of Occupational Therapy誌は「スピリチュアリティ，作業，そして，人生の意味」という特集号を出した．この号のPeloquin & Christiansen（1997）の独創性に富んだ論文は，人間の生活の選択，経験，信念によって意味がどのように引き出されるのか，また，精神，身体，魂を用いた有意義な活動（作業）が人間の生活の質とスピリチュアリティをどのように強化するのかということを直接的に語っている．これは，作業療法士がホスピスでの実践に加わるために必須の要素である．有意義な作業への従事を通して，疾患を健全な状態へと変換することは，精神―身体―魂という全体論的な実践の本質なのである．

　作業療法は，人間に意味と目的を提供することを目ざしている．Peloquinは以下のように述べている（1997，p.168）．

　　作業は，私たちのセラピーの核であるが，人間の魂を元気づけ，拡大する．私たちはそれによって元気づけられて参加する．過去の時点での実践を超えてその詳細な計画によって導かれながらも，実践の過去を詳細に凝視することによって，私たちはより深い目的を認識する．その発見はすごいものである．

　作業療法における地域に根ざしたホスピスの実践は，全てのレベル（痛みの管理を含む）において生きることを促し，またそれによって，有意義な生活上の作業への積極的な従事を励ます全体論的ケアプログラムの組織化と実施であると定義するのが最も良いであろう．これは，クライエントとケア提供者に，毎日が新しい始まりであること，人生の終わりはいつでも起こること，さらに重要なことは自己の存在の祝福であるといった希望を促す．セラピストがクライエントに，自己選択と生活様式にとって適切である有意義な作業につかせ始めるにつれて，他の関連テーマが出現し，渾然一体となる．

■尊厳死

　尊厳死，あるいは，死に至る人が死に至る過程を可

能な限りコントロールすることは，ホスピスケアの起点である．クライエントとケア提供者へのサービスが在宅や地域で提供されるときに，尊厳は維持または回復することができる．環境はより自然であり，提供されたケアはより有意義で適切であって，ケアのためのバリアはまったくない．選択を提供することと，物理的，社会的環境を自分の希望する程度にコントロールできることは，この死に至る過程での尊厳を高める (Pizzi, 1984)．クライエントに尊厳を付け加える単純な例は，眠っていたり，夜中に，バイタルサインのチェックのために起こさないこと，整容，更衣，入浴といった身辺処理をいつ，どのように行うのかという決定をクライエントにゆだねることである．

■ケアの単位としての家族

家族あるいはケア提供者の状況は，そのクライエントと同様に，ホスピスケアを左右する構成要素の1つであり，介入を必要としている．家族は，作業的発達と作業的適応の基礎と文脈を提供する．家族の役割遂行は，最適な家族機能と結びついている．

近年では，家族は病気に直面させられており，そのメンバーの1人の終末期疾患が他のメンバーの生活を妨げてもいる単位とみなされている．家族システムの保全と機能は脅かされ，役割遂行は損なわれている．自分たちの愛する人の迫り来る死に対して，疾患がその死にゆく人の役割遂行を崩壊する度合，それを償うための家族メンバーの能力，そしてケア提供に付加される責任が引き起こす負担によって，家族のそれぞれの適応性は様々である．

家族のメンバーとシグニフィカント・アザーズ（意味を持つ他人）は，自分の愛する人のために課題を遂行することが役立つことであると認識するかもしれない．しかし，もしより大きな自立を望み，援助の提供に憤慨しているようならば，このことは否定的効果をもたらすかもしれない．家族と友人は，不快感と不適切感を抱いて，一層の孤独感と1人ぼっちという感情を抱く彼らの愛する死にゆく人を残して，引き上げてしまうかもしれない．Pizzi (1986, pp.245-246) は以下のように述べている．

家族単位とシグニフィカント・アザーズに対する適切な勧告は，ストレスを緩和することができ，また，個々のメンバーが，彼らの愛する死にゆく人に対するケアを行いながら，自分自身の健康と適応的な生活の方法をよりうまく促進するために，自分たちの日常生活のルーチンと活動とを組織化する上で役立つ．

■悲嘆と死別

悲嘆という普遍的な事象は，喪失に対する正常な反応である．喪失は通常，物理的喪失と象徴的喪失に分類される．しかし，象徴的意味は，物理的喪失に付随することがある (Rando, 1984)．例えば，皿一枚の破損は物理的喪失であるが，もしその皿が家宝であったら，それはまた**象徴的喪失**（情緒的愛着や，感傷的価値を持つ何かを象徴することの喪失）であるかもしれない．別のタイプの象徴的喪失は，仕事の解雇，あるいは，疾患によって引き起こされた制限によって自尊心を損なうことであろう．

喪失や悲嘆という事柄に対処しているとき，ケア提供者と実践家に役立つであろう以下の4つの考慮点がある．

- 疾患は現実での物理的，象徴的の両者の非常に多くの喪失に関与する．
- 個々の特定の喪失が明らかにされなければならない．
- これらの喪失のそれぞれは，独自の悲嘆的反応を促進し，必要とする．
- 喪失の重要性は，その特定の人にとっての意味により，変動するであろう (Rando, 1984, p.18)．

ホスピス実践家は，悲嘆することと，介入におけるその位置づけの重要性を認識しなければならず，また，クライエント中心に立って悲嘆の過程を促進しなければならない．

ホスピスケアに不可欠なもう1つの構成要素は，シグニフィカント・アザーズや家族が体験しつつある**死別**（愛する者の喪失を経験すること）の過程を援助することである．死別の介入は，ホスピス過程のいつでも生じうることである．作業療法は，それぞれの家族の役割転換を促進し，日常生活のルーチンを再構築す

ることにその特有な貢献を果たすことができる．これには，食事準備や金銭管理などの責任に対処するために，死にゆく配偶者に頼ってきた人のために，これらのことに向けた事柄も含まれるであろう．

◆ホスピスにおける作業療法の役割

　Bye（1998）は，ホスピスでのケアに就いている10名の作業療法士から収集したデータを分析した．このデータから，差をつけること，作業療法に紹介すること，その状況を評価すること，喪失に対して目標設定をすること，「変化した現実の中での正常さ」を受け入れること，クライエントのコントロールを維持すること，支援されての安全なケアを提供すること，そして，自覚を促進することを含む9つの概念カテゴリーが生成された．彼女は，この分析の中核的原理が「生活を肯定すること：死に備えること」というテーマを生成したと結論づけ，また，作業療法士は，ホスピスケアで効果的に仕事をするために，自分たちの実践と考えを枠づけし直す必要があることを認識した．Bye（p.19）は以下のように述べている．

　　成果は伝統的な作業療法では太鼓判を押されている自立，あるいは普通の生活への恒久的リハビリテーションではない．それは，クライエントたちが自分たちの生活や生活の中の人々と結びつくという目標を，疾患やケアを受けることを超えたレベルで，認識するように援助する作業療法士についてなのである．この成果の達成は，クライエントの生活を肯定することになる．

　Hasselkus（1993）は，ターミナル期の疾患を持つ人をケアすることは，近づきつつある死を支援すると同時に，快適さと生活の質を促進するという矛盾を示していると述べている．彼女は「前者の役割に快適であるという能力は，死にゆく患者に働きかけるために十分な有能性を持つ保健専門職を最も特徴づける特性であろう（p.722）」と述べている．この有能性は，作業療法士がそのサービスを有能に実施するためには技術的な作業技能とクリニカルリーズニングと共に，死にゆく人に働きかけるための情熱を持ち関与しなければならないがゆえに，固有なものでもあり，学習されたものでもある．

作業遂行の評価

　作業遂行領域と遂行要素の評価には，神経筋，感覚運動，そして，日常生活における認知と心理社会的側面が含まれる．家族の文脈と物理的環境も評価され，ケアプランへと組み入れられなければならない．

　ホスピスケアにおける評価は，観察，面接，カルテや他のチームメンバーからの情報，そして，ときには公式的評価を含む多様な情報源による．積極的な傾聴，クライエント，家族，環境に関する熟達した観察，そして，治療的自己の使用は，ホスピス実践における評価過程に不可欠な要素である．

　この場面のために特に作成された道具は，**ホスピス版作業機能評価**（Hospice Assessment of Occupational Function；**HAOF**）（Pizzi, 1993）で，作業科学と作業行動の原理に基づき，ホスピスと作業療法哲学とを統合している．その道具の全体論的アプローチは，質的で量的なデータをもたらし，単独でも，伝統的な作業療法評価の補足としても用いることができる．

ホスピスでの介入計画

　適応と作業は，作業療法の主たる手段でもあり，また，その望ましい成果でもある．クライエントとその家族の作業的ニーズ，目標，そして願いは，介入計画を導くものである．以下の治療原理は，ホスピスケアに特に説得力があるものである．よく練られた作業に基づく介入は以下のようになる．
- 興味，自信，勇気を喚起する．
- 評価データに基づき，体系立てて適用される．
- 刻一刻と変化するクライエントと家族の可能性に従って，段階づけられる．
- クライエントの症状よりもむしろ，健康に焦点を当てる．

- 感情の表出を強調する．
- 総合的ケア計画を提供する（Pizzi, 1984）．

　ホスピスケアにおけるクリニカルリーズニングは，ホスピスの理念とテーマ，死にゆく過程の知識，そして，喪失，悲嘆，死別といった事柄の理解を組み入れている．これらの要素の複雑な相互作用の認識と，作業行動と作業科学の原理の統合は，効果的で意味のある介入の基礎をもたらす（Pizzi, 1992）．

　機能を改善するために，徐々に複雑さを増していくレベルを通じて，作業と環境の挑戦を段階づけるという戦略は，ターミナル期の疾患を持つクライエントに働きかける場合には不適当なものである．短期間で，意味があり，たやすく到達できる目標が最善である．作業療法実践家は，ファシリテーターとして振る舞うことによって，生活の質を高め，感情的自覚を提供する作業にクライエントを就かせるのである．

記録と診療報酬

　1982年の上院決議は，ホスピスケアに適格である受益者に対するメディケアの適用を拡大した．メディケアホスピスの受益に対する適格性の基準には，メディケアA部の適用と医師による終末期の予後判定を含んでいる．メディケアホスピスの適用は，90日間を2回，さらに必要な場合は30日間1回を加えた期間に延長されることがある．もしホスピスケアの210日という有効期間の上限に到達したり，あるいは，クライエントが決めたときにはいつでも，通常のメディケアに復帰することもある．ホスピスケアのために必要な適格性は保険提供者によって多様なものとなろう．

　ホスピス作業療法サービスに対するメディケアの支払いは，ホスピス1日当たりの率が適用される．メディケアで認可されたホスピスは作業療法士，理学療法士，言語聴覚士との契約が必要であるが，これらのサービスを用いなければならないという条項はない．民間保険会社によっては，ホスピス作業療法サービスを適用するものもある．評価と介入に先立ちクライエントの保険適用を確認しておくことは，ホスピス機関あるいはセラピストの責任である．セラピーへの資金提供が不適切な場合には，費用を負担する他の資源を求めなければならない．それには補助金，個人の寄付，そして資金調達などが含まれよう．

　患者の予後を示すなどのメディケアの診療報酬のために求められるルーチンの文書は，メディケアホスピスの範囲には適用されない．メディケアで認可されたホスピスプログラムのためには，文書には提供された治療，クライエントの反応，そして前回の訪問からの注目すべき変化といった記載を含むものでなければならない．通常の適用範囲のメディケア業務とは対照的に，機能的改善は診療報酬の必要条件ではない（Health Care Financing Administration, 1983）．

◆地域に根ざしたホスピス実践の開発

　地域でのホスピス作業療法サービスを作り出すことは，動機づけられた企業家としての作業療法実践家にとって，挑戦に値するものとなる可能性がある．新しい隙間の役割を開発する場合，まずはビジョン，次にはかかわり，最後に行動計画とフォローアップが必要である．作業療法役割の明確な定義づけと，ホスピスの場での他の専門的サービスと差別化する能力とが不可欠である．最も重要なことは，この分野はリハビリテーションサービスと見なされてはいるものの，クライエントのケアは，疾病のタイプや疾病過程における時期にかかわらず，課題と環境を適応するといった全体論的で健康というビジョンに立ったアプローチを効果的に示すものでなければならない，ということである．ホスピス作業療法サービスを作り出すという提案を展開する場合，適応という基本的原理（作業療法の1つの基礎）が不可欠な要素なのである．

　もしこの専門家がその提案を，自分自身，消費者，組織のために役立つものにするという情熱を持たず，また，そのようにしようとしてかかわろうとしなければ，その提案は適切なものとはいえないであろう．専門家の情熱は，その提案の開発，その内容，そして雇用者となる可能性のある人々にマーケティングする方

法に示されることになろう．提案を適切に開発するためには，いくつかの段階が必要である．

第1段階：ニーズの評価

　生命をおびやかす疾患を持つ人々の作業的な問題とニーズは，セラピー，看護，ソーシャルワーク，リハビリテーション分野の文献レビューを通して，インターネットを介して，あるいは，ニーズ評価法の開発を通して，明らかにすることができる．ニーズ評価は，作業療法がクライエントにサービスを提供する可能性のある全領域を列挙する．もしあるスタッフがそれらの領域の援助を提供しており，また，もしそのクライエントがそれらの領域の援助を望むようであれば，ホスピススタッフは作業と関連する問題（例えば，更衣，可動性，料理，レジャーへの参加）を持つクライエントを明らかにできる．Pizziはホスピスのためのニーズ評価表を開発し，「そのクライエントあるいは介護者は，これらの領域のどれかに，さらに自立したいと望んでいますか」といった質問を含めて，いくつかの作業遂行領域を列挙している．クライエントとケア提供者の全員が，自立に価値を置いていると述べていた．このデータは作業療法士が直接的ケアと相談の両方にかかわるようにするために役立つものである．

第2段階：戦略の形成

　第1段階でデータが収集されたら，実践家は効果的な作業療法サービスを提案する方法を決定する必要がある．以下の質問への答えを求めることは，実践家がその提案を効果的に提示する上で助けになるであろう．
- 施設長，看護部長，経営管理者のうち，会う必要がある最適な人は誰なのか．
- 滞在期間に関する統計，既に提供されているサービス，どこから紹介されてくるのか，などがどうなっているか．
- 作業療法士は紹介すると役立つ可能性があるか．
- 作業療法サービスはクライエントの生活の質を高めるか．
- そのことはどのようになされるのか（セラピストは前の質問への答えを完全に「イエス」と考えているものの，その考えを支持するためには，どんなデータが利用できるか）．
- 作業療法サービスは他のサービス（例えば，看護補助）の利用を減少し，費用を節約するサービスとなるのか，あるいは高くつくものとなるのか．

第3段階：提案の展開

　前述の情報を収集しているときに，第1段階と第2段階からの答えを提案として詳細に描き出すことができる．提案には，以下のような基本的な見出しを含めるべきである．
- 生命をおびやかす疾患を持つ人々の作業的ニーズ．
- ホスピスのクライエントに対する作業療法とは何か，サービスはどのように用いられるのか．
- 作業療法の評価と介入に関する事柄．
- 作業療法過程へのケア提供者の関与．
- 作業療法サービスの費用と利益．
- 事例検討．
- 文献．

第4段階：アイデアのマーケティング

　作業療法実践家にとって最も受け入れることができる**マーケティング**の定義は，「本当の意味でのマーケティングは，人々がニーズを認識したときに，そのニーズに敏感になり，応答することを意味する（Kotler & Andreasen, 1987, p.7）」ということである．生命をおびやかす疾患を持つ人々は，前にも述べたように，まだ満たされていない多くの作業的ニーズを持つことが少なくない．

　ホスピスケアにかかわっている地域に根ざした作業療法実践家は，そのホスピス機関の特定のニーズを，ホスピス職員を教育することになる提案に枠づけるためにホスピスの原理に関する知識と結びつける．

マーケティングの最初の段階は，サービスが提供されるニーズと，人あるいは組織を明らかにすることである．①ホスピスでの作業療法サービスに関する知識とその目につきやすさの欠如，②ホスピスのスタッフによる作業機能障害を明らかにすることの制限，という2種類のニーズに関して，ホスピス職員に気づいてもらうよう改善をはかることは，役立つことであろう．

その提案をマーケティングすることは，おそらく最大の挑戦であるが，しかし，最も大きな価値があるものである．第一筆者が既存のいくつかの在宅ケアに根ざしたホスピスで作業療法サービスを開発した頃は，マーケティングの方法は異なっていた．サービスを支えるための多様な供給源から資金を利用することができ，したがって，単に会議やインサービス研修を開催すること，死にゆく人々に対する強力で特有なサービスとしての作業療法の利益を示すことなどは，うまくできたことであった．セールスポイントは，クライエントとケア提供者に対する生活の質，幸福感，尊厳の修復を高めることへと転換される自立生活機能の継続を強調するものであった．費用節約という今日の風潮の中で，提案は作業療法がどのように費用を削減するのかということを明確に示すものでなければならない．

社会的マーケティング理論は提案の開発にとって非常に重要である．MacStravic（1977）は社会的マーケティングの5要素を以下のように概説していた．
- 顧客を明らかにすること．
- マーケティング環境とその諸問題の評価．
- マーケティング対象の選別と評価．
- マーケティング戦略のデザイン．
- マーケティングの努力の計画，実行，管理，そして評価（Gilkerson（1997）の考察による）．

戦略としての社会的マーケティングは，①目標と特定の戦略を持つ明確な計画の開発，②マーケットの区分，③消費者の利益，④多数の利益を明らかにすること，といった提案の展開で焦点を当てた4領域に関連している．

■ 目標と特定の戦略を持つ明確な計画の開発

これには，ホスピス職員，会議で接触する人，そして会議への参加が望ましい人々にアプローチするために，特別に文書化された計画を含める必要がある．書かれなければならない重要なことは，提案者と関与するホスピススタッフのための行動目標として説明される協業的努力を通して達成される利益は「何か」ということである．もしその提案提示が作業療法とホスピスの間のインターフェイスを説明する上で明確であり，同情と良好なビジネスの場所からもたらされるものであれば，その提案はホスピスのコミュニティとのパートナーをもたらすより良い機会となろう．

■ 売り出しの区分

売り出しの区分とは，誰を売り出すのか，何を売り出すのかということをさす．この例では，「産物」は作業療法サービスである．しかし，ケア提供者の負担軽減に関してソーシャルワーカーとの会議（「売り出し」），そして，費用や利益について話し合うことで責任者に売り込むことは，最も適切なことかもしれない．他の考慮点には，提供されるサービスに対するそのホスピスの相対的な地理的位置（農村部対都市部），ホスピスクライエントの人口統計的資料（小児対高齢者），そして態度的要因や認識的要因（「リハの専門家が障害児や脳卒中患者に働きかける場合に，ここではどのように援助できるのか？」）といったことが含まれる．

■ 消費者の利益

これは提案を作成するか，破棄することになる領域である．「消費者（ホスピスのクライエントとケア提供者，および，そのホスピス組織）は，なぜこの製品（作業療法サービス）を買わなければならないのか」．提案のこの領域は，消費者がホスピスでの作業療法の価値に気づいていないのはなぜかと不思議に思うかもしれないことを，明確に説明しなければならない．サービスを売り出す方法は，費用削減，生活の質の改善，そして，同情的で作業に根ざした実践を通しての意味のある作業での継続的な機能的自立を示すことで

ある.

■多数の利益（「産物」）を明らかにすること

提案には，クライエントのための多様な介入，ケア提供者の負担をどのように軽減するのか，どのように在宅環境を改善するのか，課題と環境をどのように改変し適合するのか，そして，費用削減を付け加えることなどを含めなければならない．これらすべては，作業療法実践家によって供給されるホスピスの産物として書くことができるものである．同情を維持しながらも，ケアに対して事務的にアプローチを提供することは，地域に根ざした実践領域に新たな土壌を醸し出すことになる．

ケーススタディ

Sさん

Sさんは転移性肝臓がんを持つ78歳の女性だった．がんは骨に転移しており，また，脳にも転移しているようだったが，これは確認されていなかった．Sさんは老人ホームの看護師の紹介を通して，作業療法と最初に出会った（注：ホスピスケアは「ケアの環境」であり，紹介は在宅や独立のホスピスにおいてだけではない）．Sさんを「よく知っている」援助者やプライマリ看護師は，彼女が自分でできるという以上のことを彼女のためにしてあげることができた．しかし，彼女は全てのケアを拒否し，「烈火のごとく怒った」．作業療法士への紹介は，Sさんのセルフケア技能を高め，できれば援助者の負担も軽くするためになされたものである．Sさんとの最初の出会いは，彼女がセラピストの入室を拒否したために，出入口の廊下に立って，そこから自己紹介することで終わった．彼女の権利を尊重するために，セラピストは遠くから作業療法の利益を話し，翌日も来るよう計画しているとSさんに伝えたが，その約束は彼女をうろたえさせ続けた．

次の訪問では，Sさんは自室への入室を許可した．セラピストは，彼女の作業歴と機能的能力に対する認識を評価するためにベッドサイドに座った．Sさんはベッドから出ることができず，また，自分では多くの課題を遂行できないと考えていた．そのことを話したとき，彼女はまっすぐにベッドから起きあがり，自分の胸の上で誓いを立て始めたが，セラピストはそれを見て，彼女はこれまでに考えられていたよりも良好な可動性があると認識した．セラピストは翌日もまた来ると伝え，再度，その約束を守った．

Sさんは3度目の訪問までに，自分の言葉や行動によって，セラピストが多くの他の人々のようには離れようとはしないことを理解し，ついに彼女は協力し始めた．彼女はベッドに自力で端座位になったが，主に筋力低下と結びついた恐怖を理由に，ゆっくりと立位姿勢を取ったりトランスファーをしていた．結局，作業療法セッションでは，自力で座ること，立つこと，車椅子への移乗をすることができるまでになった．Sさんはまた，適応器具を用いて自分で食事を始め，最小限の援助で洗面や更衣を始めた．まもなく，彼女は看護師や援助者の全ての気持ちをとらえ，自分の人生の驚くべき物語を話すようになった．彼女が（注意力の増加によって強化され，他者の援助によってエンパワーメントされて）活動への持久力が改善したために，作業療法士は室外での活動計画を開発し始めた．この頃に，烈火のごとくの怒りと，他者のケアに対する頻繁な拒否の背後にあった理由が明らかになり始め，理解され始めた．Sさんはひとりっ子として育てられ，女性解放と平等の権利の運動が高まりをみせた頃に，自立した女性となった．彼女は若くして結婚し，夫は結婚後間もなく盲目になった．彼らには子どもがいなかった．彼女は果物や野菜の小商店を経営する夫を助け，収支を合わせるために奮闘したことも度々であった．彼女は，現在のかなり依存的環境，他人の注目の欠如，そして，未知の未来を持つという状態にいることで，恐れ，怒り，フラストレーションを高め，熱意を失うことになった．

Sさんは部屋から離れたいと心から望んでいたわけではなかった．しかし，彼女はお菓子を焼くことが好きで，夫に助けてもらってケーキやクッキーを焼

たことが少なくなかったことが明かされた．Sさんが2階の台所で「私を援助してくれる素敵な若い女性たち全員」のためにケーキを焼くという計画が立てられた．Sさんはそのことが自分にとってはかなりの挑戦であると認識していたが，その人たちのために特別に何かをしたいと思った．この頃には，がんは思ったよりも急速に転移しており，彼女は急激に衰弱していった．彼女が，十分に自分の活動を維持して，より大きな自立を感じ，必要とするコントロール感を与えるために，セラピストはSさんが課題を完成できるように調理器具と時間の枠組みを調整した．Sさんは自分が50年前から覚えている自分の好きな砂糖をまぶすレシピを使って，ケーキに砂糖をまぶした．彼女はこの巨大なケーキを持ってエレベーターを降り，ナースステーションまで車椅子で運んだところ，関係者全員に対する「感謝のケーキ」（Sさんがそう呼んだ）を焼くというこの簡単な仕事がなんとすばらしいことかと認めて，全員が涙を流した．Sさんは全員から何度も何度も抱きしめられたりキスをされ，Sさんの生活の強力な印象を残した瞬間を共有した．

その後間もなく，Sさんは記憶や判断を失い始めた．援助者は毎日，彼女を起こし，彼女はナースステーションの所で友達と一緒に座っていた．この時点での作業療法は，少しのゆっくりしたマッサージ，Sさんが楽しんだ音楽のテープ，そして彼女が以前に取り組んでいたいくつかの軽めの手工芸活動に従事することから構成された．ある日，セラピストはSさんのセッションになったのでナースステーションに歩いて行ったところ，彼女が昨夜亡くなったことを知らされた．Sさんが全ての人に愛され，また，ケア提供者に多くのことを教えてくれたために，セラピストは看護師と一緒に声を出して泣いた．表面的な感情や行動はそう見えるものではないことがある．しばしば，ケアされ，愛されることを本当に待っているすばらしい人がいる．Sさんから，セラピストと他の人々は，作業の力，そして，好きな環境と協調する心と身体が患者と専門家の両者にとってすばらしい奇跡を生み出すということに関するいくつかの重要な教訓を学んだ．

B君

B君は12歳で，自宅で弟，妹，両親と住んでいる．彼は血友病で，6歳のときにHIVに感染した．B君は発達の遅れとHIVの神経学的二次障害による利き側に影響を及ぼした脳血管障害（CVA）のために，作業療法に紹介された．彼は6年生の中では平均的な生徒であり，家族はとても信心深く，皆が彼の診断を認識していた．作業療法プログラムは，彼が身の回りの生活活動を片手でうまく遂行するのを援助する身体的回復のための活動と，彼と家族がHIVを持って生活する中での現在と未来の変化にうまく対処するよう援助するための心理社会的介入から構成されていた．

B君は一本杖で歩き，学校では「びっこ」（B君による）とあざけられたために，けんかになることも多かった．母親によれば，彼は杖を防御兵器として用いることで，けんかに勝つこともあった．作業療法では，治療プログラムの中に，3人きょうだいの中の最年長者としての役割，彼の好きな母親との料理，盤上ゲームやスポーツでの遊びといった彼の生活における意味のある側面を結びつけることで，怒りへの介入と対処法を取り入れた．これらのことは，セラピーの活動に一層取り組むように彼を動機づけ，また，怒りの管理の改善に伴うコントロール感を得ることに役立った．彼は靴ひも結びに適応器具を利用できること，アップルパイをつくるためにリンゴを切ることができること，そして，全ての日常生活活動（ADL）でより自立することなどをうれしく思った．作業療法士はまた，彼の患側の機能をさらに高めるために神経発達学的手法を取り入れたゲームやスポーツの活動も用いた．

家族はB君にとても支持的だった．作業療法士は，B君が援助を必要とすることもある遊びの活動や特にADLで，彼の幼いきょうだいを治療にできる限り含めるようにした．セラピストはまた，家族と，健康関連活動，感染のコントロール，健康増進，そして，HIVについて何度か話し合った．ときには，母親はB君の活動レベルと彼の危険な遊びの行動（彼は血

友病というリスクにもかかわらず接触するスポーツが好きだった）を心配していた．両親との話し合いにより，両親の情緒的健康のために制限を設ける方法と，激しい遊びを求めるＢ君とのバランスをとるやり方がもたらされた．作業療法士はまた，彼らの神への信仰や，そのことがＢ君の健康と彼の教会活動への参加に対していかに肯定的影響を及ぼすのかといった彼らの宗教的信念を含めて，彼らと精神や身体の活動について，さらに話し合うことができた．社会的システムおよび全般的健康と免疫機能に対する社会的支援が肯定的影響を及ぼすことに関する研究は良く知られている．これらの活動と話し合いは，子どもを機能の変化に適応させるというのではなく，依然として生活に従事していると見ることで，血友病やHIVを持つ子どもという見方を超えて見るというように，彼らを一層エンパワーメントした．

作業療法士は，Ｂ君が薬剤耐性になるまでの約１年間，彼と家族に断続的に働きかけた．最終的には，ウイルス負荷（HIVの増加）が彼を圧倒した．彼はベッドから出られなくなったときにも，依然として盤上ゲームで遊んだり，料理で母親を助けることができた．そうした料理活動を行うために，また，彼が依然として家族システムの重要な一部であるために，彼と家族によって適応がほどこされた．Ｂ君の死は多くの人々を悲しませた．後に母親は，Ｂ君が自分の作ったアップルパイを好んでくれた作業療法士のことを喜んでいたこと，そして，自分が「たくさんの楽しみ」を持てたという彼の手紙を作業療法士に送ってきた．作業療法がＢ君と彼のような他の人々のために保つことができた生活の質と尊厳は，大きな贈り物なのである．

◆ おわりに

本章では，読者がすでに持っている豊富な作業に関する知識を高め，そして，終末期や生命を脅かす疾患を持つ人々の生活の文脈において使われるその力を示すために計画された情報を提供してきた．人生の終わりのときに，精神，身体，魂を働かすよう促進することは，実践家がその人の人生に加えられる質を認識したときには非常に価値あるものである．健康と癒しは，治癒がなくとも促進されるのである．

作業療法は，終末期疾患を持つ人に意味のある作業の機会を提供するため，ホスピスケアの重要な構成要素である．意味のある作業は，死にゆく過程においてさえも，人生の連続性という感覚を促進することができる．死の遅い段階では，身体機能の回復は不可能であるものの，クライエントと家族にとって重要な心理社会的ニーズは，作業療法介入を通して充足することができる．

Bolen（1996, p.79）は以下のように述べている．

> 私たちの固有の才能を用い，発達させてくれる仕事は（生活と同様に），個人的に意味のあるものである．私たちに興味を抱かせる仕事は，私たちが成長するための挑戦であり，私たちを生活に創造的に就かせる機会を提供している．そのような仕事をしたときに，私たちは自分を本物であり，真実であると感じる．自分がしていることが自分の大好きなことであったときに，それは私たちの真の姿の表現なのである．

クライエントが自分の人生の最も意味のある仕事に就く機会を創りだし，それによって，彼らの人生の仕事に就かせることは，作業療法実践家の挑戦なのである．

◆ スタディ・クエスチョン

1. 作業療法の鍵となる概念と原理をホスピスの理念と比較し，対比しなさい．
2. 今日のヘルスケア市場では，悲嘆と死別のサービスにおける作業療法の役割はあるか．なぜあると思うか，それとも，なぜないと思うか．
3. 以下の事例に対する適切な評価と治療アプローチを簡潔に記述しなさい．

    Ｂ氏，エイズの末期である33歳の男性．学位取得が近い大学院生．最近，彼は肺炎の発作があり，ホスピスサービスを利用するために，病院から自宅に退院

してきた．彼は看護師である女性のルームメイトの世話を受けている．彼にとって重要な人であったＭ氏はＢ氏から遠ざかり，その状況に対処することができない．Ｂ氏は音楽，庭いじり，読書を含む多くの興味を持っている．彼はこの６年間をエイズと共に生きている．

4. あなたの地元のホスピス提供事業者を明らかにし，簡易ニーズ評価を実施したり，作業療法コンサルタントサービスを提供するための簡単な提案を書きなさい．

引用文献

Agich, G.J. (1978). The ethics of terminal care. *Death Education, 2*(1–2), 163–171.
American Occupational Therapy Association (1987). *Guidelines for occupational therapy services in hospice.* Rockville, MD: American Occupational Therapy Association.
Bolen, J.S. (1996). *Close to the bone: Life threatening illness and the search for meaning.* New York: Scribner.
Bye, R. (1998). When clients are dying: Occupational therapists' perspectives. *Occupational Therapy Journal of Research, 18*(1), 3–24.
Capra, F. (1982). *The turning point: Science, society and the rising culture.* New York: Bantam.
Corless, I.B. (1983). The hospice movement in North America. In C.A. Corr and D.M. Corr (Eds.), *Hospice care: Principles and practice* (pp. 335–351). New York: Springer.
Flanigan, K. (1982). The art of the possible... occupational therapy in terminal care. *British Journal of Occupational Therapy, 45*(8), 274–276.
Gammage, S.L., McMahon, P.S., and Shanahan, P.J. (1976). The occupational therapist and terminal illness: Learning to cope with death. *American Journal of Occupational Therapy, 30*, 294–299.
Gilkerson, G. (1997). *Occupational therapy leadership: Marketing yourself, your profession and your organization.* Philadelphia: F. A. Davis.
Hasselkus, B. (1993). Death in very old age: A personal journey of caregiving. *American Journal of Occupational Therapy, 47*(8), 717–723.
Health Care Financing Administration. (1983). Medicare program, hospice care: Final rule. *Federal Register,* 56008–56036, December 16.
Holland, A. (1984). Occupational therapy and day care for the terminally ill. *British Journal of Occupational Therapy, 47*(11), 345–348.
Holland, A., and Tigges, K.N. (1981). The hospice movement: A time for professional action and commitment. *British Journal of Occupational Therapy, 44*(12), 373–376.
Jaffe, E.G., and Epstein, C.F. (1992). *Occupational therapy consultation: Theory, principles and practice.* St. Louis: Mosby.
Koff, T. (Ed.). (1980). *Hospice: A caring community.* Cambridge, MA: Winthrop.
Kotler, P., and Andreasen, A. (1987). *Strategic marketing for non-profit organizations.* Englewood Cliffs, NJ: Prentice Hall.
Kubler-Ross, E. (1969). *On death and dying.* New York: MacMillan.
MacStravic, R.E. (1977). *Marketing health care.* Germantown, MD: Aspen.
National Hospice Organization. (1979). *Standards of hospice program of care.* Rosslyn, VA: National Hospice Organization.
National Hospice Organization. (1999). Web page. *http://www.nho.org/ques.html*
Peloquin, S. (1997). The spiritual depth of occupation: Making worlds and making lives. *American Journal of Occupational Therapy, 51*(3), 167–168.
Peloquin, S., and Christiansen, C. (1997). Special issue on occupation, spirituality and life meaning. *American Journal of Occupational Therapy, 51*(3). Rockville, MD: American Occupational Therapy Association.
Pizzi, M. (1983). Hospice and the terminally ill geriatric patient. *Physical and Occupational Therapy in Geriatrics, 3*(1), 45–54.
Pizzi, M. (1984). Occupational therapy in hospice care. *American Journal of Occupational Therapy, 38*, 252–257.
Pizzi, M. (1986). Care of the terminally ill, part 1: General principles. In *Role of occupational therapy with the elderly* (pp. 241–249). Rockville, MD: American Occupational Therapy Association.

Pizzi, M. (1990). The transformation of HIV infection and AIDS in occupational therapy: Beginning the conversation. *American Journal of Occupational Therapy, 44*(3), 199–203.
Pizzi, M. (1992). Hospice: The creation of meaning for people with life-threatening illness. *Occupational Therapy Practice, 4*(1), 1–8.
Pizzi, M. (1993). Environments of care: Hospice. In H. Hopkins and H. Smith (Eds.), *Willard and Spackman's occupational therapy* (8th ed., pp. 853–864). Philadelphia: Lippincott.
Rando, T.A. (1984). *Grief, dying and death: Clinical interventions for caregivers*. Champaign, IL: Research Press.
Saunders, C. (1965). The last stages of life. *American Journal of Nursing, 65*(3), 70–75.
Yerxa, E.J. (1967). 1966 Eleanor Clarke Slagle lecture: Authentic occupational therapy. In *A professional legacy: The Eleanor Clarke Slagle lectures in occupational therapy, 1955–1984* (pp. 155–173). Bethesda, MD: American Occupational Therapy Association.

参 考 文 献

Benson, H., and Stark, M. (1997). *Timeless healing*. New York: Fireside.
Cousins, N. (1989). *Head first: Biology of hope*. New York: Dutton.
Dossey, L. (1996). *Alternative therapies: Special issue on love and human interconnectedness*. Thorofare, NJ: Slack.
Flowers, B.S., and Grubin, D. (Eds.). (1993). *Healing and the mind with Bill Moyers*. New York: Doubleday.
Moore, T. (1992). *Care of the soul*. New York: HarperCollins.
Moore, T. (1996). *The re-enchantment of everyday life*. New York: HarperCollins.
Pizzi, M. (1996). *HIV Infection and AIDS: A professional's guide*. Silver Spring, MD: Positive Images and Wellness.
Pizzi, M., and Burkhardt, A. (1998). Cancer and AIDS. In M. Neistadt and E.B. Crepeau (Eds.), *Willard and Spackman's occupational therapy* (9th ed., pp. 705–715). Philadelphia: Lippincott.
Pizzi, M., Mukand, J., and Freed, M. (1991). HIV infection and occupational therapy. In J. Mukand (Ed.), *Rehabilitation for patients with HIV disease* (pp. 283–326). New York: McGraw-Hill.
Pizzi, M., and Wilson, C.F. (Eds.). (1997). *Alternative and complementary care and the allied health professions*. Silver Spring, MD: National Center for Wellness and Health Promotion.
Siegel, B. (1986). *Love, medicine and miracles*. New York: Harper and Row.
Siegel, B. (1989). *Peace, love and healing*. New York: Harper and Row.
Tigges, K.N., and Marcil, W.M. (1996). Palliative medicine and rehabilitation: Assessment and treatment in hospice care. In *ROTE (role of occupational therapy with the elderly)* (2nd ed., pp. 743–763). Rockville, MD: American Occupational Therapy Association.
Weil, A. (1995). *Spontaneous healing*. New York: Ballantine.

第14章

早期介入プログラム

Donna A. Wooster, MS, OTR, BCP

EARLY INTERVENTION PROGRAMS

概 要

はじめに
早期介入プログラム
 ニーズの表明
 早期介入の構成要素
 チームメンバー
 移行計画
早期介入における作業療法サービス
 作業療法評価
 家族の参加
 親の教育
 機器と消耗品
 記録
早期介入における特別な考慮点
 農村地帯でのサービス供給
 大家族
 文化的多様性
 専門職の準備

キーとなる用語

- 増幅（Amplification）
- カリキュラムに基づく測定（Curriculum-based measurement；CBM）
- 早期介入（Early intervention）
- エコロジカルな環境評価（Ecological evaluation）
- 適格性（Eligibility）
- 家族中心の哲学（Family-centered philosophy）
- 無料で適切な公教育（Free Appropriate Public Education；FAPE）
- 個別的家族サービス計画（Individualized family service plan；IFSP）
- 職種にまたがるチーム（Interdisciplinary teaming）
- 多職種チーム（Multidisciplinary team）
- 自然環境（Natural envionments）
- サービスコーディネーター（Service coordinator）
- 解決に焦点を当てた質問（Solution-focused questions）
- 学際的チーム（Transdisciplinary teaming）

学習目標

本章は，読者が以下のことができるように書かれたものである．

- ■ 早期介入プログラムの開発に影響を及ぼした法律を説明すること．
- ■ 早期介入サービスのニーズを示している出来事を説明すること．
- ■ 早期介入プログラムの構成要素を明らかにすること．
- ■ 早期介入プログラムにおける作業療法士の役割を検討すること．
- ■ 早期介入作業療法サービスのための評価と測定の道具の適切な領域を明らかにし，説明すること．
- ■ 早期介入への家族のかかわりの重要性を考察すること．
- ■ 早期介入プログラムにおける作業療法サービスの質に関する重要な側面を明らかにすること．

◆ はじめに

早期介入は，誕生から3歳までの子どもたちのために，州政府が実施する連邦政府による委託プログラムである．州政府は「障害を持つ乳幼児とその家族に対して，州全体にまたがり，包括的で，調整され，多職種での機関にまたがるプログラムを開発し，実施し，連邦・州・地方および私的な資源からの早期介入サービスへの支払いの調整を促進すること（34 CFR 303.1 [a][b]）」を委託されている．主たる目的は，このサービスに適格であるかもしれない発達障害児を明らかにし，その子をケアする家族の能力を高めるために必要なサービスを提供することである．障害者個別教育法（Individuals with Disablities Education Act；IDEA）と1997年の現行の障害児教育法改正（H.R.5）は，このプログラムの構成要素を定義している．そのC部は障害を持つ個人の特別なニーズを充足するためのセンターやサービスを扱っており，H部は障害を持つ乳幼児を定義している．**無料で適切な公教育**（Free Appropriate Public Education；**FAPE**）に必要な構成要素はB部，C部，H部にあり，すべての障害児に対する教育の提供を委ねている．州は子どもたちに対するサービスの実施と配置をコントロールす

る．1997年の改正は，これらの乳幼児のために，デイケアセンター，デイケアホーム，幼稚園プログラムといった**自然環境**でのサービス提供を含むよりインクルージョン的環境を委託している．障害児は障害を持たない同年齢の友達と共に，その地域にいるべきである．チームの責任は，これらの子どもたちの継続的発達を支援するためのサービスを，地域環境の中で提供することである．

本章は，早期介入の必要性と目的，および，法律で委託された早期介入プログラムの構成要素を検討する．早期介入サービスへの作業療法の参入については，評価，家族参加，両親教育，そして，記録文書を含めて説明する．さらに，早期介入における特別の考慮点を論じ，最後に，3例のケーススタディを通してその主な概念を描き出す．

◆ 早期介入プログラム

早期介入サービス供給の前提は，介入開始が早ければ早いほど，その家族と子どもの成果が良くなるということである．ハイリスク児が生き延びたり元気になるためには最適な環境が極めて重要であることを，研究は示してきている（Horowicz, 1982；Korner, 1987）．Gordon（1969）の先駆的研究は，両親が他の両親の訓練者として作用することを教えてくれた．Gordonの研究は，このモデルによるプログラムの中で，子どもの発達が有意に改善したことを示した．母親たちの教え方は指示的でなくなり，より支援的になったとの改善を示した（Gray, 1976）

現在の早期介入システムは，「親と親しく（parent friendly）」なること，その地域が必要な資源を利用したり開発すること，親と専門家の協業を促進すること，資源の断片化と格差を最小限にすること，などを目ざしている（Baldwin, Intriligator, Jeffries, Kaufmann & Walsh, 1990）．家族は利点とニーズを明らかにする非公式的な方法を好むことを，研究は示している（Summers et al., 1990）．

ニーズの表明

過去には，親たちは障害児を施設に入れることを強く望んでいた．社会の変化は，その子の障害にかかわらず，家族がその子を自宅で養育したいという期待に貢献している．家族によっては，このレベルでの養育をうまく行うために，強力な介入と支援を必要としている．研究は，専門家が情報，情緒的支援，継続的サービスを提供することで，家族を援助できることを示している（Featherstone, 1980）．

合衆国における家族の変化は，障害児を育てている片親の増加を引き起こしている．転勤は，その地区の資源として利用できる大家族が少なくなるという結果を引き起こす1つの要因である．こうした子どもの養育支援資源の減少は，主たる養育者にますます大きなストレスをもたらしている．両親がそろっている家族でさえも，こうした子どもたちの主たる養育者である母親（Crowe, 1993）が，依然として社会的孤立の危険にさらされている．彼らは，資源と一貫した社会的支援を提供されれば，より良い機能を発揮できる（Anderson & Telleen, 1992）．

研究は，医学的に脆弱な子どもたちが，今や，過去にそうであったよりも，より長い余命を持つことを示している（Fitzsimmons, 1993；Gortmaker & Sappenfield, 1984）．障害と慢性病を持つ子どもの全母集団の大きさは安定したままに留まっているものの，寿命の一層の延長は，子どもの成長に伴う時間と共に，ニーズの変化を引き続き家族に起こさせることになろう（Wallace, Biehl, MacQueen & Blackman, 1997）．

さらに，障害児の多くは貧しく機能障害に陥った家族と遅れた地域の中で生活していることがある（Thompson, 1992）．貧困は能力障害のリスクの増大，そして，慢性的な健康上の状態と関連する問題による入院の増加と結びついており（Newacheck, 1989；Wissow, 1988），障害児をますます，大きく蓄積されたリスクに置くことになる．

複雑で多様な健康保険提供者が障害児のニーズを満たすことに関する混乱に拍車をかけている．共同支払

い，既往症，控除，そして，プライマリーケア医を門番的役割に含めた契約は，家族を混乱させることが多い．州のメディケイド・システムは様々な適格性基準を設けている．ある州で認定された子どもでも，別の州では認定されないこともある．民間保険の支払いを受けている子どもたちも，人数割りという問題に直面させられている．家族はこうしたギャップを埋めるために早期介入プログラムを必要としており，自分の子どもに対するケアを保証するためにサービス提供者のシステムと交渉する．

それぞれの州は，家族の特別なニーズと資源に取り組むために計画された連邦政府のガイドラインに基づき，早期介入システムを開発している．作業療法士は自分が実践している州の特別な情報を求める必要がある．ほとんどの早期介入プログラムは州教育省と関連づけて運営されている．

早期介入の構成要素

■同定

各州はサービスに適格であるかもしれない子どもたちを同定するシステムを設けて，その人々を早期介入システムに紹介しなければならない．発達障害を疑われた子どもたちは，作業療法士，両親，医師，他の健康提供者，および，地域機関を含む様々な資源を通して同定されるであろう．紹介のためには，典型的にはある局番（通常はフリーダイヤル）が利用できる．

■適格性の決定

各州に広がるシステムの1つの構成要素は，「地方主導機関（local lead agency）」の設置である．この指定機関は州によって様々である．ほとんどの場合，それは州教育省の一部門になっている．その地方主導機関は「適格性」を決定するために両親と評価の予定を立てる．**適格性**とは，その州の基準に従って，その子が早期介入サービスを受ける資格を持っているかどうかということである．この評価過程は親の書面での同意を得て開始される．評価は様々な訓練を積んだ専門職によって実施される．評価得点は，州によって様々ではあるが，サービスの適格性を決定するために用いられる．1領域以上での特定レベル（25パーセンタイルといったこと）の発達遅滞，あるいは，基準値より2標準偏差以下が2領域あるといったことが，適格性として設定されているようである．州によっては，専門家のハイリスクという意見に基づく「ハイリスク」というカテゴリーによって，資格を持つ子どもが出ることがある．

■評価と測定

1977年のIDEAは評価過程に関する特定の情報を備えている．評価は紹介から45日以内に実施しなければならず，また，その家族に合った母国語あるいは地域的特性の中で提供されなければならない．評価の道具は文化的あるいは人種的にバイアスを持つものであってはならない．多くの州は，選択できる評価の道具として，特定の道具を提示しており，その結果を支持するために他の臨床的情報を伴う意見を書面で表明することを許可している．親は自分の子どもの能力に関する情報を提供するために，その評価過程に含まれなければならない．

子どもの年齢，性別，民族的背景，母国語，文化などの様々な要因，家族やチームのニーズなどの情報は，評価道具の選択に影響を及ぼす．測定は，①運動的，②認知的，③社会的—情緒的，④コミュニケーション的，⑤適応的な発達，という5領域における遂行を測定する標準化された検査法でなければならない．

評価の要請を受け取ったならば，子どもの記録が注意深く検討される．この記録には，過去の医療歴と，基底線（ベースライン）となる機能と障害を示す可能性を持つこれまでの検査結果が含まれるであろう．必要であれば，セラピストは医療記録とこれまでの検査報告を得るために親の許可を求めることもある．

最も優れた実践的研究は，多面的な環境あるいは文脈の中での子どもの評価が，その評価の信頼性を高めることを示している（Miller, 1994）．可能であれば，作業療法士は自宅，デイケアや保育所，その他の自然環境で，その子どもの観察を実施すべきである．評

価されることになる要因には，違った環境に対する反応，遂行に対する友達の役割モデルの影響，1人での機能と集団での機能，他の子どもたちや両親以外の大人との社会的—情緒的およびコミュニケーションの技能が含まれる．

　早期介入プログラムは，主に，主たる評価者と提供者である教師への教育的モデルである．早期介入チームには，作業療法士，理学療法士，言語聴覚士，看護師，その他の利用できる人を含む多数の専門職がいなければならない．通常は教師がなるが，チームメンバーの1人が，主たる評価を行うことがある．この人は，検査を実施し，次に，5領域にまたがる検査結果に基づき，言語療法や作業療法といった他のサービスを求める．例えば，作業療法士は乳幼児の評価過程に関与することもある．

　もう1つの書式は，場面-様式（arena-style）評価である．複数のサービス提供者たちが，主要な1人ないし2人の主たる評価者によって実施される評価を観察するために，同時に集まる．各々のチームメンバーは，情報を記録して，その子の能力を話し合う．チームメンバーは，観察結果について話し合い，共同で評価報告書を書く．子どもは，検査得点に基づき，早期介入サービスに適格かどうか決定されることになろう．評価に続いてレポートが書かれ，そして，正当なものとされたならば，**個別的家族サービス計画** (Individualized family service plan：**IFSP**) が作成される．評価結果と観察は，作業療法を含む適切なサービス提供者に紹介するために用いられる．例えば，子どもが適応技能と微細運動技能で低得点を示したならば，通常，作業療法サービスに紹介される．

■**個別的家族サービス計画（IFSP）**

　ひとたび適格性が示されたならば，個別的家族サービス計画（IFSP）と呼ばれる書面での計画が，チームによって作成されなければならない（Box 14-1参照）．多くの機関が関与しているにもかかわらず，IFSPは1つしか作成されない．家族は，IFSP開発の重要な参加者である．子どもに求められる全てのサービスは，地域機関がそのサービスを提供するかもしれないことを含めて，この計画の中に文書化されなければならない．この計画は，サービスの提供者，治療頻度，家族の目標，および，かかわることになる資源を特定している．期待される成果も明確に述べられている．この過程は，子どものニーズ，家族資源，優先順位，関心事，そして，支持を明らかにするであろう．この過程の結論には，また，サービスコーディネーターの指定と家族との会議のサービスの性質と範囲に関する概要が示されるであろう．

　作業療法は，このIFSP計画の下で，乳幼児に対する主たるサービス提供者となることがある（Decker, 1992）．作業療法は，唯一のサービス提供者であるかもしれないし，提供者のチームの一員になるかもしれない．各々の計画は，その子どもと家族のニーズに合わせて仕立てられる．作業療法のニーズが明らかになった子どもは，どのような子どもでもそのサービスを受けなければならない．**サービスコーディネーター** (Box 14-2参照) は，両親と提供者に対するコンサルタントとして機能する．

　サービスコーディネーターは親やその他の家族や専門職を訓練し，医療職との面談予約を調整し，IFSP過程にチームで参加し，また，サービス提供者との結びつきを打ち立てるといったことにかかわるであろ

■Box 14-1　個別的家族サービス計画（IFSP）

IFSPの過程は，以下の情報を収集する．
- 子どもの現状
- 家族資源，優先順位，関心事
- 期待される主な成果
- 特定のサービス，その頻度，期間，提供者，お

よび，開始日
- 他のサービス，例えば，医療サービスのニーズ
- サービスコーディネーターの氏名
- 3歳時での移行を支援する段階

> **■Box 14-2　サービスコーディネーターの役割**
> ● 両親や提供者と相談すること．
> ● 両親やその他の人を訓練すること．
> ● チーム評価やIFSP過程に参加すること．
> ● 早期介入と他のヘルスサービスを調整すること．
> ● サービスへのアクセス，契約，擁護を確実に行うこと．

> **■Box 14-3　両親の権利の要約**
> ● 自分の子どもの評価の必要性に同意すること．
> ● 自分の子どもの記録を検討すること．
> ● 医学的情報をチームと共有する必要性に同意すること．
> ● サービスが変更されたり，拒否される前に，事前に書面での連絡を受けること．
> ● 論争を解決する相当の過程を持つこと．
> ● 公平な調停者を入手できること．

う．さらに，サービスコーディネーターは，子どもが3歳になったとき，公立学校への移行計画について，家族を援助する．サービスコーディネーターは，家族と最も多く接触し，家族と子どものニーズをより全体的に見ることができる．このプログラムのモデルは，サービスコーディネーターは，先見の明があり，家族を中心に据え，そして，能力を引き出すことで家族をできるようにしたりエンパワーメントするという前提に立っている（Bailey, Palsha & Simeonsson, 1991；Dunst, Johanson, Trivette & Hamby, 1991）．作業療法士も，サービスコーディネーターの役割に就いてサービスを提供することができるが，それは専門職としてのかかわりの回数を減少させることになろう．

両親は，IFSPの過程と関連する多くの権利を持っている（Box 14-3参照）．両親は，いつでも記録を検討することができるし，また，医学情報をIFSPチームと共有することに同意できる．親がサービスに不満であったり，文書化されたIFSPのサービスが提供されていないことを知った場合，その過程を当然のことにするよう求める権利を持つ．これは，論争を解決するために公平な調停者によって行われる審理を含む法的手続きである．このことは，早期介入サービスを受けている自分の子どものニーズに対する計画に関する家族の権利を明確に描いている．

法律にはまた，サービスは自然の環境，すなわち年齢や活動によるが，子どもたちがいつも居る場所で提供されなければならないとしている．これには自宅，デイケア提供者の家，デイケアセンター，保育所と遊び場が含まれる．両親は，サービス提供の場所の選択という点で，チームを導く情報をもたらしてくれる．作業療法士は，保育所に毎月1回訪問しながら，主に自宅で，あるいは，その逆の形で，その子を治療するよう求めるかもしれない．決定は家族と乳幼児のニーズに基づき，個別になされる．1997年の改正は，子どもたちが友達と一緒の自然でインクルージョン的な環境に置かれることを強く擁護している．サービス提供もまた，こうしたインクルージョン的な環境において提供されなければならない．

チームメンバー

早期介入チームのメンバーは通常，子どもに働きかける両親，教師，セラピスト，そして様々な契約によるサービス提供者を含むその他の人々から構成されている．作業療法士は，このチームメンバーの1人になることができる．このチームの主たる目標は，IFSPに文書化されているように，家族に必要なサービスを提供することである．各々のチームは，家族のニーズに基づいて編成される．サービス提供者によっては，頻繁に一緒に働き，互いに親しくなることもあろう．

チームメンバーは，特定のサービス提供のために契約している様々な機関の代表者となることが多い．目的，目標，そして哲学について，明確で，焦点を当てた声明を持つチームは，より効果的に機能する．

Briggs（1993）は，チームの成功のために不可欠な10の質を説明している．論じられた最も重要な質の1つは「コミュニケーション」である．チームは，自分たちの状況にふさわしいコミュニケーション・システムを開発する．今日のテクノロジーは，ファックス，携帯電話，留守番電話，ポケットベル，電子メールといったように，以前よりも多くのコミュニケーションの方法をもたらしており，それはチームメンバーに他人からの指導を求めたり，知識を共有する幅広い機会をますます提供している．チームメンバーが遠隔地で働いているときでも，彼らはコミュニケーションをとるための創造的手段を開発することができる．メンバーが互いに重要な情報を伝えあう方法を決めた一連のルールを文書にすることは，良好なコミュニケーションを促進する上で大きな利点となる．

早期介入チームの仕事にとって重要なもう1つの構成要素は，問題解決である．チーム会議は不可欠であり，時間と場所に関するその機関からの約束を必要とする．会議は決定を下すことと生産的であることでなければならない．Briggs（1997）は，チームが肯定的で生産的なやり方で，困難にうち勝つのを助けるための情報を引き出した．問題解決状況において用いることができる5段階の意思決定モデルは，文献に概説されている（Briggs, 1991）．

基本的には，3つの異なるチームモデルがある．それらは，①多職種チーム，②職種にまたがるチーム，③学際的チーム，である．**多職種チーム**は，各々の専門職が個々に評価を実施し，それぞれの目標を書くという古いモデルである．**職種にまたがるチーム**は，目標の優先順位をつけるために共同での話し合いを持つものの，個別に評価にかかわり，より調整されたサービスをもたらす（Case-Smith & Wavrek, 1993）．**学際的チーム**は，参加しているスタッフの専門領域間の役割，責任，機能を互いに重ね合ってかかわる．それは柔軟性をもたらし，あらかじめ決められていた専門性の境界を放棄するものである．全てのチームメンバーは，この役割に備えて相互訓練にかかわる．この相互訓練過程は，開発するために時間を必要とし，また，子どもの発達と治療的介入において堅固な基盤を持つようチームメンバーに求める．この相互訓練には，チームが以下の一連の役割発達段階を通して改善することが含まれている．それらは役割の延長，役割の強化，役割の拡大，役割の交換，役割の免除，役割の支援，そして，役割の移行である（Briggs, 1993）．これらの段階についてさらに詳しい情報が必要な読者は，引用されている文献を参照してほしい．

学際的チームを形成する上での障壁あるいはバリアとなるものには，哲学や専門職の違い，法的責任，免許上の限界，サービス提供者の教育の多様性，免除された役割に訓練を受けた技術の首尾一貫しない修得度，そして，支払いや診療報酬の方針などである（Orlove & Sobsey, 1991；Ottenbacher, 1983）

学際的チームとともに，一般的には，チームメンバーの1人が家族に対する主たる提供者となる．必要に応じて，チームメンバーをコンサルタントとして利用する．このことにより，チームは子どものために全体論的なプログラムを開発し，また，家族のメンバーとのより強い関係を築き上げることができる．さらに，家族は1人の主たるサービス提供者と快適に過ごす時間が得られる．このことは，家族との効率的な時間と信頼確立にとって最善の選択肢であろう．広大な農村地帯を受け持つプログラムの場合，このことはまた，移動時間を減少させて，家族との一対一の時間を増やす上で役立つ．

有資格作業療法助手（COTA）も，早期介入チームのなくてはならぬメンバーになることができる．しかし，この学際的モデルの要請は新卒レベルのCOTAの利用を禁じていることもある．OTRとCOTAは，アメリカ作業療法協会（AOTA）の実践基準とスーパービジョンのガイドライン，および，作業療法実践に関する州法に照らして，COTAの役割と責任とを話し合うことになろう．経験のあるCOTAは，求めに応じて，OTRからのスーパービジョンを受けて，主たるサービス提供者になることができる．この役

割では，COTAは，優れた臨床的観察とリーズニング，個人的制限の認識，および，良好なラポールの構築とコミュニケーション技術を果たすにちがいない．OTRはサービスの質に対する責任を持ち，すべての最終的な臨床的決定を行う．

移行計画

　移行計画は，いかなるIFSPでも，その一部に含まれなければならない．移行は，家族にとってはストレスの高まる時期であることが知られている．早期介入チームは，子どもの3回目の誕生日の少なくとも6カ月以上前に，地区の教育機関（local education agency；LEA）に紹介しなければならない．LEAは，その子に利用できる就学前プログラムを決定することになる．チームは，幼稚園の環境に必要となるであろうすべての特別な教材を幼稚園で働くスタッフに通知するために，家族と緊密に連絡を取って働くことになる．親の許可が得られれば，早期介入作業療法士は，この移行を容易にするために，幼稚園で働く作業療法士とできるだけ個人的に連絡をとらなければならない．このことは，強化因子，改善の程度と経過，そして，治療アプローチの焦点としてうまく作用してきた技術と手順に関連する情報を提供するために役に立つかもしれない．食事のプロトコールが開発されたならば，それを幼稚園のプログラムスタッフに提供すれば，改善が継続されることになろう．

　幼稚園に根ざした場面への移行措置は，家族にとってはストレスに満ちたものである．モデルは，家族と親しくなる（family-friendly）モデルから，学校に根ざした特別教育モデルへと変化する．早期介入チームは，両親が自分の子どものために必要なサービスを求めるために，自己主張技能を育むよう援助しなければならない．早期介入チームは，両親が会議で率直に発言し，自分の子どもが必要とすることを求めるよう励まさなければならない．両親に，自分たちの法的権利を知らせたり，関連する障害者個別教育法（IDEA）の構成要素について教育することも，非常に役に立つ．

　家族が転居するような場合には，セラピストはルーチンとして行っている現在の食事，トイレ，更衣のプログラムのビデオテープを製作するよう申し出ることがあろう．これは必要とされる技術移転を促進する．大好きなおもちゃや好みの活動についてのノートは，新たなチームメンバーが好ましい成果をもたらす移行セッションを計画する上で役立つ可能性がある．可能ならば，適応器具をその子と家族に託して送るべきである．それができなければ，チームメンバーは両親と新チームのために，特別の器具と購買情報のリストを作成することができる．連絡者名と電話番号を含めておくことも役に立つことである．

◆ 早期介入における作業療法サービス

　作業療法士は，早期介入過程の中で，多くの役割を担うであろう．彼らは，評価チームの一員となりうるし，直接サービスを提供するし，学際的モデルの他のチームメンバーに相談を提供するし，また，これらの役割をどのようにも組み合わせて行うことができる（Hanft, 1989）．作業療法士はサービスコーディネーターになることもできる．

作業療法評価

　子どもたち，特に，人見知りを経験することがある7カ月か8カ月の子どもたちは，評価に協力するようになるまでに，そのセラピストに馴染むのに時間がかかることがある．初めは，両親が子どもと一緒にいるようにすることは重要である．また，このような場合には，その子に対して，段階的な交流と遊びをもたらすように，時間をゆったりとかけてアプローチしなければならない．子どもが泣いていたり怖がっているときには，その遂行は否定的な影響を受けるであろう．

　選ばれる評価器具は，高い妥当性と信頼性を示さなければならず，それに適切な乳児であることを正確に示さなければならず，包括的な健康的，社会的，行動的，環境的構成要素を含むものでなければならず，そして，専門家と平等のパートナーとしての家族を含め

なければならない（Hanson & Lynch, 1989）.

カリキュラムに基づく測定（curriculum-based measurement；**CBM**）は，子どもたちが獲得するよう期待されている学業技能を測定する．このタイプの評価は，ある特定の学業技能におけるその子どもの能力レベルを決定する．色や形を対応させたり名称を言うこと，分類箱にいろいろな形をきちんと入れることといった子どもの能力が評価されることもある（Deno, 1983）．

エコロジカルな環境評価は，様々な環境においてうまくやるために必要な技能を決定する．例えば，幼稚園では，違った環境で新しい技能を般化する子どもの能力が評価される．これには，自分の椅子からある活動のために環になった椅子へと移動すること，外出着を脱いでハンガーにかけること，促されれば，トイレに行って良いかを尋ねてトイレに行くこと，遊び場で様々な遊具の上で安全に遊ぶことといったことが含まれよう．エコロジカルな評価は，チームメンバーに子どもの実際の機能的変化を評価することをもたらすという点で非常に役立つものである．

遊びは，子どもたちの主な作業であるために，作業療法士によって評価される．チームが適格性を決定するのを支援するために，さまざまな評価法が利用できる．あるいは，それらはベースラインとなる技能の遂行に関する特定の情報を提供するかもしれない．この情報は，治療計画や日常生活活動のスケジュール立案と同様に，意思決定過程に取り入れることができる．遊びは，特定の運動，認知，コミュニケーション，社会的—情緒的といった技能における問題を治療する機会を提供する．

学際的な遊びに基づく評価（transdisciplinary play based assessment；**TPBA**）（Linder, 1990）は，観察に基づく学際的な評価道具である．それは，認知，社会的—情緒的，コミュニケーション，感覚運動といった技能の領域における技能獲得の正常発達の連続性に取り組み，そして，評価の学際的な場面タイプの評価を実施するための手続きを説明する．チームは，自然環境の中で，通常の遊びに就いている子どもを評価する．

改訂版Knox幼稚園遊び尺度（Revised Knox Preschool Play Scale）は，出生から6歳までの子ども用のものである．それは，①空間の管理，②物の管理，③ごっこ遊びと象徴遊び，④参加，という遊びの4領域を評価する．これは，友達のいる自然な環境での室内と屋外の両場面で，少なくとも2回の30分間の遊びの観察を必要とする．遊び評価の過程と解釈のより詳細な説明は，L.Parham & L.Fazzio（1997）による「小児に対する作業療法における遊び」の中で見ることができる．

感覚統合と感覚運動機能は，作業療法士が評価する重要な構成要素である．未熟児のボディーランゲージを理解することは，特に重要である（Hussey, 1988）．乳児の状態の検査は感覚処理過程を評価する1つの方法であり，Degangi（1995）による「乳幼児症候チェックリスト」はTherapy Skill Buildersから入手できる．3歳未満の子どものために利用できる他の道具は付録に示されている．

フィーディングは，良好な栄養，特に神経系の適切な成長と発達にとって不可欠であるために，特に乳幼児において評価すべき重要な遂行領域である．運動の遅れ，未熟な中枢神経系，内臓の異常を持つ乳児は，フィーディングに顕著な困難を経験することがある．Morris & Klein（1987）は，フィーディングを妨げる感覚的問題や医学的問題が，さらに複雑な感情的，行動的問題へと発展することを示している．作業療法士は，正常なフィーディングの詳細な発達に関する理解を持たなければならない．正常なフィーディングの発達的連続性は，全ての食事評価の基礎である．ほとんどの子どもたちの病院には，学際的なフィーディング評価を実施するために，利用できるフィーディング・チームがある．これは，医学的に複雑で脆弱な子どもを評価するための最も安全な場である．フィーディングにそれほど経験のない作業療法士は，病院のチームを紹介して，つながりを開拓しなければならない．子どもたちのために適切な非栄養的吸啜と口腔運動刺激プログラムを打ち立てることは，子どもたちが唾液のコントロールを学び，自分で食べられるようになるために必要なことである．

他の評価法は，微細運動，視覚—運動，そして，身辺処理の技能といった特定の技能領域に取り組むために用いられることがある．評価の種類は非常に多い（付録を参照）．あるものは正常発達に基づいているが，他のものは診断のために特化されている．推薦するとすれば，少なくとも1つの評価法は，両親が自分たちの観察も同様に報告することを可能にする発達チェックリストである．それはまた，IDEAによって明示されている全ての領域をカバーするものでなければならない．

家族の参加

家族中心という理念は，両親こそが最も良く知っているという前提に立つ．サービス提供者のパートナーと見なされている両親は，自分の子どものための擁護者であると期待されている．サービス提供者の役割は，両親が重要であるとした情報や指導を提供することによって，家族のニーズに応えることである．この家族中心の理念を理解するために，提供者は家族システムという見方を理解し，また，持たなければならない（Bronfenner, 1976）．例えば，作業療法士は家族とパートナーという関係を築くことを学ばなければならない．親の報告を信頼できる情報として受け入れること，両親が目標を定める際に援助を求めてもらうこと，両親を話し合いに導くこと，両親にチームと共に問題解決をするよう求めて気軽に質問をさせることは，良好な開始の一歩となる．

家族中心という理念は，作業療法士が従来用いてきた医学モデルとは異なる．医学モデルは，両親に自分たちの子どもに対してなすべきことをアドバイスするために，ヘルスケア提供者をより上位の役割に位置づけることが少なくない．両親は，そのあるものは自分たちの子どものニーズには合致しないかもしれない善意のアドバイスの受身的な受取人でしかない．このことは，両親に自分たちの子どものためにどのように擁護するのかということに活動的になり，また，学習することを思いとどまらせることになる．

作業療法士は，家族と彼らの自国語でコミュニケーションをとることを学習しなければならないか，あるいは，この過程を促進するために通訳者を配置しなければならない．Simeonsson & Bailey (1990) は，受身的な参加から積極的な参加へという連続性を示す早期介入のための両親の参加に関する階層性を明らかにした．家族は，その時の環境的要求と彼らの対処能力によって，これらのレベルの中で変動するであろう．最も低いレベルにあるのは，家族が子どものケアに関与しないことを選ぶという，選択的非参加である．階層性の中間のレベルにあるのは，情報の収集と機能の開発に焦点を当てるという，家族の参加である．最高位のレベルにあるのは，家族がその家族システムにおける精神的変化を求めることである．家族がある時期に機能しているレベルを明らかにすることは，作業療法士がその家族内での適切なケア提供者の役割を決定する上で役立つであろう．Featherstone (1980) は，専門職は適切な現在の情報を提供すること，感情的支持や必要なサービスを提供することによって家族を支援することができると提案した．家族によっては，自分たち自身のニーズをどのように擁護するのかを教えてくれ，また，自分たちと自分たちの子どものために意思決定をするためにエンパワーメントしてくれるよう，セラピストの支援を必要とすることがある．

自然環境の中での子どもの観察は，家族のルーチン，役割，コミュニケーション様式に関する価値ある評価情報を提供することであろう．**増幅** (amplification) という概念は，作業療法士にとっては役に立つ戦略であるかもしれない．増幅とは，「子どもの変化を促進しがちである家族と子どもとの間の相互交流的な出来事を認識し，記述し，検討する」という過程である (Andrews & Andrews, 1993, p.42)．これは，作業療法士が，子どもが行っているいかなるコミュニケーションの試みと，子どものこの行動を強化する親の反応に関して，自分の観察を家族と話し合うことを意味する．このことは，両親が非言語的なコミュニケーションの試みに気づき，反応することを奨励する．例えば，昼食の間，作業療法士は「私は，今，あなたのお子さんがあなたに目で注目し，スプーンの方へ自分の頭を動かすのを見ましたよ．今度は，

お子さんの口の前に来るようにスプーンを置いてみて下さい．お子さんがもう一度，そのように動かすかどうかを見てみましょう」と言うことがある．このことは，親がこの非言語的コミュニケーションに注目するよう奨励し，また，子どもの努力を強化するものである．これは，子どもと親の間の絆を強めることができる相互交流の最初の認識になるかもしれない．ある場合には，この相互交流は，認識され，それに基づいて築きあげることができる活動への部分的参加の始まりとなるかもしれない．作業療法士は，例えばフィーディングといったより大きい課題を行い，その課題を完了するために必要な多数の小さいステップに分析する．部分的参加は，この小さい構成要素のステップのどこかに積極的に参加することである．これは特に，多くの機能的身辺処理課題において重要である．

親とのインタビューでは，家族は有能であり，その子どもの生活を管理しているというメッセージを伝達しなければならない．こうする1つの方法は，解決−焦点型（solution-focused）の質問をすることである（Andrews & Andrews, 1993）．**解決に焦点を当てた質問**は，家族の努力を信用していることを伝え，家族がすでにその状況を改善する方向に向かっていると仮定した表現でなされる．例えば，「私は，あなたがお子さんをベビーシートに置く際に，どれほど注意してお子さんの頭と腕を置いたかに気がつきましたよ．これは大事なことです．ほかの課題や姿勢を取らせるときにも，同じようにしていますか？」もう1つの例は，「食べさせている間にテレビを消すことは，娘さんが食べることに集中するのに役だっているようですよ．そのほかにも，娘さんが注意を払う助けになっていることに気づいて，やっていることがありますか？」このアプローチにより，信頼を打ち立てると同様に重要な情報を得ることができる．

家族の通常の毎日のルーチンを見渡すことも重要である．家族は，すでに確立している毎日のルーチンの中に，ポジショニングと体操をどのように入れ込むかを教えられれば，それらをうまく続けることができるであろう．その例には，オムツを替えるときに関節可動域訓練を行うこと，あるいは，親が食事を作ったりシャワーを浴びている間に，子どもを安全な場所で，トレイの上に遊ぶためのおもちゃを置いた幼児用座席に坐らせること，といったことが含まれる．最も効果的な提案は，こうしたことが家族の自然なルーチンの中で行われることである．

活動の特性も，家族のメンバーが援助を得ることに影響する可能性がある．すべての親は，自分の個人的衛生，食事の準備，そして，他の子の養育のために時間を必要としている．セラピストは，親が最も忙しくしそうなときに，子どもを安全で自立した遊びの場所に置くことができる方法を示すことができる．他の子に，その子と遊んで，注意して見る方法を示すことによって，かかわることができる．これは，もちろん，他の子の年齢や能力によるものである．年上のきょうだいが学校に出かける時間に到着したセラピストは，通常のルーチンを妨害することになるかもしれない．したがって，10分ほど早く到着することは，非常に役に立ったり，非常に好都合である可能性がある．セラピストは，訪問に都合の良い時間を，家族に明確にしてもらうようにしなければならない．

家族に提供されるサービスの質を測定するために利用できる情報はほとんどない．Safer & Hamilton (1993) は，時を得ていること，効果，個別化，移行，家族中心の焦点，そして調整に基づき，どのようにサービスの質を測ったら良いのかという提案をしている（Box 14-4 参照）．

親の教育

親の教育は，技能と特定の行動の練習をモデル化することを含む進行中の過程である．Hinojosa (1990) による研究は，母親たちは柔軟性がない在宅プログラムに従うことができず，その代わりに，毎日のルーチンに合ったプログラムを必要とすることを示した．Case-Smith & Nastro (1993) は，母親たちが特定の活動については用紙に書かれた物の使用を好むことを明らかにした．同じように，Rainforth & Salisbury (1988) は，両親の生活様式に合ったプログラムを擁護している．複数の指示は混乱させるものである．大

> **■ Box 14-4　早期介入における作業療法のための最高の実践ガイドライン**
>
> - 両親を意思決定のパートナーと見ること．
> - 全てのチームメンバーと，はっきりと，オープンで協業的なコミュニケーション様式を用いること．
> - チームメンバーとサービス実施の責任を共有すること．
> - 遂行と機能的成果を改善するために知識を用いること．
> - 費用効果がある良質の治療を提供すること．
> - 子どもの能力を自然環境の文脈の中で見ること．
> - 獲得したことを自然な毎日のルーチンへと取り込むこと．
> - 増幅と解決に焦点を当てた質問を用いること．

事な場所に置かれた単純で鮮明な絵は，ポジショニングを強化する上で大きな助けとなる可能性が高い．提案には，子どもをいかにリラックスさせ，側臥位でオムツを替えるのかを示した絵を，オムツ換えのためのテーブルの近くやオムツ袋の中に置くこと，フィーディングの姿勢の絵を冷蔵庫のドアやテーブルの脇に置くこと，あるいは，風呂場に浴槽でのポジショニングの絵を置くことなどが含まれている．両親と関心のある家族と一緒にテクニックを練習することは，再保証を提供する可能性がある．

機器と消耗品

作業療法士は，様々な評価道具，ポジショニング装置，フィーディング用品，スイッチでアクセスする発達的に適切なおもちゃ，そして，すぐに使うことができる標準的な予防措置のための掃除用具を持っていなければならない．

様々な支持椅子と立位保持装置を含むポジショニング機器は，必要な場合に役に立つ．業者によっては，セラピストの購入に備えて器材を貸し出してくれる．器材は，高さと幅に成長の余地を見込んだものを選ばなければならず，また長持ちし，掃除が簡単で，調整できるものでなければならない．コーナーチェアは，ときには大工や親が作ることもできる．段ボールは，ポジショニング装置を作るために整えることができる．ロールタオル，大型のお手玉，サンドイッチ・バッグの詰め物も，側方への支持として使うことができる．ときには他にも，浴槽用座席としての子ども用の芝生用椅子，様々なポジショニングのオプションが付いた幼児や子ども用のカーシートといった市販の製品を使うことができる．

フィーディング・キットは評価過程に不可欠である．品目によっては様々に織り込まれた毛先を持つ歯ブラシの取っ手，一方に歯ブラシタイプの剛毛があって指の上をすべらせるゴム・チューブといった品目は，家族に使うように与えられることが多いために，消耗品の予算も提案される．様々な哺乳瓶の乳首，カップ，スクープ皿，食器，感覚の品目も必要とされる．

発達的に適切なおもちゃは，耐久性と清潔にできるかどうかという点で選ばれなければならない．購入された材料は，様々な年齢と目的に適応できるものであることが多い．これには，シャボン玉，プレイドー（Play Doh），カバー付きの風船，ボール，スクーター・ボード，晴れ着人形，ペグボード，ブロック，微細運動を促すおもちゃ，操作できる小さなおもちゃ風船が含まれ．セラピストは，様々なリサイクル可能な品目や家事の品目から，おもちゃを作ることに創造的アイデアを披露することができ，また，その過程で，両親に自分の子どもにとって適切なおもちゃの特性を教えることができる．

多様な技能が必要で，別の形での遊びを提供するおもちゃは役に立つ．利用できれば，おもちゃの図書館は早期介入チームにとってすばらしい資源である．スイッチ・インターセプターを作る方法を知っていると，役に立つ．「トイザらス」は，現在，適用性のある一連のおもちゃを販売している．また，多くの会社

が市販のスイッチおもちゃを作っている．

用品の掃除は不可欠である．利用できるようにするための物には，標準的な予防措置のための手袋と手洗いのための衛生気泡剤が含まれる．漂白剤と水を混ぜる（1：10の混合）と，毎回の使用の後に，おもちゃ掃除に使うことができる．

記　録

記録の要請は，機関，診療報酬提供者，治療のタイプによって多様なものとなろう．例えば，毎日の改善記録，毎日または毎月のチェックリスト，あるいは，四半期報告書などである．通常は，移動時間と経費，会議時間，そして，直接的・間接的サービス時間については，別個の形式が用いられるであろう．

ファイル，レポート，記録の原本，そして，IFSPと親指導用紙は，早期介入センターで鍵付きのファイル・キャビネットに保管されなければならない．これらは機密文書であり，不可欠なチームメンバーによってのみ見ることができるものである．すべてのノートとコミュニケーションの原本も，このファイルに入れておかなければならない．COTAによって書かれた文書は，コピーをとって配布される前に，OTRによって検討され，副署されることになっている．セラピストは，自分のノートのコピーを，目標に照らした改善の要約書を含めて，自分の個人ファイルに保管することもある．これらのファイルは個人的な利用のためだけに限られ，他に披露してはならない．

子どもの改善を記載した改善記録には，前の記録時からの治療の頻度と期間，治療的アプローチにおけるいかなる変更あるいはセラピーを妨げた医学的問題の説明，そして，移動上の問題，休んだ訪問，病気，改善を可能にしたり妨げたその他の要因の記載などが含まれる．親のストレスを変えた要因は，対処技能に対するそれらの要因の影響によるものであり，記録される．

医学用語を用いずに書かれた簡潔で，両親に理解してもらえ，読みやすい報告書は，家族にとって最も役立つものである．例えば「上肢」という用語を用いる代わりに，「腕」という用語を用いなければならない．同じように，「両側的」あるいは「同側的」を使う代わりに，「両方で」または「体の同じ側で」といった言葉を用いなければならない．

全ての報告書は，サービスの頻度と期間を含めて，サービスを説明し，正当なものとするものでなければならない．IFSP形式は，この情報を書く欄を持っている．終了時記録には，子どもの能力と改善を要約し，終了の日付と理由，プログラムのタイプ，治療の頻度と期間，用いられた介入と成し遂げられた改善の要約を含める．報告される情報には，毎日のルーチンとして行われた活動，子どもに対する効果的強化要因と治療アプローチ，そして両親の能力を促進するのに役立った戦略を含める．

◆早期介入における特別な考慮点

農村地帯でのサービス供給

農村地帯での高技術の介入サービスを供給することは，家の間の距離が極めて大きいために，きちんとした計画立案を必要とする（Box 14-5参照）．自動車と移動の準備に対するヒントは，第11章の在宅健康ケアのところに見ることができよう．安全予防措置として，閑静であったり，より安全でない地域への訪問は午前中か日中に計画すること，そしてセラピストは，到着と出発を機関の事務所に知らせることが推薦される．

大家族

大家族（extended family）のメンバーは，治療に非常に協力的である可能性が高い．しかし，子どもによっては，過度の雑音や動きが気を散らすことになったり，刺激過剰になるかもしれない．その家に他の子どもがいる場合，親がセラピストと一緒に働くことに集中できるように，彼らのためにグループ活動を計画することが役に立つかもしれない．きょうだいたち

> ■ **Box 14-5　農村地帯でのサービス供給**
> - 乗物を準備しましょう（携帯電話も勧められる）．
> - 前日に，家族と予定を立てて，チェックしましょう．
> - 他のチームメンバーと訪問の計画を立てましょう．
> - 事務所にチェックインし，予定に従いましょう．
> - 悪天候に備えましょう．
> - 自然災害に備えて，緊急処置を知っておきましょう．

は，ボランティアになることができるし，また，チームメンバーと特別なニーズを持つ子どもにかかわるために，ローテーションで選ばれる可能性がある．このことは，おそらくきょうだいたちがその子に何らかの責任を持ってかかわるのを可能にしながら，きょうだいたちが適切な交流技能を学ぶ機会となりうる．

家族の食事を観察することは，その環境と提供される感覚刺激のタイプに関する情報をもたらす．これにより，家族に適切な提案がもたらされる．子どもの遂行は，家族との食事の間と，1対1の場面では非常に異なるかもしれない．両親に少しの休養を与えるために，セラピストは大家族のそれぞれがその子の基本的ケアのルーチンについて学び，雑用を共有するよう奨励することができる．

遊びにどんなおもちゃを利用すべきかについて考える際の1つの要因は，耐久性である．きょうだいたちが新しいおもちゃで遊びたいことは避けられないことであり，共有することが奨励される．壊れにくいおもちゃと材料を使うことは，感情が傷つくことを防ぐことができる．

文化的多様性

適応技能と社会的―情緒的技能に関する練習は，その家族の文化に非常に依存している．子育てに関する見解は，家族の決定に他の子どもを加えること，食物の種類と食事の社会的雰囲気，衛生，衣類の習慣と選択，行動の期待，そして，しつけの行為と方法を含めて，非常に多様である．早期介入チームは，家族の文化について知らなければならず，また，評価と治療をこの文脈にふさわしいものにしなければならない．子どもたちは，自分の家族の中でまず機能し，次に自分の地域で機能することを学ばなければならない．宗教的儀式，文化的活動，学校活動に参加するその子の能力は，家族にとって特に重要であるかもしれない．

作業療法士は，ケアを供給することになるその地域に関する情報を求めなければならない．地域活動について知ることや通訳サービスを含めて資源を発見することは，非常に役に立つ．

専門職の準備

早期介入で働くことを希望するセラピストは，自分の能力を考慮すると共に，追加の継続教育を求めなければならない．小児領域での経験，医学的検査の理解，そして，小児の評価道具の知識は役に立つ．標準化された評価道具と標準化されていない評価道具に関する知識とそれらの使用は不可欠である．基底および天井の年齢基準，実施と採点，そして，検査得点の解釈に馴染むことも重要である．

作業療法と他のサービス提供者が早期介入チームに持ち込んでくる専門知識を知ることもまた，重要である．作業療法の専門知識には，フィーディング，適応技能，課題分析技能，環境の改変，正常発達，運動コントロール，感覚処理過程，そして遊びの技能の多様性と発達とが含まれる．

各々の州は，全ての早期介入チームのメンバーが示さなければならない能力基準を作成している．通常，特定の継続教育と経験が必要とされるが，州によって異なることもある．

地元のフードバンク，法第8節に基づく住宅の申請，デイケア，中古の衣類店，利用できるデパートと

いった地域機関の知識は役に立つものである．おもちゃ，フィーディング用具，その他の製品は，地元で購入できることもある．

ケーススタディ

Mちゃん

Mちゃんは双子の1人で，病院から帰宅したときには3カ月であった．彼女は在胎32週で生まれ，アプガールスコアは出生時と5分後にそれぞれ4点と6点で，出生時体重は1,600グラムであり，新生児集中治療室で最初の5週間を過ごし，次の5週間を未熟児室で過ごした．彼女は特徴的な低筋緊張と吸啜の低さを示し，また，最初の4週間は鼻腔（NG）経管で栄養摂取をしていた．作業療法士は，おしゃぶりでの吸啜，体位のポジショニング，覚醒のための感覚刺激に取り組んだ．Mちゃんは，未熟児室にいる間に，吸啜力が弱かったために，体重の増加が非常にゆっくりだった．彼女はスクイーズボトルとより長い乳首での経口栄養に移行された．この間に，彼女はまた，伝染病の副作用である徐脈と2回の熱性けいれんにかかったが，それは後に消失した．Mちゃんは，病院から，アラバマ州の農村地帯にある家族のモビールハウスに退院した．彼女の双子の姉，Maちゃんはもっと大きく，生後2週目で退院していた．Mちゃんは脳性麻痺で，左片麻痺という点に若干の懸念があったが，その原因は退院時には不確定であった．

早期介入チームは作業療法に評価と治療を要請した．Mちゃんは，4歳と2歳のきょうだいのいる家族の第4子であった．母親は20歳で，この赤ん坊が他の子どもたちと比べて，非常に「違って」おり，「チビ」だったために，自分が未熟な乳児を養育することに危惧を表明した．父は，地元の自動車修理場でフルタイムで働いており，家族のたった1台の車を運転して通勤していた．たまに，妻が車を使う必要があると，彼を職場まで車に乗せて行くという解決策がなされることがあった．早期介入チームは，家族サービス計画書の作成のために，家族と協業した．この乳児と家族のための長期目標には，以下のことが含まれた．①家族が双子をうまく扱うこと，食事を与えること，着替えること，そして遊ぶことに適応するよう援助すること，②地域の中に出て行き，子どもたちを安全に輸送することができること，③家族の食事時間を考慮に入れて，双子のフィーディングのスケジュールを確立すること，④発達を促進するために遊びの機会を提供すること，である．

作業療法士は，双子のフィーディング（2人とも哺乳瓶で），食事の準備，家族の食事，そして必要な雑用のための時間のスケジュールを立てる上で，両親を援助した．さらに母親は，1日を通しての自分自身のペースを維持するために，また他の子どもたちを適切な活動に取り込ませるために，エネルギー保存技法を学んだ．セラピストは，両親が育児を提供するために地域のグループからボランティアを求めるように提案した．3人の教会員が，雑用と子どもたちとの活動に援助することを申し出た．このことは，母親が食料雑貨の買い物に出かけたり，他の必要な用事をする時間をもたらした．

父と祖父母を教育し，育児に巻き込むために，夕方の作業療法訪問が予定された．親と祖父母のそれぞれは，2人の乳児をどのように安全にフィーディングし，沐浴し，着替えをし，オムツを替え，ポジショニングするのかを学んだ．この教育に取り入れられたことは，Mちゃんに固有受容覚の入力を提供し，左側に体重をかけるテクニック，遊びや探索のために両手を正中線に持ってくるためのテクニック，フィーディングのために両手を口に持ってくるテクニック，そして，発達を促進するために1日を通して彼女を様々な姿勢に置くためのテクニックであった．Mちゃんのための姿勢は，家族のルーチンと活動に基づいてなされた．乳児のための「良い姿勢」の絵が，両親，祖父母，ボランティアに気づかせるために，適切な所に貼られた．

作業療法はMちゃんの口腔運動技能とフィーディング能力に引き続き取り組んだ．彼女はもっと上手に吸うことができ，短い乳首と通常の哺乳瓶へと移行し

た．左側の促通テクニックと正中線方向への顔面のストローキングを含むプレフィーディング・プログラムが実施された．徐々に，Mちゃんにスプーンでのフィーディングが導入された．

フォローアップの医療訪問で，脳性麻痺の診断が確定した．両親は，早期介入チームが自分たちの変化していくニーズを満たすために，引き続き家族とかかわることを保証された．

Dちゃん

Dちゃんはダウン症候群の8カ月の幼児で，この4カ月間にわたり，特殊教育教師と理学療法士による早期介入サービスを受けてきた．早期介入チームは，彼の感覚処理と身辺処理技能に懸念を抱いている．理学療法士は，粗大運動技能とポジショニングに取り組んできており，彼の治療を続けることになろう．現在のテストでは，粗大運動年齢が5カ月，認知年齢が4カ月であることを示した．親の懸念には，おもちゃの握りとおもちゃとの交流の不足，易刺激性，すぐに怖がること，違う環境では泣くこと，そしてスプーンでの離乳食を拒否することなどが含まれている．

Dちゃんは両親，10歳と12歳の2人のきょうだいと一緒に，小さな町に住んでいる．両親は大学教育を受けた人たちである．父の仕事は保険調整官で，頻繁に出張に出かける必要がある．母は，今は看護師として週3夜のパートタイムの仕事に戻ったばかりである．他の家族はこの地区にはだれも住んでいない．両親が共に働いているときに，雇われた隣人が子どもたちと一緒にいる．きょうだいは何らかの援助を提供するために十分な年齢である．

作業療法の介入は，Dちゃんの感覚ニーズに取り組んだ．乳幼児症状チェックリストは，自己調整と入浴，着脱，接触に若干の問題を示した．観察を通して，作業療法士は顔と手掌への感覚刺激への嫌悪反応，急速な動きと結びついた前庭刺激の変化に対する嫌悪，環境内の視覚と聴覚情報による過剰刺激の傾向に注目した．詳細な評価は，顔と舌における低緊張と努力に対してやや疲労があることを明らかにした．

作業療法介入は，両親教育，環境の改変，そしてプレフィーディング・プログラムを通して，感覚と運動のニーズに取り組んだ．セラピストは，感覚刺激に関する両親教育を提供し，問題を視覚と聴覚であることを明らかにし，そして環境の修正を提案した．これには，食事時間の間には電話とテレビを消すこと，視覚的注意散漫を最小限にするためにこの子の姿勢を保持すること，そして，言語的および非言語的なコミュニケーションを単純化することが含まれた．Dちゃんの過剰感覚刺激の状態は，しゃっくりすること，顔をそむけること，自分の体をむりやり伸展すること，そして泣くことによって示された．ゆっくりと揺すること，布でくるむこと，しっかりと強い圧迫刺激で抱くこと，照明を暗くすること，静かに話すといった鎮静化のための活動が教えられ，就寝時刻や昼寝の前やこの子が過剰刺激の徴候の開始を示したときに，用いるように提案された．素早い動きとそれに伴う前庭の変化に伴うDちゃんの不快のために，両親は自分たちが彼を動かそうとしていることをDちゃんに知らせ，それから彼をゆっくり，安全に動かすように教えられた．

Dちゃんはスプーンで離乳食を食べるのを拒否していたために，彼の口腔運動領域における感覚の耐性を改善するために，プレフィーディング・プログラムが実施された．母は鎮静的な音楽を選んで，演奏されている間に，彼の顔を両手で，次にタオルで，ゆっくりとした動きで，同じような圧迫で撫でた．撫でること（ストローキング）は，常に，顔の正中線の方向と口唇の閉鎖に向けてなされた．母は，自分の指先にinfadentをつけて，正中線の口唇領域，次に歯茎をゆっくりと撫でた．次に，一連の口腔ブラシ（Nuk）のうちの最初のブラシを歯茎の正中線と前方にあてがい，そして徐々に口の中に動かした．時間をかけて，風味を導入するために，そのブラシは幼児用果物ジュースの中に浸された．Dちゃんは，この接触に慣れるようになるにつれて，徐々に自分の口を開いて，より受け入れるようになった．顔面の領域と舌へのいくつかの促通テクニックが，口唇を閉じることと舌のコントロールのために導入された．徐々にスプーンが

加えられ，そして彼の食事はシリアルと果物へ進んでいった．

Tちゃん

Tちゃんは，無視と虐待の生育史により，裁判所と子ども保護サービスによって，最近，里親に養育され始めた1歳児である．彼女は，痙直性四肢麻痺，視覚と聴覚の障害を伴う脳性麻痺を持っている．彼女は現在，年齢に対して体重と身長が下方の3%にいる．彼女は，肺炎のために3度の入院をしており，1カ月前には，軽い脳震盪で入院した．そのときに，彼女はHIV陽性であると診断された．その入院中に，ビデオ蛍光透視法が実施され，厳しい予後が示された．フィーディングのために胃瘻チューブ（Gチューブ）が挿入され，病院から里親の家へと退院した．この子は落ち込んでいるように見え，成長するために必要な臓器の欠陥を持っている．膝と肘にはやや拘縮が見られた．早期介入チームは，この子には看護，作業療法，理学療法，そして里親を援助するための在宅訓練士が必要であると決定した．里親の家での長期の配置が望まれた．在宅訓練士が週2回の訪問をしながら，作業療法，理学療法，看護実践家は週1回の訪問をしている．理学療法の焦点は，拘縮の管理，関節可動域（ROM），筋トーンの抑制，そしてポジショニングに当てられている．作業療法の焦点は，口腔—運動への刺激，多彩な感覚を提供するおもちゃでの遊び姿勢を促すこと，そして標準的（一般的）な予防措置を含む両親教育に当てられている．

口腔—運動プログラムは，Tちゃんが唾液をコントロールし，発声を支援することになる口腔筋のコントロールを改善するのを援助するために実施されてきている．このプログラムは，顔筋を抑制し，口を閉じることと発声を促すことに焦点を当てている．多彩な感覚の手がかりとポジショニングは，この過程の重要な要素である．この子は，顔を付き合わせての接触を促進するために，くさび型まくらの上，あるいは両親の高い腿の上に，持ち上げられて仰臥位に置かれている．ポジショニングと神経発達学的治療のテクニックが，肺の拡大と呼気を促進するために用いられている．里親は，胃瘻チューブでのフィーディングの直前か最中に，口腔刺激と満腹とを結びつけることを促すために，口腔—運動刺激プログラムを行うように奨励されている．

作業療法士と理学療法士は，家族のルーチンの中に調和する毎日のポジショニング・プログラムを開発するために，共に働いた．家族は，1日の中でオムツ交換，着替え，入浴，その子との遊びの間に，ポジショニング，ROM，抑制テクニックをどのように用いるのかを示された．Tちゃんは，膝の伸展を促すために，床の上に敷いた毛布の上に，肩の下に小さな半円型ロールをあてがわれて腹臥位に置かれる．小さな振動するおもちゃを動かす頭部スイッチが，頸の伸展を促進するために用いられる．側臥位では，手触りの良いおもちゃや材料を探索することや，リーチと把握を促すことで，両手技能が促進される．背臥位では，吊り下げられたおもちゃに手を伸ばすことと同様に，屈曲と両手を引っ張られての坐位への頭部のコントロールが促通される．坐位のポジショニングは，頭部のコントロールと手の技能のための機会を提供しながら，幼児用椅子，自動車のシート，乳母車で取り組まれる．

年齢相応の身辺処理技能における部分的参加という概念が利用される．Tちゃんは，帽子を脱ぐこと，袖に手を入れたり出したりすること，足を靴に入れたり出したりすることなどのために，手を取られての援助が提供される．家族は，求める行動を示すために一貫して触覚的手がかりを用いて，更衣のルーチンを開発するよう奨励される．時間が経つにつれて，Tちゃんはこれらの運動を開始する能力に改善を示してきている．

Tちゃんは，様々な時間に様々な薬物治療の場に置かれた．これは，副作用の可能性を確認し，必要に応じてこの子の遂行の期待を修正するために，早期介入チームと家族の間の絶え間ないコミュニケーションを必要としている．早期介入チームの助けと支援を得て，里親の家族は，Tちゃんに必要なレベルのケアを提供できている．彼らは，一生懸命に彼女の健康と発

達を促進する機会を提供するために取り組んでおり，また，彼女の愛らしく優しい性格によって報いられている．

◆おわりに

　早期介入作業療法は，在宅と地域の環境の中でなされる．早期介入作業療法士に求められる技能には，評価と観察の技能，予定に対する柔軟性，良好な時間管理，地域機関と資源に関する知識，文化的および宗教的な多様性の認識，そして優れたコミュニケーション技能が含まれる．作業療法士は，様々なチームの中で，また，異なるチームメンバーと共に機能することを学ばなければならない．両親に対する尊敬と関係を確立する能力が必要である．毎日の挑戦と報酬が満ちている．乳幼児とその家族の多様性は刺激的であり，興奮させてくれる．

　地域に根ざした実践は，ときには隔絶されていることもあり，また，ときにはユニークで挑戦的なものとなることもある．情報や資源にアクセスするためのコンピュータの使用は，利用できるようになれば，価値ある道具になりうる．チームメンバーや他の作業療法士の有効活用は，そのセラピストに再びエネルギーを注ぎ込むことができ，また，必要な専門的支持をもたらしうるものである．

◆スタディ・クエスチョン

1. 法律が早期介入プログラムの展開にどのような影響を及ぼしたかを検討しなさい．
2. 早期介入におけるスーパービジョンと実践のためには，どの州免許法を考慮する必要があるでしょうか？
3. 早期介入プログラムにおけるチームの3つのタイプの特徴を比較し，対比しなさい．
4. 早期介入プログラムにおける両親の権利をあげて，説明しなさい．
5. セラピーの過程に家族参加を促進するための方法を説明しなさい．
6. 介入プログラムにおいて作業療法士が手に入れることができる役割の種類を説明しなさい．
7. 作業療法士が評価する重要な遂行領域と遂行の構成要素はどんなものでしょうか，また，これらを評価するために利用できる道具は何でしょうか．
8. 早期介入プログラムにおける作業療法の「最高の実践」の5つの特徴をあげなさい．
9. あなたが車に「セラピーのキット」をまとめて置いておく必要がある場合，そのキットにどのような機器，用品，様式を含める必要があるでしょうか．

引用文献

American Occupational Therapy Association. (1989). *Guidelines for occupational therapy services in early intervention and preschool services.* Bethesda, MD: American Occupational Therapy Association.

Anderson, P., and Telleen, S. (1992). The relationship between social support and maternal behavior and attitudes: A meta-analytic review. *American Journal of Community Psychology, 20*(6), 753–774.

Andrews, M., and Andrews, J. (1993). Family centered techniques: Integrating enablement into the IFSP process. *Journal of Childhood Communication Disorders, 15,* 41–46.

Bailey, D.B., Palsha, S.A., and Simeonsson, R.J. (1991). Professional skills, concerns, and perceived importance of work with families in early intervention. *Exceptional Child, 58,* 156–163.

Baldwin, D., Intriligator, B., Jeffries, G., Kauffman, R., and Walsh, S. (1990). *Critical factors in the development of part H service systems.* Vienna, VA: The National Maternal and Child Health Resource Center.

Briggs, M. (1991). Team development: Decision making for early intervention. *Infant Toddler Intervention: The Transdisciplinary Journal, 1,* 1–9.

Briggs, M. (1993). Team talk: Communication skills for early intervention teams. *Journal of Childhood Communication Disorders, 15,* 33–40.

Briggs, M. (1997). *Building early intervention teams: Working together for children and families.* Gaithersburg, MD: Aspen.

Bronfenner, U. (1976). The experimental ecology of education. *Educational Research, 5*(9), 5–15.

Case-Smith, J., and Nastro, M. (1993). The effect of occupational therapy intervention on mothers of children with cerebral palsy. *American Journal of Occupational Therapy, 46,* 811–817.

Case-Smith, J., and Wavrek, B. (1993). Models of service delivery and team interaction. In J. Case-Smith (Ed.), *Pediatric occupational therapy and early intervention.* Boston: Andover.

Crowe, T. (1993). Time use of mothers with young children: The impact of a child's disability. *Developmental Medicine and Child Neurology, 35,* 612–630.

Decker, B. (1992). A comparison of the individualized education plan and the individualized family service plan. *American Journal of Occupational Therapy, 46*(3), 247–252.

Degangi, C. (1995). *Infant toddler symptom checklist.* San Antonio, TX: Therapy Skill Builders/Psychological Corporation.

Deno, S. (1983). Curriculum based measurements: The emerging alternative. *Exceptional Children, 52,* 219–232.

Dunst, C.J., Johanson, C., Trivette, C.M., and Hamby, D. (1991). Family-oriented early intervention policies and practices: Family centered or not? *Exceptional Children, 58,* 115–121.

Family Education Rights and Privacy Act of 1974. Public Law No. 93-380, 20 U.S.C. §1232, 34 C.F.R., Part 99.

Featherstone, H. (1980). *A difference in the family: Life with a disabled child.* New York: Basic Books.

Fitzsimmons, S. (1993). The changing epidemiology of cystic fibrosis. *Journal of Pediatrics, 122,* 1–9.

Gordon, I. (1969). Early childhood stimulation through parent education. Final report to the Children's Bureau, Social and Rehabilitation Services, Department of Health, Education and Welfare (HEW), ED 038–166.

Gortmaker, S.L., and Sappenfield, W. (1984). Chronic childhood disorders: Prevalence and impact. *Pediatric Clinics of North America, 31,* 3–18.

Gray, S. (1976). A report on the home-parent centered intervention programs: Home visiting with mothers of toddlers and their siblings. DARCEE, Peabody College, Massachusetts.

Hanft, B.E. (1989). Nationally speaking—early intervention issues in specialization. *American Journal of Occupational Therapy, 43,* 431–434.

Hanson, M., and Lynch, E. (1989). *Early Intervention: Implementing child and family services for infants and toddlers who are at risk or disabled.* Austin, TX: Pro Ed.

Hinojosa, J. (1990). How mothers of preschool children with cerebral palsy perceive occupational and physical therapists and their influence on family life. *Occupational Therapy Journal of Research, 10*(3), 144–162.

Horowicz, F.D. (1982). The first two years of life: Factors related to thriving. In S. Moore and C. Cooper (Eds.), *The young child: Review of research* (Vol. 3). Washington, DC: National Association for the Education of Young Children.

Hussey, B. (1988). *Understanding my signals.* Palo Alto, CA: VORT Corporation.

Hutchison, D. (1978). The transdisciplinary approach. In J. Curry and K. Peppe (Eds.), *Mental retardation: Nursing approaches to care.* St. Louis: Mosby.

Korner, A.E. (1987). Preventive intervention with high risk newborns: Theoretical, conceptual, and methodological perspectives. In J. Osofsky (Ed.), *Handbook of infant development.* New York: Wiley.

Linder, T. (1990). *Transdisciplinary play based assessment.* Baltimore: Paul H. Brookes.

Miller, L.J. (1994). Journey to a desirable future: A value-based model of infant and toddler assessment. *Zero to Three, 14*(6), 23–26.

Morris, S.E., and Klein, M.D. (1987). *Pre feeding skills.* San Antonio, TX: Therapy Skill Builders/Psychological Corporation.

Newacheck, D.W. (1989). Adolescents with special health needs: Prevalence, severity, and access to health services. *Pediatrics, 84,* 872–881.

Orlove, F., and Sobsey, D. (1991). *Educating children with multiple disabilities: A transdisciplinary approach.* Baltimore: Paul H. Brookes.

Ottenbacher. K. (1983). Transdisciplinary service delivery in school environments: Some limitations. *Physical and Occupational Therapy in Pediatrics, 3,* 9.

Parham, L., and Fazzio, I. (1997). *Play in occupational therapy for children.* St. Louis: Mosby.

Rainforth, B., and Salisbury, C. (1988). Functional home programs: A model for therapists. *Topics in Early Childhood Special Education, 7*(4), 33–45.

Safer, N., and Hamilton, J. (1993). Legislative context for early intervention services. In W. Brown, S. Thurman, and L. Pearl (Eds.), *Family-centered early intervention with infants and toddlers: Innovative cross disciplinary approaches* (pp. 1–19). Baltimore: Paul H. Brookes.

Simeonsson, R.J., and Bailey, D.B. (1990). Family dimensions in early intervention. In S.J. Meisels and J.P. Shonkoff (Eds.), *Handbook of early childhood intervention.* Cambridge, MA: Cambridge University Press.

Summers, J., DeOliver, C., Turnbull, A., Benson, H., Santell, E., Campbell, M., and Siegel-Causey, E. (1990). Examining the individualized family service plan process: What are family and practitioner preferences? *Topics in Early Childhood Special Education, 10,* 78–99.

Thompson, T. (1992). For the sake of our children. In T. Thompson and S. Hupp (Eds.), *Saving our children at risk: Poverty and disabilities.* Newburg Park, CA: Sage.

Wallace, H., Biehl, R., MacQueen, J., and Blackman, J. (1997). *Mosby's resource guide to children with disabilities and chronic illness.* St. Louis: Mosby.

Wissow, L. (1988). Poverty, race, and hospitalization for childhood asthma. *American Journal of Public Health, 78,* 777–782.

参考文献

American Occupational Therapy Association. (1997). *Occupational therapy services for children and youth under the Individuals with Disabilities Education Act.* Bethesda, MD: American Occupational Therapy Association.

Bashaw, M. (1997). *Children with disabilities* (4th ed.). Baltimore: Paul H. Brookes.

Case-Smith, J., Allen, A., and Pratt, P. (1996). *Occupational therapy for children.* St. Louis: Mosby.

Ensher, G., and Clark, D. (1994). *Newborns at risk: Medical care and psychoeducational intervention.* Gaithersburg, MD: Aspen.

Hanft, B.E. (1989). *Family centered care: An early intervention resource manual.* Rockville, MD: American Occupational Therapy Association.

Krauss, M. (1990). New precedent in family policy: Individualized family service plans. *Exceptional Children, 56,* 388–395.

Parham, L., and Fazzio, I. (1997). *Play in occupational therapy for children.* St. Louis: Mosby.

Semmler, C., and Hunter, J. (1990). *Early occupational therapy intervention.* Gaithersburg, MD: Aspen.

第15章

地域に根ざした精神健康サービス

Marian K. Scheinholz, MS, OTR

COMMUNITY-BASED MENTAL HEALTH SERVICES

概　要

はじめに
精神健康の障害
　作業療法と関連する歴史的側面
　病因論と疫学
　専門用語
　症状
介入アプローチとモデル
　予防
　医学的治療アプローチ
　リハビリテーションアプローチ
治療場面：サービスの連続体
　移動式行動健康ケア
　職業プログラム場面
　在宅健康サービス
地域に根ざした精神健康プログラムに対する財源
作業療法の特殊な役割
　ケースマネジメント，ケアマネジメント
　コンサルテーション（相談）

キーとなる用語

移動式行動健康ケア （Ambulatory behavioral health care）	統合失調症の陽性症状 （Positive symptoms of schizophrenia）
全米障害者法 （Americans with Disabilities Act；ADA）	積極的コミュニティ治療プログラム （Program for assertive community treatment；PACT）
ケースマネジメント（Case management）	精神科リハビリテーション （Psychiatric rehabilitation）
地域精神健康センター（Community mental health centers；CMHC）	心理教育的アプローチ （Psychoeducational approach）
地域支援プログラム （Community support program）	精神薬理学（Psychopharamacology）
コンサルテーション（相談）（Consultation）	心理社会的リハビリテーション （Psychosocial rehabilitation）
精神疾患の診断・統計マニュアル第4版 （Diagnostic and Statistical Manual of Mental Disorders, Fourth Edition；DSM-Ⅳ）	向精神薬（Psychotropic medications）
	保護作業所（Sheltered workshop）
統合失調症の陰性症状 （Negative symptoms of schizophrenia）	ストレス―脆弱性モデル （Stress-vulnerability model）
部分入院プログラム （Partial hospitalization program）	支援就労（Supported employment；SE）
	移行的就労（Transitional employment；TE）

学習目標

本章は，読者が以下のことができるように書かれたものである．

- 作業療法と関連づけて，精神健康における実践の歴史の概要を説明すること．
- 地域に根ざした精神健康場面における作業療法の役割を論じること．
- 精神障害の多次元的な病因を説明すること．
- ストレス―脆弱性モデルの作業療法への適切性を説明すること．
- 移動式行動健康ケアの原則を説明すること．
- 精神健康・リハビリテーションに対するPACTアプローチを説明すること．
- 地域に根ざした精神健康場面における作業療法実践の成功に対する機会とバリアとを明らかにすること．
- 地域に根ざした精神健康ケアにおいて担うであろう作業療法実践家の専門的役割を検討すること．

◆はじめに

作業療法は精神病者の治療にその起源を持っている．作業療法は，入院した患者に健康的な生活の習慣と，意味があり文化的に適切な手仕事を含む作業の習慣を育むために活動を提供した．仕事もまた，作業療法の手段として使われた．精神健康ケアの通院場面への変化に伴い，地域に根ざしたサービスは増加している．サービスのこうした増加に伴い，地域に根ざした

介入における作業療法の役割も増加している.

　本章では,作業療法実践家が,既存のサービスシステムの中で,あるいは,新たに創発しつつあるサービスシステムの中で,どのように機能しうるのかに焦点を当てながら,精神障害と診断された人に対する地域に根ざした介入における作業療法の役割を説明する.取り組まれる精神障害とは,DSM-Ⅳ (American Psychiatric Association, 1994) で定義された物質濫用および嗜好性障害以外の病気と障害である.本章では,プログラムモデル,治療的アプローチ,そして,作業療法実践家に適切な場面を説明する.プログラムモデル,アプローチ,治療場面および実践家の役割の説明に組み込まれていることは,精神健康における地域実践の成功にとって不可欠な価値と信条ということである.検討される多くの原則とメカニズムは,いかなる母集団にも適用できるものではあるが,子ども,若者および高齢者が遭遇する特別な問題があるために,焦点は主に成人に当てる.作業療法実践家の間接的役割と地域実践の学際的な特性についても説明する.

◆ 精神健康の障害

　精神健康の障害は「脳障害 (brain disorders)」とも呼ばれている.「脳障害」という用語は,「精神障害」という用語と結びついているスチグマ (不名誉;stigma) を払拭する努力の中で,全米精神障害者同盟 (National Alliance for the Mentally Ill;NAMI) によって最近になって導入されたものである (National Alliance for the Mentally Ill, 1996).

作業療法と関連する歴史的側面

　「道徳療法 (moral treatment)」運動の一部として,精神障害者は,大きな混雑した工業地区外の治療施設に収容された.ここでの作業療法は,健康的な生活と手工芸を含む意味があり適切な仕事を育成する活動に従事する患者から構成された.「産業療法 (industrial therapy)」として知られている仕事も,また,作業療法の手段として用いられた.陸軍病院では,兵士は回復中に,要求を少なくした「仕事」を提供された.そのとき以来,精神科作業療法サービスのほとんどは,主に病院の入院場面で提供され続けている.しかし,作業療法の明確な役割は地域に根ざしたサービスの中にあり,それは症状をできるだけ少なくすることへの焦点から機能的能力を改善することへの転換と一致している (Jeong, 1998).

　1950年代の中頃から,いくつかの要因が精神障害者に対する入院場面外でのサービスの増大に寄与してきている.当時の神経遮断薬または抗精神病薬の導入は精神症状を著しく減少し,したがって,多くの人を施設外で,比較的通常な生活を送ることへと導くことになった.連邦法は,合衆国における精神健康供給システムにさらに顕著な影響を及ぼした.地域精神健康法 (Community Mental Health Act) と精神健康専門職 (精神医学,心理学,ソーシャルワーク,看護学) に対する訓練プログラムであるタイトルⅤは,地域に根ざしたネットワークを通して,精神健康の問題への国の取り組みを目ざした全国的システムを確立した (Stein & Cutler, 1998).これらの法律の主目的の1つは,施設への配置から退所や転換がなされつつあった最重症者のニーズに取り組むことであった.1963年の地域精神健康法 (Community Mental Health Act) の結果,連邦政府の助成金による**地域精神健康センター** (community mental helth centers;**CMHC**) は,州立病院の代替として,地域での精神健康サービスを提供するために設置された.しかし,CMHCのサービスは重度精神障害者のニーズを適切に充足するものでないことが明らかになった (Ellek, 1991).

　1960年代中頃には,公的給付金プログラムであるメディケアとメディケイドの連邦政府による成立は,精神健康ケアに著しい影響を及ぼした.これらのプログラムは,州立病院外での専門的サービスに対する出来高払いで,ほとんど無制限の支払いを助成するために,連邦政府の資金を提供することになった.しかし,州立病院は,主に州予算からの資金提供に依存し

ていた．これらの州予算は，住宅，食物，医療や精神医療のサービスを含む施設収容患者に対するケアの総経費の支払いに資金を提供した（L.Mosher，個人的通信，1987）．これらの制度の両者はそれらにアクセスできた全員へのサービス提供という重荷を共有したものの，州立病院への限られた資金提供は極度の過密状態と人手不足をもたらした．さらに，限られた資金提供によって，サービスを「応諾しなかった」地域システム内のクライエントに対するフォローアップはほとんどできなかった．地域精神健康センターは，住宅と社会的支援を必要とするクライエントへの援助の提供を他の機関に依存していた．機関，病院，および地域精神健康センター間のケアと連絡の調整は崩壊し，多くの人々が「全く無視された」ままに残された（Ellek，1991）．

その間に，これらの問題に取り組むために，多数のサービスモデルと介入戦略が開発された．これらのプログラムの多くは，国立精神健康研究所による**1977年の地域支援プログラム**の設置に伴って出現した．各州は，州立病院から脱施設化した重度精神障害者のニーズに取り組むために，地域に根ざしたプログラムを設置するために資金提供を受けた．地域支援プログラムは，地域場面の中で適切な医療，リハビリテーションおよび支援のサービスを提供することにより，再入院を防ぐために計画された（Stroul，1984）．例えば，ウィスコンシン州マディソンでの積極的コミュニティ治療プログラム（program for assertive community treatment；PACT）やニューヨーク市でのファウンテンハウスプログラムといったこれらの地域サービスモデルのいくつかは，入院の減少と自立の増加を含む肯定的成果を一貫して示してきた．しかし，合衆国における精神健康障害と診断された大多数の人にとっては，費用効果の高い介入と支援システムは，引き続いて不足している．これらの人々の多くはホームレスか保護収容施設の居住者である．州立病院がますます縮小されるにつれて，擁護たちは精神障害と診断された刑務所にいる人々とホームレスである人々の数の急激な増加を指摘している（Frese，1998）．

この間に，地域治療プログラムと地域治療に対する資金提供は成長を示したものの，作業療法は必ずしもこの成長の一部であったわけではなかった．Nielson（1993）によれば，作業療法の文献が地域精神健康場面での実践を促進していたにもかかわらず，作業療法実践家は主に入院場面で機能し続けてきている．彼女は，作業療法士がうまく地域実践を行うための3つのバリアを記述している．それらは，①代わりの役割を担う必要性，すなわち，臨床家からケースマネージャー，プログラムディレクターあるいはコンサルタントへ，②専門職の境界と役割が柔軟になっている学際的モデルの中で働く必要性，③確立されているシステム内での動力源を理解し，影響を及ぼす必要性，である．現在および将来の精神健康ケアシステムに大きな影響を発揮している動力源には，管理ケアを通して費用をコントロールしようとする推進力，全米障害者法（ADA，1991），公的および私的なヘルスケアシステムの出現，消費者運動や擁護運動などが含まれる．

精神健康サービス・システムの大きな再編成は，展開しつつあるケアシステムに重大な影響を及ぼしているもう1つの要因である異業種間の「縄張り」争いをもたらした．地域実践に対するもう1つのバリアは，入院場面にいる実践家と比べて削減された，地域実践家の経済の補償である．

病因論と疫学

精神健康の障害に対する現在の理解は，多次元的病因論を示している（American Psychiatric Association，1995）．生物学的要因，とりわけ疾患と感情状態に対する遺伝的素因が，精神障害の発生と強く関係していると見なされている．精神障害の発生においては明確な遺伝子は明らかにされていないものの，多くの構造学的異常や生理学的異常が，うつ病，双極性障害，および，不安症と結びつけられてきている．さらに，その人の過去と現在の環境に基づく心理的，社会的な影響は，その人の精神健康障害の発生と進行しつつある悪化を引き起こす条件を作り出す上で重要な役割を担っている．全体的な症状の寛解，寛

解と増悪の期間，そして，状態の激しさにおいて多様な現症状の発生が生じることもある（本章の「ストレス―脆弱性モデル」を参照）．

疫学研究は，合衆国の約4人に1人が，その人の一生涯の中で精神健康障害を経験することを示している．単年度での成人の精神障害の発生率は22.1％と推定されている．重度の精神病は，合衆国の全成人人口の2.8％または約500万人に影響を及ぼすと推定されている（American Psychiatric Association, 1995）．およそ10人に1人が精神障害による能力障害を経験している．この障害に起因する家族や個人の苦しみに加えて，ケアの費用と生産性の損失の両者の経済影響は著しい．精神障害に関する費用は毎年1,500億ドルに達すると見積もられている（National Institute of Mental Health, 1998）．精神疾患治療の治療費負担における等価を主張する擁護団体は，適切に財政措置を取られた介入と支援サービスが経済的費用と人的経費を減少しうることを示している．物質濫用・精神健康サービス局による最近の研究（Sing, Hill, Smolkin & Heiser, 1998）は，精神障害に対する等価の経費は，現在の保険料に3.6％以内の追加で済むことを示した．

精神健康障害はまた，他の症状に付随してかなり高い比率で生じる．最近の研究は，物質誤用と精神健康障害の共起性は著しく，50％以上と推定されるとしている．発達障害や，例えば外傷性脳損傷，関節リウマチ，慢性疼痛といった身体疾患も，精神健康障害を随伴する．セラピストの中には，パラノイア統合失調症や統合失調症様感情障害と診断された多数の人の生育歴の中に，例えば，触覚防衛や学習障害といった感覚統合障害の存在に気づいた人もいる（Learnard, 1998）．さらに，精神健康障害をもつ人は，おそらく粗末なセルフケア，自傷行為，劣悪な社会経済的状態，その他の理由のために，短命である（Hyman, 2000；Hyman & Rudorfer, 2000）．一部の実践家は，精神健康の主要な障害をもつ多くの人々が，現在提供されつつあるケアと機能的能力を複雑にするかもしれない2つ以上の追加された診断名を抱えていると報告している．

専門用語

理解しておくべき重要な専門用語の2つの主要領域は，精神健康障害を明らかにするために用いられる用語の体系と薬物療法に関する専門用語である．

精神疾患の診断・統計マニュアル第4版（DSM-Ⅳ；American Psychiatric Association, 1994）は，合衆国において，成人と子どもの精神疾患を同定するために，最も広く使われている体系である．含まれている主要なカテゴリーは発達障害，人格障害，精神障害，感情障害，中毒性障害，不安障害，そして器質性脳障害である．クライエントは，以下の5つの軸で評価される．

- 第Ⅰ軸は，主要な精神医学的診断（または複数診断）である．
- 第Ⅱ軸は，人格障害と知的障害（該当する場合）を同定する．
- 第Ⅲ軸は，身体的および医学的病状を含む．
- 第Ⅳ軸は，クライエントに経験される環境ストレッサーのレベルである．
- 第Ⅴ軸は，クライエントの現在の機能レベルである（American Psychiatric Association, 1994）．

第Ⅳ軸と第Ⅴ軸は，作業療法の治療に最も関連している．作業療法士はこれらの軸の評定値を決定する上で鍵となる貢献者になることが少なくない．

精神健康障害を治療するために用いられる薬物は，**向精神薬**として知られている一般的な薬剤分類に属している．それらの使用の科学は，**精神薬理学**と呼ばれている．向精神薬の多数の下位分類を利用することができる．例えば（中枢神経系のドーパミン・レセプターでの特異的反応に基づいて）典型的または非典型的に，精神病性障害の治療には神経遮断薬物が通常的に用いられ，感情障害を治療するためには気分安定剤あるいは抗うつ剤が使われ，そして不安障害に対しては精神安定剤，抗不安薬，抗うつ剤が使われている．多くの場合，人々は自分の障害を治療するために，あるいは主要な向精神薬の副作用をコントロールするために，薬物を組み合わせて服用している．近年では，最初は精神健康障害の治療のために開発されたもので

はない薬物が，今では治療のために通常的に使われているものもある．これらには，てんかん，心臓病，そして甲状腺の薬物が含まれる．

症　状

　地域精神健康場面における作業療法士は，様々な精神健康の診断をつけられた人々に対してサービスを提供するであろうが，統合失調症はおそらく最も頻繁に出会う診断であり，したがって，特記に値する．他のよく見られる精神障害のいくつかの症状は表15-1にあげられている．

　統合失調症と診断された人は，陽性または陰性とされる症状を示す（Andreasen & Olsen, 1992）．**統合失調症の陽性症状**は，精神病の人に見られるが，精神的に健康な人には見られない．それらは通常の生活体験の部分ではない．統合失調症の陽性症状には，妄想，幻覚，そしてまとまりのない話や思考が含まれる．これらの症状は，神経遮断薬にかなり良く反応している．しかし，標準的な薬物療法はそれらを完全には除去しないかもしれず，またある人々では，この障害の陰性症状を実際には増加させることがある．

　統合失調症の陰性症状は，精神健康障害をもつ人に見られる損傷された精神健康の特徴をさす．統合失調症においては，陰性症状には以下のものが含まれる．
- 感情の平板化あるいは鈍麻．
- 寡黙（話や思考の貧困さ，あるいは遅延）．
- 意欲障害（avolition）あるいは無感動（みすぼらしい身だしなみと衛生，作業役割における持続性の欠如，そして，活動の自発的開始がまれであることを含む）．
- 快感消失（喜びの欠如）．
- 非社会性（他者からの引きこもり）．
- 注意障害（Andreasen & Olsen, 1992）．

　これらの症状は伝統的な薬物療法には反応してこなかった．しかし，例えば，クロザピン（clozapin．商品名Clozaril）のような新しい薬物は，これらの症状をコントロールすることにいくぶんか効果があった．作業療法介入は機能に対する陰性症状の影響に直接的に取り組んでいる．

　薬物は精神健康障害の症状を除去したり減少させることがあるものの，多くの人々は，特にある環境において，あるいは，自分がストレスを感じるときに，より重度ではない残遺症状を経験し続ける．これらの症状と機能に対するその影響とに取り組むために，多くの非薬理学的介入が用いられる．それらには，精神療法，カウンセリング，認知行動療法，環境変容，ジョブコーチ，ジョブ調節が含まれる．

■ストレス―脆弱性モデル

　ストレス―脆弱性モデルは，もともとは環境の「ストレッサー」と統合失調症と診断された人々に固有な個人の「脆弱性」との相互作用の理解を通して，統合失調症の症状の発症を説明するために提案された（Neuchterlein, 1987；Birchwood, Hallet & Preston, 1989）．このモデルは，もともとは統合失調症を説明するために概念化されたが，地域場面で生活している精神健康障害を持つ人の症状の増悪と寛解を理解する上で特に役立つ．症状増悪のエピソードは，機能的課題と作業役割を遂行する個人の能力における減少を伴うことが一般的である．このモデルによれば，これらのエピソードは脆弱な人々における「通常の」環境的ストレスによって促される（Neuchterlein, 1987）．脆弱な個人では，ストレスのこの「通常の」レベルはまた，深刻な症状と機能状態の消失が続く期間に対して原因となりうる．ある人の個人的脆弱性は脳機能の異常から生じると考えられている．しかし，これらの脆弱性はまた，嗜好や発達障害といった他の身体的疾患や障害と結びついていることもある．本来備わっている脆弱性の程度は，逆に精神障害の急性のエピソードを引き起こすストレスレベルに関連している（Birchwood et al., 1989）．

　個人がこの障害によってより重いハンディキャップを持つとき，臨床症状はさらに影響を受け，技能の退行を起こし，その人が機能できる環境的要素を狭め，そして，作業役割の責任を果たすことができなくなる．再発するたびに，脆弱性と将来の再発の可能性を直接的に高める．結果としての施設入所は，その

表 15-1　選択された精神障害の症状

障　害	症　状
大うつ病エピソード	●抑圧された気分 ●ほとんどの活動における楽しみの減弱 ●体重の著しい変化 ●不眠症または過眠症 ●精神運動性焦燥または遅滞 ●疲労またはエネルギーの損失 ●無価値感または過度の罪悪感 ●集中または決定をする能力の減少 ●希死または自殺念慮の反復
双極性障害	●大うつ病エピソードと躁病または軽躁病エピソードの間の慢性的な変動 ●誇大性，睡眠欲求の減少，多弁，観念奔逸，注意散漫，精神運動性の焦燥，制御のきかない買いあさり，性的無分別行動によって特徴づけられる躁病エピソード ●社会的および職業的機能における著しい障害
強迫性障害	●強迫観念または強迫行為のどちらか ●強迫観念／強迫行為が過剰であるとの認識 ●強迫観念／強迫行為は，苦痛を生じ，正常機能を妨害する．
統合失調症様感情障害	●統合失調症の症状と同時に存在する大うつ病エピソードまたは躁病エピソード ●妄想や幻覚 ●薬の作用によらない障害 ●社会的および職業的機能の著しい障害
外傷後ストレス障害	●自分の身体の保全を脅かす外傷的出来事の体験 ●強度の恐怖と無力感 ●出来事についての反復的で苦痛な思考と夢 ●外傷に関連する刺激の回避 ●睡眠障害 ●誇張された驚き反応 ●注意集中困難 ●易刺激性と感情的爆発
パニック障害	●予期しないパニック発作の繰り返し ●もっとパニック発作が起こるのではないかという心配の継続 ●パニック発作の結果としての行動の変化 ●パニック発作の結果に対する心配 ●広場恐怖（逃げることが困難，恥ずかしくなってしまうかもしれない場所にいることに対する不安）を含むことがある

出典：American Psychiatric Association (1994). Diagnostic and statistical manual of mental disorders, fourth edition（精神疾患の診断・統計マニュアル，第 4 版）. Washington, DC：American Psychiatric Association Press.

人をさらに孤立させ，患者という生活役割を強化し，依存，否定，絶望を高める．この循環への介入は，症状再燃の強さを防いだり，消失する個人的および環境的「防御因子」を通してなされる（Birchwood et al., 1989）．

◆介入アプローチとモデル

予　防

　管理ケアの高まり，そして，経費削減と生活の質を改善するために消費者を健全に維持することへの焦点化に伴い，予防と健康増進という概念がますます強調されてきている．健康保険会社によるこうしたプログラムへの資金提供は依然として少ないものの，健康実践の中には，国民的文化の一部分に徐々になりつつあるものもある．法律は，多くの職場，ショッピング地区，そして，食事の場での禁煙環境を確立し，また，飲酒後の運転を禁止した．健康増進および病気と障害の予防に関するアメリカ作業療法協会（1995）の議案書は，健康増進と健全な状態の必要性を「全ての治療的介入の基礎」と確認している．予防に取り組む作業療法プログラムは，従業員支援プログラム（Maynard, 1986），高齢者センター（Eilenberg, 1986），そして，健康維持団体（HMO）に設置されている（E.Cohen-Kaplan，個人的通信，1998）．取り組まれた話題には，社会的交流，問題解決，身体的活動，ストレス管理，夫婦カウンセリング，役割―重圧の問題などが含まれている．予防プログラムは，地域での作業療法の関与に対するもう1つの潜在的領域を提供している．

医学的治療アプローチ

　精神健康障害をもつ人々に対する主な医学的治療アプローチは，薬理学的介入である．クライエントは毎日の経口薬を処方されたり，長期間の効果がある注射を定期的に打たれることもある．さらに，最近，新しい薬物が導入され，統合失調症や双極性障害のようなタイプの重度精神疾患の治療に，より大きな効果が認められた．これらの薬物は副作用が少なく，症状のコントロールに一層の効果があると認められている．例えば，非定型抗精神病薬であるクロザピンは，統合失調症の人々に顕著な効果を示している．この薬には，めったにないことではあるが，致命的な副作用である無顆粒球症（重い感染症に至る白血球数の減少）の可能性をモニタリングする必要があるものの，クロザピンは多くの人々がより良好な機能的生活を送り，学校に戻り，仕事を持ち，そして，満足できる社会的関係を持つことを可能にしている．

　現在の治療環境において，多くの異なる形態を取る別の重要な医学的治療アプローチは，精神療法である．伝統的な洞察指向的な療法が用いられることもあるものの，必要とされる治療期間と求められる洞察能力のために，その適用は制限されている．このアプローチでは，その人は過去の出来事が自分の行動をどのように形成したかを理解することによって，現在の自分の行動への洞察を展開し，次いで，その洞察に基づいて行動を変えるというものである．支持的で簡単な精神療法は，時間をかけての洞察の展開に頼らずに，現在の行動および遭遇する問題に対処する方法により大きな焦点を当てている．この種の療法におけるテクニックは，より指示的で，クライエントのニーズと要望に関する専門職の理解に基づくものもある．

　認知行動療法は，個人の感情，行為，反応はその人の思考と世界認識に基づいているという理論に基づく特殊なタイプの精神療法的介入である．もしこれらの思考または認識が問題にされたり変えられたならば，絶望，失望，低い自尊心といった否定的感情は修正されることもある．

　現在の管理ケアの環境に共通していることは，治療セッション数の制限と機能的成果を求める要求である．精神療法のための時間をより短くすること，薬物療法の遵守に対するより大きな信頼，そして精神健康障害に対する手短な危機介入対応を組み合わせたことは，クライエントが治療を受け，退院し，症状の増悪と機能的能力の低下を伴って，短期間の後に治療に戻ってくる「回転ドア」現象を引き起こしている．

リハビリテーションアプローチ

リハビリテーションは，その疾患の症状と機能障害を低下する治療と，複雑な社会とヘルスケアシステムとの交渉を含めて，より良い生活の質を維持するための情緒的支援と実際的援助を含む3組から成るサービスの一部である．リハビリテーションサービスは，就労，日常生活活動，そして社会的遂行といった，成人の生活役割における機能状態を促進するために，クライエントに継続的に提供される．

■ 積極的コミュニティ治療プログラム（PACT）

積極的コミュニティ治療プログラム（program for assertive community treatment；**PACT**）は，積極的コミュニティ治療（assertive community treatment；ACT）モデルとしても知られているもので，重度精神病者に対する地域に根ざした包括的な治療モデルである．このプログラムは，1972年にいくつかの州立病院の病棟閉鎖の最中に，ウィスコンシン州のマディソンで始まった．ある1つの病棟の治療スタッフが自分たちの患者と一緒に地域に移り，彼らの家，彼らの仕事，社会的場面において，クライエントたちに集中的な治療，リハビリテーション，そして，支援サービスを提供した（Allness & Knoedler, 1998）．

このアプローチでは，精神健康の多職種にまたがるスタッフが，ある種の移動可能な精神健康機関として組織化されている．メンバーは，自分自身の特有な役割（例えば，医師，精神科看護師，心理士，作業療法士，ソーシャルワーカー，カウンセラー，そして職業専門家）を果たし，クライエントが必要とする時間と場所で利用できる継ぎ目がなく，中断されないサービスを提供するために他の役割を担うなどといったように，学際的チームとして機能している．そのチームは，サービスの主たる供給者であって，クライエントに対する「責任の定点」である．

サービスは，包括的評価に基づき，きわめて強力に個別化されている．提供方法は，個々のクライエントの現在のニーズと好みに基づいている．PACTサービスは，継続的かつ長期にわたって提供される．作業療法士は職業機能および社会的機能の領域における初期の包括的評価と，機能状態の損なわれた領域に対してなされつつある介入の効果評価に貢献している．作業療法実践家は，このチームの一員として，クライエントへのリハビリテーションサービスと，チームへのリハビリテーションに関する専門知識を提供している．

PACTチームは，クライエントを他のデイ治療プログラムや保護作業所に紹介するのではなく，彼らの通常の日常活動における毎日の時間を構造化するよう援助する．クライエントは，成し遂げる必要のあることや，どのように行うのかという毎日の計画を立てるよう手伝ってもらう．PACTチームは，クライエントのニーズと目標に基づき，さまざまな程度とレベルでの支援を提供する．クライエントは，リハビリテーションや他のサービスを組み合わせて，1日5回から7回診てもらうこともある．これには，就労，個人的および道具的日常生活活動，社会的関係，そして余暇時間の使用への支援が含まれる．

クライエントが仕事を見つけて維持するのを支援することが，PACTモデルの中心である．すべてのクライエントは職業リハビリテーション過程に参加させられる．仕事に関連するサービスは，実際の仕事が強調される地域に根ざした場面で提供される．ひとたび就労が達成されたならば，そのチームはクライエントと彼らの雇用者に支援と援助を提供する．公的給与制度は，意欲を失わせるものとしてではなく，クライエントが競争的就労に備えている間の経済援助と見なされている．

PACTチームがリハビリテーションサービスを提供する際に用いた方法は，作業療法の理論や価値観と共通するものであり，クライエントの目標を達成する上で効果的であることが証明されている．これらの方法は作業療法実践家が働いている地域場面とプログラムの多くに適用できるものである（Box 15-1）．

PACTとその複製プログラムの効果に関する研究は，成功を収めた成果を生み出す点で有効であることを示してきた（Santos, Henggeler, Burns, Arana &

> ### ■Box 15-1　PACT法での作業療法の利用
>
> ●**クライエントが通常の生活のルーチンを確立し，維持するのを援助する．**クライエントは日常生活活動，就労，そして，社会的余暇時間活動の予定を立てる上で支援を受ける．クライエントの予定が立った後に，活動に就くためにクライエントが必要とする支援に基づき，チームの予定が立てられる．次に，クライエントはチームのメンバーといつ会うよう予定されているのかといった情報を提供される．
>
> ●**成人の役割活動を確立または再確立するために，そばに付いて支援する．**チームメンバーは，クライエントが生活，仕事，社会的活動を計画して実施する際に，積極的に参加する．チームメンバーは最初は活動の大半を行うが，ルーチンが確立され，クライエントのスタミナと集中力が高まるにつれて，サービスの強度を少なくする．このことは特に，家庭維持，金銭管理，福祉や社会保障といった社会的サービス提供者との交渉，そして，余暇時間の構成といったことでは重要である．
>
> ●**モデリング（デモンストレーション），リハーサル（練習），コーチング（促し），およびフィードバック．**戦略は個別または他のクライエントとの集団で，また，地域での実際の生活状況で，提供される．家族，同室者，雇用者，家主，その他の人からのフィードバックは，クライエントにとっても，チームにとっても，価値ある情報をもたらすため，チームメンバーと定期的に計画される．
>
> ●**クライエントのニーズを充足するための環境の改変．**環境がそのクライエントの生活活動のうまい遂行にとって妨害を作り出しているかどうかを決定するために，クライエントとその周囲状況の評価に基づき，環境の改変がなされる．この改変には，休日の家族との外出に1日を費やすことが長すぎる場合に，その時間を制限すること，注意集中時間が短いクライエントのためには仕事時間中の休憩回数を増やすよう予定を立てること，歩いて行ける距離に家を見つけることで，バスに乗っている間にパラノイアを体験しつつある人を援助することなども含まれる．

Meisler, 1995）．これらの肯定的な成果は，有意に少ない入院数と，入院している人の入院期間の有意な短縮，数倍の雇用と競争的就労によるより多くの収入，自立生活状況における全体的により素晴らしい時間，より少ない症状とより大きな生活における満足，そして適度な社会的機能状態の増加を含んでいる．しかし，研究はクライエントがこのプログラムを終了したときに，これらの利得が維持されないことも示している．このことは，精神的損傷が長期になりがちな人々に対しては，現行のサービスが必要なことを示しているように思われる（Allness & Knoedler, 1998）．

■心理教育的アプローチ

心理教育的アプローチでは，病気とその管理に関する情報を消費者と家族に提供して，治療と回復過程への積極的な関与を促進し，彼らに病気に対するコントロール感覚をもたらす．Bloomer（1978）は，消費者は自分の病気に関する情報を受けサービスを選択する権利に加えて，安全性に対する権利と傾聴してもらう権利があると書いている．これらの権利は作業療法の哲学と一致しており，消費者の自己決定過程を促進し，その結果としての自己有効感と自尊心を高める（Bloomer, 1978）．心理教育は専門職によって用いられると，単に情報を与えるだけにはとどまらない．注意深く選ばれ，消費者とその家族に役立つようなやり方で提供される情報は，このアプローチの成功を左右する．

Anderson, Hogarty & Reiss（1980）によって開発された家族に対する心理教育的モデルは，①家族のつながり，②生存技能に関するワークショップ，③これらの新しい技能を適用し実践する機会の反復，④家族療法の継続あるいは終了，という4段階を含んでいる．作業療法士は，生活技能プログラムを開発するために心理教育的モデルを利用している．部分入院

（McFadden, 1992）とデイ治療（Tomlinson, 1994）プログラムにおいて，消費者は目標設定，ストレス管理，社会的技能，余暇計画，時間管理，予算管理，その他の道具的日常生活活動に関する個別および集団での教育を受ける．プログラムによっては，教育的環境が打ち立てられている．消費者は「患者」役割の代わりに学生役割を担って授業に出席し，宿題をし，そして教育的メディアを利用する．消費者は，宿題として授業で学んだ技能を練習し，成功と失敗について報告する（Lillie & Armstrong, 1982）．

■ 精神科または心理社会的リハビリテーション

心理社会的リハビリテーションは，「地域の中での自立した機能状態を達成するために，身体的リハビリテーションの原則を精神病に適用する」試みと示された（Cara & MacRae, 1998, p.556）．それは薬物治療管理を除外していたために，当初は**精神科リハビリテーション**とは別のアプローチであった（Cook & Hoffschmidt, 1993）．それに対して，医学モデルに基づく精神科リハビリテーションは，機能の改善にはまったく期待を示さず，症状の減少と病理に焦点を当てたものであった．これらのモデルは薬物管理とリハビリテーションアプローチを統合して1つにまとめられた．現在，心理社会的リハビリテーションと精神科リハビリテーションという用語は互換的に用いられている（Cara & MacRae, 1998）．このアプローチでは，サービスは個人の詳細な問診とチェックによって決定されるその人の長所と短所の広範囲な評価に焦点を当てている．次に，その人は地域での最適な機能に向けた個人目標の設定に援助を受ける．地域支援が明らかにされ，環境改変の必要性が決定される．技能の回復が望まれ，目標として設定されうる．もし技能が改善されなければ，目標は修正され，環境的支援が利用される．職業，社会，住宅およびレクリエーションの領域に直接的に取り組むために，実際的な技術が用いられる．あらゆる人は，有給あるいは無給の就労，あるいは，主婦やボランティアといった別の生産的で社会的な役割を通して，生産的でありたいというニーズと能力を持っていると認識されている（Anthony & Blanch, 1987）．

このモデルは，その発展に寄与した作業療法の原理と相通じるところが多い（Munich & Lang, 1993）．類似点には，精神内界の過程よりも機能に当てた焦点，健康は意味のある作業を通して達成されるという信念，そして，変化は「クライエントが技能の構築，探索，教育そして地域役割の発達を促進する活動に従事することと選択すること」を通して効果的になりうるという理解を含んでいる（Jeong, 1998）．

■ ファウンテンハウス・モデル

ファウンテンハウス・モデルは，構造化された心理社会的リハビリテーションアプローチの一例である．ファウンテンハウスは脱施設運動の時期に，州立精神科施設から退院した患者のグループによって設立された．食物と保護を求める彼らの基本的ニーズを満たすことの困難さに加えて，彼らは社会的に孤立し，地域や意味のある日常活動から切り離されていると感じていた．ファウンテンハウスはこれらのニーズを満たすための試みとして設立された（Beard, Propst & Malamud, 1975）．ファウンテンハウスの哲学は，このプログラムに参加する全ての元患者がこのクラブのメンバーとされるということである．彼らは「メンバー」と呼ばれ，期待と共に権利と特典が与えられている．メンバーはこのクラブに必要とされてもおり，また，求められてもいる．彼らは毎日このクラブに来るよう期待されており，そして，自分ができるどんなレベルででも，このクラブの仕事の部門に参加するよう期待されている．全てのメンバーは，生産的になることができるとみなされ，このクラブの移行的仕事プログラムを通して有給の就労で働く権利が保障されている．このモデルでは，生産的であることと必要とされていることが，再生的および生成的な特性にとって極めて重要であると考えられている．他者と交流する機会と適切な生活準備も，このモデルの哲学に照らして主要なことである．

ファウンテンハウスは，食事準備，事務仕事，および，クラブハウスの維持・修繕を含むクラブに必要な機能を遂行するために，仕事部門での日々の作業が構

成されている．ファウンテンハウス・モデル，または
クラブハウス・モデルは合衆国，カナダ，そして世界
中至る所で模倣されたり，あるいは，その概念がプロ
グラムに取り込まれた．作業療法士はいくつかのク
ラブハウスのプログラムに取り入れられ（Kavanagh,
1990；Urbaniak, 1995），そして，そのプログラムの
職業的および前職業的な側面に焦点を当てることが多
いようであった．

このモデルでは，作業療法実践家の役割は臨床から
管理までの範囲に及んでいる．臨床上の役割は，通常
は室内での自然な観察とインタビュー技術を使ってな
されるメンバーの評価，仕事の部屋や社会的プログラ
ムでのメンバーとの直接的交流（モデリングとコーチ
ング），臨床的なケース管理，そして介入チームの他
のメンバーとの利用メンバーの個別的サービス計画の
展開，モニタリング，見直しを含んでいる．管理の役
割には，クラブハウスプログラムの運営，サービス計
画の実施におけるスタッフの指導監督，そして，職業
プログラムの開発と運営が含まれる．仕事支援グルー
プ（Kavanagh, 1990），職場適応訓練部門（W.Starnes,
個人的通信，1998），そして，移行的就労配置管理
（Urbaniak, 1995）が職業プログラムの例である．移
行的就労という概念はファウンテンハウスに起源を持
つ概念で，多くのクラブハウスで使われ続けている．
ジョブコーチやその他の種類の支援就労モデルも，ク
ラブハウス・プログラムでの就労機会の範囲を拡大す
るために用いられる．

◆治療場面：サービスの連続体

精神健康サービスは，伝統的には，州立病院，総
合病院の急性期精神病棟，そして単科精神病院を含
む様々な入院治療場面で提供されてきている．つい最
近，一連の地域に根ざしたプログラムが出現したが，
それには精神障害者のための移動式行動健康プログラ
ム，職業的プログラム，そして在宅健康サービスが含
まれる．

移動式行動健康ケア

移動式行動健康ケアサービスは，いくつかの根底
を成す原則によって支えられる1つの連続体と説明
されている（Kiser, Lefkovitz, Kennedy & Knight,
1996）．これらの原則には，以下のものが含まれる．

1. 移動式サービスは，24時間のケアは必要としない
   が，外来通院で提供されるものよりも集中した精
   神科的ケアを必要とするすべての年齢層の人々の
   ために計画されている．
2. クライエントのニーズの包括的評価がなされ，そ
   れらに取り組むために，組織的で積極的な治療の
   構成要素が実施される．
3. サービスは，日々の機能状態にそれほど悪影響を
   及ぼさず，日々の機能状態をシミュレーションす
   るような方法で実行される．
4. 地域と家族が治療過程に関与する．
5. これらのサービスの特質は，クライエントの長所
   を信頼し，既存の資源や家族と地域の支援システ
   ムを利用するという環境の最小限の制限の中で行
   われるために，費用効果の高いものにしている．

移動式行動健康ケアサービスの3つのレベルは，こ
の連続体の中で提案されている（Kiser et al., 1996）．

■レベル1

レベル1は，在宅危機介入あるいは安定化といった
ような，**部分入院プログラム**や他の集中的サービス
と定義され，その人を入院から方向転換させるもので
ある．病院の代替として，目標は急性の徴候を低減
することと危機介入を提供することである．このレベ
ルの人々は，おそらく急性疾患やエピソードまたは
慢性疾患の悪化から生じる重度の症状を示し，深刻な
機能障害を引き起こす．サービスは通常，少なくと
も週4日の終日プログラムへの参加を基本に提供され
る（National Model Medicare Local Medical Review
Policy Committee, 1998）か，あるいは，クライエン
トの自宅か地域環境で少なくとも毎日連絡を取ること
で提供される．病院プログラムまたは地域精神健康セ
ンターに付設されることがある部分入院プログラム

は，勤務する医療スタッフによって幾分か異なることがある．しかし，プログラムの強さや，そこに来るクライエントのタイプ，およびスタッフの構成は類似したものである．

作業療法実践家は，このレベルのクライエントの治療にかかわることが少なくない．セラピーのサービスには，機能状態の評価，特に安全の問題，そして，グループと個別の両様式で提供される個別に計画された治療的介入が含まれる．介入は，症状を緩和することと作業遂行における機能を促進することに焦点を当てる．メディケア仲介マニュアル（Medicare Intermediary Manual）には，メディケアで保障されるサービスとして，特に作業療法をあげている．この場面における作業療法サービスについては，ある関心が提起されている（Allen, 1998）．しかし，これらの関心は，このプログラムに入っている特定のクライエントに関連したもののようである．つまり，この国のいくつかの地域では，長期のリハビリテーションに焦点を当てたプログラム（どちらかというと，移動式レベル2のサービスに近い）の方にふさわしい人々が，部分入院プログラムに不適切にも参加している．

作業療法実践家は，クライエントの入院期間の極端な短縮と退院後の強力なアフターケアサービスの必要性のために，部分入院プログラムにおいて重要な役割を果たしている．作業療法実践家は，長期入院が症状の安定化と機能状態の改善をもたらしたときの病院場面において，患者を治療してきた長い経歴がある．現在では，クライエントが部分入院サービスを受けている間に，安定化と改善が頻繁になされる．

■レベル2

移動式レベル2のサービスは，構造化されたスタッフ支援環境を持ち，リハビリテーションまたは移行期に焦点を当てた積極的な治療にかかわるサービスである．このプログラムは地域の中に広がり，そして，出席はクライエントのニーズに応じて柔軟である．環境に根ざした集中的な外来プログラムと心理社会的リハビリテーションプログラムがこのレベルの例である．このレベルの人々は，サービス提供者か家族による中程度から最大レベルの支援を必要としながら，自分の作業役割の1つに適切に機能しているかもしれない．

移動式レベル2のプログラムは，おそらくクライエントを長期間にわたる様々なタイプの心理社会的リハビリテーションプログラムへと参加させることになるデイ治療やデイケアプログラムを含んでいる．Tomlinson（1994）は，デイプログラムでの作業療法によって用いられる様々な治療的介入を説明している．それには，機能的能力とニーズを決定する広範囲な評価，その評価に基づく現実的期待の設定，仕事プログラムへの段階的復帰，そして，社会的交流と様々な作業の機会を提供する環境が含まれている．集団プログラムには，訓練，社会的技能の育成，芸術，クラフト，前職業カウンセリング，そして，クライエントと家族に対する心理教育的セミナーに焦点を当てたプログラムが含まれる．非公式的活動は，ピンポンをする，パソコンを使う，温室で植物を育てるといった典型的なレクリエーション的活動である．デイプログラムの焦点は，「クライエントが，病気の進行にもかかわらず，自分がまだ持っている技能や興味を再発見するための探索としての作業的機会……の枠組みを作ること（Tomlinson, p.6）」である．

ホームレス者のための保護とプログラムは，必ずしも治療に焦点を当てたものではないが，ときにはリハビリテーションサービスを提供することもある．ニューヨーク市（Barth, 1994）では，作業療法士は，精神障害を持つホームレスの人々に治療とリハビリテーションサービスを提供するデイプログラムにかかわっている．これらの人々の多くは，嗜癖を持っていたりHIV陽性であったりもする．このプログラムの焦点は，クライエントの目標は自信と自己責任を育むことに当てる．作業療法士による評価は，クライエントの現実の世界と彼らのその認識に焦点を当てる．セラピーは，クライエントが対処技能と機能的能力を打ち立てることによって，日常における修得を達成することを助けようと試みる．

ワシントン州のある作業療法士は，「働くゾーン（The Working Zone）（Joe, 1998）」として知られているプログラムで，十代や若年成人びホームレスを治

療している．合衆国住宅都市開発省（U.S. Department of Housing and Urban Development；HUD）の資金助成を受けたこのプログラムの目標は，クライエントの就労可能性を改善することによって，安定した住宅供給を促進することである．若者の多くは，学習障害，注意力欠陥障害，麻薬常用癖，その他の精神健康障害を持ち，精神的外傷や無視といった背景も加わっている．クライエントは多数の専門職によるサービスを受けているものの，作業療法士はもっぱら就労可能性に取り組む．

女性のホームレスのための特別プログラムが，コロンビア特別区作業療法協会によって，一般の人々の作業療法の価値認識の向上に取り組むための努力の一部として開始された．ある作業療法活動グループは，その多くが精神障害や物質濫用の履歴を持つ女性に夕食を出すという既存のプログラムから開始した．このグループの目的は，信頼感を高め，孤立を減らし，肯定的な社会的交流を増やし，課題と職業前技能を練習し，そして，学んだ技能を地域に転移することであった．選ばれた活動は以下の特徴を持っていた．①活動は1回ないし2回以上のセッションはかからない，②その活動を遂行することで成功体験を提供する，③クライエントは使うことができる完成品を作る，④その活動は相互交流と適切な感情表現を促す．2人の作業療法実践家と地元の作業療法養成校の学生が，そのプログラムのスタッフとなった．

他の作業療法教育課程もこれと同じ概念を用いた．学生たちは，作業療法プログラムや作業療法サービスに資金を提供する既存の機構がない環境に配置される．スーパービジョンは，通常，教員が行う．こうした努力の目的は学生の訓練のためであるが，ある場合には，作業療法がそのプログラムの一部に資金提供を受けるようになる（M.Scaffa，個人的通信，1997；C.Helfrich，個人的通信，1998）．

■ レベル3

移動式レベル3のサービスは，協調的な治療計画の一部として提供されるが，構造化されたプログラム活動を必ず含むというわけではない．こうしたサービスには，移動式レベル2のサービスよりも広範囲ではないものの，外来でのケアよりも広範囲で，より長時間の介入，多様な治療様式，そして，24時間の危機介入が利用できることが含まれる．このレベルのクライエントは，通常，少なくとも1つの作業役割で適切に機能し，家族や他の地域支援を持っている．例には，診察とセラピーのセッションに加えて，個別または集団での外来作業療法，外来薬物療法管理グループ，そしてケースマネジメントサービスなどがある．

職業プログラム場面

消費者は，精神病から回復し，通常の満足できる生活を送る能力を育てる過程において，仕事が極めて重要であると見ている（Leete, 1989；Deegan, 1988）．仕事は，効果を定着させ，再発の危険を低下させ，健康と健全な状態の改善を促進するものと見なされている．

作業療法実践家は，かつては積極的に仕事の適応と他の職業前プログラム立案にかかわっていたものの，1950年代には，診断と治療の医学モデルの採用に伴い，そのかかわりは消えてしまった（Jeong, 1998）．過去30年間に，精神障害者に対する地域治療とリハビリテーションプログラムは，作業療法の領域外で顕著な発展を遂げてきた．前述した精神科リハビリテーションあるいは心理社会的リハビリテーションは，精神病者の就労と自立生活を促進する上での先駆者であった（Jeong, 1998）．

■ 配置と訓練モデル

職業プログラムでの肯定的成果を達成するためには，消費者，家族，雇用者，そして，職業および社会的サービス提供者間の協力が必要である（Tryssenar, 1998）．現在，これは，階層的な「訓練と配置（train and place）」モデルより，むしろ「配置と訓練（place and train）」モデルを通して，最善に成し遂げられているように思われる．

訓練と配置モデルは，特に作業療法実践家にとって最もなじみがあるであろう州立居住施設において，職

業リハビリテーションの中で数十年間にわたって一般的なものであった．このモデルでは，消費者は評価され，リハビリテーションサービスを受け，次に，職業訓練を開始する．この後に，その人は配置に関する援助を受け，そして，仕事を得た場合にサービスが終了する．

配置と訓練モデル，あるいは精神科リハビリテーションで知られている「選択，獲得，維持（choose, get, and keep）」モデルは，逆である．消費者は，職歴，技能と興味，そして，日常生活技能に焦点を当てて評価される．この評価から，消費者は職業専門家の助けを借りて仕事の1つの領域を選ぶ．ときには，消費者によって選択されたその仕事領域の現場で，その仕事での自分の選択と快適さを妥当にするために，仕事に就いている間（on-the-job）に観察評価がなされる．仕事に関連した技能と技能不足，あるいは，生活技能を支援することが注目される．技能不足に対しては，直接の訓練や，物理的あるいは社会的環境を修正することで取り組む．次に，消費者は，必要に応じて，その人のジョブコーチの支援を得て，雇用者によって直接的に，仕事に就きながら訓練を受ける．

このモデルのバリエーションが，地域支援プログラムの中で，作業療法士によって用いられた．そのプログラムでは，「訓練，配置，訓練」モデルが使われている．消費者は，クラブハウスのデイプログラムと指導された生活プログラムにかかわるようにされている．彼らが就労に興味がある場合には，仕事適応訓練部門に参加する．この部門で，自分が就労するようになることに関連する目標を確認する個別とグループのセッションの間に，評価過程を経験する．最初の「訓練」段階には，仕事習慣を開発するためのセッションが含まれる（W.Starnes, 個人的通信, 1998）．

■ボランティアでの仕事

ボランティアでの仕事は，精神障害を持ちながら生活している人の仕事を調整のために，あるいは，生産的な生活役割を確立することによって得られた最終成果として用いることができる．クラブハウスによっては，集団でのボランティアのプログラムを持っているところもある．著者が雇用されていたあるクラブハウスで，うまくいっていた集団ボランティアプロジェクトは，メンバーに地元の老人ホームへの定期的な訪問とペットセラピーのために動物を連れて行ってもらうことを含んでいた．メンバーは，簡単な手工芸活動や休日の訪問を手伝うことといった他の活動を，高齢者たちと行った．

Tryssenar（1998）は，ボランティアを行う機会の価値を，消費者が「利他的で，社会に貢献する」ための方法であると述べている．さらに，消費者は自分自身の時間と活動のタイプを選ぶことができる．ボランティアでの仕事の対応，ボランティア機関や職場の教育，そしてボランティア仕事の調整は，配置の効果を改善することになる．国立健康研究所臨床センターを介してのボランティアでの仕事の配置は，感情障害，統合失調症，アルツハイマー病の人々に対する「仕事療法（work therapy）」として，長年の間，作業療法士によって利用されている．

■保護作業所

保護作業所は，障害者が低熟練の工場型の組み立て作業に対して賃金支払を受ける保護された環境である．これらのプログラムは，依存を作りだし，作業者に現実の就労に対する準備をさせないと批判されてきている（Stein & Cutler, 1998）．保護作業所は，精神障害者と発達障害者のための職業プログラム領域の一部であり続けている．しかし，残りのプログラムの多くは，施設の中にある．地域の中にあるプログラムはほとんどが職業評価のために，また，職業配置と支援の後に続く仕事適応訓練として用いられている．

■消費者運営による商売

消費者運営による商売は，クラブハウスの多くのプログラムの一部であり，メンバーに様々な額の給料をもたらしている．クラブハウスのスタッフは，地域との接触でメンバーを援助すること，仕事の割り当てを準備すること，そして，必要に応じて実際の仕事を遂行することで，その商売を促進している．この種の商売の例には，ホットドッグ販売車，芝生の維

持管理サービス，週刊誌配送サービス，リサイクルショップ，そして宅配便サービスなどがある．一部の商売は，多くが州の職業リハビリテーション部門による助成金により，また，ときには契約による補助金を得て，消費者だけで運営されている．さらに，これらのビジネスの一部は，民間の個人または会社との共同経営である．これらの例は，喫茶店やパン屋，コンピュータ修理業である．消費者運営による商売における作業療法実践家の役割は，仕事評価と仕事適応プログラムを開発しモニターすることである．さらに，セラピストはプログラムに従った調節，あるいは，個別の現場調整を勧告することができた．

■移行的就労（TE）

移行的就労（transitional employment；TE）は，ファウンテンハウスまたはクラブハウス・モデルの一部として開発されたもので，一般の賃金を払い，仕事の現場でのジョブコーチを受けての通常の職場における仕事の調達にかかわる．このTEの仕事は，事前に決められた期間，通常は3カ月にわたり，そのクラブの数人のメンバーで共有される．TEの目的は，メンバーにパートタイム方式で自分の仕事と社会的交流技能の両方を練習する機会を提供することである．時間的な制限のために，メンバーは初心者レベルの仕事を「押しつけられる」と感じる必要はない．仕事はそのクラブに属しており，メンバーは自分の時間が終わると，それを別のメンバーにやってもらいたいと思うにちがいない．多くのメンバーは，自分自身の仕事に進む前に，いくつかのTE体験を完了する．

クラブは，そのメンバーができなくても，誰かがその仕事をすることを保証している．このことは，特にその仕事が決して魅力のあるものではない場合に，雇い主にとっては好都合である．これは，クラブハウスが雇い主と仕事について取り決める方法の1つである．クラブのメンバーは，自分がTEを遂行する準備ができており，また，遂行することができることを示すために，クラブの仕事部門に参加する．このようにして，TEはクラブのメンバーがクラブの仕事部門に参加するための動機づけとして役立っている．作業療法実践家はTEの管理者として働き，この役割の中で，課題分析および課題と環境の改変の技能を活用して，仕事のことを学び，メンバーを訓練し，そしてジョブコーチを提供する（Urbaniak, 1995）.

■支援就労（SE）

支援就労（supported employment；SE）は発達障害領域で始まった．支援戦略は，発達障害者が保護作業所ではなく，競争的就労の場で働くのを援助するために開発された．現在，SEはクラブハウス・プログラムでの心理社会的リハビリテーション分野，あるいは，主に職業的サービスを提供している場で，広く用いられている．

評価に続き，その人は以前に説明したような仕事に対応される．ジョブコーチは，人々がその仕事を遂行するよう訓練するために雇い主と一緒に働き，また，適切な調整の勧告を行う．ジョブコーチや機関は，雇い主に，勤労者としての能力と信頼性に焦点を当てて，精神病に関する教育を提供する．ジョブコーチは，仕事で遭遇する困難をかかえた就労者を手助けするため，あるいは，日常生活機能を支援するために，役立つ．ジョブコーチは，症状の再発，服薬の変更，あるいは仕事のうまい遂行を妨げるかもしれないその他の問題を持つ消費者を援助するために，ケースマネージャーや他の精神健康専門職と協力して働く．

作業療法実践家は，消費者の初期評価，仕事への対応の過程，および，必要な調節の開発において，支援就労での役割を果たすことができる．ジョブコーチの給料は一般に控え目であるが，これは作業療法士に指導される作業療法助手に適した役割であろう．

■就労支援グループ

就労支援グループは，TEあるいは競争的就労のメンバーのために，多くのクラブハウスで運営されている．類似のグループが，病院退院後の外来患者に，仕事に復帰しようとしているときに開かれている．これらのタイプのグループは，通常，具体的な仕事上の困難さや成功を含む1週間の仕事についての話し合いにかかわっている．クラブハウスのグループによって

は，仕事の話し合いに先立って，食事の準備をしたり，社交を行うこともある．

■職業プログラム化のための評価

説明してきたいずれの職業プログラム場面にとって，評価は重要である．こうした場面のために，Jeong（1998）によって提案された作業療法評価には，以下のものが含まれる．

- 機能状態の認知レベル，問題解決における監視と援助の必要性，そして，必要な指示のタイプを決定するためのAllen認知レベルテスト．
- 基本的な問題解決，カテゴリー化，および，順序づけを評価するJacobの職業前技能評価．
- 対人関係における困難さと長所とを決定するBay Area機能遂行能力評価（BAFPE）の社会的交流尺度．
- 複雑な問題解決と記憶保持を評価するミネソタ認知評価．

職業的治療で役に立つことが証明されている他の評価には，以下のものが含まれる．

- 日常生活活動や仕事課題を遂行する能力の基礎をなす運動技能と情報処理技能の状態を決定する運動および処理技能評価（AMPS）．
- 作業に関する自己評価．
- 過去の仕事と学校での遂行，および，これらの努力における成功と関連した要因を決定する作業歴．

これらの評価のすべては，Asher（1997）によって引用され，説明されている．

ある仕事課題を遂行している消費者を自然のままで観察することは，実際の仕事の要求やストレッサーのタイプを個別的に具体化することができるため，評価の最善のタイプであることが多い．クラブハウス・プログラムでは，これは仕事部門の1つで行われうるものである．模擬的な仕事課題も，この目的のために使われてきている．AMPSで用いられる観察技術と評定システムとは，必要な領域を決定するために自然の状態での課題活動を観察するときには，非常に役立つ．

■雇用者との合理的な調整と一緒に働くこと

全米障害者法（ADA）（1991）は，勤労者に，仕事の本質的な機能を遂行できることを提供して，仕事上での合理的な調整を求める権利を保障している．ビジネスの世界は，身体的および精神的障害を持つ勤労者のために，ADAを遵守するよう求められている．精神医学的障害を持つ人々のための法律の解釈は広範囲にわたっているが，雇い主は自分たちが応じなければならない適切な調整のタイプや制限を理解するためには，まだ援助を必要としている．作業療法実践家は，身体障害者の調整に取り組むために，ADA通過の以前から，また通過後も，雇用者と一緒に働いてきた．同じ機会が精神障害者の場合にも見られる．

擁護はこの仕事に不可欠な部分であり，まず，精神病の原因と治療に関して雇用者に教育し，次いで，スチグマを払拭し，最後に就労者がうまくいくよう援助する．具体的な調整には，気を散らすものを取り除くために仕事環境を構築すること，頻繁な監督，柔軟な就業時間と休憩，ジョブコーチ，そして医師やセラピーの予約のために休暇を提供することなどが含まれる．クライエントが仕事を開始する前に仕事環境を評価することは，その仕事がうまく合っているかどうか，そして，調整がなされうるかどうかを決定するために役に立つかもしれない．調整を行うためには，就労者は雇われた後のある時点で，自分が精神障害であることを公にしなければならない．過去には，作業療法士はしばしば消費者が自分の病気を明らかにしないで，質問にどのようにうまく答えるかを決めるのを援助することが多かった．今では，消費者が情報公開の肯定的および否定的側面を判断するのを援助したり，ADAによる彼らの権利を知るのを援助することが必要である．

在宅健康サービス

作業療法臨床家は，身体的疾患を持つ人々に提供されるサービスのための一般的ガイドラインと同じものに従って，精神障害者への在宅健康サービスを提供する．しかし，精神科在宅健康サービスはそれほど一般

的ではなく，特に作業療法サービスを利用する人は稀である．精神科在宅健康サービスは，短時間か介護者に付き添われての外出を除いて，家を離れることができない急性症状のある人に提供される．診断には，大うつ病のエピソード，広場恐怖症，強迫神経症，統合失調症，そして認知症（痴呆）が含まれるが，これらに限られるものではない．

最も一般的には，精神科看護師は精神病と診断された在宅のクライエントと最初に関係を取る専門職である．看護師の役割は，精神状態と家屋の安全性を評価することと，服薬のモニターをすることである．在宅健康ケアを提供するソーシャルワーカーは，法的および経済的な問題，家族の力動性，そして，地域資源の利用について取り組む（Earle-Grimes, 1996）．作業療法実践家の主な焦点はリハビリテーションであり，看護師やソーシャルワーカーの焦点とは基本的に異なる．作業療法士は，機能に対する「重度の不安，動けなくなるほどのうつ状態，記憶障害，広場恐怖症，判断の障害，安全認識の障害，そして，パラノイア的妄想」の影響を評価する（Azok & Tomlinson, 1994, p.1）．作業療法介入は，クライエントが毎日の活動をいかに管理するのか，社会的要求をどのように果たすのか，ストレスにどのように対処するのか，日常生活における問題をどのように解決するのかといったことに焦点を当てる（Earle-Grimes, 1996）．「作業療法実践家は，意味があり目的のある活動を明らかにし，認知機能を評価し，認知障害について家族や介護者に知らせ，そして，身辺処理と在宅ケアの管理を強化するための適応技法を教える（Earle-Grimes, 1996）」．時間管理，感覚運動障害に対する代償法，そして，地域へ再び入っていく技能は別の領域の作業療法的介入である．

在宅治療は，専門職に，消費者が自分の日常生活活動を行う実際の環境を観察して，安全で効率的な遂行を改善するための提案を行うことを可能にする．例えば，生活空間が極度に混乱し，散らかっていると，欲求不満と動機づけの欠如を引き起こすことがある．さらに，在宅治療は，消費者の機能的能力に重大な影響を及ぼしうる家族や介護者との直接接近を提供する．家族とのセラピー上の協業は，消費者を一層自立させる問題解決と適応とをもたらす可能性がある．また，作業療法実践家は，家族のために，より効果的な反応と介入のモデルとなることができる（Azok & Tomlinson, 1994）．

精神科の在宅療養とこの領域における作業療法の役割がそれほどなじまれていないために，消費者，専門職，および，在宅健康機関の教育が必要であろう．在宅健康ケアは，メディケアによる身体障害と精神障害の両者に利益を保障しており，第三者支払機関と管理ケア会社によって保障されることもある．サービスに関する教育に加えて，第三者支払機関と管理ケア会社にそのようなサービスの実行可能性をマーケティングすることが必要であろう．これらの支払機関は費用と質に焦点を当てているため，例えば，消費者を素早く仕事に戻すことや，再度の入院を避ける可能性といったことによって，在宅健康ケアが費用を削減できる方法を示すことが必要かもしれない．

◆地域に根ざした精神健康プログラムに対する財源

作業療法サービスを含む地域精神健康プログラムに対しては，いくつかの財源が利用できる．それには，連邦公的給付金制度，メディケアとメディケイド（州が管理），民間保険，助成金，州の補助金が含まれる．

部分入院プログラム（PHP）は，外来サービスとしての病院か，地域精神健康プログラムで実施される．これは，精神健康における作業療法実践家の最大人数が雇用されている地域場面であるようである．メディケアと民間保険は，これらのプログラムに対して支払いをする．作業療法は，強制ではないが，メディケアの部分入院給付金サービスに指定されている．

2000年には，PHPは定額支払い方式の下に入った．専門老人ケア施設の定額支払い方式とは異なり，患者の重症度を説明するカテゴリーはない．1日の料金は全患者の平均である．作業療法は1日208ドルの料金に「まとめられる（Health Care Financing Administration, 1999）」．アメリカ作業療法協会

は，保健省医療財務管理局（Health Care Financing Administration）との会合で，このシステムは作業療法がPHPにおいて実行可能なサービスとして存続することを困難にしていることを明らかにし，可能性のある選択肢を提案している．

地域リハビリテーションプログラムは，通常，様々な財源からの資金を受け取っている．これらには，メディケイド，州政府補助金，そして他の助成金が含まれる．さらに，もしそのプログラムが仕事の調整や配置プログラムとして認可されていれば，職業リハビリテーション局からの資金を受けているものもある．

必要とされることや任意給付がどんなものかといったことなどのメディケイドの資金提供は，州によって異なる．多くの州は，現在，メディケイド給付金プログラムを管理するために管理ケア会社と契約している．精神健康給付金は，「分割され」て，行動的ヘルスケア管理会社によって管理されることもある．

各州は，薬物濫用・精神健康管理局（Substance Abuse and Mental Health Services Agency；SAMHSA）を通して，連邦政府から，その州の精神健康予算の約10％を受け取る．この資金提供の要件は，各州がどのように予算を使うのかに関する情報を提供する「精神健康に関する計画諮問審議会」があることである．この審議会の構成は，50％以上が消費者およびその家族から，残りが他の利害関係者から成るものでなければならない．これは，作業療法実践家にとって，計画の段階から関与し，より多くの地域プログラムに作業療法を含めることに影響を及ぼす可能性を持つ機会である．

◆作業療法の特殊な役割

地域実践作業療法の様々な役割については，直接的なものも間接的なものも，前節までに説明してきた．セラピストは，消費者に対して直接的に評価と治療のサービスを提供することもあり，プログラムやプロジェクトの管理者としてサービスをすることもあり，また学際的な地域治療チームのメンバーとなることもある．専門職補助員や専門職スタッフの訓練と管理はもう1つの役割である．チームのメンバーとしての作業療法実践家は，主としてリハビリテーション・サービスの提供者としての伝統的役割を持つこともあるし，あるいは，様々な特殊な役割（表15-2）としてサービスをするかもしれない．

以下の節では，作業療法実践家にとっていくつかの特殊な役割を説明する．これらの役割は，ケースマネジメントという高まりつつある実践と地域の相談を提供する自立した実践家の役割に見られる．

ケースマネジメント，ケアマネジメント

現在，精神健康では，**ケースマネジメント**のいくつかの異なるモデルが用いられている．1つは，ケースマネージャーがクライエントのすべてのケアの側面を調整することに責任を持つ仲介者としてサービスするという，主に管理的役割にかかわる．この種のケースマネジメントは，その目的がコストを抑え，良質のケアを維持しつつ適切なサービスの提供を保証する管理ケアシステムでは，一般的なことである（Cottrell, 1998）．

別のモデルは，臨床的ケースマネジメントである．このモデルでは，ケースマネージャーは，各々の人の身体的生存と個人的成長という全体的な維持に取り組む．これは，その人の精神病からの回復と適応，および，地域生活への参加の両者を含むものである（Kanter, 1989）．ケースマネージャーの主な役割は地域サービスと資源へのアクセスを保証することであるが，金銭管理，社会的交流，そして認知技能（例えば，意思決定と問題解決）といった自立生活技能の開発を，様々な程度で援助する．

Cooper（1998, p.580）は，精神健康における臨床的ケースマネジメントに共通する特徴を以下のように述べている．

1. サービスは，施設内で提供される．
2. 目標は，入院を減らし，クライエントを可能な限り最も制約が少ない地域場面に維持し，そして，生活の質を維持することである．

表15-2 地域精神健康における作業療法の役割

役　割	機　能
直接サービスの提供者	クライエントを評価する. 仕事現場と住居の分析をする. クライエント，雇用者，居住スタッフに介入する.
コンサルタント（相談者）	問題状況を評価する. （スタッフの情報により）改善計画を作成する. スタッフを訓練する. 環境やプログラムを設計する.
スーパーバイザー（監督者）	スタッフを訓練・監督する. 治療計画を作成したり見直し，最新のものを開発する. スタッフの問題解決と「調停」の相談に乗る. 学生を訓練する. スタッフを評価する. 予算とプログラム開発に貢献する.
プログラムマネージャー（管理者）	毎日のプログラムに指示を与える. 全体予算の責任を担う. 中間層のスタッフを指導する. 助成金の開発に参加する. プログラム開発に参加する. 広報活動を行う.
ケースマネージャー	クライエントへのサービス提供を調整する. 地域の他の提供者と協力する. 受給を管理する. クライエントに対するサービスに関して，家族やシグニフィカント・アザーズと交流する.

3. チームまたは個人は，責任の定点としてサービスを行う.
4. サービスは，期限がない.
5. サービスは，時間を超えて，また，紹介機関を超えて，継続してのケアを提供するであろう.

はっきりとしたケースマネジメント・サービスではないものの，擁護はしばしばサービスと資源にアクセスすることの一部分である.

作業療法実践家の訓練と技能の多くは，ケースマネジメントにも適用できる．健康的生活に対する全体的アプローチ，技能と遂行の文脈の根底を成す構成要素を評価する能力，日常生活への力点，そして，機能的成果への焦点は，地域ケースマネジメントにも相通じる作業療法の技能と見方である．作業療法実践家は，地域サービスを利用するクライエントの能力に対する機能的欠損の影響の理解を通して，この役割に特に効果的になりうる．実践家は，機能的評価の結果に基づき，サービスを修正し，クライエントがサービスを使うことを援助することができる．さらに作業療法士は，既存のプログラムやサービスを，それを利用するクライエントにより適応させて，その構成を修正するための勧告をすることがある（Moeller, 1991）．病院や地域リハビリテーション場面とは違って，ケースマネジメントはクライエントが基本的な生活に必要なことを得ること，自分の精神病を管理すること，そして，地域生活への参加を援助することに焦点を当てる．ジェネラリストのアプローチは，クライエントが実際的な日々の問題を解決するのに役立つ．

コンサルテーション（相談）

コンサルテーション（相談）は，プログラム開発と評価，管理指導モデル，組織の問題，臨床的な関心事に関する情報と専門的意見を提供することにかかわる．成功した作業療法地域実践のコンサルテーションモデルはメイン州にあり，そこでの焦点は地元や州の様々な機関によって紹介されたクライエントに対する評価と直接サービスに当てられた（Learnard, 1998）．この実践は，相談者としての作業療法の役割を描き出すために説明される．

精神健康の障害をもつ人々は，成人の保護サービス，州の精神健康・公衆福祉部，そして，地区の学校システムといった機関によって紹介される．彼らは州立施設から地域への配置といった特別な理由で紹介されることもあるが，「誰かにとっての問題（Learnard, 1998）」であるために，作業療法士に出会うこともしばしばである．サービスは紹介機関によって資金提供され，請求によって提供されるが，機関によっては毎週または毎月1日のサービスを購入している．個別のサービスに加えて，相談には，何年もの間，州立施設に入っていた人々のグループのために地域居住施設を設計することも含んでいた．

この相談サービスの哲学は，地域におけるその成功にとって非常に重要である．実践は，有効性を達成するために作業療法のアートとサイエンスを組み合わせる（Robnett, 1998）．これには，作業療法に特有である機能のサイエンス，環境的文脈と機能的遂行に対するその影響の理解，そして，課題と活動を分析する能力が含まれる．

実践のアートは，クライエントに相互の尊重と信頼という関係の上に築き上げられる肯定的な希望に満ちた感覚を提供することから始める．この専門職がその人をありのままに正確に受け入れ，その人の物語，夢，ニーズに耳を傾け，そして，その人が上手くできることややっていた何らかのことを見つけたときに，希望は高められる．クライエントの将来は，こうした現在および過去の能力の上に築き上げられる．その人が独自の優先順位を持つ機関によって紹介されることがあるものの，作業療法実践家はその人のニーズと希望に注意を払い，それらの希望に基づいて将来の可能性を心に描かなければならない．このことは，その人がかくあるべきとその実践家が望むことにではなく，その人がかくありたいとすることを本当に受け入れることにかかわる．この専門職は，バリアではなく，希望を心に描き，将来の機能と可能性を期待しなければならない．その人はまた，その機能を支えて可能にするであろう環境を心に描かなければならない（Robnett, 1998）．

この実践において，サービスを提供されるそれぞれの人は，その地域の市民として，また，1人の人間として見られる．サービスは，その個人のために特に用意されたり，作成される．Robnett（1998, p.33）によれば，作業療法実践家の仕事は，「その人のために機能的環境を促進するであろう支援の環を作り出すことであり，……（その環）には，伝統的なチームメンバーと同様に，友人，家族，隣人，宗教指導者，そして，通りから離れた小売店経営者といった……膨大な人々と資源を含むことができるし，また，含まなければならない」．

地域リハビリテーションは，単に「クライエントを治療すること」以上のことである．それには以下のことが含まれる．

- 必要な課題を遂行するためのその人の現在の能力を理解すること．
- それらの課題を遂行するために必要とされる技能を分析すること．
- 最も高いレベルの機能を促進するために環境を改変すること．
- 彼らが自分のために提供されることを望めない，あるいは，望まない支援を，また，その人によって望まれる支援を提供するために，援助を確認すること．
- 技能を打ち立てるための戦略と方法を開発すること．

これらの核となる信念，価値，そして，専門的技能は，この作業療法相談実践の成功に貢献している．

ケーススタディ

J氏

　J氏は，統合失調症様感情障害と診断された26歳の男性である．彼は，13歳のときに最初に症状を体験し，学校を10学年で中退した．彼は，症状の悪化と自殺念慮のためにウォルナッツクリーク記念病院に8日間入院し，退院して1カ月後にウォルナッツクリーク・地域リハビリテーションプログラムに参加してきた．J氏は最初に診断されて以来，6回の入院を経験している．彼はグループホームに住み，社会保障所得とメディケイドを受給している．J氏の家族，つまり母と2人のきょうだいは，同じ地域に住んでいる．母は失業中である．兄は郵便局員で，弟はコミュニティ・カレッジに通っている．J氏は，過去にマリファナ，アルコール，そしてクラック・コカインを使用していたが，退院後は落ち着いている．

　J氏は現在，ウォルナッツクリーク地域精神保健センターの精神科医に見てもらい，オランザピン（Zyprexa）とパロキセチン（Paxil）を処方されている．彼は，これらの薬物から軽い副作用を経験している．J氏は，過去には服薬を続けることに困難さを感じていたこともあったが，副作用のため注射での薬物投与を望んではいない．

　ウォルナッツクリーク・プログラム　ウォルナッツクリーク・地域リハビリテーションプログラムは，監督されながら行うアパート・プログラム，デイプログラム，そして雇用プログラムから成るクラブハウス・モデルに沿って運営されている．また，積極的コミュニティ治療チームもある．作業療法士は，全てのプログラムにコンサルテーションを提供している．彼女は，それぞれが雇用プログラム，デイ・プログラム，そしてアパート・プログラムで働く3人の有資格作業療法助手（COTA）をスーパーバイズしている．COTAは，ケースマネジメント，プログラム開発，そして，プログラム実施に責任を持っている．彼らは，自然状態での観察や，役割チェックリストや活動配置，生活技能自己評価（ウォルナッツクリークのクライエントによって開発されたもの）といった紙筆検査の実施を通じて，クライエントの評価を援助している．作業療法士は，クライエント，および直接サービスを提供する勤労者，精神科看護師，ソーシャルワーカー，精神科医を含む治療チームメンバーと協力して治療計画を開発する．

　デイプログラムは食物部門，事務部門，メンテナンス部門，および，援助部門を持つクラブハウス・モデルに沿ったものである．ピアカウンセラーが，地域の中で，社交的なセンターと予定を立てた小グループの活動から成る夕刻と週末の社交的プログラムを実施している．このプログラムはまた，そのメンバーがかなりの低費用で地元のYMCAに参加できるように取り決めをしている．

　評価　J氏は，自分の目標を仕事を見つけることと，自分自身のアパートに住むことと述べている．彼は，たまに皿洗いとして働くことがあるが，欠席や勤務日を埋めることができないために，その仕事を失っている．彼は18カ月前を最後に働いていない．J氏は，皿洗いを，長時間の立ち仕事で，屈んだり持ち上げたりするので，好きでなかったと報告している．また，彼は働いている間に，自分を当惑させる声が聞こえることもあった．彼の読書力と算数の技能は3年生のレベルであることが，これまでの就労を制限していた．J氏は短期間の職業リハビリテーションサービスを受けたが，約束の日を守らなかったために，開始直後に中断された．

　J氏の祖母は，彼が成長する間に，家族と一緒に暮らしており，彼女は彼に基本的な料理とパン焼きの技術を教えた．彼はこれらの技術を覚えているが，読書技能の制限により，書かれたレシピや指示書に従うことはできなかった．

　J氏はバスケットボールとビリヤードが好きで，症状に「悩まされていない」ときには，他人とのつきあいを楽しんでいる．J氏には，彼の機能を損なうような粗大および微細運動と知覚的な問題はない．彼は，15分間は，中程度の複雑な課題に注意を向けることができる．彼は新しい問題を解決するのが困難で，指

導者に援助を求めることが多い．彼は1段階から2段階の指示に従うことができる．

J氏はセルフケアでは自立しており，身なりはきちんと整えており，そして，適切な衣服を着ている．彼は，症状が強まると，身なりが悪くなると報告している．彼は自分で洗濯ができ，簡単な家庭維持課題（例：皿洗い，掃除機かけ，ゴミ掃除，電球の交換など）を遂行できる．J氏は，買い物のためにお金を両替したり，使うことができる．彼は家計費管理技能がなく，これまで銀行口座を持ってはいなかった．グループホームの運営担当者は，J氏がタバコ，化粧品類，衣類などを買うために，週に25ドルを渡している．彼は週末前にお金を使い果たしてしまうこともしばしばである．

ウォルナッツクリークでの生活を始める前には，J氏は1日に12時間，眠っていた．彼はコーヒーやタバコを買うために地域へ出かけるが，残りの時間の大部分をテレビを見て過ごしていた．母は彼の退院以来，2回訪問しており，彼は母親を自分を支援してくれ，助けになっていると報告している．

介入　クラブハウスでの1週間のオリエンテーション期間の後，J氏は自分の計画を作成するために作業療法士と面会した．彼は週に2回，各半日，話し合い，目標の設定と見直し，そして，仕事場面のロールプレイをする職業プログラムにかかわりたいとした．仕事への耐久性を育てるために，彼は隔日で3日，クラブハウスの食物部門に参加することに決めた．J氏はスタミナを改善し，体重を減らすために，YMCAに参加したいと思ってはいるものの，1人で行くことに不安を感じている．彼は，まずクラブハウスの余暇プログラムに参加することに決めた．

セラピストは，もし，ぴったりあった仕事が見つかり，耐久性が向上し，そして，飲酒せずに生活し，きちんと服薬ができれば，J氏は働く潜在能力があると考えている．彼女は，彼に丸薬入れを使って，寄宿ホームの運営担当者に毎週，彼がそれに薬を入れるのを監督してもらうよう提案している．彼女は彼の読書力と算数の技能を詳しく評価し，これらの技能を改善するため，彼のためのプログラムを設定している．作業療法臨地実習生は，セラピストのスーパービジョンのもとで，J氏と一緒に個別にこのプログラムを実施することになろう．このプログラムは彼の小遣いの予算を立てることにも取り組むことになろう．

セラピストはまた，職業リハビリテーション部にJ氏のケースを再開するよう，J氏に代わって代弁することになろう．そこには，読字能力を向上させるための別のサービスがあるし，また作業療法士は，J氏が将来の就労の可能性として，食料部門での一層の訓練から利益を得るかもしれないと考えている．

◆ おわりに

地域精神健康における作業療法実践家の将来の役割は，現在の傾向の中に根をおろしているかもしれない．作業療法の新たな役割の展開は，市場の需要，消費者の擁護，そして公衆へのこの専門職のマーケティングに依存しているであろう．1997年から1998年のアメリカ作業療法協会によって取られた2つの発議，全国認識キャンペーンと精神健康共同プロジェクト（Joe, 1998）は，影響を持つかもしれない．全国認識キャンペーンは，「作業療法─生活するという仕事のための技能」というメッセージを伴って，作業療法への国民の意識を高めるように計画されたPR活動である．その初年度に，このキャンペーンは，協会が受けた消費者からの電話数を著しく増やすことになった．精神健康共同プロジェクトは，作業療法実践家と，消費者や擁護団体やお互いに関心のある問題に取り組む他の精神健康に関する協会や組織との協業を促進する草の根の努力である．ある州では，精神健康対応法を通過させるために共同戦線を張るように努力している．別の州では，メディケイド・プログラムが管理ケアの管轄下に入るにつれて，作業療法は州の支援による精神健康サービスの再設計に何らかの発言をする機会を得ていることもある．これらの努力は極めて重要であり，そして，そのことは実習学生の配置を通して作業療法を地域に導入している大学教員の努力と同じものである．

これらの活動が進むにつれて，作業療法は地域精神健康において，この専門職の技能，価値，目的を用いることができる拡大した役割を見つけ出すかもしれない．この過程を通して，精神健康の消費者は，より生産的で満足できる生活を送るために，自らの回復過程に支援を受けることができるのである（Frese, 1998）.

◆ スタディ・クエスチョン

1. 地域精神健康場面での作業療法実践家の参加を増やすための3つの戦略を説明しなさい．
2. 法律が地域精神健康サービスにどのような影響を及ぼしたかを検討しなさい．
3. ストレス脆弱性が機能的遂行および精神病の発症と進行にどのような影響を及ぼすかを説明しなさい．
4. PACTモデルで用いられるリハビリテーションの4つの方法を説明しなさい．
5. 移動式行動健康ケアのレベルを，各々のレベルでの作業療法実践家の役割を述べながら，明らかにしなさい．
6. リハビリテーションに対する心理教育的アプローチの4つの段階を説明しなさい．
7. あなたの地域で，現在，作業療法実践家を雇用していない精神健康プログラムを明らかにし，その場面で作業療法が利用されない理由を調査しなさい．

引用文献

Allen, C.K. (1998, April). *Teaching the Allen cognitive levels and diagnostic module.* Institute presented at the American Occupational Therapy Association Annual Conference, Baltimore, MD.

Allness, D.J., and Knoedler, W.H. (1998). *The PACT model of community-based treatment for persons with severe and persistent mental illnesses: A manual for PACT start-up.* Arlington, VA: National Alliance for the Mentally Ill.

American Occupational Therapy Association. Commission on Practice. (1995). *Occupational therapy in the promotion of health and the prevention of disease and disability (position paper).* Rockville, MD: American Occupational Therapy Association.

American Psychiatric Association. (1994). *Diagnostic and statistical manual of mental disorders, fourth edition.* Washington, DC: American Psychiatric Association Press.

American Psychiatric Association. (1995). *Mental illness awareness guide for decision makers.* Washington, DC: American Psychiatric Association Press.

Americans with Disabilities Act (ADA) of 1990, P.L. 101-336, §2,104 Stat. 328 (1991).

Anderson, C.M., Hogarty, G.E., and Reiss, D.J. (1980). *Schizophrenia and the family.* New York: Guilford.

Andreasen, N.C., and Olsen, S. (1992). Negative versus positive schizophrenia: Definition and validation. *Archives of General Psychiatry, 39,* 789–794.

Anthony, W.A., and Blanch, A. (1987). Supported employment for persons who are psychiatrically disabled: A historical and conceptual perspective. *Psychosocial Rehabilitation Journal, 11*(2), 5–23.

Asher, I.E. (1997). *Occupational therapy assessment tools: An annotated index* (2nd ed.). Bethesda, MD: American Occupational Therapy Association.

Azok, S.D., and Tomlinson, J. (1994). Occupational therapy in a multidisciplinary psychiatric home health care service. *Mental Health Special Interest Newsletter, 17*(2), 1–3.

Barth, T. (1994). Occupational therapy interventions at a shelter for homeless, addicted adults with mental illness. *Mental Health Special Interest Newsletter, 17*(1), 7–8.

Beard, J.H., Propst, R.N., and Malamud, T.J. (1975). The Fountain House model of psychosocial rehabilitation. *Schizophrenia Bulletin, 13,* 131–147.

Birchwood, M.J., Hallet, S.E., and Preston, M.C. (1989). *Schizophrenia: An integrated approach to research and treatment.* New York: New York University Press.

Bloomer, J.S. (1978). The consumer of therapy in mental health. *American Journal of Occupational*

Therapy, 32, 621–627.
Cara, E., and MacRae, A. (1998). *Psychosocial occupational therapy: A clinical practice.* Albany, NY: Delmar.
Cook, J.A., and Hoffschmidt, S.J. (1993). Comprehensive models of psychosocial rehabilitation. In R.W. Flexor and P.L. Solomon (Eds.), *Psychiatric rehabilitation in practice.* Boston: Andover.
Cooper, N. (1998). Case management. In E. Cara and A. MacRae (Eds.), *Psychosocial occupational therapy: A clinical practice.* Albany, NY: Delmar.
Cottrell, R. (1998). *Mental health case management: Developing OT's competency for expanding clinical roles.* Unpublished paper.
Deegan, P. (1988). Recovery: The lived experience of rehabilitation. *Psychosocial Rehabilitation Journal, 11,* 11–19.
Earle-Grimes, G. (1996). Psychiatric home health care: New horizons for occupational therapy. *Mental Health Special Interest Newsletter, 17*(2), 3–4.
Eilenberg, A.O. (1986). An expanded community role for occupational therapy: Preventing depression. *Physical and Occupational Therapy in Geriatrics, 5,* 47–57.
Ellek, D. (1991). The evolution of fairness in mental health policy. *American Journal of Occupational Therapy, 45,* 947–951.
Frese, F.J. (1998). Occupational therapy and mental illness—a personal view. *Mental Health Special Interest Section Quarterly,* September.
Health Care Financing Administration. (December, 1999). *HCFA Medicare hospital manual. Transmittal 747.* Washington, DC: U.S. Government Printing Office.
Hyman, S.E. (2000). Schizophrenia. In D.C. Dale and D.D. Federman (Eds.), *Scientific American medicine* (Section VII, pp. 1–5). New York: Healtheon.
Hyman, S.E., and Rudorfer, M.V. (2000). Depressive and bipolar mood disorders. In D.C. Dale and D.D. Federman (Eds.), *Scientific American medicine* (Section II, pp. 1–19). New York: Healtheon.
Jeong, G. (1998). Vocational programming. In E. Cara and A. MacRae (Eds.), *Psychosocial occupational therapy: A clinical practice.* Albany, NY: Delmar.
Joe, B.E. (1998). Joining hands on mental health. *OT Week, 12*(23), 12–13, June 4.
Kanter, J. (1989). Clinical case management: Definition, principles, components. *Hospital and Community Psychiatry, 40,* 361–368.
Kavanagh, M.R. (1990). Way station: A model community support program for persons with serious mental illness. *Mental Health Special Interest Newsletter, 13*(1), 6–8.
Kiser, L.J., Lefkovitz, P.M., Kennedy, L.L., and Knight, M. (1996). *The continuum of ambulatory behavioral healthcare services.* Alexandria, VA: Association for Ambulatory Behavioral Healthcare.
Learnard, L. (1998, April). *Payment and programming in behavioral health care.* Short course presented at the American Occupational Therapy Association Annual Conference, Baltimore, MD.
Leete, E. (1989). How I perceive and manage my illness. *Schizophrenia Bulletin, 15,* 197–200.
Lillie, M.D., and Armstrong, H.E. (1982). Contributions to the development of psychoeducational approaches to mental health service. *American Journal of Occupational Therapy, 36,* 438–443.
Maynard, M. (1986). Health promotion through employee assistance programs: A role for occupational therapists. *American Journal of Occupational Therapy, 40,* 771–776.
McFadden, R.S. (1992). *Learning for life: A guide to the design and delivery of psychoeducational groups.* Unpublished manuscript.
Moeller, P. (1991). The occupational therapist as case manager in community mental health. *Mental Health Special Interest Newsletter, 14*(2), 4–5.
Munich, R., and Lang, E. (1993). The boundaries of psychiatric rehabilitation. *Hospital and Community Psychiatry, 44,* 661–665.
National Alliance for the Mentally Ill. (1996). *Mental illnesses are brain disorders: What everybody needs to know.* (Pamphlet). Arlington, VA: National Alliance for the Mentally Ill.
National Institute of Mental Health. (1998). *Mental illness in America: The NIMH Agenda.* National Institute of Mental Health Online at *www.nimh.gov*
Neuchterlein, K.H. (1987). Vulnerability models for schizophrenia: State of the art. In J. Haffner, W.F. Gattaz, and W. Janzarik (Eds.), *Search for the causes of schizophrenia.* Heidelberg: Springer-Verlag.
Nielson, C. (1993). Occupational therapy and community mental health: A new and unprecedented turn. *Mental Health Special Interest Newsletter, 16*(3), 1–2.
Robnett, R. (1998). Paradigms of community practice. *OT Practice, 2*(5), 30–35.
Santos, A.B., Henggeler, S.W., Burns, B.J., Arana, G.W., and Meisler, N. (1995). Research on field based services: Models for reform in the delivery of mental health care to populations with complex clinical problems. *American Journal of Psychiatry, 152,* 1111–1123.

Sing, M., Hill, S., Smolkin, S., and Heiser, N. (1998). *The costs and effects of parity for mental health and substance abuse insurance benefits.* Rockville, MD: Substance Abuse and Mental Health Services Administration, U.S. Department of Health and Human Services.

Stein, F., and Cutler, S.K. (1998). *Psychosocial occupational therapy: A holistic approach.* San Diego: Singular Publishing Group.

Stroul, B. (1984). *Toward community support systems for the mentally disabled.* Rockville, MD: National Institute of Mental Health.

Tomlinson, J. (1994). The dimensions of occupational therapy in day programs. *Mental Health Special Interest Newsletter, 17*(1), 5–6.

Tryssenar, J. (1998). Vocational exploration and employment and psychosocial disabilities. In F. Stein and S.K. Cutler (Eds.), *Psychosocial occupational therapy: A holistic approach.* San Diego: Singular Publishing Group.

Urbaniak, M.A. (1995). Yahara House: A community-based program using the Fountain House model. *Mental Health Special Interest Newsletter, 18*(1), 1–3.

参考文献

Adams, R. (1990). The role of occupational therapists in community mental health. *Mental Health Special Interest Newsletter, 13*(1), 1–2.

Adams, R. (1992). GROW: An occupational therapist's experience with a peer support program. *Mental Health Special Interest Newsletter, 15*(2), 3–4.

Baxley, S. (1994). Options for community practice: The Springfield Hospital model. *Mental Health Special Interest Newsletter, 17*(1), 3–5.

Del Vecchio, A.L., and Kearney, P.C. (1990). Homeless women's dinner program: Adapting traditional interventions to a nontraditional environment. *Mental Health Special Interest Newsletter, 13*(1), 2–4.

Equal Employment Opportunities Commission. (1997, March 25). *EEOC enforcement guidance on the Americans with Disabilities Act and psychiatric disabilities.* 915.002.

Farabaugh, S. (1994). Occupational therapy opportunities at a community mental health center. *Mental Health Special Interest Newsletter, 17*(4), 3–4.

Jaffe, E. (1981). The role of the occupational therapist as a community consultant: Primary prevention in mental health programming. *Occupational Therapy in Mental Health, 1*(2), 47–62.

Klugheit, M. (1994). An appreciation for the role of occupational therapy in community mental health treatment. *Mental Health Special Interest Newsletter, 17*(1), 1–3.

Merryman, M.B., and Kannenberg, K. (1994). Occupational therapy for individuals with serious mental illness. *Continuum, 1*(3), 153–162.

Tomlinson, J.L. (1992). Joining consumerism through a psychoeducational approach. *Mental Health Special Interest Newsletter, 15*(2), 1–3.

第16章

物質使用障害に対する地域アプローチ

Penelope A. Moyers, EdD, OTR, FAOTA
Virginia C. Stoffel, MS, OTR, FAOTA

COMMUNITY-BASED APPROACHES
FOR SUBSTANCE USE DISORDERS

概 要

はじめに
物質使用
   障害
   使用範囲
   物質使用障害の地域への影響
物質使用障害と作業
   変化の段階
   地域介入
作業療法と地域プログラム

キーとなる用語

短期間介入（Brief interventions）
強迫的薬物摂取行動
　　（Compulsive drug-taking behavior）
危機介入（Crisis intervention）
形成的介入プログラム
　　（Formal intervention programs）
作業疎外（Occupational alienation）
作業剥奪（Occupational deprivation）
予防（Prevention）
問題飲酒（Problem drinking）
自助プログラム（Self-help programs）
変化の段階（Stages of change）
物質濫用（Substance abuse）
物質依存（Substance dependence）
耐性（Tolerance）
離脱（Withdrawal）

学習目標

本章は，読者が以下のことができるように書かれたものである．

■嗜癖の基本的な概念を定義づける．
■物質使用障害の地域に対する影響を説明する．
■物質使用障害の作業行動に対する影響を検討する．
■前予期，予期，決定，行為，維持，再発という変化の段階を説明する．
■物質使用障害に対する地域に根ざした介入のさまざまなタイプを説明する．
■物質使用障害に対する地域に根ざしたプログラムにおける作業療法の役割を明らかにする．

◆はじめに

　管理ケアの到来に伴い，物質使用障害に対する介入のほとんどは外来場面で行われており（Pollack, 1996），一般的には，その継続期間は短い．財政上の強い圧力は，物質使用障害のクライエントに対する介入を提供する最も経済的で最も有効な方法を決定するように強いてきた（Finney & Monahan, 1996）．経済的で有効な介入を供給するという問題を検討するためには，継続期間以外の介入の特徴が考慮されなければならない．介入の継続，あるいは治療の全期間は，それが費用と明白に関連しているために，第三者支払機関から注目されている．しかし，この関係はそれほど単純ではないことも確かである．その代わりに，費用と期間との関係は以下の要因によって複雑化している．

●介入の手段（例：認知行動的プログラムか，12段階のプログラムか）
●強さ（例：介入の頻度）
●形態（例：集団か，個別か）
●場面（例：診療所の診察室か，外来治療センターか）
●治療者の資格（例：アルコール・薬物カウンセラーか，作業療法実践家か）
●介入目標（例：断酒・断薬か，節酒・節薬か）
（Miller & Cooney, 1994）

　本章は読者に，作業療法にとって特有であり，心理学，ソーシャルワーク，看護学，医学，そしてカウンセリング等の研究を効果的に補足している，経済的で効果的な地域に根ざした介入を提供する基盤をもたらす．本章は，診断的専門用語を定義づけることによって，問題飲酒という考えと濫用行動という概念を検討する．最近増加傾向にある薬物使用について説明しながら，地域における物質使用の拡大について検討する．物質使用障害の地域に対する影響は，暴力，犯

罪，失業，健康管理費用，そして家庭内虐待と無視といった点から検討される．

本章はまた，作業疎外，作業剥奪，そして習慣機能障害に特に焦点を当てつつ，物質使用障害の作業遂行に対する影響を検討する．**作業疎外**は，個人的な意味を持たず，満足しない作業に従事した結果として，ある人が体験する孤立感や疎外感である（Wilcock, 1998）．**作業剥奪**は，その人の統制を越えて，限られた作業選択をもたらす状況をさす（Wilcock, 1998）．クライエントは，作業疎外と作業剥奪という否定的な循環を放棄し，それに代わって，肯定的変化や回復という段階へ入るよう教えられるかもしれない．変化の各段階を通して進行していくこれらのプログラムの成果の関係を強調しながら，地域介入プログラムを説明する．回復行動をよりうまく支持するための生活様式再構築や環境の改変を通じて，これらの地域プログラムに対する作業療法の貢献の可能性を検討する．

◆ 物質使用

精神疾患の診断・統計マニュアル第4版（The Diagnostic and Statistical Manual of Mental Disorders, Fourth Edition；DSM-Ⅳ）(American Psychiatric Association, 1994) は，さまざまな物質関連障害を物質のグループ，あるいは11種類の薬物にしたがって定義づけている．これらは，①アルコール，②アンフェタミン，③カフェイン，④印度大麻，⑤コカイン，⑥幻覚剤，⑦吸入剤，⑧ニコチン，⑨アヘン類（オピオイド），⑩フェンシクリジン（PCP），⑪鎮静剤である．

障　害

物質使用障害には，物質依存と物質濫用が含まれる．物質依存と濫用は，いくつかの例外はあるものの，全ての種類の物質にあてはめることができる．したがって，これらの2つの診断特性は，さまざまな薬物の種類にまたがって類似している．しかし，症状の現れ方は様々であり，ある症状はある特定の種類の薬物には出現しない．ある症状は，関係する薬物によって，多少なりとも出現する．例えば，離脱症状は，幻覚剤への依存には一般的には出現しない．

■物質依存

物質依存の主要な特徴は，「物質に関連する重大な問題にもかかわらず，その人が，通常は耐性，離脱，強迫的薬物摂取行動を引き起こす反復的自己摂取というパターンを伴って……物質の使用を継続する（American Psychiatric Association, 1994, p.176）」ことである．**耐性**は，望んだ効果に到達するまで摂取される物質が増量する場合，あるいは，同じ量ではその人に効果がほとんど起こらない場合に見られる．耐性は，全ての種類の物質に必ずしも形成されるものではないが，アルコール，麻薬，タバコの使用にはかなり一般的である．**離脱**は，「物質の長期大量使用を継続した人の血中または組織中の物質濃度が低下する際に生じる生理学的，認知的な随伴症状を伴う行動の不適応変化である（American Psychiatric Association, 1994, p.178）」．離脱を避けるために，物質依存の人は，その物質をやや多めに摂取することがある．**強迫的薬物摂取行動**は，一般的に以下の事柄を含む．

1. その物質を最初に予定したよりも長期間に，あるいは，大量に飲んだり，使用すること．
2. その物質の使用を削減するのが困難であること．
3. その薬物を求めることを中心に生活を組織化すること．
4. その物質の影響下にあること．
5. 重要な社会的活動やレクリエーション的活動を放棄したり，減少させること．

さらに，その人はその物質によって引き起こされたり，悪化させられた身体的問題や心理的問題の再発にもかかわらず，その物質を継続的に用いる．1カ月間に，これらの症状の3つ以上が見られれば，物質依存と診断されるであろう．この診断は離脱と耐性がなくとも下される可能性がある．もしこれら2つの特定の症状が見られたならば，依存という診断は，生理学的依存を特定化する事柄を含むものへと修正される．

■物質濫用

　物質濫用は，「その物質の反復使用に関連して，仕事や学校や家庭での主要な役割義務を果たすことができないといったような不利な結果を反復したり顕著にするということによって明らかにされる物質使用の異常適応パターン（American Psychiatric Association, 1994, p.182）」と定義される．作業療法士は，作業役割を評価し，その物質が個人の遂行に及ぼすかもしれない影響を発見する上では有利な立場にいる．役割遂行上の問題に加え，その物質の影響下にあるときに自動車を運転するといった身体的リスクを冒すこと，物質使用と関連する法律上の問題をくり返すこと，あるいは，中毒の結果として社会的および対人関係的な問題を示すことは，物質濫用という診断を下される行動である．この診断カテゴリーにあてはめるには，過去1年間にこれらの症状の1つでも見られることが必要である．しかし，その人は過去には物質依存と診断されたことがない．

■問題飲酒

　疫学的データは，全人口の中で，物質使用障害と分類された母集団よりも非常に多くの問題飲酒者が存在することを示している（Hester, 1995）．過去には，この問題飲酒者の母集団は，ほとんど無視されていた．ごく最近になって，専門家はその人々の問題飲酒を修正するための援助を提供する努力を行い始めた．**問題飲酒**とは，明らかに標準以上であるアルコールの使用である（Doweiko, 1993）．このレベルの使用では，友人や親類はその人の飲酒について心配を表現することもあり，飲酒が社会的人間関係，家計事情，仕事の遂行を妨げ始めるかもしれない．問題飲酒は，飲酒中に維持される不利な結末の重篤さという点で，物質濫用と区別されている．例えば，問題飲酒者は，それほど深刻ではない役割の崩壊を体験し，極めて小さい身体的リスクを冒し，法律的な問題や社会的な問題をほとんど持たない．しかし，親しい友人や家族は，アルコール使用のコントロールという点での問題の始まりに気づき，その本人も自分の行動に対するアルコール使用の影響を気にするかもしれない．

　問題飲酒者を標的にした介入は，断酒ではなく控えめな飲酒ということに焦点を当てることが多い．控えめな飲酒は，アルコールの問題を持つより広範囲の人々を引きつけるための重要な介入目標であるかもしれない．うまく飲酒を控えめにする人々は，結局は，自分たちの行動を断酒へと転換する（Hester, 1995）．しかし，この目標を達成する能力のなさは，その人が実際には問題飲酒者と誤診されており，その人の物質使用障害を標的にした介入から利益を得るであろうということを意味するかもしれない．たとえ飲酒を控えめにすることがうまくできなかったとしても，セラピストは，ほとんどの場合，その人との関係を打ち立て，その人が治療の次のステップを取ることに影響を及ぼすであろう．断酒という形態を治療の唯一の選択肢として提供することは，不注意にも，サービスを必要とする多くの人々を追いやってしまうことになるかもしれない．

使用範囲

■アルコール

　合衆国では1992年に，18歳以上の7％以上，あるいは，約1,380万人が飲酒に伴う問題を持っていた．そのうちの810万人がアルコール依存と考えられた．女性（390万人）の約3倍の男性（980万人）がアルコールに伴う問題を持っていた．アルコールに伴う問題の広がりは，18歳から29歳の群で，男女とも最も高かった（National Institute on Alcohol Abuse and Alcoholism, 1994, pp.243, 245）．高校3年生の約64％が数回の飲酒体験を報告し，これらの学生の31％以上が2週間の間に5回以上の連続飲酒をしたと述べている（Johnston, O'Malley & Bachman, 1997）．合衆国のほぼ43％，あるいは7,600万人が，家庭内でアルコールにさらされている．このことは，アルコールに問題を持つ家庭の中で育つこと，アルコールに問題を持つ人と結婚すること，あるいは，アルコールに問題を持つ血縁者がいることによって引き起こされている（National Center For Health Statistics, 1991, p.1）．

■薬物

1999年の薬物濫用に関する全国世帯調査（U.S.Department of Health and Human Services；USDHHS）の予備的結果によれば、1999年時点での違法薬物使用者数は、12歳以上の人々のうちの1,480万人、あるいは6.7％であった。

1999年に、12歳から17歳の青少年の半数以上がマリファナは簡単に手に入ると報告している。約1/4がヘロインは簡単に手に入ると報告した。青少年の15％が、調査の1カ月前までに薬物を販売する何者かにアプローチされたと報告した。違法薬物へのアクセス可能性を実証したこの調査に加えて、この結果は青少年が違法薬物を使用するリスクを低く認識していることを示した。例えば、コカインを月1回使用することに大きなリスクを認めている青少年の比率は、1994年の63％から1999年の49.8％に減少した。月1度のマリファナ使用に大きなリスクがあると認識している12歳から17歳の青少年の比率は、1990年の40％から1994年の33％へ、さらに1999年の29％へと減少した（USDHHS, 1999）。

マリファナ　1998年には、推定で230万人がマリファナを使用し始めた。これは、毎日約6,400人が新使用者になっていることになる（USDHHS, 1999）。マリファナ使用の復活は、特に青年の間に続いている。このマリファナ使用の復活と共に、この薬物を使用する青年の治療と逮捕は持続的に上昇しているように思われる。2つの要因がこの望ましからざる結果の劇的な上昇に寄与しているようである。それらは、①より高い潜在的な可能性と、②他の危険な薬物と併用してのマリファナの使用である。マリファナ煙草は、クラックコカインを含むことが少なくなく、PCPの中に浸たされることもあり、ときには防腐液に浸されることもある。

コカイン　クラックコカインは、引き続き、合衆国における違法薬物問題の主流になっており、1998年には、約180万人がかかわっている。コカイン使用者のほとんどは、高齢で、犯罪と売春が頻発する都市中心部に住んでいる。この人数は、1985年の570万人をピークに使用が低下していることを意味するものの、コカインの供給はほとんどの都市であふれ続けている。1997年には、推定で73万人のアメリカ人がコカインを初体験していた（USDHHS, 1998）。これらのコカイン新使用者は、マリファナと一緒にクラックコカインを吸う十代、粉状のコカイン塩化水素酸塩の形で使用する中流階級の郊外居住者、そして薬物使用の前歴を持たずにクラックコカインを使用し始めた三十代の女性を含んでいる。

ヘロイン　ヘロインの新規使用における増加傾向は1992年から見られるようになり、月当たりのヘロイン使用者数は、1993年の6.8万人から1998年の14.9万人へと増加している。これらの新使用者の多くは26歳以下の若者で、吸入したり、蒸気を吸ったり、鼻から吸ったりといった多様な方法でヘロイン摂取を試みている（USDHHS, 1999）。ひとつの懸念は、ヘロインを蒸気で吸引する若者が、耐性の増加、鼻の痛み、あるいは、この薬物の純度低下といったことを原因として、静脈注射に変えるかもしれないということである。注射の場合は、針の共用を通じて、エイズのリスクを高めている（Pinger, Payne, Hahn & Hahn, 1998）。

興奮剤　メタンフェタミン（覚醒剤）の入手性と使用は、この国の様々な地域に広がっているが、地方での使用が増加しているように思われる。地方での入手性は、特定使用地域（例えば、西海岸）外への拡散を示しているために、いくつかの懸念を引き起こす（Pinger et al., 1998）。メチルフェニデート（リタリン）の濫用は、ヘロイン使用者の間に続いている。若者は、エフェドリンをベースにした製品をコンビニ、トラック休憩場、健康食品店などで買っている。事実、多くの州は、若者たちの間にエスカレーター的に拡大しているこうした濫用を抑制する試みの1つとして、そうした製品の販売を禁じている。

鎮静剤　いくつかの都市でナイトクラブに頻繁に

出入りする人々は，ガンマ・ヒドロキシブトレート（GHB）とケタミン（「スペシャルK」）を使用しており，これら2つの薬物をアルコールに混ぜて，「スペシャルKルード」と呼ばれる特別調合の形にすることが多い．この調合は，その効き目がメタカロン（クアアルード）がもたらす効き目と類似しているために人気がある．フルニトラゼパム（ロヒプノール）の使用は，この国の多くの地域で続いているが，連邦政府が輸入を禁止して以来，その広く行きわたった入手性が低下している．クロナゼパム（ベンゾジアゼピン系製剤）または「ルーフィーズ」は，メタドンや他の鎮静剤の効果を高めるために使用されている（Pinger et al., 1998）．

幻覚剤とPCP フェンシクリジン（PCP）は，マリファナを混入したり，PCPに浸すといったように，他の薬物と調合されることが少なくない．また，PCPは，「スペースボール」を作るためにクラックコカインと組み合わされることもある．リセルギン酸ダイチラミドは（LSD）は，ほとんどの都市でも，また，郊外や地方でも，いまだに広く入手可能なままになっている（Pinger et al., 1998）．1997年には，110万人のアメリカ人が幻覚剤を初めて使用したと推定される（USDHHS, 1998）．

物質使用障害の地域への影響

物質使用障害は，精神健康上の問題に加えて，地域の中での医療，公衆衛生，社会，そして安全といった多くの問題における大きな要因の1つである．医療の問題としては，アルコール使用を含む薬物使用は，肝臓，膵臓，消化器の病気を引き起こす．選択した薬物により，呼吸，神経，そして心臓血管の各系も影響をうけることがある．他の精神医学的診断への罹病率の高さは，統合失調症と双極性障害の治療を複雑にし，また，費用を増加させる（Dickey & Azeni, 1996 ; Kwapil, 1996）．統合失調症の人々は，一般の人々と比べて，薬物使用障害が6倍に，また，アルコール問題が3倍に達するようである．双極性障害の人々は，物質関連問題が7.9倍に達するようである（Kwapil, 1996）．

地域公衆衛生の問題としては，薬物使用障害は，エイズ，肺結核，新生児の欠陥と結びつけられてきている（Weisner, 1995）．失業やホームレスといった地域の社会問題も，物質使用障害と強く結びついている（Weisner, 1995）．薬物やアルコールに依存する人々が，より深刻な医学的問題を持つことは明らかであり，公衆衛生上の関心に最も寄与している．対照的に，地域の問題飲酒者の大多数は，その地域によって維持されている薬物関係費用の大部分を実際に生み出している（例：飲酒運転，欠勤日，家庭内暴力など）（Sobell, Cunningham & Sobell, 1996）．

地域でのその他の安全上の問題という点では，物質使用と，犯罪，労災，溺死，低温に関係した損傷との関係は既に確認されている．頭部外傷と脊髄損傷のおそらく79％以上が薬物やアルコールの使用と関連している（Hubbard, Everett & Khan, 1996）．事実，頭部外傷者の外傷前のアルコール依存の罹患率は68％と高いことが見出されている．さらに，アルコールの大量飲酒をする脊髄損傷者は，職業的活動や教育的活動にも，リハビリテーションにもほとんど参加せず，それゆえ，地域資源からの経済的援助をますます必要とする傾向にある．

家族に対する物質使用の影響は見過ごすことができない．物質濫用者もしくは依存者は，典型的には，夫婦間や家庭内の広範な問題を持っている（Rotunda, Scherer & Imm, 1995）．研究は，子どもたちが遺伝的・環境的にアルコール依存にさらされることで，アルコールや薬物の濫用あるいは依存になりやすくなるかもしれないことを示している（Grinspoon & Bakalar, 1990 ; Tarter & Vanykov, 1994）．これらの子どもたちは，自分自身が依存性を持つようになることに加え，認知的，情緒的，社会的，そして学業的な問題を含む様々な困難を体験することに高いリスクを持つと考えられている（Moyers, Jones, Mirchadani & Sherwood, 1993）．この子どもたちの家庭環境は，物質を使用しない両親の子どもたちの環境と比較すると，より多くの夫婦間や親子間の葛藤，児童虐待があ

るという特徴を持つ（Rotunda et al., 1995）．さらに，パートナーが嗜癖のある場合，一般母集団のカップルに比べて，別居や離婚といった結婚生活における否定的結末がより多く見られる．

◆ 物質使用障害と作業

ここまでは，地域に対する物質使用の影響を全体的に検討してきた．成功しうまくやっている地域は，多くの人々による複合的な作業の遂行にかかっている．「特定の作業が人々の健康と健全な状態を促進することがあるのとまさに同じように，特定の文化を特徴づける作業のパターンは，町，国家，都市，近隣，そして，地域の健康に影響を及ぼすであろう（Clark, Wood & Larson, 1998, p.18）」．したがって，今や，その人の物質使用とその人の次の作業への従事との関係が注目されている．

「作業」は，典型的には，時間を越えて広がり，遂行する人に意味を持たせ，多面的な課題にかかわるといった日々の活動あるいは目標指向的追求である（Christiansen, Clark, Kielhofner & Rogers, 1995）．通常では，作業療法実践家が作業について考えるとき，健康を高め，その文化によって肯定的に価値づけられ，もしくは，日常の生存にとって必要な作業だけを心に浮かべる．しかし，作業療法実践家は否定的な結末をもたらしたり，あるいは，社会的に受け入れられる基準から逸脱していると考えられるような作業を理解することも，同様に重要である．「ある作業や作業パターンが健康を促進するのに対して，他の作業は健康を損なうかもしれない（Clark et al., 1998, p.18）」．

物質の使用は，それが多くの課題や活動と結びついているために，作業の1つと考えることができる．それには以下のことが含まれるであろう．

- 薬物のためにお金を集めること．
- 薬物を補充するために購入したり，取引をすること．
- 他者からその補充を守ること．
- その人の行動に反対する家族を無視するように，使用のためのバリアを取り除くこと．
- 使用するための状況を作ること．
- 一緒に使用する人を探すこと．
- 使用に時間を費やすこと．
- 使用による影響から回復すること．
- 薬物使用の過程の全てをもう一度始めること（Moyers, 1997）．

こうした「使用」という課題と活動は，薬物が誘発する望んだ状態を達成するという目標に向けられている．物質使用が進むにつれて，使用と関係するこうした活動はより長い時間に広がり，日中，夕方，夜といったすべての時間にまで達することも少なくない．クライエントが，何年にも，何十年にもわたる薬物やアルコールの使用歴を報告することもまれではない．

こうした薬物使用に関する課題と活動は，その使用者にとっては意味を持つ．この意味は，薬物やアルコールを使用しない他の人には理解できないことが多い（Moyers, 1997）．アルコールや薬物を使用する人は，その薬物が，逃避するというニーズを満たし，楽しみをもたらし，リラックスと睡眠をもたらし，身体的・情動的な痛みを回避させ，自信を得させ，性欲を高めさせ，抑制を低めて創造力を高めると感じさせ，エネルギーと活動のレベルを高めさせるなどと報告することがある（Moyers, 1992a）．

これらの意味に加えて，アルコールと薬物は，その人が自分の生活にコントロールを及ぼしている対象である．結局，飲酒や薬物の使用とは別に生きる自由や，別の作業に従事する自由は，非常に制限されるようになる．Mattingly & Fleming（1994）によると，その人は意図性（intentionality），つまり行動する理由の創造を失っている．行動する理由は，作業行動のための意志あるいは選択の基礎である．情動的ストレスを受けているときに肯定的効果と多幸感を作り出すアルコールと薬物の誘惑的な能力は，薬物使用というタイプの作業行動に就く上での強力な動機である．その人が酔っていたり，中毒症状を示しているときには，重要な他の課題や活動を行うための意図を決めることができない．そのかわり，その人は物質使用と結びついた多幸感を維持することに集中するようにな

る．飲酒や薬物使用というこの唯一の意図は，崇高であったり重要である他のすべての意図を損なうまでに強大になっていく．

行動する理由はまた，その人の日常生活を特徴づける毎日の習慣や日課に象徴的に示され，また，構成されている（Mattingly & Fleming, 1994）．アルコールと薬物に依存している人の毎日の日課を考えてみよう．徐々に，仕事の帰り道に同じ酒屋や薬物売人の家に立ち寄るといった飲酒や薬物使用に関連した1日の習慣を組織化するようになる．このように，飲酒や薬物使用は，濫用を永続させる習慣機能障害へと導く．人の作業行動は，「私たちが世界の中で行動するという自分自身を作り上げる意味（Kielhofner, 1995, p.59）」を示しているがゆえに，薬物を嗜癖とする人々は，次第に否定的な自己イメージを抱くようになる．「ビッグ・ブック」（アルコホリクス・アノニマス（Alcoholics Anonymous；AA）のメンバーが，アルコホリクス・アノニマス（Alcoholics Anonymous World Services, 1976）という名の主要教科書につけたニック・ネーム）は，こうした歪んだ自己の見方や，世界の中で自分がどのように行動するのかを選択する自由の喪失を記述した多くの物語に満ちている．例えば，次のようなものである（Alcoholics Anonymous World Services, p.199）．

> 私は自分ではやりたいとは思っていない本当に多くの事をしたから，ずいぶん前から自分が狂っていると思うようになりました．私は子どもたちを無視したくはありませんでした．私は他の親と同じくらい，子どもたちを愛していました．でも，子どもたちを無視してしまいました．私は，喧嘩をしたくはありませんでしたが，喧嘩をしてしまいました．私は逮捕されたくはなかったけれども，逮捕されてしまいました．私は酔っぱらい運転をして罪のない人々の命を危険にさらしたくはありませんでしたが，やってしまいました．自分は狂っているに違いないという結論に達したのは極めて自然なことでしょう．

その人は，飲酒や薬物使用以外の作業の遂行を次第に悪化させるにつれて，普通の作業からますます疎外され，その健康への効果を剥奪されるようになる．作業にさらに就かないままでいると，通常の意味を失うようになり，これらの作業が飲酒や薬物使用のためのバリアあるいは促進剤となるという程度の意味しか持たなくなる．このようにして，作業疎外が完了する．用いていない作業にさらに従事することは，一般的には，将来の失敗から自我を守る方法として回避され，こうして，作業の疎外と剥奪という否定的循環が永く続くことになる．不幸にも，作業の疎外と剥奪は，その人の作業を求める生物学的ニーズを妨げる．Wilcock（1993, p.20）は「作業は，人々が食物，セルフケア，家屋，安全といった身体的ニーズを満たすよう援助する」とか，「作業は侵略者と環境に対する優越性を目指した技能，社会構造，テクノロジーを発展させる」とか，作業は「その有機体が維持され，繁栄することを可能にさせる個人的能力を訓練し，発達させる」と述べている．

作業療法実践家は，作業遂行に対する薬物使用の影響と，作業を求める生物学的なニーズを満たす個人の能力を分析する上で役立てるために，「統一専門用語（Uniform Terminology；American Occupational Therapy Association, 1994)」を用いる．作業療法評価は，その人の日常生活能力が薬物使用によって影響を受けているかどうか，仕事や生産的活動が影響されているかどうか，レジャーへの従事が影響されているかどうかに取り組む（図16-1参照）．

作業療法士は，遂行構成要素の機能状態に対する薬物使用の影響を評価することにより，作業遂行上の問題の根底を成す原因について仮説を立てる．もっと詳しくいえば，物質使用障害に帰属させることができるような知覚運動，認知，心理社会的または心理的な機能障害があるのだろうか．もしあるなら，こうした機能障害状態の遂行構成要素は断酒や断薬の期間を経て回復することが期待されるだろうか．これらの機能障害はゆっくりと回復するのだろうか．遂行構成要素には他に問題があるのだろうか，といったことである．

遂行の文脈に関する疑問もあげられる．そのクライエントは，いつ，どこで，だれと，物質使用行動をより多く，あるいは，より少なく取る傾向にあるのだろうか．物質使用を促進したり，抑制する物理的環境の

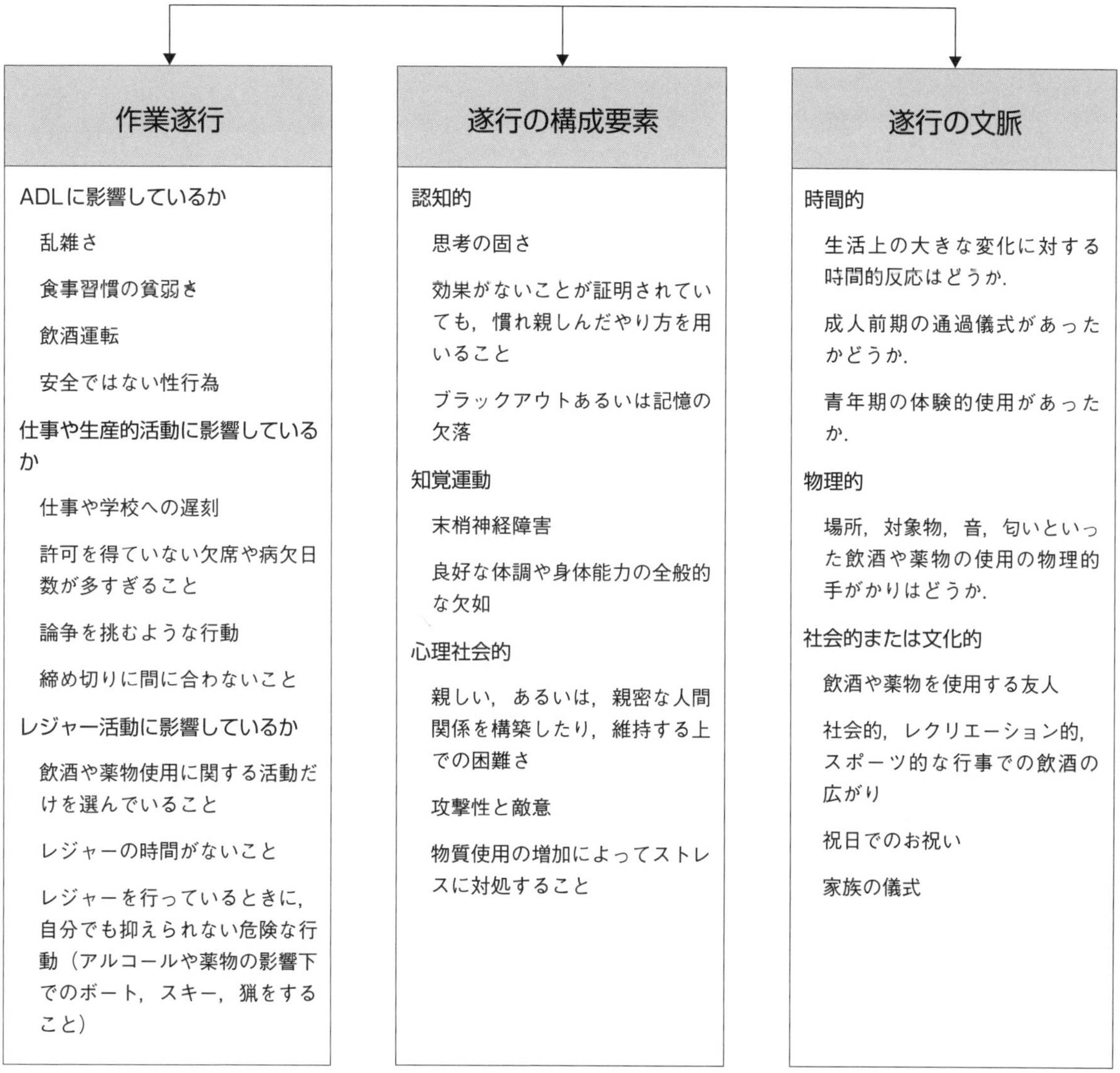

作業遂行	遂行の構成要素	遂行の文脈
ADLに影響しているか 　乱雑さ 　食事習慣の貧弱さ 　飲酒運転 　安全ではない性行為 仕事や生産的活動に影響しているか 　仕事や学校への遅刻 　許可を得ていない欠席や病欠日数が多すぎること 　論争を挑むような行動 　締め切りに間に合わないこと レジャー活動に影響しているか 　飲酒や薬物使用に関する活動だけを選んでいること 　レジャーの時間がないこと 　レジャーを行っているときに，自分でも抑えられない危険な行動（アルコールや薬物の影響下でのボート，スキー，猟をすること）	認知的 　思考の固さ 　効果がないことが証明されていても，慣れ親しんだやり方を用いること 　ブラックアウトあるいは記憶の欠落 知覚運動 　末梢神経障害 　良好な体調や身体能力の全般的な欠如 心理社会的 　親しい，あるいは，親密な人間関係を構築したり，維持する上での困難さ 　攻撃性と敵意 　物質使用の増加によってストレスに対処すること	時間的 　生活上の大きな変化に対する時間的反応はどうか． 　成人前期の通過儀式があったかどうか． 　青年期の体験的使用があったか． 物理的 　場所，対象物，音，匂いといった飲酒や薬物の使用の物理的手がかりはどうか． 社会的または文化的 　飲酒や薬物を使用する友人 　社会的，レクリエーション的，スポーツ的な行事での飲酒の広がり 　祝日でのお祝い 　家族の儀式

図16-1　物質濫用の影響を分析すること

手がかりは何か．物質使用を支援したり妨げる社会的あるいは文化的な環境の特徴は何か．クライエントの発達あるいはライフサイクルの段階は，そのクライエントの回復の可能性を理解する上で重要だろうか．

変化の段階

薬物使用に付きまとう作業の疎外と剥奪という否定的で自己永続的な循環の中にあるとき，かつて取っていた肯定的な循環が回復と長期のソブラエティ（飲まないで生きること）を導くことができるのだろうか．

Kielhofner（1995, p.251）は，その人が自分自身の努力を通して，大きな変化過程を達成したときに，「セラピーによって支えられた変化」が起こると示唆した．セラピーは，クライエントが薬物やアルコールの使用との関係で行った自分自身の健康とライフスタイルの選択に対して責任を負うことに対する支援を提供するだけである．

物質使用に伴う問題を体験しているすべての人々が，変化に備えているわけではない．物質使用の文献は，歴史的に，この反応を否認と枠づけている．否認という概念は，今日では挑戦を受けており，おそらく

専門家が支援を提供することを思いとどまるであろう．治療の焦点は，今ではこの否認を否定しており，変化を強いることではなく，人々が自分で変化の次段階を準備するよう援助することに当てられている．クライエントが変化の全段階を経由するよう援助する目標は必要ではない．薬物使用障害に至るまでには何年もの時間がかかるため，変化が十分に起こるためにも何年もの年月がかかるであろうと認識されている．したがって，各専門家は，嗜癖をクライエントの認識レベルに持ち込むための一貫した努力を通して，クライエントの変化過程に影響を及ぼすことができるが，その変化を実行したり維持するために，クライエントの努力を最終的に支援するのは実際には専門家ではないかもしれない．

Prochaska & DiClemente（1982, 1986）はこの変化の過程を研究し，以下のような**変化の段階**を明らかにした．それらは①前予期，②予期，③決定，④行為，⑤維持，そして⑥再発，である．変化のこれらの6段階は，その人がいつでも入ったり出たりするかもしれず，前進したり後退するかもしれず，あるいは，未決定の時間の間に，ある段階に留まるかもしれない連続的な循環の中に配置される．さらに言えば，人は前進したり後退したりするときに，その変化過程の段階を飛び越すこともある．

「前予期」段階で作業療法にやって来るクライエントは，もしその実践家が，そのクライエントが飲酒や薬物の問題を持つことを明らかにしたならば，驚きを示すであろう．典型的には，そのクライエントが経験しつつある問題と薬物の使用との関係の認識不足が示される．その人は，時間をかけて，自己認識を深めるようになるにつれて，実際に変えるためのうまい理由があることを見つけ出すかもしれないし，次の段階あるいは「予期」へと移動するかもしれない．この段階では，そのクライエントは，変化を望むことと変化しない理由を見つけ出すこととの間の動揺に示されるように，変化することに関するアンビバレントな状態にあるかもしれない．結果的に，そのクライエントは回復に向けて正しい方向に動いているかどうか確かではない．この前後方向の過程が起こり，そのバランスが変化の方に傾いたとき，次の段階である決定が創発する．そのクライエントは，変化のために可能な戦略のすべてをブレーンストーミングしたり，それぞれの利点と欠点とを考えたり，取るべきステップに関する「決定」を下すといったように，変化に向けた準備過程を開始する．その人が選択した戦略を試みるにつれて，次に来るのは行為である．その行為がその人の毎日の対処法の自然な一部になるにつれて，「維持期」に入ってくる．

多くのクライエントにとって，飲酒や薬物使用の生活様式からバランス，断酒・断薬，健康習慣の維持へと変えることは，大きな困難になる可能性がある．薬物使用障害から回復しつつある人々は，一般に，変化の最終段階，あるいは「再発」を経験する．クライエントの90％以上が，自分の物質濫用介入プログラムの終了後に，再度，飲酒や薬物使用をするであろうと報告されている（Ouimette, Moos & Finney, 1998）．したがって，薬物使用障害の完全な回復への方向から，1杯だけ飲んだり，選んだ薬物を限定的な量だけ使用することにかかわることになるかもしれない「スリップ」をどのように防ぐかを学ぶことが，変化のこの最終段階の焦点となる．再発を「安定した回復をもたらす変化の過程によくある段階（Miller, 1995, p.92）」と見ることは，クライエントやセラピストが維持段階が完全に作動する前に実施しなければならないもう1つの変化戦略を開発することをもたらす．

地域介入

物質使用と嗜癖への介入は，医療や地域の様々な場面（Box 16-1 参照）でなしうるものである．変化の段階は，回復への寄与とそのプログラムに最も適する種類のクライエントという点で，それぞれの介入プログラムを分析するための枠組みをもたらす．

■予防

物質濫用，依存，問題飲酒の**予防**は，学校，短大や大学，従業員支援プログラム，そして，公衆衛生部門によって提供される健康教育を通して成し遂げられ

Box 16-1　嗜癖に対する専門的サービス提供の場

施設
- 嗜癖と二重診断入院患者病棟
- 解毒病棟
- 部分入院プログラム
- 刑務所

外来
- 集中的外来プログラム
- アフターケアプログラム
- 外来診療の受診

地域
- 地域精神保健センター
- 学校，短大，大学
- 中間施設（halfway house）
- 従業員支援プログラム
- ウェルネスセンターとプログラム
- ホームレス保護施設
- 地域センター
- 保護授産所
- 暴力を受けた女性たちの保護施設
- 移動危機病棟／危機介入プログラム
- 公衆衛生部門
- 教会の奉仕プログラム

る．成功している予防プログラムは，人々が物質使用障害または問題飲酒の危険な行動を明らかにすることを支援し，次いで，その人がこうした危険因子を修正するために変化の循環に入るよう支援する．変化の段階と関連する予防の目標には，以下のものが含まれる．

- 危険な行動に対して，その人の注意を向けさせること．
- その人がそうした危険な行動を変えるというニーズを決定するよう支援すること．
- 変わるという意思決定を促し，変化のための戦略を選択すること．
- その変化戦略を実行すること．
- 新しい健康的な行動を維持すること．
- 古い習慣パターンや行動へと陥ったときに，健康な行動を再制度化すること．

その人を支援する局面が，予防目的のための変化の循環の中の前予期から予期へと移動するにつれて，作業療法実践家は，日常生活活動，仕事と生産的活動，そして遊びとレジャーといった，遂行領域に対する物質使用の影響について人々を教育する．作業療法予防プログラムの目標は，健康的な対処能力，対人コミュニケーション，そして良好な作業遂行といった，一般的な生活技能を促進することである．

この予防教育の標的を両親に当てることも，重要な予防戦略である．研究は，両親が子どもたちにアルコールや他の薬物の使用に関する規範を教えていることを示している（Rotunda et al., 1995）．作業療法実践家は両親と共に，自分たちの今の価値体系を評価し，以下の信念を取り入れるために働くことができる（Stoffel & Moyers, 1997）．

- 物質を使用することは，特別な医学的理由のために処方されるものでない限り，作業遂行に不可欠なものではない．
- 物質を自分でコントロールできないような形で使用するのは健康上の問題であり，作業遂行を妨げる．
- 情緒的な問題を解決するために物質を使用することは危険なことで，遂行の構成要素の永続的な機能障害，技能の退化，そして，習慣の機能障害を引き起こすことがある．
- 人為的に感情や認知の状態に修正を得ることは，受け入れられることではなく，作業遂行を崩壊させるものである．
- 対処戦略を学ぶことは，生活上の問題を管理するために，また，作業遂行を促進するために重要なことである．

■危機介入

危機介入とは，アルコールや他の薬物による緊急事態の管理をさす．これらの危機的状態は，過剰摂取，有害な薬物反応，あるいは，壊滅的な心理的反応によることもある．危機介入は，うつ病などの精神科の他の診断を受けた人に提供されるサービスと類似したもので，中毒の最中に，あるいは，その人がかなり深刻な離脱症候群を体験しているときに示される自殺意思表示の結果として生じることが多い．危機状態の人々は，ある意味では否定的であるが，変わりたいという自分の希望を実際に行動化している．このように，家族，地域の役人，専門家は特殊な，構造化された形の支援を提供することによって，この変化を求める瞬時的な機会を利用しなければならない．事実，危機状況はクライエントが前予期から予期，決定，そして行為へとすばやく移行する上で役立つこともある．しかし，危機や「底打ち」は，健康専門家がかつて信じていたように，変化を動機づけるために必要ではない．変化の段階モデルを用いることを通し，「動機づけは，今日では，飲酒者（または薬物使用者）とその人の周囲の人々との間の相互作用の結果であると理解されている．このことは，セラピストが変化のための動機づけを高めるために行うことができることがあることを意味する（Miller, 1995, p.91）」．危機介入において，その目標は目の前の心理的，犯罪的，医学的な危険に取り組むことである．ひとたび危険を脱したら，その目標は，物質使用障害に対する治療を実行することといったように，その行動に対する結果を実行することへと変化する．

薬物使用が暴力や予測しえない行動を生みだした場合，特に薬物を過剰に摂取した場合や，薬物の内容に他の未知の混合物が加えられている場合に，警察による介入が必要かもしれない．例えば，アンフェタミンの濫用と依存は，妄想型統合失調症に良く似た精神病を引き起こすこともある（Kaplan & Sadock, 1996）．マリファナ依存は，せん妄，精神障害，あるいは不安障害を引き起こすこともある．

医学的危機は，アルコールとバルビツール酸塩の致死量混合物を摂取したときや，アルコール依存の人が監視されていない離脱の結果として振戦せん妄になっているときに生じる（Kaplan & Sadock, 1996）．コカインやクラックコカインを含むアンフェタミンの濫用に伴う生命を脅かすような特定の状態には，心筋梗塞，重度な高血圧症，脳血管障害，虚血性大腸炎が含まれる．吸入薬の使用は，呼吸機能低下，不整脈，不可逆性の肝または腎の障害，てんかん，そして，他の神経学的徴候や症状に伴う知能指数の低下をもたらす可能性がある．

このように，危機介入は自殺や殺人のジェスチャー，暴力や他の否定的で予測しえない行動の可能性，過剰摂取，離脱，多数の薬物とアルコールの組み合わせなどと関係した医学的症状の危険性，そして，中毒の結果として持続する外傷に関係した損傷の広がりといったことの評価にかかわる．この評価は，最初は電話でなされ，最も近くの救急施設，精神病院や病棟，アルコールや薬物のリハビリテーション病院や病棟に行くようにとの指示がなされることになろう．医療関係者と警察も初回評価を行い，自傷他害の状態にあるとしてその人を逮捕することもある．医学上の安定性が得られたならば，救急室の職員は，アルコールと薬物の問題による外傷性損傷を持つ人をルーチンに評価する（Rumpf, Hapke, Erfurth & John, 1998）．飲酒して訳がわからなくなること，公衆の面前で中毒になること，酔った状態で運転することは，これも危機状態であるが，法にかかわる引き金になるだけであろう．しかし，裁判所は，投獄の代わり，あるいは投獄と併用し，介入を命令することが多い．

■短期介入

変化の段階理論は，クライエントが最終的には薬物使用行動を変える必要性に直面しなければならないように，専門家が環境を変え，クライエントとの交流を変えることができる方法に関する創造的思考へと導く．**短期介入**は，クライエントにうまく書かれた教材の提供，健康診断の実施，物質使用に関する情報の話し合い，または，資源に関する情報の提供などを含む（Heather, 1995）．短期介入の戦略は，変化を動機づける上で効果的であり（Miller, Zweben, DiClemente

& Rychtarik, 1992)．また，広範囲の専門家による実施に対して実行可能で，実践的で，そして，費用効果があることが見出されている．作業療法実践家は，クライエントが最初に手の損傷といった別の理由で紹介されるような場合でも，これらの戦略を多様な場面におけるクライエントの介入計画に統合することができる（Moyers & Stoffel, 1999）．

短期介入の1つのタイプは，自助マニュアル，教材，パンフレット，そして簡易版自己評価質問紙などの記述様式の中に示される情報である．これらの資料は，どの作業療法部門の待合室にも備えることができ，クライエントが特定の質問をしなくとも，クライエントと正式に話し合う必要はない．この考えは，例えば前予期から予期へ，あるいは決定から行動へといった変化の次の段階にクライエントを移動する情報を提供しながら，クライエントの責任を促すことになる．

Miller & Munoz（1982）は，治療を補完する自助マニュアルを開発した．このマニュアルは，介入成果をうまく強化するために提示されている．このように，作業療法実践家は，自分たちのクライエントの教材が物質使用障害と問題飲酒の防止と治療に関連する内容であるかどうかを検討することは当然である．物質使用に対するこの教育的な焦点は，健康と作業遂行の重要性に関する他の良好な情報を取り入れることができる．作業療法実践家がサービスを提供する母集団はそれぞれが物質使用，予防戦略，そして介入のための資源に関係した問題に取り組む材料を特別に作成してきたこの情報が，クライエントにとって最も関心のある健康状態という文脈の中で提示されると，クライエントによって使用される可能性はより高くなるであろう．

動機づけ強化療法（motivational enhancement therapy；MET）は，Miller et al.（1992）によって開発されたもので，高度に構造化された4セッションがある．これらのセッションには，飲酒者のチェック（drinker's check-up；DCU）と変化に対してインタビューするためのFRAMESアプローチを含んでいる（Miller & Sanchez, 1994）．DCUは，問題飲酒を持つ人のための健康チェックとして提供される包括的アセスメントである．その人に使用の量と頻度を質問することに加え，問題飲酒の影響を測定する他のスクリーニングの道具が実施されるが，最も一般的な道具はCAGE（Ewing, 1984）である．

CAGEは，次のことを尋ねる4つの質問の頭文字を取ったものである．それらは①飲酒量を「減らす（cutting down）」必要性，②自分の飲酒を批判する他人に「イライラさせられる（annoyed）」こと，③飲酒することに関して「罪悪感（guilty）」を抱くこと，または④「目を見開くために（eye opener）」必要とすること（朝一番にすることが飲酒であったり，目覚めたときにはいつも飲酒する），などである．使用の量と頻度の質問に対するプラスの結果は，女性の場合には週に12単位以上（飲酒1単位は12オンス（340 g）のビール，5オンス（140 g）のワイン，または，1オンス（28 g）の蒸留酒に相当する），男性の場合には週に15単位以上の飲酒者を示している（Cooney, Zweben & Fleming, 1995）．CAGEでのプラスの回答が2つあると，飲酒問題に取り組む必要のあることを示している．

次に，DCUは，ブラックアウト，失業，飲酒運転による逮捕といった社会的，医学的，法的，心理社会的な結末を分析するミシガン・アルコール・スクリーニング・テスト（Michigan Alcohol Screening Test；MAST）のようなより特定の質問紙を用いることへと進む（Selzer, 1971）．作業療法実践家は，DCUに，作業遂行に対する物質使用の影響を強調した作業歴を加えるであろう（Moyers & Stoffel, 1999）．アルコールに対する血液検査や薬物に対する尿検査は，薬物の長期使用による肝臓や他のシステムの機能状態への影響を評価する医学検査室でのスクリーンと共に実施されることもある．

DCUの結果は，その人が変化の連続する段階をうまく移動できるようにフィードバックを提供するために用いられる．Miller & Sanchez（1994）は，DCUから得た情報を注意深く伝えるためにインタビューするモデルであるFRAMESを開発した．FRAMESは，フィードバック（feedback），責任（responsibility），

助言（advice），メニュー（menu），共感（empathy），そして自己効力性（self-efficacy）の頭文字を取った記憶の方策である．このインタビューを通して，専門家は，変化の必要性を支持する評価からの明確で特定化された「フィードバック」を与える．その情報は非難せず，その焦点は診断的なレッテルを貼ることに当てたものではない．そのかわり，力点はその情報を解釈し，それに基づいて行動するその人の「責任」に当てられる．その面接は，継続的な薬物使用の医学的結果との関係における「助言」を与える．専門家は，自助プログラムやマニュアルから入院に至る変化の選択肢の「メニュー」を提供する．その面接を通して，専門家は「共感」的であって，敵意を持っての対決，力での闘い，そして，判定的でパターナリズム的（父親的）態度を避ける．さらに，専門家の態度は，クライエントの「自己効力性」，あるいはいつ，どのように変化するかを決定するその人の能力に対する信頼を促す．

効果的な短期介入戦略の鍵は，ラポートを確立することと，その人にとって関心のある話題に基づいた適切な自由記述式の質問を用いることである（Rollnick & Bell, 1991）．臨床的状況によっては，作業療法専門家は，FRAMESの過程が1回のセッション中で起きることは稀であることに気づくであろう．むしろ，それは時間をかけて起こるものである．そのクライエントは，1回の面接中でその人自身の責任に力点を置きつつ，いくつかのフィードバックだけしか受け入れることができないかもしれない．もしクライエントが一連の短期介入後に物質使用を計画し，行動に移す意思を示したならば，作業療法実践家はそのクライエントが特定の現実的な計画を立てるのを快く援助する．作業療法実践家は紹介を開始することと，選択肢のメニュー上の他の変化戦略を実行するための支援を提供すべきである．

■形成的介入プログラム

Miller（1995）は，治療は典型的には，人々が変化の過程の行動段階にあるときに行われることを示した．**形成的介入プログラム**には，入院での医学的解毒，外来と部分入院でのプログラム，二重診断プログラム，そしてアフターケアプログラムが含まれる．これらすべてのプログラムは，その人が飲酒や薬物使用を止め，断酒・断薬を維持するのに必要な行動的な柔軟性を育む技能と戦略を身につけさせるものである．形成的な嗜癖介入プログラムを求める人々は，他の方法（アルコールや薬物の使用を減少するか止めるための個人契約や，教会や自助グループに支援を求めることなど）を試してはみたものの，その努力が不成功に終わったことを体験していることが少なくない．作業療法士は，変化を促進させる短期介入技術を使用した後に，専門的な嗜癖サービスへの紹介がクライエントのニーズをより良く満たすことを示すのを見出すかもしれない．地域内で利用できるアルコールや薬物のプログラムに関する認識と知識は，紹介を行うためには重要である．アルコールや薬物プログラムの職員と，初回の紹介とフォローアップについて，コミュニケーションを取ることが重要である．多数の研究が，アルコール濫用のためのアルコール治療プログラムに紹介された人々の70％から90％が，治療に入ることや治療を続けることに失敗したことを示している（Babor, Ritson & Hodgson, 1986；Soderstrom & Cowley, 1987）．

Miller（1995）は，行為段階に焦点を当てた形成的介入プログラムにもかかわらず，治療を効果的にするためには，変化の全段階を認識して取り組む必要があるとしている．したがって嗜癖への介入は，典型的には，集団，個人，そして家族のプログラム，従業員支援プログラム，支援や自助のプログラムを含むサービスの全体的連続性を含むものでなければならない．さらに嗜癖介入プログラムは，強さの適切なレベルを提供し，物質使用障害によって影響を受けた生活上の問題に十分に取り組むために他のサービスとの統合を確実にすべきである．形成的な嗜癖プログラムは，依存が生じるような重症レベルではないアルコールと薬物の使用の問題を持つ人々にサービスすることを含めるよう，サービス範囲を広げつつある．その結果，Zweben & Rose（1999）は，短期介入を，作業療法実践家を職員として配置しているプログラムを含めた

すべての医学的・社会的サービスプログラムへと統合するよう主張している．

■自助

　自助プログラム（専門的介入ではなく，グループメンバーの支援によるプログラムのこと）へのクライエントの参加は，入院と外来の双方の治療日数を徹底的に削減するための管理ケアプログラムによる圧力の中では，特に重要である．作業療法実践家は，アルコホリクス・アノニマス（Alcoholics Anonymous；AA），コカイン・アノニマス（Cocaine Anonymous），ナルコティクス（麻薬）・アノニマス（Narcotics Anonymous）といった12段階タイプの様々なプログラムへの参加を励まし，推薦する．

　最も普及している自助プログラムは，アルコホリクス・アノニマスで，世界中に200万人の会員と，150カ国に95,166のグループを持つ（Alcoholics Anonymous World Services, 1996）．研究は，より形成的な介入と組み合わされたときのAAの効果を示している（Emrick, Tonigan, Montgomery & Little, 1993；Humphreys & Moos, 1996；McCrady & Miller, 1993；Ouimette, Moos & Finney, 1998）．Miller（1998）は，AAのようなスピリチュアリティに根ざしたプログラムは，スピリチュアリティをまったく欠いた心理学的な療法と比べると，人々を断酒のままに留めるよう援助することが強くなるようであると述べている．一般的にAAは，最も広汎なアルコールの問題を，より上位の力（higher power）というよりも，むしろ自己を人生の中心にするという歪んだ認知からもたらされるスピリチュアルな衰えと見る（Alcoholics Anonymous World Services, 1976）．AAに従えば，断酒を約束すること，自己への没頭を低減すること，スピリチュアリティという生涯続くプログラムで生活することが，ソブラエティ（飲まないで生きること）にとって不可欠の要素である（Alcoholics Anonymous World Services, 1970）．これらの目標の達成は「回復の12段階を踏むこと」によってなされ，グループへの参加とスポンサーの支援によって促進される．

　合理的回復（Rational Recovery；RR）（Trimpey, 1992）とソブラエティが私たちを救うという非宗教的団体（Secular Organizations for Sobriety-Save Our Selves；SOS）（Christopher, 1989）は，スピリチュアルを強調することを快適に思わない人々のために開発された．合理的回復は，他のプログラムのように仲間が導くものであるが，専門家の助言者がいる．断酒は合理的回復でも重要であると考えられているが，このグループはまた，適度な飲酒に戻ることができる人もいるかもしれないとも認めている．ソブラエティのための女性たち（The Women for Sobriety；WFS）のプログラムは，女性は別の形の飲酒を体験しており，したがって，別のアプローチが必要であるという前提に立って開発された．WFSは，女性は有能であるがゆえに，対処するためにアルコールや薬物を必要としないという考えを強調している（Women for Sobriety, 1976）．

　コンピュータ技術は，電子メールやウェブを通して自助グループの資源にアクセスすることを可能にしてきた．こうした自助グループの多くのホームページは，その組織，グループの場所と会合時間，文献の注文に関する情報を提供しており，オンライン上でのミーティングを実際に行っているグループもある．科学技術によって，飲まないままで過ごすことに対する支援は，自宅で，いつでも，即時に手に入れることができる．

◆作業療法と地域プログラム

　研究は，アルコールと薬物・物質使用の障害を持つ人々に対する介入の短期的効果を検証している（Finney & Monahan, 1996）．関心は，これらの研究が「アルコール患者のかなりの割合が，退院後の年月で達成した回復を維持していないために，長期の小康状態と回復率を過剰に述べている」かもしれないという点にある（Humphreys, Moos & Cohen, 1997, p.231）．事実，長期にわたる研究のほとんどは，物質使用障害者の経過に対して介入が持続的な影響を

持つという見解を支持していない（Finney & Moos, 1992）．その介入が医学的，個人的，法的な危機といった緊急の問題に対する短期介入を，典型的に強調してきたことを考えると，これは驚くことではない．物質使用障害は慢性で，しばしば多面的な小康状態と悪化を含むものであるため，目の前の危機に焦点を当てた短期介入は結果的には持続的影響を引き起こさない．さらに，退院後にクライエントが経験する生活の否定的文脈は，介入のいかなる効果をも相殺し，絶望感や薬物から開放されたままでいることが不可能であるという信念を，実際に作り出すかもしれない（Moos, Finney & Cronkite, 1990）．

回復の長期的経過を予想するものは何かという質問に答える中で，いくつかの要因が輪郭を現してきている（Humphreys et al., 1997）．未婚で，安定した家族状況や仕事がなく，低所得地域に住んでいる人々は，介入の長期的成果が貧弱になる傾向がある（Humphreys et al., 1997）．介入後の物質使用の継続と関係する経済的な困窮や問題は，より複雑な状況を作り出すように絡み合い，どちらの問題の解決をもますます困難にしている（Humphreys, Moos & Finney, 1996）．このように，薬物使用障害はその人の社会的環境と解きほぐすことができないくらいに結びついている．例えば，回復が宗教団体や自助プログラムへの参加，大家族，友達，配偶者やパートナーとの強い関係によって肯定的な影響を受けていることを，研究は示している（Humphreys et al., 1996）．

これらの知見は，ライフスタイルの問題と，「用いている」作業に就くことを援助することから，うまい作業遂行へと導く健康な作業に就くことを援助することへ，という文脈の修正とに焦点を当てた地域介入プログラムを作成する上での作業療法実践家の参加を支持している．Jackson, Carlson, Mandel, Zemke & Clark（1998）は，支援されての生活場面における高齢者に対する健康な作業を促進するプログラムとの関係において，作業療法のためのライフスタイル再設計という概念を初めて記述した．Marlatt（1985）は，物質使用者に対する類似の原理を記述し，このアプローチを「ライフスタイルの修正」と名づけた．しかし，Marlattのアプローチは，リラクセーション，運動，休息といった適応の戦略と，対人コミュニケーション技能を開発することに専ら焦点を当てている．変化を援助するため環境修正の技術を付け加えることと，うまい作業遂行を再建する方法を付け加えることは，Marlattの研究を強化するものである．

ライフスタイル再設計は，作業療法士が，より大きな生活の満足度を達成するために介入を必要とする作業遂行を決定するようクライエントに求めるクライエントに焦点を当てたアプローチである．こうした作業遂行を明らかにするために，作業療法士はクライエントに，意図性の喪失とアルコールや薬物への自分の生活のコントロールを徐々に放棄することを強調した作業面接または作業歴を用いることがある．次に，クライエントが作業遂行の障害を変更するのを援助するために，理にかなった目標を協業的に作り上げる．例えば，クライエントが仕事を見つけることや適した住まいを見つけるための支援を受け入れることは重要である．これらは，回復しつつあるその人を支援する重大な要因のうちの2つである．さらに，クライエントは，社会やレジャーに関するカウンセリングと薬物を用いない社交的なクラブ活動に参加する機会を必要とするであろう．

セラピストは作業遂行を改善するようクライエントを支援することに加え，作業は「その自我を理解する方法を徐々に再考する」機会であるという考えを介入計画に組み入れる（Moyers, 1997, p.211）．飲まないで生きる人となる根拠を作り出すこと，飲まないで生きる習慣を開発すること，飲まないでいるときに絶頂となる経験を作り出すことによって，断酒している自己を再考するために，治療的作業が用いられる．日常の作業は，休憩すること，バランスの良い食事をとること，体をきちんと清潔に保つこと，断酒を維持するために必要なセラピー体制に従うことといった基本的習慣へと組織化される．作業はまた，断酒を意味があり楽しめる体験とすることを支援し，通常の日常活動が薬物使用と結びついた肯定的な効果という魅力的な記憶と競い合わないことをもたらす上で重要である．Miller（1998）は，12の異なる研究のレビューに

より，嗜癖が人生の意味と目的の欠如と結びついていることを示した．意味を見出すということは，その人が世界の中に存在することの目的や理由を発見しようとしており，そのシェマの中に対人関係，日常の出来事，そして目標の重要性を明らかにするがゆえに，スピリチュアルな過程である．このように，飲まずに生き続けるための理由は，スピリチュアリティやその人の世界との結び付きを促進する意味のある作業を通して，確実に確立される．

　作業療法実践家は，物質使用障害から新たに回復しつつある人が，特定の作業がこの自己再発見の象徴であることを発見するのを援助する．作業は，癒し，または回復と結びついている肯定的変化の隠喩として作用する．例えば，毎日の運動を行うことは，何年にもわたる無視の後に自分に対する気遣いの必要性を象徴しているかもしれず，断酒（健康でいること）に与えた意味ともっと首尾一貫性を持つ物理的な身体を再発見することである．作業は，その人がさまざまな目標，価値，興味に従って作業を慎重に選択するにつれて，意図性を再建するのを援助する．実際に作業は価値のある将来の目標への転換として役立つであろうし，こうして，個人的成長に必要な新たな技能を学習したり，適用する文脈を提供する．例えば，作業療法介入は，クライエントが自分の状態を定義づけ直し，集中的な再訓練のプログラムを選択して開始し，最終的には，より満足する興味ある仕事を手に入れるよう援助するであろう．

　作業遂行の低下に寄与する根底を成す要因または遂行構成要素は，介入のために明らかにされ，標的とされる鍵となる回復要因でもある．認知的統合と認知的構成要素は，評価と介入を必要とする機能状態のうちで最も重要な側面のうちの2つである．濫用した薬物により，感覚運動と認知的構成要素のあるものの回復は，極めて緩徐であるか，あるいは，ない場合もありうる（Roehrich & Goldman, 1993）．自立した作業遂行は，新しい問題を分析したり解決するその人の能力に非常に依存している．作業は認知的回復を刺激するために計画されたり（Moyers & Barrett, 1992），物質の長期使用による損傷によって，認知的回復が遅いか，なされない場合には，作業の認知的複雑さを低減するために，課題や環境の改変がなされる．

　機能の構成要素の作業遂行に対する影響を描き出すために，薬物とアルコールの使用が学業の遂行に否定的に影響し，会計学の学士号を得て大学を卒業するという目標を妨げたと述べる人を考えてみよう．根底を成す要因または遂行構成要素を分析するなかで，このクライエントと作業療法士は，時間を管理すること，ストレスと経済的心配に対処すること，勉強の習慣を作ること，そのクライエントの目的を真剣に支えてくれるクラスメートとつき合うことは，すべてが学位を手にするという目標を達成するために重要なことであるとした．

　介入計画は，時間管理，対処法，学業，そして付き合いといった技能を改善するための方略を示した．対処技能訓練は，そのクライエントがルーチンの作業に従事するときのフラストレーションにどのように対処するのかを学ぶために重要である．対処技能訓練は，通常，リラクセーション技法，瞑想法，代替の対処行動，特定のコントロール技能（場面の制限，潜在的な困難に対する先回りの計画），薬物拒絶技能，そして，極度の情動的状態や否定的考えの自己モニタリングの学習を含んでいる．しかし，この訓練は，環境内に薬物使用の手がかりがあるために，これらの技能の崩壊によって効果がなくなるかもしれない．回復を促進したり妨害する物理的，社会的，文化的環境を含む文脈的要因も，介入計画の一部とされる．

　環境内の薬物の手がかりにさらされることは，大きな再発変数である（Moyers, 1992a）．「薬物の手がかり」は，肯定的効果を引き起こしたり，あるいは，否定的影響を除去することができるアルコールや他の薬物の記憶を誘発するような物，人々，場所である（Moyers, 1992a, p.105）．薬物の手がかりには，冷蔵庫の中にビールやワインがあることや，その人が物質を使っていたときにいつも聞いていた音楽が演奏されていることなどである可能性がある．これらの手がかりは，薬物使用の記憶を強制的に呼び起こす．これらの記憶がもし強ければ，「渇望」として経験される生理的反応を引き起こすこともある．「渇望」は，薬物

を消費したいという強い衝動，薬物使用の肯定的成果の予測（例えば，薬物が自分をリラックスさせたり良い気分にしてくれるとの期待），そして，生理的活性化（つまり，楽しさや報酬という強力な期待）にかかわる．

作業療法士は，物質を使用する人が環境を評価し，物質使用の典型的なエピソードを取り巻く状況を検討することを可能にする．その人は，ルーチンの薬物使用に先立つ典型的な思考，感情，行動を探るように支援される．したがって介入は，手がかりの反応性の強さを低下させると共に，その手がかりを環境から取り去る方法を取り入れなければならない．手がかりを除去するためには，クライエントは，街のバーといった典型的な飲酒環境を避けたり，飲酒を誘う友人を避けるといったことを選択するかもしれない．しかし，クライエントが手がかりを避けることができなかったときには，ある事態が起こるであろう．そうでなければ，そのクライエントは，その手がかりに対する反応性を低下させ，対処技術を通して渇望の経験を管理する必要があろう．

その手がかりの反応性を低下するために，作業療法実践家は，その人が薬物使用行動の代わりに適応的反応を作り出すように指導する．適応的行動と同時に不適応行動を起こすのは不可能である．例えば，テレビでビールの宣伝を見たとき，クライエントは飲みたいという衝動を認識するものの，ビールを飲むことは，その影響を受けて運転したために逮捕されたという否定的な例をすぐに思い出すことによって，「嗜癖を通り抜け」る．渇望はほんのわずかな時間しか続かないために，クライエントはまた，ローラーブレイドをしたり，映画に行くといった楽しめる活動に注意を向けなおしたり，飲まないで生きるというクライエントの努力を支援する人たちに連絡することによって，「通り過ぎるのを待つ（Stoffel, 1992）」．こうした人たちとは，クライエントが出席しようと選んだ自助グループのメンバーであるかもしれない．

環境の改変も，その人が変わるための支持的雰囲気を作り出すのを援助するために家族と共に働くことにかかわる．家族の行動は，アルコールや薬物使用の進行や維持に役割を果たすと確認されている．注意と気配りを通して薬物使用を強化すること，物質使用の帰結からその人を守ること，薬物使用に関する違反を罰することなどといった一般的な家族の行動は，薬物濫用を継続させる可能性を高めることが知られている．その人が回復しようとしているときに，過度に進行しつつある家族の葛藤は再発の一因となるかもしれない．しかし，家族は物質を用いているその人に影響するだけでなく，その人の物質関係行動が家族のメンバーに影響もする．

作業療法実践家は，遂行領域と機能の構成要素における家族の機能を改善するために，家族のメンバーと共に働く（Moyers, 1991, 1992b；Stoffel, 1994）．その目標は，その人が自分の物質使用を変えようと決めるかどうかにかかわらず，家族メンバーが自分たちの情緒的苦痛に対処することと，遂行領域を変えるための自分の動機づけに集中することを学ぶように援助することである．

ケーススタディ

M君

M君は高校2年生の17歳である．メキシコ人で，20年前に合衆国に移住した両親と一緒に住んでいる．M君には，18歳で高校3年生のAさんという姉と，I君とP君という10歳の双子の弟がいる．M君の高校のカウンセリング部門には作業療法士（OTR）がおり，トラブルを抱えた十代の若者が病院の行動健康プログラムを終えて学校に戻るのを援助するために，地域の病院を通して契約されている．そのOTRは，この高校と外来サービスを主に担当している病院とで時間を折半している．

M君はこれまで入院したことはないが，OTRと共に働いている同年代の少年の何人かと友達である．これらの友達がOTRにM君のことを心配して，M君が特に飲酒するようになってから自殺念慮があると話した．OTRは，M君をホールで呼び止め，友達が心

配していること，もし話がしたければ時間を作ることを伝えた．OTRは，飲酒問題を持つかどうかを判断するのを支援する質問が載っている何枚かのパンフレットを手渡した．M君は怒りを示して行ってしまったが，そのことはOTRに，彼が変化の前予期段階にいると信じさせることになった．数時間後に，M君はOTRの部屋にやってきて，援助を必要と考えていると詰した．パンフレットを用いた短期介入が役立ったことは明らかだった．OTRは，彼が変化を予期していること，そして，決定段階へと動き出していると見ることができた．OTRは，自殺念慮とそれによる致死について彼をスクリーニングした．その結果は陽性で，M君は父のショットガンで自分を撃つという計画を立てていた．

OTRは直ちにその問題を校長に報告し，校長は両親に連絡をとった．両親は学校にやってきて，校長とOTRと話し合った．OTRは修正版FRAMESアプローチで動機づけのインタビューを実施する計画を立てていた．両親に行動を起こすよう動機づけることは重要であったが，両親はM君が問題を持っているとは納得しなかった．話し合いの間，M君は「悪い日」を過ごしていただけだと両親を説得した．M君は依然として自分が何をすべきかについては明らかにアンビバレントな状態にある予期段階にいた．両親は彼がただ「ある時期を通り過ぎるだけだ」と思いこんでいた．この時点でOTRは，M君の両親に自殺の徴候と症状と，そのような脅威に本気で取り組むことの重要性に関する情報を提供した．武器になる可能性のある物の除去とその人の保護が，最低でも絶対に欠かせない．M君の父は家からショットガンを除去するし，両親でM君を注意して見ると言った．校長はM君の両親に，スクリーニングの結果を伝えること，自殺に関する情報を提供すること，そして，介入の必要性を決定するために更に評価することを学校の全職員が勧めていることを示した文書を示してサインするように求めた．さらに両親は，評価と介入のための地域の資源に関する情報を受け取ることに同意した．

M君の両親は，彼が学校に出席する能力に影響するほど，3夜連続して飲んで騒いだため，3日後に，彼を救急処置室に連れていった．彼は飲んで騒いでいる間，両親ときょうだいに対して徐々に脅迫的で，攻撃的になっていった．このように，M君は変化の決定と行動の段階へと移動した．彼の行動は変化を起こすように押し進めた．

M君は，解毒と潜在的な抑うつの評価という目的で，合計3日間入院した．入院後の最初の24時間の間，M君はほとんどの時間をベッドで過ごした．彼は眠そうで，ひどい胃痙攣と口の渇きと頭痛を訴えていた．2日目には，M君は，高校で会ったOTRと評価に参加した．M君は彼女に会えて心から嬉しそうだった．彼は，OTRの心遣いと「あなたには援助が必要なの」という彼女の主張が印象的であったと認めた．彼は両親のことを，何も悪くはないと信じてくれなかったと怒っていた．M君は学校を憎んでいること，うんざりしていることを示した．彼は，高校入学以来の学業遂行が，グレードポイントアベレージで最高点4.0中の1.2まで低下したと認めた．彼は，中学校では，AとBの評価を受けていた．彼は，指導カウンセラーの1人と会ったと語り，彼らが改善のために学業目標を設定したと述べた．M君は，これらの目標を達成する努力をほとんどしなかったと語った．M君は，2年生の年に，過度の遅刻と欠席をしたため，1カ月を自宅謹慎して過ごした．1年生のときには，陸上競技を楽しんだり，写真クラブに参加したりして，とても有意義に過ごしていたと報告した．1年生から2年生に何が変わったのかを尋ねられたとき，M君は，1年から2年になる夏休みの間に大酒を飲み始めて，学校が始まってからも止めることができなかったと認めた．

OTRは，M君が自宅に退院する前に会い，外来作業療法と学校でのフォローアップのセラピーで実施する介入プログラムを開発したいと言った．OTRはさらに，M君が入院中に様々なリラクセーション技法を用いて，離脱症状に積極的に対処することが大切だと説明した．彼女は，これらの技法を用いた人々が実際により長期に回復状態に留まっていることを示した報告を読んだと指摘した．彼女は，M君にリラクセーション・テープとテープレコーダ，そして指示法の

リストを与えた．2人で彼の部屋へ行き，セラピストはテープを用いて1セッションを指導した．

　家に帰る前に，M君とOTRは，彼の1日が飲酒を中心に組織化されている状態を評価するために，毎日の日課を検討する目的で，彼が作業療法グループに毎日出席するよう期待されているという計画を開発した．その計画は，M君が変化の行動段階にあることを強化し，自分の回復をもたらす重要な行動に関する意思決定をすることに責任を持つことを求めていた．M君は，この評価の間に，自分の飲酒が進むにつれて，多くの友達に会うのを止め，飲酒する友達としか交流せず，家族の活動への参加を拒み，定期的に学校や課外活動への出席を止めたことを書き留めた．M君はまた，自分のコントロールが利かなくなるほどの飲酒欲求を引き起こしている生活上の現在のストレスを明らかにした．M君はまた，OTRとグループメンバーの支援によって，アルコールへの渇望を悪化させる環境内の手がかりも明らかにした．作業療法グループ・セッションは，ストレスを軽減する対処技能の発達と，飲酒の手がかりに対する反応性を低下させる方法に焦点を当てた．M君はまた，飲まない友達と時間を過ごすこと，家族と教会に行くこと，写真を撮って現像すること，そして，宿題を完成させることを含む日課を開発した．グループが，対処法を用いる彼の能力に関して肯定的なフィードバックをもたらすために，グループでの毎日の活動の中で共に体験をするように励まされた．楽しめる活動の中でも，渇望や日々のいざこざを経験することは普通であるという考えが話し合われた．

　M君が改善するにつれて，彼は学校に戻り，外来グループを終了した．その代わりに，M君は同じOTRとの学校でのフォローアップのグループに出席した．このフォローアッププログラムの目的は，学校環境の中でなされた肯定的な行動変化を支援すること，彼が学校にいたり，一緒に飲んだ友達と接触するようになるという普通のストレスへの対処を徐々に学習するのを支援すること，そして，再発のあらゆる兆候をモニターすることである．M君は，放課後に古い友達とビールを飲んでスリップしたとき，変化の再発段階に入った．OTRの援助を通して，彼はグループメンバーに助けを求めること，スリップ後すぐにAAミーティングに行くこと，そして，アルコールを使わずに満足とリラクセーションを経験するのを助ける楽しめる活動を行うことといった自分の回復戦略を実行することができた．

◆おわりに

　地域場面で働く作業療法実践家は，健康や意味のある作業役割を支持する環境の中で作業遂行を高めることによって，物質使用障害と闘う人々を援助することに，作業に焦点を当てた見方を提供するというとてつもない可能性を持っている．

　作業療法介入には，以下のような主なアプローチを含んでいる．

- 物質を使用するその人と，その人の物質使用に影響を受けた家族の作業遂行における変化を標的にすること．
- 満足でき，物質使用にこれまで寄与してきた肯定的影響力に匹敵する作業を明らかにすること．
- 物質使用障害を持つ人に典型的に見られる経済的問題を解決するための方法といった，断酒・断薬を妨げるバリアを取り除くこと．
- その人が断酒・断薬のためになり，遂行構成要素の機能障害を補償するといった環境の変化を起こすように支援すること．
- 誘惑と渇望に，典型的な日々のいざこざと作業遂行でのフラストレーションに反応する中で，その人を支援する対処技能を開発すること．

◆スタディ・クエスチョン

1. 次の言葉を定義しなさい．物質依存，耐性，離脱，強迫的薬物摂取行動，物質濫用，問題飲酒．
2. 作業行動に対する物質使用障害の影響を説明しなさい．

3. 変化の段階と，それらが物質使用障害における介入にどのように影響するかを説明しなさい．
4. 物質使用障害に対する地域に根ざした介入の3タイプを明らかにし，それぞれのタイプの利点と欠点とを述べなさい．
5. 作業療法は，物質使用障害に対する地域に根ざしたプログラムにどのような特有な貢献ができるでしょうか．

引用文献

Alcoholics Anonymous World Services. (1976). *Alcoholics Anonymous* (3rd ed.). New York: AA.
Alcoholics Anonymous World Services. (1970). *A member's-eye view of Alcoholics Anonymous.* New York: Author.
Alcoholics Anonymous World Services. (1996). *Alcoholics Anonymous 1995 membership survey.* New York: Author.
American Occupational Therapy Association. (1994). *Uniform terminology* (3rd ed.). Bethesda, MD: Author.
American Psychiatric Association. (1994). *Diagnostic and statistical manual of mental disorders, fourth edition (DSM IV).* Washington, DC: Author.
Babor, T.F., Ritson, E.B., and Hodgson, R.J. (1986). Alcohol-related problems in the primary health care setting: A review of early intervention strategies. *British Journal of Addiction, 81,* 23–46.
Christiansen, C., Clark, F., Kielhofner, G., and Rogers, J. (1995). Occupation: A position paper. *American Journal of Occupational Therapy, 49,* 1015–1018.
Christopher, J. (1989). *Unhooked. Staying sober and drug free.* New York: Prometheus Books.
Clark, F., Wood, W., and Larson, E. (1998). Occupational science: Occupational therapy's legacy for the 21st century. In M.E. Neistadt and E.B. Crepeau (Eds.), *Willard and Spackman's occupational therapy* (9th ed., pp. 13–21). Philadelphia: Lippincott.
Cooney, N.L., Zweben, A., and Fleming, M.F. (1995). Screening for alcohol problems and at-risk drinking in health-care settings. In R.K. Hester and W.R. Miller (Eds.), *Handbook of alcoholism treatment approaches: Effective alternatives* (2nd ed., pp. 45–60). Boston: Allyn and Bacon.
Dickey, B., and Azeni, H. (1996). Persons with dual diagnoses of substance abuse and major mental illness: Their excess costs of psychiatric care. *American Journal of Public Health, 86,* 973–977.
Doweiko, H.F. (1993). *Concepts of chemical dependency* (2nd ed.). Pacific Grove, CA: Brooks/Cole.
Emrick, C., Tonigan, J.S., Montgomery, H., and Little, L. (1993). Alcoholics Anonymous: What is currently known? In B.S. McCrady and W.R. Miller (Eds.), *Research on Alcoholics Anonymous: Opportunities and alternatives* (pp. 41–76). New Brunswick, NJ: Alcohol Research Documentation, Rutgers, the State University of New Jersey.
Ewing, J. (1984). Detecting alcoholism: The CAGE questionnaire. *Journal of the American Medical Association, 252,* 1905–1907.
Finney, J.W., and Monahan, S.C. (1996). The cost-effectiveness of treatment for alcoholism: A second approximation. *Journal of Studies on Alcohol, 57,* 229–243.
Finney, J.W., and Moos, R.H. (1992). The long-term course of treated alcoholism: II. Predictors and correlates of 10-year functioning and mortality. *Journal of Studies on Alcohol, 53,* 142–153.
Grinspoon, L. and Bakalar, J.B. (1990). Alcohol abuse and dependence. *Harvard Medical School Mental Health Review, 2,* 1–20.
Heather, N. (1995). Brief intervention strategies. In R.K. Hester and W.R. Miller (Eds.), *Handbook of alcoholism treatment approaches: Effective alternatives* (2nd ed., pp. 105–122). Boston: Allyn and Bacon.
Hester, R.K. (1995). Behavioral self-control training. In R.K. Hester and W.R. Miller (Eds.), *Handbook of alcoholism treatment approaches: Effective alternatives* (2nd ed., pp. 148–159). Boston: Allyn and Bacon.
Hubbard, J.R., Everett, A.S., and Khan, M.A. (1996). Alcohol and drug abuse in patients with physical disabilities. *American Journal of Drug and Alcohol Abuse, 22,* 215–231.
Humphreys, K., and Moos, R.H. (1996). Reduced substance-abuse-related health care costs among voluntary participants in Alcoholics Anonymous. *Psychiatric Services, 47,* 709–713.
Humphreys, K., Moos, R.H., and Cohen, C. (1997). Social and community resources and long-term recovery from treated and untreated alcoholism. *Journal of Studies on Alcohol, 58,* 231–238.
Humphreys, K., Moos, R.H., and Finney, J.W. (1996). Life domains, Alcoholics Anonymous,

and role incumbency in the 3-year course of problem drinking. *Journal of Nervous Mental Disorders, 184,* 475–481.

Jackson, J., Carlson, M., Mandel, D., Zemke, R., and Clark, F. (1998). Occupation in lifestyle redesign: The well elderly study occupational therapy program. *American Journal of Occupational Therapy, 52,* 326–336.

Johnston, L.D., et al. (1997). *Monitoring the future study.* East Lansing, MI: Institute for Social Research, University of Michigan.

Kaplan, H.I., and Sadock, B.J. (1996). *Concise textbook of clinical psychiatry.* Baltimore: Williams and Wilkins.

Kielhofner, G. (1995). *A model of human occupation: Theory and application* (2nd ed.). Baltimore: Williams and Wilkins.

Kwapil, T.R. (1996). A longitudinal study of drug and alcohol use by psychosis-prone and impulsive-nonconforming individuals. *Journal of Abnormal Psychology, 105,* 114–123.

Marlatt, G. A. (1985). Cognitive assessment and intervention procedures for relapse prevention. In G.A. Marlatt and J.R. Gordon (Eds.), *Relapse prevention: Maintenance strategies in the treatment of addictive behaviors* (pp. 201–279). New York: Guilford.

Mattingly, C., and Fleming, M. (1994). *Clinical reasoning: Forms of inquiry in a therapeutic practice.* Philadelphia: F. A. Davis.

McCrady, B.S., and Miller, W.R. (1993). *Research on Alcoholics Anonymous: Opportunities and alternatives.* New Brunswick, NJ: Alcohol Research Documentation, Rutgers, the State University of New Jersey.

Miller, W.R. (1995). Increasing motivation for change. In R.K. Hester and W.R. Miller (Eds.), *Handbook of alcoholism treatment approaches: Effective alternatives* (2nd ed., pp. 88–104). Boston: Allyn and Bacon.

Miller, W.R. (1998). Researching the spiritual dimensions of alcohol and other drug problems. *Addiction, 93,* 979–990.

Miller, W.R., and Cooney, N.L. (1994). Designing studies to investigate client-treatment matching. *Journal of Studies on Alcohol,* Supplement, *12,* 38–45.

Miller, W.R., and Munoz, R.F. (1982). *How to control your drinking* (Rev. ed.). Albuquerque, NM: University of New Mexico Press.

Miller, W.R., and Sanchez, V.C. (1994). Motivating young adults for treatment and lifestyle change. In G. Howard (Ed.), *Issues in alcohol use and misuse by young adults* (pp. 55–82). Notre Dame, IN: University of Notre Dame Press.

Miller, W.R., Zweben, A., DiClemente, C.C., and Rychtarik, R.G. (1992). *Motivational enhancement therapy (MET): A clinical research guide for therapists treating individuals with alcohol abuse and dependence* (DHHS Publication N. ADM 92-1894). Washington, DC: U.S. Government Printing Office.

Moos, R.H., Finney, J.W., and Cronkite, C. (1990). *Alcoholism treatment: Context, process, and outcome.* New York: Oxford University Press.

Moyers, P.A. (1991). Occupational therapy and treatment of the alcoholic's family. *Occupational Therapy in Mental Health, 11,* 45–64.

Moyers, P.A. (1992a). *Substance abuse: A multidimensional assessment and treatment approach.* Thorofare, NJ: Slack.

Moyers, P.A. (1992b). Occupational therapy intervention with the alcoholic's family. *American Journal of Occupational Therapy, 46,* 105–111.

Moyers, P.A. (1997). Occupational meanings and spirituality: The quest for sobriety. *American Journal of Occupational Therapy, 51*(3), 207–214.

Moyers, P.A., and Barrett, C.E. (1992). Neurocognition and alcoholism: Implications for occupational therapy. In S.C. Merrill (Ed.), *Occupational therapy and psychosocial dysfunction* (pp. 87–115). Binghamton, NY: Haworth.

Moyers, P.A., Jones, B.E., Mirchandani, T., and Sherwood, E. (1993). Working in the school system with children whose parents are alcoholic. *Occupational Therapy Practice, 4*(2), 39–60.

Moyers, P.A., and Stoffel, V.C. (1999). Alcohol dependence in a client with a work-related injury. *American Journal of Occupational Therapy, 53*(6), 640–645.

National Institute on Alcohol Abuse and Alcoholism. (1994). *Alcohol Health and Research World AHRW, 18*(3), 243, 245.

National Center for Health Statistics. (1991). Advance Data, USDHHS, No. 205, September 30, p. 1.

Ouimette, P.C., Moos, R.H., and Finney, J.W. (1998). Influence of outpatient treatment and 12-step group involvement on one-year substance abuse treatment outcomes. *Journal of Studies* on *Alcohol, 59,* 513–522.

Pinger, R.R., Payne, W.A., Hahn, D.B., and Hahn, E.J. (1998). *Drugs: Issues for today.* Boston: McGraw-Hill.

Pollack, E.J. (1996, September 9). HMOs push cheaper, short-term rehab. *The Wall Street Journal,* pp. B1, B8.

Prochaska, J.O., and DiClemente, C.C. (1982). Transtheoretical therapy: Toward a more integrative model of change. *Psychotherapy: Theory, Research, and Practice, 19,* 276–288.

Prochaska, J.O., and DiClemente, C.C. (1986). Toward a comprehensive model of change. In W.R. Miller and N. Heather (Eds.), *Treating addictive behaviors: Process of change* (pp. 3–27). New York: Plenum.

Roehrich, L., and Goldman, M.S. (1993). Experience-dependent neuropsychological recovery and the treatment of alcoholism. *Journal of Consulting and Clinical Psychology, 61,* 812–821.

Rollnick, S., and Bell, A. (1991). Brief motivational interviewing for use by the nonspecialist. In W.R. Miller and S. Rollnick (Eds.), *Motivational interviewing: Preparing people to change addictive behavior* (pp. 203–213). New York: Guilford.

Rotunda, R.J., Scherer, D.G., and Imm, P.S. (1995). Family systems and alcohol misuse: Research on the effects of alcoholism on family functioning and effective family interventions. *Professional Psychology: Research and Practice, 26,* 95–104.

Rumpf, H.J., Hapke, U., Erfurth, A., and John, U. (1998). Screening questionnaires in the detection of hazardous alcohol consumption in the general hospital: Direct or disguised assessment? *Journal of Studies on Alcohol, 59,* 698–703.

Selzer, M.L. (1971). The Michigan alcoholism screening test: The quest for a new diagnostic instrument. *American Journal of Psychiatry, 127,* 1653–1658.

Sobell, L.C., Cunningham, J.A., and Sobell, M.B. (1996). Recovery from alcohol problems with and without treatment: Prevalence in two population surveys. *American Journal of Public Health, 86,* 966–972.

Soderstrom, C.B., and Cowley, R.A. (1987). A national alcohol and trauma center survey. *Archives of Surgery, 122,* 1067–1071.

Stoffel, V.C. (1992). The Americans with Disabilities Act of 1990 as applied to an adult with alcohol dependence. *American Journal of Occupational Therapy, 46,* 640–644.

Stoffel, V.C. (1994). Occupational therapist's roles in treating substance abuse. *Hospital and Community Psychiatry, 45,* 21–22.

Stoffel, V.C., and Moyers, P.A. (1997). *Occupational therapy practice guidelines for substance use disorders.* Bethesda, MD: The American Occupational Therapy Association.

Tarter, R.E., and Vanykov, M. (1994). Alcoholism: A developmental disorder. *Journal of Consulting and Clinical Psychology, 62,* 1096–1107.

Trimpey, J. (1992). *The small book: A revolutionary alternative for overcoming alcohol and drug dependence* (3rd ed.). New York: Delacorte.

U.S. Department of Health and Human Services Public Health Service. (1998). *National household survey on drug abuse.* Washington, DC: U.S. Department of Health and Human Services.

U.S. Department of Health and Human Services Public Health Service. (1999). *National household survey on drug abuse.* Washington, DC: U.S. Department of Health and Human Services.

Weisner, C.J. (1995, June). Distinctive features of the alcohol treatment system. *Frontlines: Linking Alcohol Services Research and Practice,* 1–2.

Wilcock, A. (1998). *An occupational perspective of health.* Thorofare, NJ: Slack.

Wilcock, A. (1993). A theory of the human need for occupation. *Occupational Science: Australia, 1,* 17–24.

Women for Sobriety. (1976). *AA and WFS.* Quakertown, PA: Women for Sobriety.

Zweben, A., and Rose, S.J. (1999). Innovations in treating alcohol problems. In D. Biegel and A. Blum (Eds.), *Innovations in practice and service delivery with vulnerable populations* (pp. 197–227). New York: Oxford University Press.

第3部

将来展望
Looking Ahead

第17章

地域に根ざした実践における今後の方向

Marjorie E. Scaffa, PhD, OTR, FAOTA
Vanessa Russell, OTR
Carol A. Brownson, MSPH

FUTURE DIRECTIONS IN
COMMUNITY-BASED PRACTICE

概要

はじめに
エコロジカルな世界観
地域における機会を作り出すこと
行動に移される革新的アイデア
    ケースマネジメント
    起業家
    刑事司法制度
    支援を受けての生活施設
    アパートプログラム
    人間工学
    運転プログラム
    水中セラピー
    乗馬療法
    福祉から仕事へのプログラム
    暴力予防
地域に根ざしたプログラムの基金
    政府基金
    財団基金
    他の基金源
地域に根ざしたプログラムのマーケティング

キーとなる用語

支援を受けての生活（Assisted living）	4つのP（Four P's）
水中セラピー（Aquatic therapy）	基金（Funding）
ケースマネジメント（Case management）	助成金（Grant）
地域財団（Community foundation）	乗馬療法（Hippotherapy）
契約（Contract）	園芸療法（Horticulture therapy）
企業財団（Corporate foundation）	統合（Integration）
エコロジカルな世界観（Ecological worldview）	国家一般目的財団（National general purpose foundation）
起業家（Entrepreneur）	
人間工学（Ergonomics）	診療報酬（Reimbursement）
家族財団（Family foundation）	自己主張（Self-assertion）
法医学（Forensic medicine）	特定目的財団（Special purpose foundation）

学習目標

本章は，読者が以下のことができるように書かれたものである．

- 未来学思想の原理を論じること．
- 地域に根ざした実践に応用するエコロジカルな世界観の特徴を示すこと．
- 作業療法実践家が地域に根ざした実践のための観念を開発するために使用できる戦略を明らかにすること．
- 様々な地域に根ざしたプログラムのそれぞれにおける作業療法の役割を説明すること．
- 「基金」と「診療報酬」という用語を対比して比較すること．
- 地域に根ざしたプログラムの基金となる資金源の可能性を検討すること．
- マーケティングの「4つのP」が地域実践にどのように適用するのかを説明すること．

私たちが見ることは，私たちの見方によって決まる．　Capra and Steindl-Rast（1991）

◆ はじめに

古代ギリシャとローマでは，神託は，神々による将来に関する助言や予言を受ける場所もしくは媒体であった．1960年代に始まった現代の未来学運動は，将来を理解したいとか形造りたいという願いから火がともされたものであり，それは以下の3つの基本原則に導かれている（Cornish, 1980）．第1の原則または信念は，現実の統合性あるいは相互関係性である．それは全体は部分の総和以上のものであり，宇宙におけるすべての相互連結性を強調するという認識である（Cornish, 1980）．

未来学思想を導く第2の原則は，時間の絶対的な重要性である．未来の世界は，今日になされた決定と過去になされた決定によって形成される（Cornish, 1980）．未来学者は，ほとんどどんなことも20年間のうちに成し遂げられると信じている．

未来学者が頼る第3の原則は，観念，特に未来に関する観念の重要性と力である．未来は思想の道具である観念から造られる．観念がなければ，変化は可能ではない．未来学者は，人間の達成は物質資源への私たちのアクセスよりも，自分の観念における概念的な限定や制限による制約の方が大きいと考えている

(Cornish, 1980).

　ある人々は，この専門職がそれ自体を「再生」あるいは「再発見」すべきであると提唱している．しかし，これが手に入れることができる行動の唯一の選択肢ではない．これに代わるものは，この専門職の基本的原則に，その焦点を作業に当て，実践の範囲をこれまで一般には利用されていない場面で典型的なサービスを受けていない母集団を含めるよう「拡大」することを取り入れる見解を受け入れることである．この専門職は，過去1世紀の挑戦から生き残らなければ，今日の居場所はなくなるであろう．つまり，この専門職の遺産の一部となっているものを廃棄することは，できることでも，また，望ましいことでもないのである．

　作業療法が21世紀に前進するために必要なことは，創造的観念と思慮深い決定を実行に移すことである．この方法においてのみ，この専門職は「健康機関（Finn, 1972）」としてその尊厳性を満たし，地域の健康を強化し，「地域の作業的発展（Bockhoven, 1968）」を促すことができる．

◆エコロジカルな世界観

　健康機関になるために，作業療法実践家は全体論的見方から**エコロジカルな世界観**へのパラダイム転換をしなければならない．「エコロジカルな世界観は全体論ではあるものの，それ以上のものである．それはあるものを1つの全体として見るだけでなく，この全体がさらに大きな全体に埋め込まれているかということも見る（Capra & Steindl-Rast, 1991, p.69）」．エコロジカルな意識は，あらゆる現象の相互作用性と相互依存性を認識している．

　「エコロジカル（ecological）」という言葉の語源は，家を意味するギリシア語の「oikos」に由来する．より広い文脈では，それは「人が住んでいる世界，人間性のある家」を指している（Capra & Steindl-Rast, 1991, p.70）．人間性のある家には，物理的，社会的，文化的な現実に埋め込まれた人生の生物学的，心理学的，スピリチュアル（spiritual）な側面が含まれる．エコロジカルなパラダイムへの転換は，思考における変化だけではなく，価値における変化をも反映する．全体として，価値の転換は「自己主張から統合」への転換によって特徴づけられる（Capra & Steindl-Rast, 1991）．**自己主張**とは，自己を保存し守るための努力に支配を求める生きているシステムの傾向であり，一方，**統合**とは，さらに大きな利益を満たすために他のシステムと組むという傾向である．表17-1には，エコロジカルなパラダイムによって求められる価値変化の概要を示している．

　エコロジカルなパラダイムにおいて，自己主張は生存にとって不可欠であるがゆえに，完全になくなってはいない．しかし，自己主張は，抑制されないままでいると，暴力，貧困，人種差別，ホームレス，物質濫用，環境破壊といった今日経験されている様々な地域健康問題に事実として示されている破滅となりえる．

表17-1　パラダイムの変化，価値の変化

以下のことを強調した 全体論的見方から	以下のことを強調した エコロジカルなパラダイムへ
自己主張	統合
合理的思考	直感
分析	総合
競争	協力
拡大	保存
量	質
支配	パートナー
個別性	地域

自己主張は，有益で健康的にするためには，統合と調節されなければならない．Koestler（1978）は，この二分法を「ヤヌス（Janus）」的特性と述べている．生きているシステムは，その個別性を保護するために自己を主張するという統合された全体である．しかし，この生きているシステムは，より大きな全体の一部として，自分自身をさらに大きなシステムへと統合するよう求められている．「これらが相対立し矛盾する傾向にあることを認識することは重要である．私たちはこの両者の間のダイナミックなバランスを必要としており，それは身体的および精神的健康にとって不可欠である（Capra & Steindl-Rast, 1991, p.74）」．

◆ 地域における機会を作り出すこと

地域に根ざした実践のための創造的観念を展開するために，私たちは極めて観察力が鋭く，偏見がなく，思慮深くなければならない．機会は豊富であるが，私たちは「どこ」を見るのか，また，潜在的可能性を「どのように」見るかを知らなければならない．その地域を知り，地域の諸問題にかかわるようになることが，まず最初に必要な段階である．自分の時間と才能をボランティアとして提供することは，ネットワーク作りの過程を開始することである．地域には，一般的には，ボランティアを必要とし，また，作業療法サービスの潜在的な受療者であるかもしれない様々なグループ，組織，機関がある．表17-2は，作業療法の専門知識から利益を得るかもしれないあらゆるタイプの多数の地域のグループを示している．

地域に根ざした実践場面でうまく成功するためには，実践家は自らを広範囲の介入を提供する者と見る必要がある．個人への直接的サービスは，作業療法が提供する必要があることのほんの一部である．地域に根ざした実践では，クライエントは個人ではなく，グループ，組織，機関，および集合体であることが少なくない．潜在的な介入には，ケースマネジメント，訓練，カウンセリング，コンサルタント，プログラムコーディネーター，政策開発，および代弁が含まれよう．これらの介入のレベルおよびそれらの戦略と目標は表17-3に説明されている．

実践家は，標的とする機関を選択し，適切なレベルの介入を明らかにした後に，サービスを提供するための提案を開発しなければならない．その提案は，サービス提供者と潜在的な受療者あるいは資金提供源との正式なコミュニケーションである．成功をもたらす提案は典型的には，以下のようなものである．

- 意味のある問題に取り組むこと．
- 特定の目的を持つこと．
- 創造的で革新的なアプローチを用いること．
- 熟慮された方法を詳しく示していること．
- そのプロジェクトの範囲に比例する資金を求めていること．
- 志願者の信頼性を確立すること．
- 締切期限に間に合わせること．
- 資金提供源の利益にかなっていること．
- 明瞭で簡潔に書かれていること．
- 財政的支援が終了した後に生ずることに取り組むこと．

地域に根ざした効果的な介入は，個人に対する効果的な作業療法介入に共通するいくつかの特性を共有している．両者とも，クライエント中心であり，介入の計画立案と実行にサービス受療者を巻き込み，既存の環境資源を利用し，クライエントが自己管理と自己代弁するように準備する．作業療法実践家は，地域健康介入の計画と実施に関する健康教育や公衆衛生の学術的文献から多くを学びとることができる．効果的な地域介入の基本原理は，Box 17-1 に列挙されている．

◆ 行動に移される革新的アイデア

作業療法実践家は，いくつかの革新的なアイデアを行動に移し始めている．これらのアイデアと行動は実践の領域を「拡大」している．最近の文献から得られたこれらの例のそれぞれを簡潔に提示する．あるものは専門職の役割の拡大にかかわり，あるものは一般的にはサービスされなかった母集団を含めており，そし

表17-2 機会を求めること

地域資源	例
芸術団体	合唱，劇場，執筆
企業団体	商工会議所，地域商業団体，小売業のグループ
慈善団体と慈善運動	赤十字，ガン協会，全米合同募金社会福祉協議会連合（United Way）
教会の集団	祈りのグループ，YMCAとYWCA，高齢者のグループ，宗教団体の社会的サービス
地域支援グループ	図書館の「友人たち」，老人ホーム，病院の補助者
高齢者グループ	高齢市民センター，支援生活センター
健康と体力のグループ	YMCA，YWCA，健康クラブ
趣味のクラブ	ガーデン・クラブ，野生生物・自然保護団体，保存クラブ，ペットの所有者
地方公共団体	町，地区，消防署，救急病棟，地区の高齢者機関
地方のメディア	ラジオ，新聞，地域のケーブルテレビ
相互支援（自助）グループ	AA（アルコホリクス・アノニマス），てんかん自助グループ，アルツハイマー協会
政治団体	民主党，共和党，党員集会
学校のグループ	印刷クラブ，PTA，子どもクラブ
社会奉仕のグループ	キワニスクラブ，ライオンズクラブ，シュライン会，ジュニア・クラブ，全米大学女性協会
社会的主張のグループ	平和，人権，代弁，サービスなどのグループ
スポーツ・リーグ	ボウリング，水泳，野球，釣り，バレーボール
退役軍人のグループ	アメリカン・リーグ，アムベット
青年のグループ	4H（青年農業従事者の集い），将来の農家，スカウト

出典：McKnight and Kretzmann, in Mapping Community Capacity [1990, p.39]. Institute for Policy Research, Northwesten University. 許可を得て転載．

て，あるものは典型的に利用されなかった場面における実践を記述している．

ケースマネジメント

　作業療法とケースマネジメントは共通の目標を共有している．両者とも，機能を促進しようとしている．しかし，目標達成の方法が幾分異なっている．作業療法実践家は，主に診療所や病院で身体的能力，認知，知覚－運動技能，および心理社会的機能に焦点を当てた短期間の介入をしている．一方，**ケースマネジメン**トは，作業療法の関心事と，クライエントの雇用，経済状況，健康状態，およびリハビリテーションの予後といったより大きな問題とを結合することにより，さらに一般化されたアプローチを用いる．ケースマネージャーは，能力障害の発症から，サービスの明らかな終了日を持たずに，その人のあらゆる側面の介護を組織化することに対して責任がある（Collins, 1998）．

　コネチカット州のMattson会の会長で，作業療法士のJane Mattsonは，ケースマネジメントがクライエントとの長期の関係をもたらすがゆえに，作業療法実践家はケースマネジメントに引き付けられることが

表17-3 作業療法介入の戦略，目標，レベル

介入のタイプ	戦略または過程	目標および成果	標的およびレベル
直接的サービス	作業療法治療の提供	作業遂行の改善	個人
カウンセリング	人々が個人的目標をどのように達成するのか，どのように問題を解決するのか，意思決定をどのようにするのか，行動をどのように変えるのかを学習するのを支援すること	目標の達成，健康行動，エンパワーメント	個人，対人間
ケースマネジメント	ケアプランの強調	クライエントの成果，総合的で協調的なケア	個人，対人間，組織
教育	情報提供と学習を促進する方法，戦略，道具を用いること	知識，態度，あるいは，行動における肯定的な変化	個人，対人間，組織，社会，地域，政府や政策
訓練	技能または過程を強化する情報を提供すること	標的とする技能，過程，テクニックの能力	個人，対人間，組織
カウンセリング	人々や組織のリーダーたちがより良い決定や状況をより効率的に扱えるように支援するために，「専門家」の知識や経験を用いること	関心を持つ領域における問題解決	個人，対人間，組織，社会，地域，政府や政策
プログラム開発	プログラムとサービスへのニーズを評価し，計画立案し，評価すること	標的とする集団に対するサービスやケアの改善	組織，社会や地域
プログラムの調整	プログラムの目的を達成するために資源（スタッフ，物，空間，財政など）を管理すること	資源の効果的で効率的な利用	組織，社会や地域，政府や政策
政策開発	規則，法律，政策，手続を形成すること	関心を持つ領域に適した法律，規則，政策，手続	政府や政策
擁護	政策や問題に賛同して大衆の意見を変えたり資源を移動するために，説得力を用いること	政策，規則，資源の再配置を好ましいように変えること	組織，社会や地域，政府や政策
研究	組織的な研究を通して知識を確立すること	実践，証拠に基づく実践を改善すること	組織，政府や政策

出典：Washington University community practice model.

> **Box 17-1　効果的な地域介入の原則**
> - 特定の場面での特定母集団のためにあつらえる．
> - 計画，実行，評価に参加者を含める．
> - 個人，社会的・物理的環境，地域，政策を変えることを目指した努力を統合する．
> - 参加者の健康に関する関心事を，より広い生活上の関心事や，より良好な社会という視点へと結びつける．
> - その環境の中にある資源を用いる．
> - 参加者とその社会的ネットワークや地域の中に見られる利点の上に作り上げる．
> - 望ましい健康上の目的を達成するために必要な資源や政策変更をもとめて擁護する．
> - 参加者が自己管理する人や自己擁護する人になるように準備する．
> - より広範な母集団へと革新を広げるよう支援する．
> - 成功した構成要素を「制度化する」ように，また，それらを他の場面に自己複製するよう求める．
>
> 出典：Freudenberg, N., Eng, E., Flay, B., Parcel, G., Rogers, T., & Wallerstein, N.(1995). Strengthening indivudual and community capacity to prevent disease and promote health : In serch of relevant theories and principles. Health Education Quarterly, 22(3), 290-306.

多いとしている．ケースマネージャーは一般的には看護師であるが，作業療法士のような他の専門職がよりかかわるようになりつつある．看護師のケースマネージャーの大きな欠点は，リハビリテーション知識の欠如である．看護師のケースマネージャーを現在使用している健康維持機関は，能力障害や外傷性損傷についてより熟知している作業療法実践家を雇用することができる．最終的な目標が機能を促進することであるため，作業療法士はケースマネジメントで有利になりうる広範囲の技術を身につけている（Collins, 1998）．

起業家

起業家とは，成功の保証なしに，自ら進んで新規事業を開始するリスクを負う人である．効果的な起業家は未来的思考を，現実に基づく志向性と，良好な組織化と計画立案の技能へと結びつける．作業療法起業家は，一般的には，クライエントの生活の質を改善するサービスを提供することに動機づけられる．

■ポケットベルサービス

作業療法は，その実践家がクライエントの最適な目標への達成を援助することができるがゆえに，非常に価値のある領域である．作業療法士であるDottie Halfakerは，起業家として，自分が依然として他の人々を援助することに満足を経験していると述べている．Halfakerは，ポケットベルでクライエントにメッセージを送るサービスであるPageMinder社の事業責任者であり，共同所有者である（Johansson, 1999d）．このサービスを利用するクライエントは10歳から82歳におよぶ．PageMinderはクライエントに，服薬時間，失禁対策プログラムや医師の予約などといった日常生活技能，および外科手術後に勧められている厳守すべき点などを思い出させるサービスを提供することができる．

このサービスはクライエントに，自立機能，生活の質の改善，および費用節約の機会を提供しようとしている．PageMinderの料金はケーブルテレビの月額とほぼ同額である．保険によっては，ポケットベルがセルフケア活動を維持するのを援助するために，費用を負担することもある．PageMinderのサービスは記憶障害を持つクライエントに有益であるが，また，頭部外傷，糖尿病，ヒト免疫不全ウイルスまたは後天性免疫不全症候群（HIVまたはエイズ），認知症（痴呆），

あるいは，脳卒中を持つ人々などの複雑な医療的手続の厳守を求められるクライエントにとって利益をもたらすかもしれない．このポケットベルシステムを使用する際の唯一の制限は，クライエントが簡単な指示を読み取り，それに従うことができなければならないことだけである（Johansson, 1999d）．

■環境再設計の相談者

オハイオ州Daytonで自営業を営んでいる作業療法士のKaren Earithは，今では人々がその環境を再設計するのを支援することを楽しんでいる．彼女のクライエントの約75％が，そのサービスに支払うために州の資金を使っている職業リハビリテーション部門から紹介されている．「ベビーブーム」世代になったとして，もっと支持的で，「ユーザーにとって友好的な」家屋環境を求めるニーズは高まり続けるであろう．Buffalo大学リハビリテーション工学研究センターの研究者によれば，支持的なサービスを最も必要とする人々は，障害成人，高齢の親族を介護する家族，および「年相応に」あることを望む増加しつつある高齢者である．Earithにとって，将来は前途有望のように見えるものの，彼女のビジネスの成長は優れたマーケティング戦略と地域へのアウトリーチの成果によるものである（Johansson, 1999b）．

■園芸センター

園芸療法（horticulture therapy）は，新しい仕事の機会を求めている作業療法実践家によって探らされている選択肢のひとつである．有資格作業療法助手（COTA）のBrenda Jesseが仕事を辞めたとき，自分の非営利法人を作って障害者のための園芸センターを設計し開始した．Jesseは自分のクライエントと共に，「人々が最大の機能を回復するよう援助するために，レジャーと作業の技能を導入するために（Diffendal, 1999, p.30）」園芸療法を用いている．その園芸センターはまた，福祉受給者に，ガーデニング，小売り，および経営技術のボランティアをしたり，展開する機会も提供している．将来計画として，職業訓練と就職斡旋，治療的サービス，および専門的能力開発の機会を提供しようとしている（Diffendal, 1999）．

ビジネスと組織の成功に共通する特性には，変化，斬新な思考，および卓越性を予想する能力を含む（Barker, 1992）．起業主，個人開業，または会社の所有者としての成功を最大限にする戦略は，その概要をBox 17-2に示してある．

刑事司法制度

法医学とは，ヘルスケアと刑事司法制度の接点をさす．刑事司法制度の中で，州または連邦が管理する刑務所は，法令の指定により，基礎的な医学的および精神医学的サービスを提供している．精神医学的サービスの形態と量はかなりの広がりを持ち，各州の精神健康局や矯正局によって提供されることもある．刑務所の受刑者の3分の2以上は，拘禁中のある時点で，精神医学的なケアを必要とすると推定されている．精神医学的サービスには，刑務所内の入院病棟，デイ治療，間歇的な外来サービス，および刑務所内の特別な精神健康プログラム計画などがある（Dressler & Snively, 1998）．

作業療法士は，法定病院，矯正施設，および釈放されたばかりの元収監者のための地域プログラムといった様々な法定施設でサービスを提供している．法定州立病院は，裁判を受ける能力がない人々，精神錯乱のために無罪となった人々，そして，刑事責任があるが精神障害である人々にサービスを提供している最大限の安全を保障された精神医学的設備である．カリフォルニア州のVacavilleにある州立矯正施設は，3,000名の男性のうちの400名が精神病の収容者である．Vacavilleの精神病棟では，作業療法サービスを提供している．その目標は，収容者が刑務所という制限された環境の中で，うまく，かつ生産的に機能するのを援助することにある．刑務所内で安全に機能するために，収容者は環境的手がかりに対し過剰に注意し，高度なフラストレーション耐力を育て，他の収容者や看守との交流の仕方に注意を払う必要がある．精神病棟の平均入院期間は4.5カ月である．作業療法士が出会う人々の診断名は，統合失調症，多発性薬物濫用，

> **Box 17-2　新進の起業家へのヒント**
>
> 成功した会社の所有者の経験は，作業療法実践家が以下の事柄に関して考える際に何らかのヒントをもたらしてくれる．
>
> - 始める前に，少なくとも5年間の臨床経験を持つこと．
> - ビジネスや実践の上級課程の科目を取ることや，支払いや請求の制度に関する専門家になること．
> - 他の領域や他の地域で，独立した契約者としてか，他の個人開業の下で，1～2年間働くこと．
> - ビジネス上の師匠を捜し出し，次に自分が別の人に教えるための準備をすること．
> - まだ満たされていないニーズや充足されていない特定分野を見つけだすこと．
> - 伝統的な健康保険と同様に，私的な医療以外の支払者に訴えるよう計画すること．
> - そのビジネスを最低でも最初の1年間を通して支えるだけの十分な準備金を確保しておくこと．
> - 小さく始めて，そこから成長させること．やりながら，できれば給料をもらえる仕事を続けること．
> - できるだけ長い期間商売に就くために，準備に十分な時間を費やすこと．
> - 問題がないという評判を打ち立て，その地域の中で目立ち続けること．
> - 現在のアイデアを維持したりアイデアを共有するために，他のOTビジネス所有者とのネットワークを作ること．
> - 自分の名誉の上にあぐらをかくことなく，また，学び続けること．
>
> 出典：Joe, B.E.(1998). Becoming an OT entrepreneur. OT Week, 12(46), p.13. Copyright ©1998 by the American Occupational Therapy Association, Inc. 許可を得て掲載．

双極性障害，うつ，人格障害（特に，境界性や反社会的），および知的障害である（Dressler & Snively, 1998）．

地域に根ざした更生プログラムは，最近釈放された元囚人，保護観察や仮釈放の人々，および条件付き釈放プログラムの人々のために計画されている．カリフォルニア州のRiversideとSan Bernardinoには，作業療法部門を持つ条件付き釈放者のデイ治療プログラムがある．こうした条件付き釈放者のためのプログラムへの平均参加期間は2.5年である．地域に根ざした法的プログラムは，再犯を予妨し，地域の安定性を高めるために計画されている．これらのプログラムにおける作業療法臨床家の役割は，自立生活技能と職業技能を開発し，必要とされる監視レベルを評価することである（Dressler & Snively, 1998）．

法的場面で働く作業療法士は，ある特殊な技能を必要とする．実践家は刑務所生活の独特な文化と規範を含む環境の要求を理解しなければならない．実践家は個人の安全や安全性の問題に特に注意を払い，作業療法の道具や消耗品の危険な誤用を防ぐために注意深く，安全に保管しなければならない．受刑者の母集団には高比率のHIV，結核，および肝炎があるため，特に整容や調理などの日常生活活動を行う際には，感染予防の手続きに注意深く，かつ厳格に従わなければならない．さらに，作業療法実践家は，保安官，看守，および警官などの治療的志向性を共有していない非医療スタッフとの良好な関係を築くために，刑事司法制度内での専門用語を学ぶ必要がある（Dressler & Snively, 1998）．

MBAを持つ作業療法士Sharon Dishonghは，テキサスの原住民出身で，テキサス州のRuskにある矯正施設の上級管理者として働いている．彼女は，精神病や知的障害を持つ収容者のために安全性とリハビリテーションを提供するプログラムの長である．Dishonghは，州立病院の患者と彼女が刑務所で働いている犯罪者の間には，行動上に多くの類似点がある

と報告している．収容者の約85％は麻薬がらみの犯罪者で，多くは暴力団員である．改善した収容者は，判決の刑期を完了するために，通常の刑務所か州立病院へ送られるであろう．収容者は，作業療法への参加に加えて，音楽，レクリエーション，教育，および仕事の療法に参加するよう奨励される（Joe, 1999）．

支援を受けての生活施設

支援を受けての生活は，ベビーブーム世代というかつてない高齢母集団がますます現実になりつつある中で，「日常生活活動にスケジュールを立てた支援と，スケジュールを立てない支援を提供する，老人ホームの免許を取得していない集団住居プログラム（Haggerty, 1998, p.21）」と一般に定義されている．支援を受けての生活施設（assisted living facilities；ALF）は，ある程度の援助を必要とするが，24時間の看護ケアを必要とはしない高齢者のために創設されたものであった．居住者は，自分の好みの家庭的環境に居ながら，自分たちでアパートを借りるか，配偶者や友人とその1室を共有する機会を持つ．現在，100万人以上の高齢者が，毎日の食事，基本的日常生活動の援助，通院や地域への外出，および予定したレクリエーション活動などにALFの提供するサービスを利用している．居住者はまた，作業療法（OT），理学療法（PT），言語聴覚療法，技能看護師，ホスピス，および専門化された介入などの健康ケアサービスを追加して契約することを求めたり決定することもある．

National Investment Conference（NIC）は，2000年には900万人のアメリカ人が長期ケアサービスを必要とすると推定している（Zuckerman, 1998）．連邦政府によって法規制され，メディケアとメディケイドによる支払いがなされる老人ホームと異なり，消費者主体のALFは，州の免許を受け，主として個人支払いの事業である．州法はALFが提供するケアレベルを，どのような条件の下での特定のサービスがセラピストによって提供されるのかを指定している．この挑戦を満たすために，リハビリテーション専門職は，特定の地方区域内での複合的なALFへのサービスを最大限に可能にするシステムを作り出さなければならない．より多くの高齢市民が「適した場所で年を取る」ことを求めているのに伴い，リハビリテーション専門家は管理ケア提供者にアピールする自らのサービスを計画し，ALFとのパートナーシップをうまく確立しなければならない（Zuckerman, 1998）．

アパートプログラム

今日の管理ケアや経済上の要請に伴い，作業療法実践家は，外来，デイ治療，および居住場面においてリハビリテーションサービスを提供する地域に根ざした場面における新たな機会を求めるように奨励されている．作業療法士は，アパートプログラムで居住する慢性の身体的および精神的疾患を持つ人々にサービスを提供することができる．

■収穫の家

ノースダコタ州のGrand ForksにあるPrairie Harvest Human Services財団（PHF）は，日常生活活動，交通機関の利用，買い物，および予算立てに，必要に応じてパートタイムでの援助を提供することにより，地域の中で暮らす市民にサービスを行っている．PHFは収穫の家（harvest homes；HH）と呼ばれる12棟のアパートの建物を建設するために，合衆国住宅・都市開発省の基金を受けた．この複合住居には，より保護的な住宅を必要とし，24時間のサービスを求めている人々が住んでいる．居住者のニーズを満たすために，直接的あるいは間接的な作業療法サービスが提供されている（Zimmerman, 1999）．

作業療法の必要性は，Kohlman生活技能評価（Kohlman Evaluation of Living Skills；KELS）とAllen認知レベルテスト（Allen Cognitive Level Test；ACL）を含む評価過程を通して決められる．KELSは，クライエントが自分の環境の中で自立して機能することができるかどうかを決定する．ACLはADLにおける自立機能に関係する認識能力を評価する．作業療法介入の主たる目標はクライエントの自立生活技能を改善することであった．作業療法実践家

は，直接的治療の提供に加えて，評価の要約を通して，作業療法サービスの必要性を特定化して，ケースの相談を行うことができる．実践家は地域の精神健康サービス供給における指導者になるために必要な技術を持って，新しい機会を求め，Prairie Harvest Human Services財団や収穫の家のような地域のプロジェクトにかかわるようにならなければならない (Zimmerman, 1999)．

■Vanderbilt アパート

作業療法士の Jenny Womack は，ノースカロライナ州の Asheville の中心地区にある Vanderbilt アパートの居住者サービスのコーディネーターとして働いている．150名の高齢者が住む158のユニットから成るこの複合住宅は，主に，簡易台所とバスルームを持つ簡易アパートである．このプログラムの居住者の多くは，身体的障害と精神的障害を持ち，入居指針である一定収入以下の人々である．地域の3つの慈善財団と2つの国立財団によって提供された補助金がこのプロジェクトの基金である．その努力は①地域のプログラム化，②個人のニーズ評価と介入，および③プログラムの開発，という3つの領域に焦点が当てられた．地域への関与と個人への介入は，クライエント中心のアプローチを用いた居住者自身のニーズと関心によって導かれる．Womack（1999, p.3）によれば，全体的なプログラム開発は，以下のことがらを提供している．

- 高齢市民のニーズに取り組むために働いている地域のグループの中での直接的なかかわり．
- 居住者にサービスを提供しているスタッフと協業するために，在宅健康ケア提供者を訪問すること．
- 他の地域機関のサービスにアクセスするために，それらとのネットワークを作ること．
- そのプログラムを評価する方法を開発し実行するために，助言グループを作りあげること．

この種類の場面で仕事をしている作業療法実践家にとっての利点の1つは，制度的な診療報酬と方針の欠如である．Womack は，自分が取り組む問題に基づいて，居住者との時間に優先順位をつけることができ，また，他の場面には見られる診療報酬の制限なしに，必要に応じてフォローアップをすることができると述べている．

人間工学

アメリカ作業療法協会前会長 Karen Jacobs が述べているように，作業療法実践家に対する挑戦は，自分の技能，能力，および訓練を利用して，新たな実践領域を始める特有の方法を発見することである (Johansson, 1999a)．生産性を高めるための機器と環境デザインの科学である**人間工学**（ergonomics）は，作業療法士が地盤を獲得しつつあり，また，極めて重要な資源となりつつある領域の1つである．しかし，もしもセラピストが人間工学の領域に興味を持つならば，特別な訓練が必要とされ，生涯教育課程を通して入手できる (Le Postollec, 1999)．「作業療法は勤労者に対する面接，活動の分析，症状の理解に必要な技能と，役割，遂行要素，および機能障害という点から全体像を組み立てることとを結合している (Johansson, 1999a, p.8)」．作業療法のプログラムは，ある特定の仕事中の課題での反復運動の損傷の予防における援助を確立することができる．ほとんどのビジネスは，勤労者補償費を減少するようなプログラムに資金を提供する気持ちを持っている．人間工学的プログラムを実施してきたカリフォルニアの会社は，損傷者の減少と勤労者補償比率の低下という利益を目の当たりにしている (Johansson, 1999a)．

多くの人々が，多大な骨の折れるような身体活動を必要とする仕事に就いている．したがって，職場での身体適性プログラムは，勤労者が蓄積性外傷疾患（cumulative trauma disorders；CTD）をしないように援助するために制度化されるかもしれない．CTDは一般的には，例えば，腰椎椎間板ヘルニア，手根管症候群，および腱炎といった神経筋骨格系である．実践家は，仕事の場面で行うことができる簡単な柔軟性，筋力強化，およびストレッチ体操を勤労者に教えることができる．身体適性活動は，多くの場合，勤労者が職場で体操をするといったように，勤労者の日課

の中に組み込むことができる．より健康で良好な状態の人はCTDや他の損傷を引き起こすことが少ないことは事実として支持されている．相談サービスは，ボディメカニクスと姿勢，ストレス管理，ストレッチの休憩とリラックス，および仕事に特化した筋力強化プログラムに関する職場内訓練を通して，会社に提供されることもある（Blaz, 1998）．

カリフォルニア州Carmelの人間工学コンサルタント Audrey Morrisは，病院で患者が受けていたセラピーに失望して，自分で商売を始めた．彼女はまた，勤労者補償システムが仕事に関連した損傷予防に取り組むのに失敗していることに気づいた．Morrisは，管理者と勤労者との相談，職場での評価，および特別なニーズを持つ従業員に対する合理的な便宜をはかることを決定するための援助を提供する．さらに，彼女は事務職員と肉体労働者のための姿勢と体操のプログラムと，ストレス管理とを強調する講習会も提供している（Johansson, 1999a）．

作業療法士のSallie TaylorとDonna Hoelscherは協力し合って，ミズーリ州でSafesite（安全な場所）と呼ばれる人間工学の相談ビジネスを開始した．Safesiteによって提供されるサービスは，医師の紹介を必要とせず，営業経費として通常は支払われる．TaylorとHoelscherは，地域のビジネスに対するコンサルタントを提供することの他に，他のセラピストが自分でコンサルタントサービスを始めることの支援も献身的に果たしている．人間工学的なコンサルタントを行うことは，それが評価，活動分析，目標設定，および問題解決の技術にかかわるがゆえに，実践家が新しい仕事の機会を探す中での1つの大きな選択である（Johansson, 1999a）．

運転プログラム

近年の高齢者人口の増加によって，安全と移動に関する全体的関心が高まってきた．アメリカ自動車管理者連盟（American Assoiciation of Motor Vehicle Administrators；AAMVA）によれば，2020年には職業運転手の5人に1人は65歳以上になるであろう（Johansson, 1999c）．州の機関は，路上を安全に運転できる高齢者や障害者の運転者が運転を禁止されないように保証する責任がある．州によっては，高齢の運転者により頻繁な検査を求めることで，政策転換を既に開始したところもある．コネチカット州は，高齢者と障害者に制限付きで運転の継続を許可する「任意等級付き免許」を導入した最初の州であった．制限には，日中の運転のみ，矯正眼鏡の使用，特別の制御装置や自助具を装備した車両の運転などが含まれるであろう（Johansson, 1999c）．

合衆国運輸省の心理学研究者John Eberhardは，高齢運転者数の増加と高齢者の自動車への依存により，多くの介入の機会があることを示している（Berg, 1998）．その条件を備えた作業療法士は，個人の安全を確保するために，評価を実施し，運転訓練を提供することができる．メディケアと大部分の自動車保険会社は，これらのサービス費を補償していない．しかし，様々な補助金を通して，あるいは無料サービスを基本としてポケットマネーから支払う家族によって，財政的支援が得られるかもしれない．

Sさんは，脳卒中を発症したときに，再び運転することはないという可能性に直面させられた．Sさんはリハビリテーションによって，発症前の能力の80〜90％を回復することができた．Sさんは作業療法士Linda Huntによって，高齢運転者を再訓練するために設計されたプログラムに入った．そのプログラムに入り，そして，訓練用自動車のハンドルの後ろで数え切れない程の時間を過ごした後，Sさんはハンドルの取っ手，あるいは，装着した「継ぎ手」の使用によって，運転に戻る準備が整った．Huntは，自動車メーカーと合衆国運輸省との間の紳士協定の下でのゼネラルモータースからの財政的支援を受けて，このプログラムを開始した（Berg, 1998）．

水中セラピー

水での活動は，クライエントに，遊びのような，そしてリラックスできる雰囲気の中で，広汎にわたる作業療法の目標を達成する機会を提供する．**水中セ**

ラピー（aquatic therapy）は，セラピー的な環境として，水に特有な性質を用いる．作業療法士によって供給されたときには，全体論的なアプローチ，機能的で作業的な目標を取り入れた個別介入計画，そして，感覚統合のテクニック（Joe, 1998a）が特色となる．しかし，水中セラピーを提供するためには，専門的な訓練が求められる．この訓練はアメリカ作業療法協会（AOTA）が提供する講習会で習得できるであろう．現在，400名以上が，AOTAの水中セラピーのネットワークに参加している（Joe, 1998a）．水中セラピーは，乳がんの手術を受けた人，身体障害を持つ人，および，発達障害を持つ人を含む多種多様なクライエントに役立つものである．

水中セラピーは，乳がんの手術を受けた人が，関節可動域，筋力，および自信を改善することによって，通常の活動に復帰するのに役立てることができる．乳がんの手術を受けた人のための良好な水中セラピープログラムは，以下の目標に取り組むべきである．

1. 心臓血管のフィットネスを改善すること．
2. 肩の関節可動域を拡大すること．
3. リンパ浮腫を防止または減少させること．
4. ストレスを低下し，良好な状態を増進すること．
5. 肯定的な社会環境を提供すること（Essert, 1998）．

作業療法実践家は支持的な集団の雰囲気を提供し，その集団の中で開放性を促進すべきである．乳がんの手術を受けた人に働きかけるセラピストは，教育者，動機づける人，および傾聴者といった多様な役割を果たしている．

水中セラピーは，関節炎，神経筋障害，および脊髄損傷などの広範囲のクライエントの治療に非常に役立つ．フィラデルフィア地方で水中セラピーを実践している作業療法士Caryn Johnsonは，身体障害を持つ成人のためのWETSwimと呼ばれる水泳プログラム施設を立ち上げた（Joe, 1998a）．このプログラムは，疼痛を和らげ，レジャー目標を追求するだけでなく，社会的技能，自立，自尊心，体力を向上させる機会をクライエントに提供している．バージニア州Hampton Roadsで，作業療法士Gwendolyn Garrettは，Aqatic Therapy in Virginiaと名づけた個人開業を始めた．彼女は子どもたちや，メディケア受給者，労災対象者に対する一般的な水中セラピーのサービスに加えて，障害を持つ成人のためのスキューバダイビング教室を開いた．Garrettは，「水は全体に新たな範囲の治療の可能性を開いている（Joe, 1998a, p.13）」と述べている．水の熱と無重力状態は，クライエントに新たな治療的環境を提供している．

水中セラピーはまた，発達障害を持つ子どもの治療に用いられる有効な治療的環境でもある．発達障害児は自虐や自制といった徴候を示すことがある．こうした種類の行動は，身体への自傷行動を引き起こすことが少なくない．水は活動への自然な参加をもたらす脅かされることのない楽しい環境を提供する．この対象者を治療する場合の主目標は，肯定的な運動パターンを再建することと破壊的な行動を減少または消去することである．プール内での自虐的行動をほとんど示さなくなったとき，その人は家庭環境にその成果を持ち込んだことになる（Westerfield, 1998）．

乗馬療法

乗馬療法（hippotherapy）は，「馬の支援を伴う」という意味で，一般的には治療的乗馬の実践として知られている．乗馬療法における主な治療の道具は馬の運動である．障害を持つ子どもや大人は，馬を制御しようとするのではなく，治療の媒体として馬の運動を用いる．クライエントが馬に乗っている間，作業療法実践家は，筋緊張，前庭機能，感覚運動統合，コミュニケーション技能，体幹コントロールといったことを促進するために，伝統的なセラピーの技術を取り入れている．クライエントは動いている馬の上でうまくバランスを維持することによって，充実感を獲得し，伝統的な介入では達成されないような機能改善を示すこともある（Haugen, 1999）．

乗馬療法の最初の大学院課程は，Western Michigan大学作業療法学科とミシガン州AugustaのCheff治療的乗馬センターによって開始された．このプログラムは「適切なクライエントをスクリーニン

グし，選択し，評価する方法を学ぶこと，乗馬療法のための馬を選択して訓練すること，そして，乗馬療法のプログラムと管理を開発すること」といった機会をセラピストに提供している（Haugen, 1999, p.36）．このプログラムの講師である作業療法士 Claudia Morin は，「この大学のプログラムは，乗馬療法の実践について学生を教育する全国基準を作り出すことへと導く重要な一段階である」と提案している（Haugen, 1999, p.36）．

福祉から仕事へのプログラム

1996年8月に法律となった福祉改革計画は，受給者が2年間の支援を受けた後に，仕事を見つけ出すよう求めている．福祉受給者の少なくとも半数は，2002年までに仕事関連活動にかかわるか，あるいは，州が経済的制裁を加えるかのいずれかとなる（Johansson, 1998）．福祉受給者が仕事を得ても，仕事支援資源の不足や不適切な職業訓練のために，数カ月内でその仕事を失うことが多いという研究がある．さらに，福祉受給者の大きな比率の人々が，継続的な雇用可能性を妨げている学習上の問題，家庭内暴力，精神健康と物質使用の障害を経験している．作業療法士 Susan Fine は，「作業療法は人々が職場に戻る準備をするという長い歴史を持っており（Johansson, 1998, p.14）」，したがって，福祉から仕事への計画に大きな貢献を果たすことができると述べている．作業療法実践家は，目標を設定し，職業を探索し，最終目標である職場復帰と継続就労をうまく達成するためにそれらのことを地域の情報源と結びつけるよう，クライエントを援助することができる（Johansson, 1998）．

暴力予防

1999年4月20日のコロラド州 Littleton の Columbine 高校での銃乱射事件によって，全米の公立学校で，より多くの暴力予防プログラムを開始しようという強力なキャンペーンが起こった．作業療法士は，心理社会的スクリーニング，暴力予防の努力，および，青年期の「作業」の促進に極めて重要な役割を果たすことができる．全米精神健康協会会長の Michael Faenza は，「子どもの精神健康上のニーズは，学校の中で子どもがいる場所で取り組まれなければならない（American Occupational Therapy Association, 1999, p.vi）」と述べている．作業療法サービスは学校制度の中でうまく確立されているがゆえに，学校に根ざした実践家の知識と技能は，これまでなかったほどに増加しつつある子どもと青年の間の社会的行動，暴力，および自殺といった問題に取り組むために用いられる可能性がある．若者たちは，青年期の発達的作業を充足することができなければ，これらの行動を発達させる上で危険にさらされる．こうした発達的な作業には，友人を作ること，集団や課外活動に参加すること，キャリアの計画を展開することが含まれる．Columbine で起きたような状況を予防するために，精神健康に関する訓練と経験を持つ作業療法実践家は，学校制度のコンサルタントとして貢献することができる（Johansson, 1999e；Johansson, 1999f）．

暴力予防プログラムを成功させるためには，学校管理者，教師，地域の指導者，両親，そして学生が積極的な役割をとらなければならない．作業療法実践家は両親に，自分の子どもをもっと理解し，親子の絆を強化するように，児童と青年の発達について教育することができる．さらに実践家は，地域の中で，子どもと青年に対する作業に根ざしたプログラムを主張し，計画することができる．作業療法の参加の機会は，少年・少女クラブ，スカウト，深夜バスケットボールリーグといったプログラムを通して利用できるかもしれない（Johansson, 1999e；Johansson, 1999f）．

作業療法の創造性と革新性の機会は，もし実践家が社会のニーズを認識した見方を取るならば，終わることのないものである．精神病，薬物濫用，ホームレス，暴力，虐待，および不適切なデイケアといったことを含む現代の社会的問題の多くは，作業遂行と密接に関係している（Baum & Law, 1998）．この専門職と個々の実践家は，地域の問題を明らかにし，効果的で適切な介入を計画し，地域健康プログラムのための財政的支援を求める責務を持っている．

◆地域に根ざしたプログラムの基金

作業療法実践家は，診療に対する支払い，あるいは**診療報酬**に基づいて仕事をすることに慣れている．患者は治療され，提供したサービスに対して第三者支払機関がその提供者に報酬を支払う．作業療法サービスへの診療報酬を支払う主な第三者支払機関には，メディケア，メディケイド，労災保険，健康管理機関，そしてBlue CrossやBlue Shieldといった民間保険会社が含まれる．

地域に根ざしたプログラムは，診療報酬を基にして運営されることは稀である．地域に根ざしたプログラムの大部分は，地方公共団体や州および連邦政府を通しての助成金や契約といった形で**基金**を受けることが多い．全米合同募金社会福祉協議会連合（United Way）や慈善財団も，地域に根ざした健康や教育のプログラムの基金源である．これらの資金，総額，または，特定の目的のために確保される他の資源は，様々な方法で分散される．**助成金**は，創造的で独創的な提案の提出に基づき，特定の目的，一般的には研究やサービスのプロジェクトに対して採択される基金である．助成金は，ときには「手形」と呼ばれ，一時的な資金と見る必要がある．このことは，助成金という基金が特定の期間に利用できるだけであることを意味する．助成金によっては1年間というものも，また，複数年にわたるものもある．しかし，永久に財源を提供する助成金はない．**契約**は，研究やサービスのプロジェクトに基金を提供するという点で，助成金と似ている．しかし，契約は，なされるべきプロジェクトの範囲を基金機関（通常は，地方自治体や州および連邦政府）が既に定義しており，その地域内の複数の組織に競争入札を求めるという点で，異なっている．

医学モデル以外の基金の選択肢を求める場合，「社会経済的展望に立った健康の明確な理解と，作業療法実践家があらゆるレベルで効果的で適切に介入することができるという信念を必要とする（Brownson, 1998, p.62）」．ネットワークを作ることは，おそらく基金源を明らかにするための最も重要な方法である．

プログラムに基金を得ることは，「地方の委員会や財団，自主的な健康組織，婦人会，ビジネス，サービス機関，弁護士，保険業者，民間保険会社，そして政府」とネットワークを作っていることを意味するかもしれない（Brownson, p.64）．

政府基金

連邦政府は，研究とプログラムのデモンストレーション企画に多額の基金を提供している．しかし，これらの基金を巡る競争は一般に激しいものがある．連邦政府の基金は，助成金への申請がある地域内の多数の機関間の協業的努力を示すものでない限り，受けることが困難である．Catalog of Federal Domestic Assistance（連邦政府国内支援目録）は，連邦政府の基金を得る機会に関する主たる情報源である．その目録は，インターネットのhttp://www.cfda.gov/からアクセスできる（Dusseau, 1998）．作業療法のプロジェクトに基金の興味を示す可能性がある連邦政府機関には，教育省，健康・人的サービス省，住居・都市開発省，および運輸省が含まれる．

連邦基金のあるものは，「定額助成金」の形で各州に提供される．これは，各州がその資金をどのように交付し，どの計画に基金を提供するかを決定するものである．定額助成金のあるものは特定の州機関に指定され，他の基金は地域プログラムからの競争による提案のために利用可能になっている．さらに，知事は有益な地域プログラムに配分するために独自の州基金を持つ場合もある．

地方公共団体はそれぞれの司法権の中で分配するために州基金を受け取る場合もある．これらの基金のあるものは特定目的のために指定されるが，他の基金は「少額」助成金配分機構を経て配分されるようになっている．州と地方公共団体の基金は，集合的に地区計画委員会として知られている組織を通して管理されることが多い．

財団基金

財団は，地域に根ざしたプログラムの主要な資金源を代表するものである．これらの財団は，特定の地域のニーズに取り組むために，慈善団体やプログラムを支援するという目的で，かなりの金額を蓄えてきた博愛的な家族，企業，あるいは地域機関によって運営されている．財団は通常，特定の日程で，助成金に対するプログラム提案を受け入れている．あるものは提案を年に4回，あるものは年に2回，そしてあるものは年に1回だけ受け入れている（Dusseau, 1998）．

地方の財団は，一般的には，地方のイニシアティブのみを支援している．したがって，これらは基金を探し始めるためには優れた場となる．一般に，財団の目標は可能な限り多数の有益な計画を支援することである．このように，ある特定団体に提供される基金の総額は少なくなる傾向にある（Dusseau, 1998）．その財団の意志決定者を動機づけるものは何か，毎年，一般的にはどのくらいの金額が当てられているか，どのような計画と機関が資金提供を受けるかといったことを確かめることは重要である．要請をこうしたパラメータの範囲内で仕立て上げることが，成功をもたらすことになろう．

財団センターは，助成金の記載と，資金を求める適切な基金を明らかにするために役立つ情報源である．そのセンターは，地方，州，地区，および連邦の財団のための主たる情報源である The Foundation Directory を出版している．この財団センターはインターネットの http://www.fdncenter.org/ でアクセスできる．財団評議会は，もう1つの信頼できる情報源であり，http://www.cof.org/ で見ることができる．さらに，公立および大学の図書館のほとんどは，その問い合わせ部門に利用可能な財団基金案内を持っている（Dusseau, 1998）．

財団は，5つの主要なタイプに分けることができる．それらは，①地域財団，②家族財団，③企業財団，④特定目的財団，および⑤国家一般目的財団，である（Bauer, 1995）．

■地域財団

地域財団は，典型的には，地方の博愛的な個人によって命名された様々な資金を管理し，特定の地理的地域にサービスするという目的で作られている．地域財団は，一般に地域問題のニーズの評価や，他の同じような地域で行われた効果的なプログラムの模倣に対して資金提供することを好むようである（Bauer, 1995）．

■家族財団

全国で3万以上にのぼる**家族財団**の多くは，病気になった家族を記念したり名誉を讃えるために設立された．したがって，それらが資金提供する計画のタイプは，その財団が命名されている人の人生や興味を反映する傾向がある．資金援助の決定は，典型的には，家族や指名された理事によってなされる．家族財団は，特定の地理的地域にのみ資金を提供し，また，定期的に優先順位を変更することが多い．理事の構成と理事の現在の興味は，熟慮すべき重要な点である（Bauer, 1995）．

■企業財団

非常に価値のある資源である**企業財団**は，その地域の中で重要な計画に基金支援を行うことによって，そのビジネス・イメージを高めるために自らの資金を用いることが多い．企業財団から入手できる金額は，その企業の財務状態により，年によって変動する傾向がある．企業財団は，教育プログラム，健康と人的サービス，地域強化，および文化と芸術のプログラムを含む多様なタイプの企画に資金を提供している（Bauer, 1995）．

■特定目的財団

その名前が意味するように，**特定目的財団**は，関心のある特定領域の計画に一貫して資金を提供している．これらの財団は，範囲によって，地域，地区，および国家の財団となろう．Robert Wood Johnson 財団は，この分類で最も知られているものの1つである．この財団の目的は合衆国における健康およびヘル

スケアの改善のために助成金を提供することである．基金を受けるプログラムと用いられた戦略のタイプは様々であるものの，特定目的財団の根底を成す意図は常に一定の状態のままである（Bauer, 1995）．

■国家一般目的財団

国家一般目的財団（national general purpose foundation）は，少数ではあるが，財団がまかなう資金の3分の2以上を占めている．これらの財団は，地理的制限なしに，広範囲の活動を支援している．この分類に入る財団は，配布する助成金の額ではなく，むしろその財団の関心の範囲による．国家一般目的財団は，国の注意を引きつける可能性がある革新的なアイデアに資金を提供する傾向がある（Bauer, 1995）．

他の基金源

政府や財団の基金に加えて，多くの協会や市民グループが地域の計画に対して基金を提供している（表17-4参照）．大部分の協会はその特定の関心領域における計画に資金を提供している．例えば，アメリカ癌学会は，乳房自己検査に関する教育プログラムに基金を提供することがある．市民グループは特定の関心も持つかもしれないが，一般的には，自分たちが基金を提供することに対してはもっと柔軟である．地域ニーズを示すことが，通常では主たる基準である．

製薬会社は見落されがちな基金源である．これらの企業は，一般的には，自分の製品と関係する研究計画に基金を提供している．ときには，糖尿病，高血圧症，精神健康上の問題をスクリーニングするといった何らかの広告活動の利益をもたらす地域健康計画に基金を提供することもある．さらに，短大や大学は地域

表17-4 地域プログラムのための潜在的な基金源

学会・協会	市民グループ	宗教団体
アルツハイマー学会	Elks Club（へら鹿クラブ）	カトリック社会奉仕団
全米商業女性連合	Jaycees	ユダヤ家族奉仕団
アメリカ癌学会	ジュニアリーグ	ルーテル社会奉仕団
アメリカ糖尿病学会	キワニスクラブ	
アメリカ頭部外傷基金	Knights of Columbus（コロンブス騎士団）	
アメリカ病院協会		
アメリカ心臓協会	ライオンズクラブ	
アメリカ肺協会	Masons（メーソン会）	
アメリカ赤十字社	ロータリークラブ	
加齢の地域機関	シュライン会	
関節病基金		
商工会議所		
Easter Seals		
住宅建設業協会		
March of Dimes（小児麻痺救済募金協会）		
全米ダウン症協会		
全米精神健康協会		
全米多発性硬化症協会		
脳性麻痺連合		
全米合同募金社会福祉協議会連合（United Way）		

プログラムのために入手可能なサービスや資源を持っていることもある．個人や地域機関は，相互に関心がある地域計画に基金を得るために，短大や大学の教授陣と共同で助成金申請書を書くこともある．

地域に根ざしたプログラムは，1つの基金源に頼るべきではない．そのプログラムが長期にわたり続き，生き残るためには，複数の基金源からの幅広い経済的基盤を開発することが不可欠である．資金調達活動，地域の企業からの寄付金，他の機関からの設備，物品，サービスの現物寄付は，助成金による資金を補うことができる．

◆地域に根ざしたプログラムのマーケティング

地域に根ざしたプログラムにおける作業療法を効果的に促進するために，実践家はビジネスの文献で説明されているマーケティングの原理を利用するべきである．マーケティング理論は消費者行動に影響を及ぼす変数を分類し説明しようとする．日常用語では，「消費者」という言葉は個々の買い手を意味して作られていることが多い．しかし，この文脈においては，消費者とは，商品やサービスを購入したり資金を提供するであろうと決定する地位にあるあらゆる個人，グループ，または機関をさしている．時間の試練に耐えたマーケティングモデルの1つは，「**4つのP**（four P's）」と呼ばれている．それらは①製品（product），②場所（place），③価格（price），および④促進（promotion），である（Kotler & Armstrong, 1991）．

「製品」とは，供給されるべきサービスをさす．つまり，この製品はどのような「形」を取るのか，このサービスの期待される成果や「利益」はどうか，そして消費者が手に入れることができる「選択肢」はどうかということである．作業療法実践家は，そのサービスが何から構成されるのかということや，それがその地域組織の使命とどのように合致するのかということを，明瞭な常識的用語で説明できなければならない．

「場所」とは，その商品やサービスが消費者にどのように，またどこで供給されるのかをさす．そのプログラムは，特定の場所で，複数の場所で，あるいは消費者の家か，ビジネスの場で供給されるのか．サービスは，どのような地理的地域で提供されるのか．サービスに対して特別な資格が必要なのか．作業療法実践家は，消費者が好む提供の方法を用いて自分のサービスを開発し示すために，消費者のニーズ，要望，希望を注意深く評価しなければならない．

「価格」とは，消費者へのサービスの費用をさす．製品やサービスの価格設定に影響を及ぼすことは，消費者の要請，市場競争，法的制約，一般的な経済要因，プログラムの開発と供給の費用，および会社の財政的な利益と損益の期待などを含む多くの要因である（Burch & Davis, 1992）．地域プログラムにおける作業療法サービスの現実的な価格決定は，おそらく実践家にとっては最も難しい側面である．

「促進」とは，潜在的な受給者がそのサービスの入手可能性を知るようになる過程をさす．もしサービスがある機関に購入されて，十分活用されていなければ，そのサービスは終結する危機にある．健全なマーケティング計画あるいはサービスの提案は，常に，複数の促進戦略を持っている．

すべてのマーケティングの努力の成果は製品中心ではなく，消費者中心でなければならない．消費者指向的アプローチは，作業療法哲学に合致するものであり，そのサービスは以下のことを保証するものである．

- 明らかにされた消費者のニーズに取り組むこと．
- 効果的で，費用対効果があること．
- アクセス可能であり，適切に利用されること（Burch & Davis, 1992）．

◆おわりに

アメリカ作業療法協会は，作業療法サービスのための新しい市場に関する情報を収集しており，以下の10の創発しつつある実践領域を明らかにしている．

1. 人間工学に関するコンサルタント．
2. 運転のリハビリテーションと訓練．

3. 設計とアクセス可能性に関する相談と，家屋改修．
4. 視力低下へのサービス．
5. 個人開業の地域健康サービス（特に支援を受けての生活施設に対して）．
6. テクノロジーと支援機器の開発と相談．
7. 福祉受給者に対する福祉から仕事へのサービス．
8. 健康と良好な状態の相談．
9. 社会保障所得（supplemental secutiry income；SSI）と社会保障障害保険（social security disability insureance；SSDI）受益者に対する「福祉から仕事へ」のサービス．
10. 子どもと青年の心理社会的ニーズに取り組むサービス（Johansson, 2000）．

このリストは，これらの創発しつつある実践領域と本書で述べた他の領域に関して，一層の対話と，地域実践モデルの拡充を刺激する触媒を供給するものである．地域実践への参入に成功するには，作業療法実践家が自らの以下の事柄を「拡充」することを必要とするであろう．

- 作業の有用性の概念化．
- 作業療法の役割に関する展望．
- 専門職の視点．
- 潜在的機会の認識．
- プログラム立案者，コンサルタント，代弁者，および助成金申請書記載者としての能力．

唯一の真のバリアは人間の創造性の限界である．作業は人間の生活にとって不可欠である．それは，身体および精神の健康を改善し，健全な状態という感覚に貢献し，生活の満足度を強化し，毎日の存在に意味をもたらす．作業遂行における専門技術を持つ専門家に対する機会は，人間の努力のすべての局面において明白である．人は新鮮な目と開いた心で物事を見ることだけが必要である．

◆ スタディ・クエスチョン

1. あなたの地域のニーズを明らかにし，作業療法がそうしたニーズにどのように取り組むかを説明しなさい．
2. 上の質問で明らかにされたニーズに取り組むためのプログラムのアイデアを展開し，その作業療法プログラムの基礎的な構成要素の概説を示しなさい．
3. あなたのプログラムのアイデアに対して，基金源となる可能性を3つあげなさい．
4. あなたのアイデアをマーケティングするために用いると思われる戦略を論じなさい．

引用文献

American Occupational Therapy Association. (1999). A role for OT in preventing school violence. *OT WEEK, 13*(17), i, vi. American Occupational Therapy Association.
Barker, J.A. (1992). *Future edge: Discovering the new paradigms of success*. New York: William Morrow.
Bauer, D.G. (1995). *The complete grants sourcebook for higher education* (3rd ed.). Phoenix: American Council on Education, Oryx Press.
Baum, C., and Law, M. (1998). Community health: A responsibility, an opportunity and a fit for occupational therapy. *American Journal of Occupational Therapy, 52*(1), 7–10.
Berg, J. (1998). On the road again. *OT WEEK, 12*(6), 16–17.
Blaz, J. (1998). Keeping fit for duty. *OT WEEK, 12* (7), 12–13.
Bockhoven, J.S. (1968). Challenge of the new clinical approaches. *American Journal of Occupational Therapy, 22*, 23–25.
Brownson, C.A. (1998). Funding community practice: Stage 1. *American Journal of Occupational Therapy, 52*(1), 60–64.
Burch, E.A., and Davis, Q.M. (1992). Marketing, health promotion, and injury prevention programs. In J. Rothman and R. Levine, *Prevention practice: Strategies for physical therapy and oc-

cupational therapy. Philadelphia: Saunders.
Capra, F., and Steindl-Rast, D. (1991). *Belonging to the universe: Explorations on the frontiers of science and spirituality*. San Francisco: HarperCollins.
Center for Urban Affairs and Policy Research, Northwestern University. (1988). *Mapping community capacity*. Evanston, IL: Northwestern University.
Collins, L.F. (1998). Is case management for you? *OT PRACTICE, 3*(6), 42–44.
Cornish, E. (1980). Toward a philosophy of futurism. *Health Education, 11,* 10–12.
Diffendal, J. (1999). The center of living, growing and gardening. *ADVANCE for Occupational Therapy Practitioners, 15*(6), 30.
Dressler, J., and Snively, F. (1998). Occupational therapy in the criminal justice system. In E. Cara and A. MacRae (Eds.), *Psychosocial occupational therapy: A clinical practice* (pp. 527–552). Albany, NY: Delmar.
Dusseau, S.B. (1998). Grant writing. In R.J. Bensley and J. Brookings-Fisher, *Community health education methods*. Kalamazoo, MI: Balance Group.
Essert, M.B. (1998). The healing power of water. *ADVANCE for Occupational Therapy Practitioners, 14*(42), 36–37.
Finn, G.L. (1972). The occupational therapist in prevention programs. *American Journal of Occupational Therapy, 26,* 59–66.
Freudenberg, N., Eng, E., Flay, B., Parcel, G., Rogers, T., and Wallerstein, N. (1995). Strengthening individual and community capacity to prevent disease and promote health: In search of relevant theories and principles. *Health Education Quarterly, 22*(3), 290–306.
Haggerty, M. (1998). Side by side: Partnering with assisted living facilities. *ADVANCE for Occupational Therapists, 14*(4), 21.
Haugen, J. (1999). It's not just horsing around. *ADVANCE for Occupational Therapy Practitioners, 15*(1), 36.
Joe, B.E. (1998a). Aquatic rehab: The great equalizer. *OT WEEK, 12*(33), 12–13.
Joe, B.E. (1998b). Becoming an OT entrepreneur. *OT WEEK, 12*(46), 12–13.
Joe, B.E. (1999). This warden is an OT. *OT WEEK, 13*(1), 9.
Johansson, C. (1998). New opportunities in mental health. *OT WEEK, 12*(43), 14–15.
Johansson, C. (1999a). The business of ergonomics. *OT WEEK, 13*(20), 8–9.
Johansson, C. (1999b). Crafting user friendly environments. *OT WEEK, 13*(21), 8–9.
Johansson, C. (1999c). Driver training: Can OT claim the franchise? *OT WEEK, 13*(6), 8–9.
Johansson, C. (1999d). Independent living through technology. *OT WEEK, 13*(32), 8–9.
Johansson, C. (1999e). Let's take a stand on school violence. *OT WEEK, 13*(19), 8–9.
Johansson, C. (1999f). OT prescription for school violence. *OT WEEK, 13*(30), 8–10.
Johansson, C. (2000). Top ten emerging practice areas. *OT Practice, 5*(3), 7–8.
Koestler, A. (1978). *Janus*. London: Hutchinson.
Kotler, P., and Armstrong, G. (1991). *Principles of marketing* (5th ed). Englewood Cliffs, NJ: Prentice-Hall.
Le Postollec, M.L. (1999). Holding a seat in the field of ergonomics. *ADVANCE for Occupational Therapy Practitioners, 15*(2), 23–24.
Westerfield, V. (1998). New people in the pool: What aquatics can do for your DD clients. *ADVANCE for Occupational Therapists, 14*(1), 21–22.
Womack, J. (1999). The Vanderbilt apartments: An example of occupational therapy in a community-based setting. *AOTA Home and Community Health Special Interest Newsletter, 6*(2), 1–4.
Zimmerman, S.S. (1999). Occupational therapy service delivery to an apartment program. *AOTA Home and Community Health Special Interest Section Newsletter, 6*(1), 1–3.
Zuckerman, D. (1998). It's home sweet home—at the right price. *OT WEEK, 12*(9), 12–13.

第18章

専門職の教育と研究との関連

Marjorie E. Scaffa, PhD, OTR, FAOTA
Carol A. Brownson, MSPH
Anne Shordike, MOT, OTR

IMPLICATIONS FOR PROFESSIONAL
EDUCATION AND RESEARCH

概要

はじめに
専門職の教育：当時と現在
　過去の影響
　現在の影響
　将来の関連
専門職の準備における創造的戦略
　東ケンタッキー大学：教員促進型臨床実習モデル
　ワシントン大学（セントルイス）：地域実践プログラム
　南アラバマ大学：地域サービス学習アプローチ
地域に根ざした実践における研究
新機軸の広がり

キーとなる用語

- 作業療法教育認定協議会（Accreditation Council for Occupational Therapy Education；ACOTE）
- 認定基準（Accreditation standards）
- 予測（Anticipation）
- コミュニケーションのチャンネル（Communication channels）
- 地域サービス学習（Community service learning）
- 広がり（Diffusion）
- 卓越（Excellence）
- 新機軸（Innovation）
- 合衆国作業療法資格認定委員会（National Board for Certification in Occupational Therapy；NBCOT）
- 決議J（Resolution J）
- 社会システム（Social system）

学習目標

本章は，読者が以下のことができるように書かれたものである．

- 作業療法教育に影響を及ぼす動向と出来事を明らかにすること．
- 作業療法における地域に根ざした臨床実習の歴史への理解を示すこと．
- 地域に根ざした実践の諸概念を教育するための教育課程と臨床実習の選択肢の可能性を論じること．
- 学生，教育者，専門職，および教員促進型臨床実習モデルにとっての利益を説明すること．
- 新機軸が専門職の中で普及される過程を論じること．

> 大きな絵を見る人だけが………その枠組の外へと踏み出す人である． S. Rushdie（1999, p.43）

◆ はじめに

世界は常に変化しつつあり，専門職教育も現在の実践環境における要請にも，予測される将来のニーズにも対応しなければならない．教育の計画者は将来の展望を教育課程の内容，過程，および成果のプログラムの中に組み入れる必要がある．

本章では，専門職としての作業療法教育に対する過去と現在の影響を強調し，地域実践の内容と経験を教育課程の中に取り入れるための創造的戦略を示す．訓練と臨床実習に関する例をいくつか示す．作業療法が成功するためには，卓越，新機軸，および予測が求められている．

◆ 専門職の教育：当時と現在

作業療法教育の将来は，現在の動向に基づき，ある程度は予測できる．次の文章は，作業療法の将来に関する著者らの信念を反映したものであり，「考えるための土台」として提供する．私たちは以下のことを予測している．

- 予防と健康増進における作業療法の役割の増大．
- 医療施設から分散化され調整された地域に根ざした場面への，サービスの重大な転換．
- ヘルスケアにおける推進力としての消費者への焦点の高まり．
- 臨床家の間で高まった文化的有能性に対するニーズを求める母集団の文化的多様性の増加を含む人口統

計学的変化.
- 健康，病気，および障害という範囲にまたがる高齢者数の増加.
- 精神健康と生活の質への力点の高まりを含むヘルスケアの再生.
- 暴力，犯罪，およびアルコールや薬物濫用といった社会問題を予防し，減少させる作業療法の展開されつつある役割.

過去の影響

地域実践内容と経験をカリキュラムに取り入れるという作業療法教育課程へのニーズは，私たちの予測では，明確に強調されている．しかし，この要求は新しいものではない．1974年に，Grossman（p.591）は以下のように述べた．

> もし作業療法士が地域プログラムにおいて指導的役割をとろうとするならば，訓練は学生のレベルで開始しなければならない．カリキュラムには，地域のニーズと資源の説明と評価，システム理論，およびプログラムの開発の授業を含めるべきである．

しかし，学生と実践家が地域のプログラムの中で効果的に実践するために何を知っておく必要があるのだろうかという疑問は，依然として残っている．

McColl（1998）は，生物医学的な臨床実践のための現在の知識基盤を応用することでは，地域に根ざした実践では不適切であり，効果がないものとなろうと考えていた．地域現場でうまく行うには，学生と実践家は歴史学，文化人類学，社会学，組織心理学，経済学，ビジネス管理学，疫学，公衆衛生学，政治学と政策，そしてシステム理論の基礎的理解と評価を必要とする．このことは，専門職の準備教育において，これまで以上に社会科学に力点を置くよう求めている．さらに，McCollは，作業療法課程に組み込まれるべき基礎的内容の知識を概説している（Box 18-1 参照）．

地域に根ざした臨床実習教育も，単なる現代の諸現象ではない．1976年に，Cermakは，ボストン大学の作業療法学科4年生に対する地域に根ざした臨床実習経験を説明している．この地域サービスに関する学習プロジェクトは，地元のデイケア施設での子どもたちとその両親に対する予防と早期介入サービスを提供した．Cermak（1976, p.157）によれば，以下のようなものである．

> そのプログラムは以下の5つの目的に合致するように企画された．学生に理論と実践の効果的な統合を提供すること，早期の介入と予防プログラムに対する理論的概念を適用できるようにすること，学生に地域サービス提供の複雑さを体験させること，学生に地域

Box 18-1　学生と実践家が地域のプログラムの中で効果的に実践するために知っておく必要があること

- 地域とは何か．
- 組織や地域はどのように形成されるのか．
- 組織や地域はどのように統治されるのか．
- 地域の資源をどのように明らかにするのか．
- 地域のニーズをどのように明らかにするのか．
- 変化をどのように促進するのか．
- 障害者は地域の中でどのように生活しているのか．
- 地域では，人々はどのように作業を展開し，追求するのか．
- 地域には，作業への参加を支持したり，バリアになるどんなことが見られるのか．

出典：McColl, M.A.(1998). What do we need to know to practice occupational therapy in the community? American Journal of Occupational Therapy, 52(1), 11-18.

プログラムにおける新たな役割を学習させること，そして，サービス提供の公衆衛生学モデルの中での作業療法の役割を示すことであった．

学生は，知覚・運動活動を立案し，発達の遅れと学習障害の子どもたちをスクリーニングし，デイケアスタッフと両親にセミナーを提供した．そのプログラムには，母子健康サービス局（Maternal & Child Health Service）の助成金が支給された（Cermak, 1976）．

地域実践において学生を訓練したのと同じような戦略は，南カリフォルニア大学（USC）でも用いられた．USCプログラムの目標は，学生にプログラムの開発と高度な問題解決技能を提供することにより，学生が地域に根ざした実践への移行を快適に感じるよう準備することであった．この助成金によるプロジェクトは，学生と教員に，広範囲に及ぶ公的機関における作業療法サービスを構築し，実行する機会を提供した．学生は，作業療法助手学生，学部学生，大学院生を含み，チームに組織された．これは，協業と指導技能に関する学習という別の利点をも提供した（Cromwell & Kielhofner, 1976）．

フロリダ大学では，教員と卒業生が，1977年のAmerican Journal of Occupational Therapy誌に，フロリダの農村地区に居住する精神障害を持つ高齢者に対する出張による活動グループを説明した論文を投稿した．この活動グループは，地域精神健康センターの後援を受け，9週間以上にわたって高校を借りて開催された．教会ボランティアがこのプログラムへの参加者の輸送を担当した．高齢者は参加することによって，プログラム終了までに，身体的，認知的，心理的な多くの利益を経験した．学生も地域機関の構造と機能について学んだ．さらに，学生は管理と相談の技能を開発し，地域プログラムにおける作業療法実践家の潜在的な役割を明らかにすることができた（Menks, Sittler, Weaver & Yanow, 1977）．

地域に根ざした臨床実習は，学生を新たな実践領域に入るよう準備するための優れた道具ではあるものの，限界がないというわけではない．地域場面でのレベルIとレベルIIの臨床実習は，教育課程の長と臨床実習コーディネーターとの何度にも及ぶ会議で，活発な話し合いのテーマとなった．Box 18-2は，これらの会議で表明された賛否両論のコメントのいくつかを示している．

現在の影響

3つの重要で注目に値する出来事が収斂して，将来の作業療法実践家の教育に大きな影響を及ぼしてきている．最初の出来事は，1997年9月に出版された，**合衆国作業療法資格認定委員会**（National Board for Certification in Occupational Therapy；**NBCOT**）による「作業療法の全国学習基準に関する理事会要約の報告」である．NBCOTは，資格認定試験の開発と実施を通じて，作業療法士と作業療法助手の初回の資格認定に責任を持つ組織である．この全国学習基準の文書は，登録された作業療法士（OTR）と資格認定を受けた作業療法助手（COTA）に対して定期的に実施される課題と，これらの課題を達成するために求められる知識内容の概要を示していた．実践の調査では，かなりの比率の時間（OTRの8.3％，COTAの9.7％）が対象者へのサービス提供に費やされていたとのことである．さらに，調査の少数の回答者は，「相談だけではなく，地域へのアウトリーチや，予防への力点が増加した」ことを示した（National Board for Certification in Occupational Therapy, 1997, p.30）．実践の分析データの結果，資格認定試験の新様式は対象者に根ざしたサービスへの焦点が含まれることになった．

1998年12月の**作業療法教育認定協議会**（Accreditation Council for Occupational Therapy Education；**ACOTE**），これは作業療法学士教育課程の認定に責任を負う組織であるが，作業療法士と作業療法助手の準備課程に新基準を採択した．**認定基準**の1つの全項目（教育課程認定の最低不可欠要件）は，サービス供給の文脈に当てられている．この項目は，もう少し詳細に，地域と社会システムに大きな力点を置いて，様々な環境での実践に必要な能力を説明している．地域関連の能力はまた，この基準の他の項目で

> **Box 18-2　地域に根ざした臨床実習に関するコメント**
>
> **利　点**
> - 創造的問題解決を促進する．
> - 学生の自立を育てる機会を増す．
> - ステレオタイプおよび社会文化的なバリアを打破する．
> - 作業療法に関して，一般の人々や地域を教育する．
>
> **欠　点**
> - 限られたスーパービジョンしか提供できない．
> - 予測可能性が少ない．
> - 限定的な作業療法役割モデルしか提供しない．
> - 臨床実習コーディネーターや教員に，モデル作成にさらに多くの時間を求める．
> - 学生とスーパーバイザーのさらに多くの総合的なスクリーニングを求める．
> - 責任が大きすぎる．
>
> **勧　告**
> - 臨床実習のレベルⅠから始める．プログラムが安定したなら，レベルⅡの場所を開発する．
> - 2人か少人数の学生を送る．人数はその地域プログラムの規模による．
> - 臨床実習計画を開発するために適切な時間を割く．
> - 機関の職員と学生とがその場で定期的にコミュニケーションを取る．

はそれほど重要ではないものとされている．それには以下のようなものを含んでいる．
- 基礎的内容の要求．
- 作業療法の基本的信条．
- 介入計画：作成と実施．
- 作業療法サービスの管理．
- 専門職の倫理，価値観，責任．
- 臨床実習教育．

Box 18-3は，「作業療法士教育課程の認定基準」から，地域と社会システムを強調している文章の具体例を示している（Accreditation Council for Occupational Therapy Education, 1998）．

第3の重要な出来事は，1999年4月，アメリカ作業療法協会（AOTA）の代表者会議が，新人レベルの教育課程を学部教育後に義務化するという**決議J**を可決したときに起こった．この義務化は，1999年8月のACOTEの承認を経て正式なものになった．決議Jは，同じ結論に至った2つの別の過程の総決算であった．

ACOTEとアメリカ作業療法協会教育委員会（AOTA Commission on Education；COE）の新人レベル特設委員会は，提案された資格認定基準，つまり，「学部卒業後のレベルが最善」であると説明しており，この専門職を学部教育後へと動かすという特設委員会の提案に対する意見やコメントを求めて，何回もの公開討論会を開催した．NBCOTの実践研究が現在の実践に焦点を当てたものであるのに対して，ACOTEとCOE特設委員会はこの専門職の将来を計画することであった．新人レベルの教育におけるこの変更に対する理由の一部には，セラピストが高度に進化したリーズニングとプログラム開発技能を持つ自律性のある専門職になりたいというニーズがあげられている．さらに，学部教育後の教育は，卒業生が成果研究を行い，学際的なチームの一員として効果的に機能

▰▰▰ Box 18-3　B節：認可のための特殊な要求

1.0　基本的内容の要求

1.7　現代社会における社会文化，社会経済，多様性といった諸要素，および生活様式の選択の役割に関する知識と評価を示すこと．

1.8　人々が作業の中で選択し，従事する中で，社会的条件と倫理的文脈の影響を評価すること．

2.0　作業療法の基礎的信条

2.6　個人，家族，社会に対する健康増進と，疾病・障害予防における作業の役割を理解し，認識すること．

2.7　家族や社会という文脈の中で，個人に対する健康，障害，疾病の過程，および外傷的損傷の影響を理解すること．

2.9　生活の質，健全な状態，そして健康増進と損傷・障害予防に対する作業へのその人の自覚に対する認識を示すこと．

5.0　介入計画：作成と実施

5.6　そのクライエントの自然な環境の中での遂行を支援するために，適切な在宅および地域での計画の利用を開発し，促進すること．

5.17　そのクライエントと協業して，クライエント，家族，シグニフィカント・アザーズのニーズ，資源，および戻って行く環境を検討することによって，中止を計画すること．これには，地域，人的および経済的資源を明らかにすること，環境の改変と在宅でのプログラムに関する勧告が含まれるが，それらに限定されるものではない．

6.0　サービス配給の文脈

6.1　ヘルスケア，教育，地域，および社会システムの諸モデルを，作業療法の実践と関係づけて理解すること．

6.2　作業療法の実践に影響を及ぼす上述したシステムにおける現在の政治的な事柄を理解すること．

6.3　政策開発と作業療法サービス提供を促進する現在の社会，経済，政治，地理，人口統計学といった要因を理解すること．

6.4　サービス提供の政策における変化に取り組むために，また，そのシステム内の変化に効果を及ぼすために，実践家の役割と責任を理解すること．

6.5　サービス提供の諸モデルと作業療法実践に対するそれらの影響の傾向を理解すること．それには医学，教育，地域，および社会の諸モデルを含むが，それらに限定されるわけではない．

7.0　作業療法サービスの管理

7.1　システムとサービスモデルの多様性を理解すること．これにはヘルスケア，教育，地域，社会の諸モデルと，これらのモデルがサービス提供にどのように影響を及ぼすのかということを含むが，これらに限定されるものではない．

7.2　合衆国におけるヘルスケア提供に影響を及ぼす社会，経済，政治，および人口統計学といった

要因に関する知識を持つことを示すこと.
7.8 実践家が市場の変化に反応するために用いることができる資源について理解していることを示すこと.
7.19 この専門職を前進するための基礎的なマーケティング技能を開発すること.

9.0 専門職の倫理，価値観，責任
9.12 消費者が作業療法サービスにアクセスするよう支援できること.
9.13 消費者と専門職の利益のための擁護という知識を示すこと.

10.0 臨床実習教育
10.9 レベルⅡの臨床実習が伝統的な場面や創発しつつある実践領域といった多様な場で行うことができることを認識する．学生はレベルⅡの臨床実習を，最低でも1つの場面で，最大では4つの異なる場面で修了することができる．
10.13 作業療法士がその場にいない場面では，その養成課程は作業療法サービス提供に関する計画書があることを記録しておかなければならない．現場でのスーパービジョンはその計画と州の認可基準に従って提供されなければならない．学生は少なくとも週に6時間は，クライエントとの交流場面に関する直接的な観察を含む作業療法のスーパービジョンを受けなければならない．さらに，作業療法スーパーバイザーは勤務時間中に，コミュニケーションと相談をいつでもできる準備をしておかなければならない．そのような実習は12週以上できない．

出典：American Occupational Therapy Association (1998). Standards for an accredited educational program for the occupational therapist. American Journal of Occupational Therapy, 53(6), 578-582. Copyright © 1998 by American Occupational Therapy Association, Inc. 許可を得て転載．

するために，より良好な準備をするとされた．

将来の関連

こうした変化に対応し，将来の有能な専門職を生み出すという使命を果たすためには，専門的教育は新たなカリキュラムと臨床実習のモデルを開発しなければならない．主たる挑戦は，地域健康役割という新たなニーズを持つことで，伝統的な生物医学的実践に対して学生を準備するというニーズとのバランスをとることであろう．

多くの教育的アプローチは，有効性という点で開発され，実施され，評価されるべきである．認定基準は認定を満たす様々な教育課程のモデルを作るという柔軟性を可能にする．すべての地域は異なるために，教育プログラムも新しいタイプの作業療法実践家を輩出するというニーズをどのように満たすかという点で異なるものとなろう．

◆専門職の準備における創造的戦略

教育プログラムの中には，教育課程の全体を通して，地域実践の内容を投入することによって，その挑戦を満たしているものもあるが，一方，地域健康という関心事に全体的に焦点を当てる新しい課程を作りつつあるものもある．あるプログラムは，臨床実習のレベルⅠとして，創造的なやり方で，地域に根ざした場所を利用している．別のプログラムは地域プログラムに臨床実習レベルⅠとレベルⅡの両者で学生を配置し

ている.以下のプログラムの説明は,この挑戦に反応してきた教育課程のいくつかの例を表している.古代中国の儒学者である老子が「千里の旅も一歩から」と言ったといわれているように,学生と教授陣のための地域実践の内容,技能,および方法を含む包括的な教育課程に向けた小さな一歩から,教育課程が進歩していくに違いない.

東ケンタッキー大学:
教員促進型臨床実習モデル

東ケンタッキー大学（Eastern Kentucky University）作業療法学科は,その課程を開始して以来,伝統的な臨床教育ではなく,地域に根ざした臨床実習教育のレベルIを開始し,拡大してきた.これは州内の作業療法士不足と大学のある地域が農村地帯であるという特性によるものであった（Rydeen, Kautzmann, Cowan & Benzing, 1995）.学生は勉学中に,割り当てられたレベルIの3つの臨床実習を修了する.これらの臨床実習体験では,学生は学期中や大学暦の休暇の間に40時間から60時間を実習地で過ごす.その配置は生涯にわたる人間の適応という概念に基づいて編成された教育課程に従ってなされる.

第1回の臨床実習体験は小児領域で,児童・青年に対する作業療法評価と治療の科目と共に実施される.第2回の臨床実習体験は成人で,第3回は高齢者である.こうした体験のそれぞれは,支援する科目の課題という文脈の中でもなされる.

このプログラムで用いられる場面は,Head Start（障害児の初期）プログラム,成人デイプログラム,高齢者センター,および外来精神健康プログラムを含む多様なものであった.当初これらのプログラムは,作業療法士ではない現場のスーパーバイザーと,記録と学生の観察を含むすべての科目に関する活動に責任を持つ教員のスーパーバイザーとの協業が必要であった.臨床実習への配置,特に精神健康への配置を求めることがますます困難になるにつれて,教員たちは徐々にレベルIの臨床実習にかかわるようになった.いくつかの新機軸的で,教員が促進するプログラムは,Rydeen et al.（1995）によって説明されてきている.これらの地域に根ざした臨床実習の配置は,一般的には,かかわっている教員たちによって開始され,その後,12週間にわたり週1日か,あるいはもっと短期間でのより集中したレジデント的体験のどちらかのやり方で,6名の学生グループと現場の教員によって実施された.ケンタッキー州Lexingtonの男性ホームレス用施設であるHopeセンターでの教員が促進する臨床実習は,このモデルから展開され続けたものである.

■ホームレスプロジェクト

ホームレスの母集団の増加とこの増加している母集団に対するヘルスケアサービスの不足はきちんと記録されている.ホームレスの人々の実際の数と精神病を持つホームレスの人々の割合に関する統計は大きく異なっている.ホームレス者に関する政府機関連絡協議会は,1994年に,合衆国の1,200万人の成人が,人生のある時期にはホームレスであったとした.物質濫用と精神病はホームレスの一因となることが明らかにされた.ホームレスの人々の約56％は物質濫用の問題があり,その12～25％は二重の診断を受けていると考えられている（Cnaan & Blankertz, 1993）.

ホームレスに対する作業療法の関与は,最近10年間で実践と文献に現れ始めた.Barth（1994）は,ホームレスの人々に対する地域機関での作業療法介入を説明している.彼女は作業療法実践家の役割が直接的な治療を越えたものであると考えることができると論じている.Marks（1997）は,ホームレスの人々にかかわる機関と共に働いている作業療法士にコンサルテーションという役割を提案している.Kavanagh & Fares（1995）は,ホームレスの人々に対する介入を組み立てる方法として,人間作業モデルを用いている.Heubner & Tryssenaar（1996）は,地域に根ざした精神健康サービス供給への作業療法の移行を支持するレベルIの臨床実習の配置を説明している.これらのモデルと現象学的研究は,これらの人々に対する作業療法の効果を示し,また,臨床実習体験の間の学生に対するホームレスとホームレスの文化の効果を探

り始めている．

概念化　この臨床実習は，この母集団に対するサービスのニーズと作業療法の利益を考慮して，ホームレスの人たちにかわかる体験と作業療法士が地域で遂行する役割を学生に提供するように作られた．学生はどのようなサービスを提供できるかに関してクライエントとスタッフを教育するという意図を持って，これまでにはなかった所に作業療法をプログラム化し始めるために準備させられていた．この配置は，研究を含む学生と教員の多様なタイプの参加を提供できる大学と地域のパートナーを開始するものと考えられた．教員と学生は，この臨床実習を，自分たちのすべてがクライエントや機関のためと同じように，お互いのための資源である地域を学習することと見ている．

プログラム開発のためにレベルⅠの臨床実習体験を用いることの困難さの1つは，連続する学期にまたがる配置ということと共に，学生の各グループが本質的には同じ場所で開始し，同様の進歩と発見をするということである．したがって，将来の学生のための土台となり，作業療法プログラムの開発を支えるであろう課題とプロジェクトが作られた．このように，過去3年にわたって，入学して来た学生がクライエントを作業療法過程にもっと十分に従事させるために，プログラムが作られ，実施されてきた．

場所の開発　Hopeセンターは，ケンタッキー州Lexingtonで，ホームレスの人々に食事と住居を提供している．センターでのプログラムの多くは，①物質濫用に対する回復プログラム，②精神健康のプログラム，③移動アウトリーチプログラム，および④ヒスパニック系の住民へのプログラムを含む多様なニーズに取り組むために利用できるもの，である．そこには現地でのクリニックと非医学的解毒病棟がある．

職員は，ソーシャルワーカー，ケースマネージャー，および支援職員から成る．ケンタッキー大学看護学科の教員は現場のクリニックのスタッフとなった．作業療法士はHopeセンターでは働いていなかった．職員は，最初は，作業療法についてほとんど知らず，理学療法と似たようなものであろうと考えていた．彼らの理解は，作業療法は病院やリハビリテーションのクリニックで行われるもので，身体的損傷の治療にかかわるものであるというものであった．プログラム指導者のほとんどは，自分たちが知識と理解をほとんど持たない学問分野の学生を指導することには乗り気ではなかった．

臨床実習配置は，アメリカ作業療法協会教育委員会（COE）が非作業療法スーパーバイザーモデル（Privott, 1998）と名づけたこと，つまり，学生は教員のスーパーバイザーと働いている「関連する専門職」のスーパーバイザーを持つということから始まった．作業療法学生による広範囲の部門内訓練と，最も重要なことは，卓越した遂行に伴い，この配置はCOEが地域に根ざした協業的モデルとするに至った．過去2年の間，レベルⅠ臨床実習での7名の学生が毎週1日出席し，Hopeセンターの5つのプログラムに参加し，現場の教員による指導を受けてきた．レベルⅠ臨床実習での学生の成功は，レベルⅡの学生配置を開始する機会を作り出した．

■**プログラム**

回復プログラム　Hopeセンターの回復プログラムは30名までの住居を提供している．その男性たちはセンター内の寮に住み，高度に構造化された日々の大部分を，授業とアルコホリクス・アノニマス（AA）の会合に出席している．彼らはセンターと自己回復過程を支援する方法として，洗濯室や台所での仕事，家事を行うこと，セキュリティサービスなどの仕事を持っている．最初に，作業療法学生は体操を提供するよう求められた．しかし，これらの義務は後に述べるように，体操と他のサービスを含むものへと発展した．

参加者の肯定的な反応のために，作業療法学生はその男性たちに正式の授業を実施した．過去の数学期の間，この授業は出席率がよく，極めて人気があった．20名から35名の男性がそのグループに参加している．回復プログラムに入るのを待つ動機づけを持つ男性と二重診断プログラムにいる男性が出席するようで

ある.それらのクライエントは,コミュニケーション技能,怒りの管理,対処技能,ユーモア,および身体活動などの作業療法グループの構成を自分たちの回復過程にとって有益であるとした.

教員と学生は,男性たちが健全な対処法として体操とリラクセーションの両者を経験できるフイットネスセンターを開発するために働いている.準備の中で,学生のチームの1つが,文献検討,特に回復過程と関係した体操と精神健康に関する文献検討を終了した.Candle財団からの助成金は,機器と教材への資金を提供している.Hopeセンターも,この企画中のプロジェクトのために用いる場所を提供した.将来の学生が健康に関連した研究のためにこのフィットネスセンターを利用することが望まれる.

精神健康プログラム Hopeセンターのクライエントの25%が,①地域の中でクライエントにサービスするアウトリーチプログラム,②地域で生活できない人たちのために8ベッドの恒久的住居プログラム,および③二重診断プログラム,という3つのプログラムを通して供給される精神健康的治療サービスを受けている.作業療法学生はこの施設内のクライエントと地域のクライエントの両者に対して働きかけて,日常生活技能の評価と介入に関わってきた.学生チームの1つは恒久的住宅に住む男性たちに対する生活技能プログラムを開始した.こうした男性はセンター内でも最も障害の重い人々で,全員が第Ⅰ軸診断で衰弱さと重度の機能上の問題を持つ.このグループには多くのクライエントが出席しており,職員にも良く受け入れられていた.

二重診断プログラムは第Ⅰ軸と物質濫用の両方の診断を持つ男性に提供される.これらの男性は回復プログラムの授業も一部受けている.学生たちはクライエントと一緒にこれらの授業に出席し,必要に応じて彼らを支援したり援助する.彼らは,生活技能,認知技能,対人関係技能に取り組む二重診断の人々だけのためのグループを開始した.

移動のアウトリーチプログラム 平日の毎日に違った教会の駐車場に見られるレクリエーション車を改造したHope号には,ケースマネージャーと看護師が配置されている.そこでは消費者が必要としたり希望するかもしれないコーヒー,食物,毛布などのサービスを提供する.セラピーへの参加や投薬への参加は求められない.お酒を飲んでいる人はHope号自体に乗ることは許可されないものの,ソブラエティ(飲まないで生きること)はサービスを受ける前提条件ではない.Hope号の学生は生活技能評価,家屋安全評価,および住居を移しているホームレスの人々の適応を支援する.彼らは職業前教育も提供し,雇用に関する地域連携者として働く.

ヒスパニック系住民へのプログラム ヒスパニック系住民へのプログラムは,主として移民の母集団に対するサービスである.サービスには,スペイン語でのAAミーティング,英語の教育,および雇用と住居の支援を含んでいる.男たちの何人かは仕事に関連した損傷をこうむっている.したがって,学生はこれらの損傷に対する身体的リハビリテーションと機能的適応に焦点を当てている.最初は,スペイン語を話せる学生だけがこのプログラムに配置されたが,職員は作業療法サービスを求めており,必要に応じて通訳を提供している.

■ **プログラムの評価**

学生の反応 学生はこの体験を高く評価した.彼らは,ホームレスの人々やホームレスと精神病の両方を持つ人々に対する認識の変化を記録し,Lyons & Ziviani(1995, p.1007)が教育規範として考察した「精神疾患を持つ人々の人間性の評価」をはっきりと示した.彼らは,この臨床実習の直接的で「手渡し」的なやり方に対して,また,体験の強さと人々の多様性に価値を置いた.彼らは自分たちの役割を専門職が派遣した大使であると理解し,この役割に最初から積極的に従事している.学生は学期ごとに変わるものの,各グループは前の学生の努力によって標的を当てた介入を提供することができ,各学期は前の学期の上に築き上げられている.この臨床実習は短期間であるにもかかわらず,学生はもっと大きなプログラム計画の中での自分たちの部分を理解している.彼らは独自の地域学習の中での学生間の交流を持つことと同様に,現場

職員のスーパーバイザーを持つことに価値を置いている．多数の学生が学術的な発表に参加してきたため，教育，地域に根ざした実践，およびこの専門職に対する学問的貢献の間の関係はこのプログラムのすべての学生に対するモデルとされてきている．これらの学生は，作業療法が地域に根ざした実践の場にいるこの母集団に提供することができるサービスであることを一層認識して，この臨床実習への配置を終了する．

教職員の反応　このプログラムへの参加は，教育課程，この専門職の学問的関与，実践の間の関係を支持し，関係した教職員にとっては貴重な体験であった．それは，作業療法の役割を地域精神健康へと拡大することができ，そして，将来の実践家に影響を及ぼすモデルの継続的な開発をもたらした．レベルⅡの臨床実習学生によって実施された完全なプログラムに取り組む成果研究は，データ分析段階にある．

クライエントの反応　クライエントは，作業療法学生への感謝を首尾一貫して表現してきた．彼らは自分たちが受けた交流と支援を評価し，このことを学生と教職員に積極的に表現している．彼らは，学生が実施したグループの適切さとすべてのクライエントを含めたことに最も価値を置いていた．共通するコメントには，自己に関するより良好な感覚と何らかの価値あることの学習ということが含まれていた．クライエントは，学生のことを，介入のための多くの興味ある役立つアイデアを持ち，見識があり，かかわってくれ，気遣ってくれたと見ていた．

機関の反応　過去の数学期にわたって，Hopeセンターでの作業療法プログラムは2名の学生から7名の学生へと増加し，職員を乗り気にさせた．教員は現場に来て役割モデルを提供し，必要に応じて学生の問題解決を援助する．こうした役割の拡大は，この機関が，作業療法が自分たちのクライエントに提供できる貢献の可能性に気づくようになるにつれて起こったことである．学期ごとに，すべてのプログラムは，学生に戻ってきてほしいと表明した．調査を実施したとき，職員たちは自分たちのクライエントに作業療法学生がかかわることに対して極めて好意的に反応した．彼らは学生が非常に信頼でき，尊敬でき，非常に効果的であることを見出した．また，クライエントがルーチンの課題と日常生活活動を行う能力を高めたことに注目した．彼らは学生がクライエントと持った交流と，クライエントが作業療法サービスにアクセスした体験を高く評価した．

将来の方向性　この地域サービスに根ざした臨床実習は成功をおさめており，その視点の中で成長し続けるであろう．地域機関は，今では作業療法とそれが提供できるサービスに価値を置いている．Brownson（1998）は，作業療法士が地域の審議会や委員会にかかわり，潜在的な作業療法サービスを説明する文書による提案を通してその特有な専門職の見方を提供することによって，地域にさらにかかわるようになると提案している．作業療法実践家はその母集団のニーズを満たす上で，専門職としての特有な貢献を明確に表現できなければならない（Brownson, 1998）．学生に対するこのプログラムは，この母集団への作業療法の有効性を示してきた．作業療法の潜在的役割とサービス場面での訓練の提供を明確に表現する教員の能力が，私たちを「ドアの中」へと引き出したものの，個々のプログラムへの時間を超えて首尾一貫した学生の参加こそが，作業療法サービスの最も効果的な促進者であった．

Hopeセンターには，作業療法士はまだ職員としては配属されてはいないものの，作業療法の配属を考えつつあり，希望者を募集して面接する予定である．この機関は主に補助金によって運営されているため，作業療法士は彼らのサービスを支援するための資金を獲得する上で積極性を持つ必要があろう．この臨床実習の作業療法学生は補助金による仕事をするという体験と，また，これが彼らの専門職的な責任の一部であることを理解している．学生はこの現場とこの母集団を，文献検討，プログラム開発，および成果研究の基礎として利用した．学生はケースマネージャーやプログラム指導者としての作業療法士の役割の可能性を探っている．教育現場におけるこれらの達成を通して，学生は将来の実践におけるこれらの選択肢を考慮するために，良好な準備をするであろう．最近の学期

についてまとめると，ある学生は教員に「おそらく，レベルⅡの臨床実習後に戻ってきて，ここで私自身を雇ってもらうための資金を得るために，補助金申請書を書くことになるでしょう」と語った．

ワシントン大学（セントルイス）：地域実践プログラム

ワシントン大学（Washington University）作業療法学科（WUOT）は，1995年に，地域健康学の副部長を長とする地域実践部門を設置して，地域実践プログラムを正式のものにした．この「地域実践チーム」は，一般に，機関とそのプログラムとの間の契約による取り決めを通して，学科で教え，地域実践を継続する作業療法士から成る．

この地域実践部門が組織されたとき，多くの時間と努力は，このイニシアティブの使命，目標，必要な技能，展望と特性，そしてこのプログラムの研究と，教育的使命とをどのように適合させるかといった討論に費やされた．その地域実践イニシアティブの使命は，この学科の教育と研究の使命を支持し，地域実践で働くセラピストを専門家として育てる地域に根ざした作業療法実践の，資金を提供された新機軸的なモデルを開発することであった．

そのチームは，「地域実践」という言葉の定義と意味の認識における違いを認識した．それぞれのメンバーが実施する役割は，学校での直接的サービスから，地域精神健康でのケースマネジメントへ，そしてパーキンソン病の人々のための健康増進（体操）教室へといった幅と広がりがある．

一般に，WUOTの地域実践セラピストの役割は，①サービス，②教育，および③研究，という3つの相互に関係する要素から成ると定義された（Box 18-4参照）．サービスとは，様々な場面と役割の中で実践することをさす．教育の要素は，地域実践作業療法士が授業を教えたり補助する教室で，また，学生が臨床実習や地域サービス支援を行うのを指導する地域で，実施される．地域実践セラピストは，修士課程の研究プロジェクトへの参加，学生プロジェクトの指導や援助，教員の研究プロジェクトへの協力，地域での自分の仕事に資金を得るための補助金申請の援助などを通して，この学科の研究の使命を支援する．

チームは場所と哲学という点から地域実践をみるようになった．場所という点では，ヘルスケアの現場以外で起こっていることはすべてが「地域」である．WUOTの地域実践の場合，場所にはホームレス保護施設，情緒や行動の障害を持つ子どもたちの保護施設，地域精神健康機関，発育障害児のための早期幼児デイケア場面，高齢者に対する集団での食事場所，クライエントの家庭，地域機関，職場といった場面が含まれた．しかし，WUOT地域実践チームはまた，クライエント中心であり，社会的・地域的統合を促進し，一般的に人々が健康と健康増進に参加し焦点を当てているシステムや環境を含めた，個人レベルを越えた介入にかかわるという実践の哲学を「地域」と定義づけた．

地域実践部門の目標はプログラムの戦略的計画に確立され，組み込まれた．広い目標は次の通りである．「障害を持つ（あるいは，障害の可能性がある）人々に対して最適な健康と自立を促進するリハビリテーションと地域に根ざした作業療法実践の自助的で新機軸的なモデルを開発することである」．この大目標には，以下の4つの下位目標がある．

● 研究担当の教員，地域の組織・団体，および，消費者との協業の中で，作業療法実践の地域に根ざしたモデルを作り出すこと．これらの介入の有効性を評価すること．

● 地域実践プログラムを計画立案し，実施し，評価と支援を行うことに，地域実践のための中核的な知識と鍵となる技能を適用すること．地域プログラムの開発のあらゆる側面において，地域実践を行う作業療法士の教育と訓練を確実に実施すること．

● 地域実践の個々のセラピストが最先端の作業療法実践を確実に行うためにピアコンサルテーションを展開し，地域実践セラピストに対する指導プログラムの開発を探ること．

● 作業療法学生，作業療法専門家，より大きな健康という地域，および，学科のパートナーの間に，地域

■Box 18-4　ワシントン大学地域実践プログラムの構成要素

概　観

　地域実践セラピストは精神健康，児童と家族の健康，高齢者の健康，勤労者の健康，およびアクセス可能性を含む自立生活に焦点を当てるであろう．セラピストたちは，学校，デイケア，地域センター，住居施設，ホームレス保護施設，作業所，職場，ヘルスケアの場面，あるいは地域の機関を含むさまざまな場面で実践をしている．地域実践の役割は，直接サービスの提供，相談業務，ケアマネジメント，プログラムの調整，訓練，およびスーパービジョンなどが含まれよう．これらの職務は3つの相互に関係する構成要素から成る．

サービス
- ニーズ評価を行うこと：プログラムとサービスを計画し，実施し，評価する．
- 地域の機関やサービス提供者との連携を明らかにし，打ち立てる．

教　育
- その科目の受講生のニーズに応じて，実習室での教育，特別講師の招聘，授業での支援を行う．
- 職員の会議や話し合いに参加する．
- プログラム委員会に対して貢献する．
- 地域サービスや臨床実習を行っているOT学生にスーパービジョンを行う．
- 口頭発表やレポートを通して，プログラムの情報を広める．
- 関連する生涯教育プログラムに参加する．

研　究
- 地域プログラムの資金源の可能性を明らかにするのを支援する．
- 助成金申請書の記載を調整し，支援する．
- 地域の現場で，支援付きのプログラム研究プロジェクトに参加する．
- 修士のプロジェクトの指導者を指導したり，支援する．

実践のプログラムとモデルの認識と理解を高めること．

　このイニシアティブが実行されたとき，そのチームはまた，実践の新たな領域において効果的になるために必要な知識と技能を論じることに時間を費やした．最初のブレーンストーミングの結果，イニシアティブ，危険をおかそうとする意思，複数の（多様な）役割を楽しむといった不可欠な個人的特徴と特性のリストがもたらされた．様々な実践が展開され，チームが経験を得るにつれて，そのリストは作業療法学科で学習してきたものを越えた知識と技能の領域を含むものへと拡大した．重要な領域として，システム理論，質的研究法，プログラム計画と評価，ニーズ評価，リーダーシップ，障害の疫学，健康行動変容理論，助成金申請書の書き方，および，変化を求める擁護や政策と立法へのアプローチが明らかにされた．引き続いて挑戦となったことは，実践しているセラピストが新しい技能と同時に，モデルを学習することが必要であり，学生がよりうまく将来の実践領域のために備えるよう彼らに教えるという認識である．

　最初に，その地域実践部門は，地域機関との関係とサービスの契約を展開することに焦点を当てた．機関

と交渉する際に，クライアントに対する同じような考え方と目標を持つこと，プログラムを作るために共に働こうとする意欲，そして，学生の参加を受け入れることといった要因が考慮された．多くの場合，資金にアクセスするために協力するというニーズもあった．

次の段階は，こうした実践を臨床実習の場として展開することであった．チームはその地域実践の場で働く機会をレベルⅠとⅡの両方の臨床実習で提供するために，学科の臨床実習コーディネーターと共に密接に連絡を取った．さらに，臨床実習コーディネーターは，年間を通してその場に臨床実習学生を取るという相互の目標に対して，他の作業療法養成校と地域実践の場と協業した．

臨床実習に加えて，学科では，進行しつつある評価とカリキュラムの強化を通して，学生に地域実践の準備をさせた．ニーズ評価，プログラムの計画，および評価といった技能を学習する中核科目は，専攻1年目終了後の夏学期で教えられる「健康と教育：地域実践の基礎」である．この科目は，1年目で教わった諸概念に基づき，続く2年目で予定している詳細なプログラム計画の勉学の基礎を提供するものであった．理論の「道筋」，根拠に基づく実践，文化への認識と能力，そして，学習様式といったことが，その教育プログラムの全体を通して実施される内容領域である．さらに，このプログラムは，概念を既存の授業へと組み込む方法を求め続けている．例えば，「地域健康」は1年目の課題レポートのトピックスとして，選択肢の1つである．助成金申請書記載法はセミナーとして提供された．地域機関との関係の樹立は，「組織・管理論」の科目で客員講師によって提供された．さらに，他にも選択科目が提供された．

地域で働くことの別の側面は，「患者」ではないクライアントにサービスを提供する組織の中で仕事をすることを学ぶことである．1年目の科目「地域サービス支援論」は，障害のハイリスクを持つ母集団や障害者に対してサービスを提供している機関で，ボランティアとして働くという経験を学生に提供する．サービス-学習モデルに基づき，この科目はボランティア意識を強調している．つまり，組織の構造，機能，および資金への認識，地域という文脈の中で人々と働くこと，そして，自分がサービスをしている人々に影響を及ぼす健康政策や社会政策を理解することである．

■ 地域実践のイニシアティブ

地域実践プログラムの教員と職員は，プログラムのための接触，勧誘，および場所の確保に多くの時間を費やした．ここでは，過去と現在の地域プログラムのいくつかと各々での作業療法の役割を示す．

アメリカパーキンソン病協会（APDA）　楽しんでフィットネス体操（Fun'N Fit exercise）というクラスは，Windsor地域センターとBarnes拡大ケアという2つの地域現場でのパーキンソン病の人々に提供される．パーキンソン病の人たちのケアについて，老人ホームの職員を教育するために，最近，APDAと共同で新しいビデオが作成された．臨床実習学生はこのプログラムを支援する．

地域選択肢　積極的コミュニティ治療モデルを用いる地域選択肢は，地域で生活する精神病者や物質濫用の問題を持つ人々にサービスを提供する．作業療法は治療プログラム，機能的生活技能の評価と訓練，そして余暇活動にかかわっている．レベルⅠとⅡの臨床実習の学生もこのチームに含まれている．

Jefferson郡発達サービス　発達サービスは0歳から3歳までの子どもたちとその家族にサービスを提供する．それはセンターに根ざしたプログラムと自然環境でのプログラムの両者を提供している．早期介入サービスチームは，作業療法士，理学療法士，言語聴覚士，超早期特別教育者から成る．作業療法サービスは直接サービスと相談サービスが，センターとクライアントの自宅で提供される．臨床実習学生は援助する．

運転評価　認知や視覚に障害を持つクライアントは，医師により運転評価に紹介される．評価は，精神的，視覚的，身体的な状態に関する検査室での検査

と，運転技能を評価する路上検査を含んでいる．もし該当する場合，セラピストは州の免許局へ，その人の現在の運転免許証を評価し直すべきことを示すレポートを送ることもある．適切であれば，クライエントと家族にカウンセリングが提供される．

Edgewood子どもセンター　Edgewood子どもセンターは，重度の社会的，心理的，および行動的な問題を持つ子どもと青年のための居住プログラムとデイ治療・教育プログラムである．作業療法サービスには，子どもの感覚運動的，社会的，学校関連的，および日常生活的な技能の個別評価と治療が含まれる．セラピーは，ほとんどの子どもたちに対して，手工芸，ゲーム，料理，ロールプレイの話し合いといった活動を通して，技能，価値，概念を学習するグループ・セッションから成る．

Hazel Bland Promiseセンター　Hazel Bland Promiseセンターは，0歳から3歳の在宅の重度発達障害児には外来とセンターで，3歳から21歳までの子どもたちにはセンターでのサービスを提供している．作業療法は直接サービスや相談サービスを提供をしている．両親の子育てと子どもたちの資源へのアクセスという挑戦を満たすように両親を支えるために，いくつかのステップがとられている．レベルⅠとレベルⅡの臨床実習学生はこのプログラムのすべての段階で，作業療法士と一緒に仕事をしている．

家のアクセス可能性　家のアクセス可能性は家屋評価の一部で，ある人の家屋環境とその環境内で機能するその人の能力の総合的評価である．家屋評価は，適応機器，人間工学，課題と活動の分析と段階づけ，および生活空間の設計における専門技術を持つ地域実践作業療法士によって実施される．その目標は人の機能を最大限にし，危険と損傷を減少し，付帯的サービスや施設入所の必要性を最小限にすることを支援することである．サービスは個人やパートナー機関からの紹介によって提供される．

Labreセンター　移行的居住施設であるBenedict Joseph Labreセンターは，ホームレスで精神医学的障害を持つ男性に作業療法サービスを提供している．作業療法の目標は，クライエントがより大きな自立と地域への統合を達成するのを支援するために，生活技能の開発を支援することである．このプログラムはShalomハウスで開始された概念を拡大したものである．レベルⅠとレベルⅡの臨床実習学生は，このプログラムのすべての段階で作業療法士と一緒に働く．

記憶と加齢プロジェクト・サテライト（Memory and Aging Project Satellite；MAPS）活動グループ　記憶と加齢プロジェクト・サテライト（MAPS）活動グループは，アルツハイマー病の診断を持つクライエントと初期の記憶障害や混乱という徴候を持つ人々のために，毎週開催される．このグループは社会的孤立と戦い，認知機能を改善または維持し，体操（身体的活動）を提供し，教育的活動へ参加するために実施される．このグループの目標は，クライエントが自分の家に居続けるために能力を改善もしくは維持することにある．学生は地域サービス支援論とレベルⅠとレベルⅡの臨床実習のすべてのレベルでMAPSに参加している．

高齢者のためのMary Ryderホーム　Mary Ryderホームは，低所得の高齢者にサービスを提供する居住施設である．地域実践チームの一員である作業療法士が，週3回，治療的活動グループを指導している．地域サービス支援論と臨床実習を終了しつつある学生が，セラピストを支援している．その目標は意味のある作業を通して生活の質を改善することである．

多発性硬化症（Multiple Sclerosis；MS）の健康　WUOTプログラムとMS協会Gateway支部によって開発された健康コースは，MSを持つ人に自己管理技能を教える．健康プログラムの拡大を支援するためにリーダー訓練プログラムと手引書が，中西部の至る所で開発されつつある．もともと，それを開発した作業療法の教員がそのプログラムで教えた．現在，彼ら

は，そのプログラムを教えることができるようにMS協会の職員やピアボランティアを訓練している．

高齢者サービス情報システム（Older Adult Service Information System；OASIS）／健康段階 OASISは，高齢者の生活の質を向上することに専念する全国的な教育組織である．この地域実践プログラムは，高齢者メンバーに対する健康カリキュラムを開発するために，OASISで機能している．その目標は，行動変容の様々な段階にある人々に対して，適切なレベルで，包括的な一連のトピックスに関するプログラムを開発し，提供し，評価することである．

セントルイスConnectCare セントルイスConnectCareは，セントルイス市内と郡部の両方に住む低所得で貧困な人々に対して，外来リハビリテーションサービスを提供する．クライエントは地区の診療所からプログラムへ紹介される．地域実践チームが作業療法サービスを提供する．クライエントは理学療法と言語聴覚療法も受ける．

加齢に対するセントルイス地区機関 「生涯を知ろう」という健康増進クラスは，加齢に対するセントルイス地区機関によって，市内の多くの場で提供される食事会に参加する高齢者のために開発された．地域実践セラピストによって開発された7週間のクラスは市の中心部の高齢者センターで試験的に実施された．指導者の手引書は完成されつつあり，指導者訓練プログラムがその機関によって認定されたボランティアに提供されることになっている．作業療法士と学生はそのプログラムとボランティアに支援を提供し続けるであろう．

Shalomハウス Shalomハウスは慢性精神病の女性のためのホームレス用施設である．地域実践チームの一員が移行的居住のデイプログラムと緊急施設のためのコンサルタントの役割を果たしている．プログラム，サービス，および治療は，各クライエントの個人目標と地域配置のニーズに基づいている．参加者は自立した地域生活という目標に向けて，日常生活技能，職業前技能，および余暇技能の訓練を受ける．

特定化された移行的・リハビリテーション訓練（Specialized Transitional and Rehabilitation Training；START） STARTは，その使命が重度の身体障害を持つ人がより大きな地域の中に地位を占めることができるようにするという地域に根ざした機関である．それは支援されての生活，雇用，レクリエーション，教育を提供する．その焦点は，自己の行動に責任を負うように参加者を励ますことに当てられている．地域実践サービスには，クライエントによる最大限の参加を促進するために，参加者とその場所と共に作業療法評価とフォローアップ介入が含まれている．STARTは学生のためにレベルIとレベルIIの臨床実習場所としてサービスを行う．

職業リハビリテーション ミズーリ州職業リハビリテーション部門へ提供される作業療法サービスには，リハビリテーション工学コンサルテーションとコンピュータ訓練が含まれる．活動には，クライエントのニーズを満たし，就業や再就業を促進する機能的評価，および道具，サービス，改変に関する推薦が含まれている．サービスは紹介に応じてなされる．

仕事遂行臨床研究所 仕事遂行臨床研究所は，仕事の能力に障害を持つ人々を評価する．評価は，仕事の遂行を最大限にするために，職場で必要な調整とクライエントが用いる技術を明らかにできる．新しい職業選択が必要な場合には，職業の探索がなされることがある．レベルIの臨床実習学生が援助する．

南アラバマ大学：
地域サービス学習アプローチ

南アラバマ大学（University of South Alabama）の学士号取得課程は，1994年6月に，学生に最初の授業を開始した．開始時から，教員は，将来の専門職となる人々が地域に根ざしたサービス場面で効果的に

働くよう訓練する必要性を認識していた．この約束の一部として，地域に根ざした実践に関する特定の科目が開発され，サービス-学習という要素がカリキュラムに注ぎ込まれた．

地域サービス学習の効果に関する多くの研究が行われてきた．その効果は広範な基礎を持ち，耐えうるものであり，それらの多くが作業療法の歴史と哲学的基盤と一致するように思われる．この学問分野にかかわらず，サービスに基づく学習とは以下の事柄であるように思われる．
- 偏見のなさを育むこと．
- 自分の価値観，信念，および態度に対する認識を高めること（自己の治療的使用に不可欠な側面）．
- 問題解決能力を高めること．
- 共感を高めること．
- 知識伝達における伝統的教育と同じように効果的であること．
- 自己効力感を高め，人が他人の生活に変化を起こすことができるという信念を強化すること．
- 社会的で個人的な責任を高めること（倫理行動の重要な側面）．
- コミュニケーション技能を向上すること．
- 専門職としての行動の育成を強化すること（大学での初期プログラムでの学生にとっての良好な実践）．
- 健全な職業倫理を注ぎ込むこと．
- 学生が自分の長所と短所を評価できること（Conrad & Hedin, 1982；Conrad & Hedin, 1991；Giles & Eyler, 1994；Markus, Howard & King, 1993；Sankaran, Cinelli, McConatha & Carson, 1995）．

さらに，作業療法という学問分野に特化したいくつかの潜在的利益も明らかである．地域サービス学習は，学生が地域に根ざした場面での作業療法の役割を理解すること，実践と理論を統合する機会を提供すること，そして，様々な学問分野の専門職のネットワークを構築する機会を提供することなどを高めることができる．地域サービス学習はまた，今は作業療法サービスを持たないかもしれない地域に根ざした組織に，作業療法をまず経験させ，それによって地域に根ざしたプログラムへの作業療法実践家の新たな雇用機会の可能性をますます高めることになる．

地域サービス学習はまた，学生が将来の実践の場として地域に根ざした場面を選択するかもしれないという確率を高める．施設で訓練された実践家は施設で働くことを希望するということが示されている（Weissert, Knott & Steiber, 1993）．学生が大学で学ぶことのほとんどは，自分たちがいかに実践するのかということである．学生に，自分の学生として経歴の初期の段階で，地域に根ざした実践の可能性を経験する機会を提供することは，この地域サービス学習アプローチにおけるレベルⅠ臨床実習に対する目標の1つである．

■ **プログラムの目標と目的**

この地域サービス学習プログラムの全体的目標は，一般にサービスが行き届いていない地方の地域にある機関や組織に対して，地域に根ざした作業療法サービスの提供における学生の技能と能力を開発することである．そのプログラムは，以下の事柄のために設計されている．
- 実際の地域のニーズに対応すること．
- 地域に根ざした組織に，作業療法サービスを初めて経験する機会を提供すること．
- 地域に根ざしたプログラムでの新しい雇用機会開発の可能性を高めること．
- 学生が将来の実践として，地域に根ざした場面を選択する確率を高めること．

■ **プログラムの構成要素**

地域サービス学習の構成要素には，必須の3科目が含まれた．これらの各々の科目の中で，学生は1学期間に毎週半日，様々な地域の機関や組織に配置された．各学生は，このカリキュラムを修了した時点で，3箇所から5箇所の異なる場所で，合計約100時間を過ごすことになる．学生は様々な学習活動に就き，その地域組織とそのサービス受給者のニーズに取り組むプロジェクトを完成させる．

学生が修了した学習活動には，毎週のジャーナル精読会への参加，観察の要約，プログラム参加者との面

接，および，グループ活動の開発と実施が含まれた．地域のニーズに役立つプロジェクトには，機関の職員に対する施設内発表，ニーズ評価活動，プログラム活動の開発，姿勢保持具と適応器機の作成，そして，環境の評価と改変が含まれた．

■協業的構造

作業療法学科は，学生に適切な学習経験を提供し，また，作業療法サービスのニーズがある場所を明らかにするために，Volunteer Mobile や大学の地域参加室と協業してきた．学生は以下の場面を含む様々な地域機関に配置される．

- 児童発達センター，早期介入プログラム，感覚障害児のための幼稚園．
- YWCA や YMCA，脳性麻痺連合，Easter Seal センター，知的障害者協会．
- 老人センター，成人デイケアプログラム，支援生活センター．
- 勤労リハビリテーションプログラム，在宅健康機関，公立学校．
- エイズ支援サービス，ホスピスプログラム，ホームレス保護施設．
- 精神健康センター施設，物質濫用プログラム，アルツハイマー者のサービス．

■プログラムの評価

このプログラムは様々なレベルで評価される．現場のスーパーバイザーは，学生の技能と専門職としての行動に取り組む標準的様式を用いて，学生の遂行を評価する．学生は利用できた学習の機会と提供されたスーパービジョンの質という点からその場面を評価する．さらに，教員は援助を提供したり，発生したあらゆる問題を処理するために，電話と実地訪問によって現場のスーパーバイザーと連絡を取る．こうしたやり取りは，学生の遂行とこのサービス学習プログラムの全体的な有効性に関して，貴重な洞察を提供することが多い．

■学習された科目

そうした包括的なサービス学習の構成要素をカリキュラムの中で開始することは，予測したよりも，かなり骨の折れることであった．地域に根ざした場所を開拓することは，作業療法士を雇用している伝統的な医療場面を用いることよりも，かなりの時間を集中させる必要があった．地域機関の職員は，作業療法とは何か，この専門職がサービス受給者に提供できることは何なのかといったことを，教わらなければならない．このアプローチは，電話での接触，現場の訪問，および文書のやりとりに極めて多くの時間を費やす必要がある．教員の勤務時間内に余分な時間を作り出すことが，地域との接触を開始し，維持する上で重要である．私たちは，これらの科目を教える教員が，仲介者を通して仕事をするよりも，地域組織，機関，および学生のスーパーバイザーとの直接接触を持つことが望ましいことを見出した．

この地域サービス学習の臨床実習Ⅰモデルの成功は，学生の態度と動機づけ，大学の臨床実習コーディネーター，個々の教員，そして現場のスーパーバイザー間の良好なコミュニケーション，そして目的と課題の明瞭さを含む多数の要因によるものである．

■プログラムの成功

このプログラムが実施に移された6年間で，小さいが意義のある多くの成功物語があった．しかし，2つのより大きな成功には触れる価値がある．それまでは作業療法サービスがなされていなかった2つの施設は，それらのプログラムとクライエントへの学生の貢献を経験した結果，作業療法職員の枠を作る決定をした．さらに，作業療法学科のこのサービス学習プログラムは，健康に関する大学キャンパスと地域社会の連携（Campus-Community Partnerships for Health）によってモデルプログラムに選ばれ，A Guide for Developing Community-Responsive Models in Health Professions Education（1997）という題名の出版物として紹介された．

明らかなことは，このアプローチは大成功の状態だった．作業療法学科は，大学と地域の中で肯定的な

評判を得た．学生は地域の現場での作業療法実践家の様々な役割を探る機会を得た．この経験を提供するにあたって，機関とプログラムとの協業が，かなり洗練された何らかの技術を持つ質の高いボランティアを受け入れることになったのである．

◆地域に根ざした実践における研究

地域に根ざした実践の研究は始まったばかりである．研究者の中には，現在の作業療法理論アプローチとモデルの応用を地域という場面の中で検討し，さまざまな結果を得た人もいる．しかし，この領域における研究がさらに必要であることは明らかである．

ワシントン大学作業療法課程（WUOT）は研究に強く焦点を当てている．研究と地域実践の結びつきをより強めることが，このプログラムの目標の1つであった．もう1つの目標は，あらゆるレベルでの仕事の成果を評価し，最善の根拠に基づくプログラムを開発することである．その目的に向かって，WUOTは最近，高齢化，仕事，小児，認知，健康増進と慢性疾患自己管理，および社会参加といった特定領域の研究を中心に組織化した．その目標は，個々の実践家と研究者が集中して両者の仕事を結びつけることである．実践家は根拠に基づく実践と成果の評価を促進できる研究者の支援を得ることであろう．研究担当教員は，モデルを実行し検証するために，経験豊かな地域実践セラピストのいる「地域実験室」を持つであろう．学生は，自分が取り組む1領域を選択し，自分の科目の勉強を通して与えられた領域での一連の経験を獲得する機会を持つことになろうし，また，修士課程の研究プロジェクトに関して研究担当教員と共に働き，そして，その領域で経験を積むことになろう．

Baum & Law（1998）は，地域実践にとって適切な多くの研究領域のアウトラインを示している．作業療法研究者は以下のことを必要としている．
- 首尾良くいった就労，自己充足，そして社会的統合に貢献する因子を明らかにすること．
- 慢性障害を持つ人が，その家庭，学校，職場，そして地域に完全参加することを可能にする条件を決定すること．
- 支援機器の受容と利用を促進する個人的，社会的，および環境的状況を明らかにすること．
- 生物心理社会的要因と環境要因の相互作用が，機能制限，障害，および機能障害の増悪にどのように関与しているかを調査すること．
- うまく地域生活をすることに貢献している個人的，発達的，環境的属性を明らかにすること．

◆新機軸の広がり

研究，出版，そして学部教育や生涯教育を通して，新機軸は実践の中で実施に向けて広められている．これらの新機軸と変化は，多様なコミュニケーションチャンネルを通して，専門職の中に広められ永く続いていく．

新機軸とは，新しい，あるいは，新奇であると見なされる観念，方法，実践，または対象である．新機軸の中には客観的な歴史的展望に照らしてみて本当に新しくはないものもあるが，それらの最初の発見や導入からの時間的経過によって，見る人には新しいものである（Rogers, 1995）．

新機軸が，ある学問分野の臨床家，大学人，および研究者に取り入れられるまでには，その広がりにかなりの時間を必要とすることが多い．**広がり**とは，「新機軸がある社会システムのメンバーの間に，時間をかけて，特定のチャンネルを経て伝達される過程（Rogers, 1995, p.5）」をさす．新機軸の広がりは，ある社会システムの構造と機能の中で，計画されたものでも，計画されていないものでも，変化を作り出す．

広がりの過程は①新機軸そのもの，②利用されたコミュニケーションのチャンネル，③広がりにかかる時間，および④影響を受けた社会システム，という4要素から成る．「社会システムのメンバーによって認識された新機軸の特徴は，その採用の比率を決定する．新機軸の5つの属性は，①相対的な利点，②適合性，③複雑性，④試行可能性，および⑤観察可能性，であ

る（Rogers, 1995, p.36）」．

その新機軸がどのようなものであっても，採用されるためには，伝達されなければならない．**コミュニケーションのチャンネル**（新機軸が伝達される方法）は，公式的あるいは非公式的，あるいはその両者かもしれない．マスメディアでの広がりは，一般的には，新機軸に関する情報を伝達する急速で効率的な方法ではあるものの，対人関係や顔をつきあわせてのコミュニケーションは新しい観念に対する好ましい態度を育む上で，より効果的であることが多い．個々人は，その伝達者が「近い仲間」か，自分自身と似ている人であると認識するならば，新機軸を採用する傾向にある（Rogers, 1995）．

時間は広がりの過程の1つの要因である．個人によって，新機軸の早期の採用者であったり，遅れをとりがちの人もいる．新機軸によっては，非常に迅速に採用されるものもある．他の新機軸は，著しく長い時間を要することもある．ある専門職においては，その新機軸が標準になるまでには，新機軸の広がりは「顕著な数」を必要とする．新機軸を採用するための決定は以下の5段階の中で起こる．

1. 知識の獲得，その新機軸に関する学習．
2. 説得力，その新機軸に対して好き，または，好きではないという態度，または，印象を形成すること．
3. 決定，その新機軸を採用や拒絶するという選択．
4. 新機軸の実行，その観念，方法，または，対象物を使用すること．
5. 確立，その人がその新機軸の採用を受け入れる強化（Rogers, 1995）．

社会システムは，その新機軸に影響を受ける単位である．**社会システム**は，個人の集団，組織，専門職，または，社会であることもある．コミュニケーションの構造と機能，規範，および，その社会システムのリーダーシップのパターンは，その新機軸の広がりを促進することも，抑制することもできる．社会システムの中には，他のシステムより新機軸を受け入れるものがある．もし新機軸を採用するために同意が必要ならば，その過程は極めて短時間のものになる．

作業療法専門職は，その歴史において極めて重大な岐路に立っている．私たちは地域実践という新機軸とそれに伴うすべてを採用し，迅速かつ慎重に前進するのだろうか，それとも，私たちは現状を強化し，既存の実践のパラメータ内で仕事をするのだろうか．実践家によっては管理ケア領域での職を失いつつあるが，別の機会を地域場面で手に入れることができるようになりつつある．こうした創発しつつある実践領域は，この専門職の創設者たちの見解と見事に調和している．私たちは，こうした挑戦に迅速で熱意を持って反応するであろうか．Fidler（2000）は変化を明確に支持し，「セラピーのモデルを越えて」移るように提案している．彼女は実践家が以下のことを含むが，これだけに限定されるものではない様々な領域で実践し，また，研究を行う能力を持つ「occupationalists」になるよう擁護している（Fidler, p.101）．

- 健康，予防，学習の向上，および，生活様式のカウンセリングといったサービスとプログラム．
- 地域の計画立案と設計．
- 組織，機関，および，施設の設計と運営．
- 治療，回復的介入，および，リハビリテーション．

◆ おわりに

Barker（1992）をわかりやすく言い換えると，21世紀における作業療法専門職が成功するための3つの鍵は，卓越，新機軸，そして予測である．**卓越**とは，ある人が，継続的な改善を目ざしつつ，費用効果の高いやり方で，最高の質をもって行うべきすべてのことを行う能力をさす．**新機軸**とは，新しく異なった何らかのことを開始したり導入する能力であって，卓越と一致すると，強力で有力な結合となる．**予測**とは，正しい場所で，正しいときに，卓越した新機軸的な製品やサービスとなる能力のことである．予測は，その人を，将来のニーズ，傾向，そして優先順位を予測したり，見越すことを可能にする．もしどんな小さな方法でも，未来を予測することができるならば，それを恐れる必要はない．未来は成長と再活性化の機会として

受け入れられうるのである．

　　　　道が導いている方向に従わずに，むしろ，道がない方向に進み，その足跡を残すべきである． 著者不詳

◆スタディ・クエスチョン

1. 学生と実践家が，地域に根ざした場面で，実践を効果的に行うために知っておく必要があることは何でしょうか．
2. 地域に根ざした実践に関連づけて，5つの新しい研究可能な疑問（本書の中に述べられていないこと）を作り出しなさい．
3. 自分の作業療法教育課程が，地域に根ざした実践に関する認可基準を充足するにはどうしたらよいかを話し合ってみなさい．
4. 地域に根ざした臨床実習の利点と欠点について，バリアを克服する方法を含めて話し合ってみなさい．
5. 個人や集団が新機軸を受け入れたり，拒否することを決めるために用いる採用と処理の比率を決定づける新機軸の属性を5つあげなさい．

引用文献

Accreditation Council for Occupational Therapy Education. (1998). *Standards for an accredited educational program for the occupational therapist.* Bethesda, MD: American Occupational Therapy Association.

Barker, J.A. (1992). *Future edge: Discovering the new paradigms of success.* New York: William Morrow.

Barth, T. (1994). Occupational therapy interventions at a shelter for homeless, addicted adults with mental illness. *American Occupational Therapy Association Mental Health Special Interest Section Newsletter, 17*(1), 7–8.

Baum, C., and Law, M. (1998). Community health: A responsibility, an opportunity and a fit for occupational therapy. *American Journal of Occupational Therapy, 52*(1), 7–10.

Brownson, C.A. (1998). Funding community practice: Stage I. *American Journal of Occupational Therapy, 52*(1), 60–64.

Cermak, S.A. (1976). Community-based learning in occupational therapy. *American Journal of Occupational Therapy, 30*(3), 157–161.

Community-Campus Partnerships for Health. (1997). *A guide for developing community-responsive models in health professions education.* San Francisco: UCSF Center for the Health Professions.

Cnaan, R.A., and Blankertz, L.E. (1993). Serving the dually diagnosed homeless: Program development and interventions. *The Journal of Mental Health Administration, 20,* 100–112.

Conrad, D., and Hedin, D. (1982). The impact of experiential education on adolescent development. *Child and Youth Services, 4,* 57–76.

Conrad, D., and Hedin, D. (1991). School-based community service: What we know from research and theory. *Phi Delta Kappan, 72,* 743–749.

Cromwell, F.S., and Kielhofner, G.W. (1976). An educational strategy for occupational therapy community service. *American Journal of Occupational Therapy, 30*(10), 629–633.

Fidler, G.S. (2000). Beyond the therapy model: Building our future. *American Journal of Occupational Therapy, 54*(1), 99–101.

Giles, D.E., and Eyler, J. (1994). The impact of a college community service laboratory on students' personal, social and cognitive outcomes. *Journal of Adolescence, 17,* 327–339.

Grossman, J. (1974). Community experience for students. *American Journal of Occupational Therapy, 28*(10), 589–591.

Heubner, J., and Tryssenaar, J. (1996). Development of an occupational therapy practice perspective in a homeless shelter: A fieldwork experience. *Canadian Journal of Occupational Therapy, 63,* 24–32.

Interagency Council on the Homeless, U.S. Department of Housing and Urban Development (1994). *Priority: Home! The federal plan to break the cycle of homelessness.* Available from Community Connections, PO Box 7189, Gaithersburg, MD.

Kavanagh, J., and Fares, J. (1995). Using the model of human occupation with homeless mentally ill clients. *British Journal of Occupational Therapy, 58,* 419–422.

Lyons, M., and Ziviani, J. (1995). Stereotypes, stigma, and mental illness: Learning from fieldwork experiences. *American Journal of Occupational Therapy, 49,* 1002–1008.

Marks, L. (1997). Homeless program benefits from OT skills. *OT Practice, 7,* 22–23.

Markus, G.B., Howard, J.P., and King, D.C. (1993). Integrating community service and classroom instruction enhances learning: Results from an experiment. *Educational Evaluation and Policy Analysis, 15,* 410–419.

McColl, M.A. (1998). What do we need to know to practice occupational therapy in the community? *American Journal of Occupational Therapy, 52*(1), 11–18.

Menks, F., Sittler, S., Weaver, D., and Yanow, B. (1977). A psychogeriatric activity group in a rural community. *American Journal of Occupational Therapy, 31*(6), 376–384.

National Board for Certification in Occupational Therapy. (1997). *National study of occupational therapy practice: Executive summary.* New York: Professional Examination Service.

Privott, C.R. (1998). *The fieldwork anthology.* Bethesda, MD: The American Association of Occupational Therapy.

Rogers, E.M. (1995). *Diffusion of innovations* (4th ed.). New York: The Free Press.

Rushdie, S. (1999). *The ground beneath her feet.* New York: Henry Holt.

Rydeen, K., Kautzmann, L., Cowan, M.K., and Benzing, P. (1995). Three faculty facilitated, community-based level I fieldwork programs. *American Journal of Occupational Therapy, 49,* 112–118.

Sankaran, G., Cinelli, B., McConatha, D., and Carson, L. (1995). Voluntarism: An investment in preparing health professionals for the future. *Journal of Health Education, 26*(1), 58–60.

Weissert, C., Knott, J., and Steiber, B. (1993). *Health professions education reform: Understanding and explaining states' policy options.* Michigan State University: The Department of Political Science and the Institute for Public Policy and Social Research.

付　録

早期介入のための作業療法の評価道具

Occupational Therapy Assessment Tools for Early Intervention

◯ 早期介入のための感覚統合検査

乳幼児感覚機能検査（Test of Sensory Functions in Infants）
年　齢：4カ月から18カ月の子ども
情　報：24の項目と5つのサブテスト：強い触圧覚への反応，適応的運動機能，視覚・触覚統合，眼球運動のコントロール，前庭刺激への反応．
入手先：Communication/Therapy Skill Builders, The Psychological Corp., 555 Academic Court, San Antonio, TX 78204-2498, 1-800-211-8378, http://www.hbtpc.com/

感覚入力反応（Response to Sensory Input）
年　齢：自閉症児
入手先：American Journal of Occupational Therapy, 1980, 34, 375-381

乳幼児徴候チェックリスト（Infant Toddler Symptom Checklist）
年　齢：7カ月から30カ月の子ども
情　報：年齢による6つの版がある．自己調整，睡眠と覚醒のサイクルの調節，感覚刺激への反応，愛着，情緒的機能状態を測定する．
入手先：Communication/Therapy Skill Builders, The Psychological Corp., 555 Academic Court, San Antonio, TX 78204-2498, 1-800-211-8378, http://www.hbtpc.com/

感覚運動遂行分析（Sensorimotor Performance Analysis）
年　齢：幼稚園児から青年前期まで
情　報：基準参照の検査で，寝返り，四つ這い，バットとボールと手と膝，膝立ちバランス，ビンの中のペレット，紙と筆とはさみの課題．
入手先：Communication/Therapy Skill Builders, The Psychological Corp., 555 Academic Court, San Antonio, TX 78204-2498, 1-800-211-8378, http://www.hbtpc.com/

幼児自閉症評価（Childhood Autism Rating）
情　報：軽度，中等度，重度にまたがる自閉症に関する診断的情報を含む基準参照的な行動評定尺度．
入手先：Western Psychological Services, 12031 Wilshire Blvd., Los Angeles, CA 90025, 1-800-648-8857

発達障害児・者のための感覚統合インベントリー（Sensory Integration Inventory for Individuals with Developmental Disabilities）
年　齢：子どもから大人まで
情　報：スクリーニング検査で，一般的反応，触覚，前庭覚，固有受容の4部から成る行動の記述のチェックリスト様式．
入手先：Communication/Therapy Skill Builders, The Psychological Corp., 555 Academic Court, San Antonio, TX 78204-2498, 1-800-211-8378, http://www.hbtpc.com/

感覚運動生育歴（Sensorimotor History）
情　報：触覚，聴覚，嗅覚，視覚，味覚，前庭覚，筋トーン，反射，協調性に関するチェックリストと質問紙．
入手先：Western Psychological Services, 12031 Wilshire Blvd., Los Angeles, CA 90025, 1-800-648-8857

◯早期介入のための発達検査

Peabody 運動発達尺度（Peabody Developmental Motor Scales）
年　齢：出生から83カ月まで
情　報：遂行に基づく標準化された評定尺度で，テスト道具一式と手引きがある．サブテストには規準参照と基準参照の両者がある．粗大運動尺度と微細運動尺度がある．実施に要する時間は45分から60分である．
入手先：Riverside Publishing Co., 8420 Bryn Mawr Ave., Chicago, IL. 60631-9979, 1-800-767-8378
Pro Ed, 8700 Shoal Creek Blvd., Austin, TX 78757-6897, 1-512-451-3246, http://www.proedinc.com

Denver 発達スクリーニング検査Ⅱ（Denver Developmental Screening Test Ⅱ；日本版デンバー式発達スクリーニング検査 増補版）
年　齢：出生から72カ月まで
情　報：標準化された課題遂行と観察で，検査器具一式と手引書がある．サブテストは個人的─社会的，微細運動，適応，言語，粗大運動である．
入手先：Denver Developmental Materials, Inc. PO Box 6919, Denver, CO 80206, 1-800-419-4729

Bayley 乳幼児発達尺度（第2版）（Bayley Scales of Infant Development, 2nd ed.）
年　齢：1カ月から42カ月の子ども
情　報：規準参照的で標準化されており，知的行動，運動的行動，乳幼児行動の3部から成る評価である．完全なセットには，手引書，刺激図版，知的尺度様式，図形模写用紙を含む運動尺度様式，行動評定尺度様式が含まれる．
入手先：The Psychological Corporation, 555 Academic Court, San Antonio, TX 78204-2498, 1-800-228-0752, http://www.hbtpc.com/

Batelle 発達インベントリー（Batelle Developmental Inventory）
年　齢：出生から8歳まで
情　報：標準化された規準参照検査で，粗大運動，微細運動，認知，個人的─社会的，身辺処理を含む．
入手先：Riverside Publishing Co., 8420 Bryn Mawr Ave., Chicago, IL 60631-9979, 1-800-767-8378

早期介入発達プロフィール（Early Intervention Developmental Profile）
年　齢：出生から3歳まで
情　報：規準参照の発達検査．
入手先：University of Michigan Press, 389 Greene Street, Ann Arbor, MI 48104-1104, 1-313-764-4392

早期スクリーニング・プロフィール（Early screening profiles）
年　齢：2歳から6歳の子ども
情　報：規準参照の発達検査．
入手先：American Guidance Services, Inc., Publishers Bldg., Circle Pines, MN 55014, 1-800-328-2560

Hawaii 早期学習プロフィール（Hawaii Early Learning Profiles）
年　齢：出生から3歳まで
情　報：基準参照の発達検査で，領域は粗大運動，微細運動，身辺処理，認知，表出言語，社会的―情緒的領域を含む．
入手先：VORT Corp., PO Box 60132, Palo Alto, CA 94306, 1-415-322-8282

Mullen 早期学習尺度（Mullen Scales of Early Learning）
年　齢：出生から68カ月まで
情　報：規準参照の発達検査．
入手先：American Guidance Services, Inc., Publishers Bldg., Circle Pines, MN 55014, 1-800-328-2560

乳幼児運動評価（Movement Assessment of Infants）
年　齢：出生から12カ月まで
情　報：基準参照の評価で．運動機能障害，筋トーン，反射，自動反応，意志的運動を評価する．
入手先：Chandler, PO Box 4631, Rolling Bay, WA

Bayley Ⅱ
年　齢：1カ月から42カ月の子ども
情　報：規準参照の尺度で，未熟，早熟児，HIV 抗体のある子ども，胎児期薬物暴露，仮死状態，発達障害，中耳炎，自閉症，ダウン症候群などの子どもを含む母集団を対象にしている．知的尺度，運動尺度，行動尺度がある．
入手先：The Psychological Corporation, 555 Academic Court, San Antonio, TX 78204-2498, 1-800-228-0752, http://www.hbtpc.com/

Alberta 乳幼児運動尺度（Alberta Infant Motor Scale；AIMS）
年　齢：出生から18カ月まで
情　報：観察により，パーセンタイルで評価する．腹臥位，仰臥位，坐位，立位を評価する．
入手先：WB Saunders Co., 6277 Sear Harbor Drive, Orlando, FL 32821-9826

Miller 幼児評価（Miller Assessment Preschoolers；MAPS．日本版ミラー幼児発達スクリーニング検査）
年　齢：2歳9カ月から5歳8カ月の子ども
情　報：標準化された課題遂行の発達評価．感覚および運動能力，認知能力，複合能力の評価項目がある．
入手先：The Psychological Corporation, 555 Academic Court, San Antonio, TX 78204-2498, 1-800-228-0752, http://www.hbtpc.com/

Callier Azusa 尺度（Callier Azusa Scales）
年　齢：出生から5歳まで
情　報：基準参照の，観察に基づく発達尺度で，重度障害児のための検査．運動，知覚，日常生活，認知，コミュニケーション，言語，社会性を検討する．
入手先：University of Texas at Dallas, Callier Center for Communication Disorders, 1966 Inwood Road, Dallas, TX 75235, 1-214-883-3060

早期学習成績プロフィール（Early Learning Accomplishment Profile；ELAP）
年　齢：出生から36カ月まで
情　報：基準参照の評価で，年齢には下限と上限があり，粗大運動，微細運動，認知，言語，身辺処理，社会的─情緒的側面を評価する．
入手先：Kaplan School Supply, PO Box 25408, Winston Salem, NC, 1-800-334-2014

INFANIB
年　齢：4カ月から18カ月の子ども
情　報：乳幼児の神経運動評価．仰臥位，腹臥位，坐位，立位，吊り下げられた姿勢を検討する．
入手先：Communication/Therapy Skill Builders, The Psychological Corp., 555 Academic Court, San Antonio, TX 78204-2498, 1-800-211-8378, http://www.hbtpc.com/

障害乳幼児・リスク乳幼児のための Carolina カリキュラム（Carolina Curriculum for Handicapped Infants and Infants at Risk）
年　齢：出生から24カ月まで
情　報：障害児に，追加の手がかりに対する修正のための指示を含む実地で検証されたカリキュラムで，認知，コミュニケーション，社会的適応，微細運動，粗大運動の26の下位領域がある．
入手先：Paul H. Brookes Publishing Co., PO Box 10624, Baltimore, MD 21285-0624, 1-800-638-3775, http://www.brookespublishing.com/

特別なニーズを持つ就学前児のための Carolina カリキュラム（Carolina Curriculum for Preschoolers with Special Needs）
年　齢：2歳から5歳の子ども
情　報：障害児に，追加の手がかりに対する修正のための指示を含む実地で検証されたカリキュラムで，認知，コミュニケーション，社会的適応，微細運動，粗大運動の25の下位領域がある．
入手先：Paul H. Brookes Publishing Co., PO Box 10624, Baltimore, MD 21285-0624, 1-800-638-3775, http://www.brookespublishing.com/

障害インベントリーの小児評価（Pediatric Evaluation of Disability Inventory；PEDI）
年　齢：6カ月から7歳の子ども
情　報：規準参照の検査で，機能的技能，養育者の援助，そして修正によって評定される社会性，身辺処理，移動性を検討する．

入手先：Communication/Therapy Skill Builders, The Psychological Corp., 555 Academic Court, San Antonio, TX 78204-2498, 1-800-211-8378, http://www.hbtpc.com/

● 早期介入のためのその他の評価

視覚運動発達検査（Developmental Test of Visual Motor）
年　齢：2歳9カ月から19歳8カ月までの子ども
情　報：採点の手引きが印刷されたブックレットがあり，学習障害のスクリーニング検査である．24枚の幾何学的図形から成り，3つの誤りで中断する．素点は，パーセンタイル得点と標準得点に変換される．
入手先：Modern Curriculum Press, 13900 Prospect Road, Cleveland, OH 44136, 1-800-321-3106

Erhardt 把握発達評価（Erhardt Developmental Prehension Assessment）
年　齢：出生から15カ月
情　報：観察，課題遂行，そしてチェックリストで，非随意的な上肢と手のパターン，随意運動，前書字技能を評価する．
入手先：Communication/Therapy Skill Builders, The Psychological Corp., 555 Academic Court, San Antonio, TX 78204-2498, 1-800-211-8378, http://www.hbtpc.com/

Erhardt 視覚発達検査（Erhardt Developmental Vision Test）
年　齢：出生から6カ月まで
情　報：非随意的視覚的パターンと随意的眼球運動の観察と行動評定尺度．
入手先：Communication/Therapy Skill Builders, The Psychological Corp., 555 Academic Court, San Antonio, TX 78204-2498, 1-800-211-8378, http://www.hbtpc.com/

口腔運動フィーディング評定尺度（Oral Motor Feeding Rating Scale）
年　齢：1歳以上の子ども
情　報：母乳や哺乳瓶からのフィーディング，スプーンでのフィーディング，コップから飲むこと，噛み切ること，噛むこと，ストローから飲むこと，から成る．
入手先：Communication/Therapy Skill Builders, The Psychological Corp., 555 Academic Court, San Antonio, TX 78204-2498, 1-800-211-8378, http://www.hbtpc.com/

乳幼児注意検査（Test of Attention in Infants）
年　齢：7カ月から30カ月の子ども
情　報：4つの下位領域：視覚的注意，触覚的注意，聴覚的注意，多重感覚的注意がある．
入手先：Southpaw Enterprises, PO Box 1047, Dayton, OH 45401, 1-800-228-1698

TIME 乳幼児運動評価（TIME Test of Infant Motor Evaluation）

年　齢：出生から3歳6カ月まで
情　報：サブテストは可動性，安定性，運動の組織化，機能的遂行，社会的─情緒的能力から成る．
入手先：Communication/Therapy Skill Builders, The Psychological Corp., 555 Academic Court, San Antonio, TX 78204-2498, 1-800-211-8378, http://www.hbtpc.com/

領域横断的遊びの評価（Transdisciplinary Play Based Assessment）
年　齢：乳児期から6歳まで
情　報：発達レベル，学習様式，気質，動機づけ，相互交流パターンを評価するための自然な遊びの観察評価である．
入手先：Communication/Therapy Skill Builders, The Psychological Corp., 555 Academic Court, San Antonio, TX 78204-2498, 1-800-211-8378, http://www.hbtpc.com/

索引

ページ数の横に"B""図""表"とあるものは，そのページのBox，図，表に該当語が含まれていることを示している．

【数字】

12段階のプログラム　308, 321
1935年の社会保障法　85, 160, 183
1965年の全米高齢者法　159-160
1973年のリハビリテーション法　87, 114, 117, 170, 173
1974年の社会サービス法　115
1996年のテレコミュニケーション法　118, 121
1997年の均衡予算法　191, 196
1998年の労働力投資法　118

【欧文】

Allen認知レベルテスト（ACL）　219-220, 297, 342
Bay Area機能遂行能力評価　219, 297
Bruninks-Oseretsky運動発達検査　235
CAGE　319
Carolinaカリキュラム　235
Eary Learning Accomplishment Profile（ELAP）　235, 238
Edgewood子どもセンター　367
FRAMES　319, 325
Hawaii早期学習プロフィール　235
Hazel Bland Promiseセンター　367
HIV　159, 293, 339, 341
　　子どもと―　225, 230, 238-239, 256, 277
　　仕事への復帰と―　136, 145-150, 151
　　妊娠と―　225
Hopeセンター　360
Jacobの職業前機能評価　297
Jefferson郡発達サービス　366
Kielhofnerのパラダイムの3要素　53図
Kohlman生活技能評価（KELS）　203, 219, 342
Labreセンター　367
Learning Accomplishment Profile-D　235
MATCHモデル　104
Milwaukee日常生活技能評価（MEDLS）　203
Oral Motor Feeder Rating Scale　236
Peabody運動発達尺度　235
PRECEDE-PROCEEDモデル　65, 68-69, 70図, 104
Robert Wood Johnson財団　348
Saunders, Cicely　245
Shalomハウス　368
Shroeder-Block-Campbellの成人精神病者感覚統合評価　220

【あ】

アウトリーチプログラム　362
アクセス委員会　117, 121
アクセス可能性　114, 115-116, 169, 367
　　在宅でのケアと―　200, 204, 208
　　自立生活と―　169, 171, 174, 177, 193
　　地域の中の一般的な建築上のバリア　115B
　　ヘルスケアの供給　28-29, 216
　　法的問題　87, 116-121, 125
アクセスの平等　114
遊び
　　発達の遅れと―　266, 268, 271, 274
　　慢性疾患の子どもと―　235, 239, 256
アパートプログラム　342-343
アフターケア支援サービス　162, 293, 320
アメリカ学校改善法　124
アメリカ作業療法協会（AOTA）　13, 88, 117, 267, 345
　　―教育委員会（COE）　357, 361
　　地域に根ざした精神健康プログラム　303
アルコールの濫用　223, 307-327, 355
アルコホリクス・アノニマス（AA）　314, 321, 361
アルツハイマー病　219, 247, 295, 367, 370
安全　85, 162, 222
　　加齢に対するセントルイス地区機関　368
　　在宅でのケアと―　183, 188-189, 199, 200, 204, 206, 207, 208, 211, 218, 249-250
　　　慢性疾患の子どもと―　233, 236, 238
　　仕事への復帰と―　136, 144
　　精神障害と―　290, 293, 298
　　地域に根ざした実践と―　341-344
　　発達の遅れと―　269-271, 273-275
　　物質使用と―　312, 362

【い】

家のアクセス可能性　367
医学的危機（物質使用における）　318
医学的リハビリテーション（法律と）　83, 86, 88
医学の時期（パラダイム転換と）　27
医学モデル　135, 252, 270
　　自立生活　168-170, 172
　　精神障害と―　291, 294
　　成人デイケアプログラム　160
　　パラダイム転換と―　24, 27, 29-31
　　　地域モデルとの対比　29表
　　ヘルスケアにおける過渡期と―　6-7, 216
　　法律と―　82-83
怒り　226, 255, 362
移行計画（早期介入における）　268, 271
移行的就労（TE）　291-292, 296
移行プログラム　172, 238
意志決定　169, 263, 372

在宅でのケア　182, 194, 233
　　　精神障害と―　298, 299
　　　妊娠　223
　　　早期介入と―　267, 269, 271, 273
　　　物質使用と―　316, 320
意志サブシステム　58, 59
異常適応的な遂行　61, 246, 309, 324
移乗の技術　193, 204, 209, 255-256
痛みの行動　123, 285
痛みのコントロール　184, 186, 193
　　　死への過程　245-247, 249
一次予防　36-37
一括支払い制度　184, 197
移動支援用具　118
移動式行動健康ケア　292-294
移動のアウトリーチプログラム　362
移動の機能障害　41, 121, 123
意図性（物質使用への介入における）　322
医療介入　247, 320
　　　精神健康と―　288
　　　慢性疾患の子どもと―　229, 237-238
インクルージョン（法律と）　87
飲酒者のチェック（MET）　319
インテグレーション　87, 371
　　　作業療法の役割　125, 127, 335, 364, 367, 369
印度大麻　309, 311

【う】

ウォルナッツクリーク・地域リハビリテーションプログラム　302
うつ状態自己評価　219
うつ病　284, 298, 318, 341
　　　在宅でのケアと―　219, 224
馬（セラピーとしての乗馬）　345
運転プログラム　344
運動および処理技能評価（AMPS）　148, 203, 297
運動技能　148, 220, 297
　　　在宅でのケアと―　204, 225, 235-236
　　　発達の遅れと―　264, 269, 274

【え】

影響　107
　　　物質使用と―　312-313, 316, 319
　　　　　分析　315表
エイズ　230, 247, 339, 370
　　　仕事への復帰と―　145-152
栄養　223, 231, 233, 269
疫学的診断　69
エコロジー的健康増進モデル　104表
エコロジー的見方　104
エコロジカルな環境評価（発達の遅れにおける）　269

エコロジカルなパラダイム　335, 335表
エコロジカルモデル（職業リハビリテーションにおける）　29
園芸療法　340
嚥下障害　193, 202
エンパワーメント　25
　　　在宅でのケアと―　194, 255
　　　早期介入と―　266, 270
　　　地域組織化　73-74
　　　地域に根ざした実践における消費者　5, 7
　　　慢性疾患の子どもの親と―　233-234
　　　理論的枠組みと―　59, 61, 64, 102

【お】

おもちゃ（発達の遅れにおける）　272

【か】

解決に焦点を当てた質問　271
外傷後ストレス障害　287表
外傷性脳損傷（TBI）　236, 285
階層性の法則　25-26
改訂版Knox幼稚園遊び尺度　269
介入　→早期介入の項も参照
　　　原則　339B
　　　在宅でのケアと―　156, 202, 207-208, 210, 216
　　　　　終末期の患者と―　244-245, 251, 253, 256
　　　　　精神病と―　217-220, 298
　　　　　慢性疾患の子どもと―　226, 228-239
　　　作業に基づく―　44B
　　　仕事への復帰と―　135, 141, 143-144, 145-146, 153
　　　出産後の例　227表
　　　精神健康と―　283, 288-294, 303
　　　成人デイケアプログラム　161-162
　　　地域実践　29-31, 336, 342-343, 346, 360, 372
　　　人間遂行のエコロジー（EHP）　60-62
　　　物質使用障害と―　308-309, 316-321, 362
　　　プログラム計画立案と―　92, 94, 101, 104, 107, 109
　　　レベル　338表
概念の定義　52
回復　219, 259, 309, 313-315, 316, 321-324, 361
改変した養育技術　229, 312
開放システム　26, 246, 248
外来でのセラピー
　　　在宅でのケアと―　206, 211, 238
　　　精神障害と―　293-294, 360
　　　地域に根ざした実践と―　340, 368
カウンセリング　174, 322
　　　在宅でのケアと―　194, 222
　　　精神健康障害と―　286, 288, 293
学際チーム　64, 169
　　　在宅でのケアと―　183, 186, 188-189, 190-194, 204,

211-212, 216-217, 226
　　　　　終末期の患者と― 246-247, 251
　　　　　慢性疾患の子どもと― 229, 233, 236
　　　仕事プログラムと― 136-137, 142, 144, 147-148
　　　精神健康障害と― 284, 289-290, 292, 299
　　　成人デイケアプログラム 160, 162
　　　早期介入と― 239, 263, 264-270, 273-275, 277
　　　臨床実習教育と― 356, 357, 364
学際的な遊びに基づく評価（TPBA） 269
学習障害 285, 294, 346, 356
革新拡散理論 102, 371
学部教育 357
学部教育後の教育 357
確立または回復レベル 61
家事援助 189, 203, 204, 208
過剰依存 123
過剰摂取 318
家族 230-231, 318, 340, 371
　　　物質使用障害と― 309-311, 312, 321-322, 324-326
家族サービス計画書 275
家族財団 348
家族中心のケア 147-148, 216, 233, 268
　　　在宅でのケアと― 183-185, 188-190, 193-194, 199,
　　　　200-205, 207-211, 212
　　　　　終末期の患者と― 246, 249-251, 257
　　　　　精神病と― 217-221, 298
　　　　　妊娠と― 222-228
　　　　　慢性疾患の子どもと― 228-229, 257
　　　精神健康障害と― 285, 290, 292-294
　　　成人デイケアプログラム 158, 160, 162-163
　　　早期介入と― 263-274, 366
家族療法 290
価値体系 317, 323
　　　変化 335表
　　　臨床実習教育と― 357, 359B, 369
学校を基盤としたセラピー 238, 268, 346
合衆国アクセス委員会 117, 121
合衆国運輸省 347
　　　アクセス可能性の問題 116, 118, 121
　　　　　よく尋ねられる質問と回答 119B-120B
合衆国作業療法資格認定委員会（NBCOT） 356, 357
合衆国司法省市民権部 116, 121, 125
合衆国統一アクセス基準（UFAS） 117-118
合衆国の健康目標 38-40
葛藤（地域組織化における） 73-74
活動制限 41, 148
活動プログラム 161, 367
渇望 323-324, 326
家庭環境測定のための家庭観察（HOME） 203
家庭での訓練プログラム 161, 209, 211
家庭の環境 255, 312, 342, 345
　　　子どもと― 237, 264
　　　在宅でのケアと― 200, 204, 208

　　　自立生活と― 172, 175, 176-177
　　　評価 162, 362, 367
　　　変更 204, 224表
過程評価 107
悲しみ 202, 247, 249, 250-251
カナダ作業遂行測定（COPM） 203, 219-220
カナダ作業遂行モデル 175
可能的因子 69
カリキュラム（地域実践の内容） 359, 369
カリキュラムに基づく測定（CBM） 269
がん 247, 255-257
寛解 284, 321
感覚運動の評価 251, 298
　　　発達の遅れと― 269, 274-275, 367
　　　物質使用と― 314, 323
感覚処理 225, 238
　　　発達の遅れと― 269, 275-276
感覚統合 25, 269, 345
　　　精神病と― 218, 220, 285
　　　早期介入のための評価道具 376-377
環境　→職場の項も参照
　　　アクセス可能性 124, 125
　　　公衆衛生と― 35-37, 40
　　　在宅でのケアと― 182-183, 185, 188, 204, 206, 210,
　　　　212, 263
　　　　　終末期の患者と― 244-245, 246, 247, 257
　　　　　精神病と― 218, 220, 298
　　　　　妊娠と― 223, 226
　　　　　慢性疾患の子どもと― 228-230, 233
　　　システム理論と― 26
　　　自立生活と― 169, 172, 175
　　　精神健康障害と― 284, 286, 292, 294-295, 301
　　　人間システムと― 58
　　　発達の遅れと― 269, 274-275
　　　パラダイム転換と― 24, 26, 27, 31
　　　ハンディキャップを生み出す― 171, 371
　　　評価 140, 143, 163, 370
　　　物質使用と― 312, 314, 318, 323, 326
　　　プログラム計画立案と― 104, 336
　　　変化 14, 224表, 274
　　　　　精神健康障害と― 286, 291, 296
　　　　　物質使用障害と― 309, 322, 326
　　　法律の影響 83, 85, 87-88
　　　モデル 64, 65図, 69
　　　臨床実習教育と― 356, 370
環境再設計の相談者 340
環境制御装置 123
環境モデル（職業リハビリテーションにおける） 29
関係の枠組み 54, 57
　　　理論, モデル, パラダイムと― 55図, 56図
関係を築く 267, 270, 301
間歇的サービス 199
還元主義パラダイム 25

感情の障害　173, 294, 317, 323-324
関節可動域（ROM）　135, 137, 208, 210, 277, 345
感染予防　188-189, 205, 256
管理ケア　372
　　　在宅でのケアと—　197, 206, 232
　　　精神障害と—　288, 298-299, 303
　　　地域に根ざした実践と—　5, 12, 143, 342
管理的診断　69
管理能力　356, 359B

【き】

既往歴（PMH）　207
記憶　339, 367
　　　評価　220, 297-298
危機介入
　　　精神障害と—　289, 292, 294
　　　物質使用と—　318, 321
危機管理（ワークサイトプログラム）　144
起業家　14, 339-340
　　　ヒント　341B
基金　83, 86-89, 174
　　　地域に根ざしたプログラムと—　298-299, 347-350, 365
　　　　　潜在的基金源　349表
器具　343, 368
　　　在宅でのケアと—　204, 211, 237
　　　早期介入と—　269
危険因子　43, 317
　　　公衆衛生と—
　　　作業と—　41, 150
　　　妊娠　240
　　　発達の遅れ　263, 377
　　　慢性疾患の子どもと—　229, 230-231, 257
危険物質　205
絆　225, 271
期待（社会的学習理論と—）　66
機能　92
　　　在宅でのケアと—　182, 184, 203, 210
　　　　　終末期の患者と—　244, 246, 250-252, 255
　　　　　精神病と—　218
　　　　　慢性疾患の子どもと—　230, 235, 256
　　　自立生活と—　170, 172
　　　精神健康障害　283, 285-286, 288-290, 291, 297, 301
　　　人間遂行のエコロジー（EHP）　60, 340
　　　発達の遅れと—　267, 269, 274
　　　評価　143, 148, 366
　　　物質使用と—　314, 319, 323
技能　340
　　　精神障害と—　295, 301
　　　早期介入と—　268-270, 271-272
　　　退行　286, 317
　　　プログラム計画立案　92, 101

技能訓練　362
　　　在宅でのケアと—　219, 226, 231, 236
　　　自立生活と—　172
機能障害　343
　　　在宅でのケアと—　194, 203, 239
　　　精神障害と—　292, 301
　　　成人デイケアプログラム　158-162
機能的交流　125, 204
機能的自立　43, 122, 125
機能的制限　41, 371
基本的レベルの技能（在宅でのケアにおける）　204, 219
虐待　229, 233, 277, 294, 309, 323, 345, 346
休息（レスパイト）　158, 159, 247
　　　在宅でのケアと—　190, 193, 202, 226
吸入剤の濫用　309, 318
教育　→健康教育の項も参照
　　　アクセス可能性の問題　114, 117, 123, 127
　　　親と—　271-272
　　　クライエントの家族と—　159, 233, 270
　　　　　在宅でのケア　194, 200, 204, 207, 210
　　　仕事への復帰　147-148, 151-152
　　　自立生活と—　172, 176-177
　　　精神病と—　219-220, 294
　　　地域に根ざした実践と—　345, 347, 348, 368
　　　妊娠と—　222-225
　　　発達の遅れと—　262, 264, 268, 274, 277
　　　法律と—　86
教育的診断　69
教育モデル（慢性疾患の子どもにおける）　233
教員の役割モデル　363
強化因子　69
競争的就労　289, 296
協調性（調整）　135, 235, 271
強迫性障害　287表, 297
記録　176, 346, 360
　　　在宅でのケアと—　193, 195, 199, 206, 207-211
　　　特定の母集団　218, 229, 237
　　　　　例　208表
　　　早期介入と—　265, 273
　　　ホスピスと—　245, 247, 252
緊急事態　186, 318
筋緊張（慢性疾患の子どもにおける）　225, 125, 269
筋ジストロフィー（MD）　236
金銭管理　217, 220-221, 251, 299
金銭的問題
　　　在宅でのケアと—　194, 206, 217, 230, 248, 251
　　　精神障害と—　291, 298
　　　地域に根ざした実践と—　337, 343
　　　物質使用と—　310, 313
勤務先での教育　234, 247, 344, 361, 370
筋力　135, 193, 345
勤労者への保障　142-145, 152, 197, 343, 347
勤労者役割　137, 141, 148, 150-151

—面接（WRI）　139表, 140

【く】

クライエント中心のケア　246
　　　仕事プログラムと—　136, 142
　　　地域に根ざした実践と—　6, 25, 30, 335, 343
クラックコカイン　311
クラブハウスのプログラム　295-296, 302
クリニカル・リーズニングの技術　204, 229, 251
グループホーム　184, 342
車椅子　255
　　　アクセス可能性の問題　115, 117, 123, 201
　　　自立生活と—　171, 178
訓練と配置モデル　294-295
訓練プログラム　161, 237, 271, 293, 296, 343
　　　在宅でのケアと—　209, 211, 221, 228
　　　臨床実習教育と—　362, 364, 366

【け】

ケア計画過程
　　　在宅でのケア　188-189, 190-191, 193, 197, 199, 204
　　　　　終末期の患者と—　246-247, 250
　　　　　専門職間の—　209-210
　　　精神健康プログラムと—　299-301, 309
　　　成人デイケアプログラム　160, 162
ケア提供者　162, 200, 298
　　　家族　189, 201-202, 207-208, 213, 340
　　　　　終末期の患者と—　247, 248, 253-255
　　　　　発達の遅れと—　270
　　　　　慢性疾患の子どもと—　225, 230, 233, 237
　　　課題　191B
ケアに言及した法律　85-86
経過記録　188, 210, 273
刑事司法制度　340, 355
形成的介入プログラム　320
形成的評価　107
経費抑制
　　　在宅でのケアと—　196-197, 225, 253-254
　　　精神健康障害と—　284, 299
　　　地域に根ざした実践における—　5, 12, 339
契約者　195, 347
ケースコーディネーター（在宅でのケアにおける）
　　　190-191, 194, 268
ケーススタディ
　　　在宅でのケアと—　211-212
　　　　　終末期の患者　255-257
　　　　　精神病と—　221
　　　　　ハイリスクの妊娠　226-228
　　　　　慢性疾患の子どもと—　238-239
　　　仕事プログラム　150-151
　　　自立生活　176-177

　　　精神健康　302-303
　　　早期介入　275-278
　　　物質使用障害と—　324-326
ケースの連絡　206, 210-211, 342
ケースマネジメント　148, 175
　　　在宅でのケア　196-197, 210, 230
　　　精神健康プログラム　292, 294, 296, 299-301
　　　成人デイケアプログラム　162-163
　　　地域に根ざした実践における役割（—の）　5, 12-14, 299-301, 336, 337
　　　臨床実習教育と—　361, 364
ゲーム（在宅ケアでの使用における）　220, 257
結果　318-320, 324
決議 J　357
決定　316, 318, 325
解毒　320, 325, 361
幻覚剤の濫用　309-310
研究　127
　　　地域に根ざした実践と—　347, 362, 371-372
　　　臨床実習教育と—　364
健康　345, 368, 372
　　　在宅でのケアと—　216, 221, 226, 252, 256
　　　精神健康障害と—　288, 294-295
　　　物質使用と—　319, 362
健康維持団体（HMO）　288, 339
　　　在宅でのケアと—　196, 206, 232
　　　地域に根ざした実践と—　339, 347
健康回復モデルのセンター　160
健康教育　28, 336, 347
　　　物質使用と—　318
　　　プログラム計画立案と—　92, 101, 109, 368
　　　モデルと理論　65-72
健康行動のつながり　68
健康行動のパターン　223, 317, 365
　　　公衆衛生と—　35-36, 38, 40
　　　プログラム計画立案と—　102, 104
　　　理論的枠組みと—　65-67, 69
健康行動変容の理論横断的モデル　65, 71図, 72, 101-102
　　　健康信念モデルと社会的学習理論の関係　71図
健康資源　27
健康上の恩恵（法律の）　86
健康信念モデル（HBM）　67-68, 102
　　　社会的学習理論と健康行動変容の関係　71図
　　　必要とされる身体的活動にしたがった—　68図
健康心理学　65
健康増進　354, 364, 371
　　　介入　44B
　　　公衆衛生と—　34-36, 38-40
　　　在宅でのケアと—　216, 223, 256
　　　精神健康障害と—　288, 294
　　　地域に根ざした実践と—　5, 9, 12, 15, 41, 43
　　　パラダイム転換と—　27-28
　　　プログラム計画立案と—　101, 104, 109

理論的枠組み　59, 62, 69
健康な人々　28, 38-40
　　焦点領域　42B
　　目的　45B
健康保険（法律と）　86
健康保護の時期　27
言語障害　41, 115, 123, 286
言語聴覚士　265, 342, 366
　　在宅でのケアと―　193, 199, 206, 252
言語的手がかり　210, 239
現実に基づく指向性　339
健常高齢者の研究　41-43
建築上のバリア
　　終末期の患者と―　248
　　地域　115, 115B
　　法律　83, 87, 114-118, 121
現場でのセラピープログラム　136, 142
原理の定義　52

【こ】

公共施設　150, 170
　　法律と―　83, 117-118, 120-121, 125
　　　　博物館，劇場，スポーツ施設の調査　126B
口腔 - 運動への刺激　277
公衆衛生　34-37, 43, 85, 355
　　パラダイム転換と―　26-28, 336
　　物質使用と―　312, 316
　　モデルと理論　65-72
交渉可能性（アクセス可能性の問題における）　125, 127
合成音声装置　123
構成概念の定義　52
抗精神病薬　283, 288
向精神薬　220, 285
交通（輸送）　149, 273
　　在宅でのケアと―　193, 206
　　自立生活と―　170, 174, 177
　　法律と―　83, 117
肯定的成果
　　在宅でのケアと―　187-188, 197, 203, 209, 240, 251
　　　　慢性疾患の子どもと―　230, 237
　　社会的学習理論（SLT）　65-67
　　精神障害と―　289-299, 300
　　発達の遅れと―　263, 264
　　物質使用と―　320, 322-323
　　ワークサイトプログラムと―　144, 153
行動　→作業行動の項も参照
　　在宅でのケアと―　186, 198, 308
　　仕事プログラムと―　136, 140-141
　　終末期の患者と―　255-256
　　地域に根ざした実践と―　345
　　特定の母集団　222, 231, 288, 341
　　発達の遅れと―　268-273

　　パラダイム転換と―　27
　　物質使用障害と―　308-309, 313-315
　　　　介入　317, 318, 320
　　　　作業療法プログラム　323
　　プログラム計画立案　92
　　臨床実習教育と―　255-256, 367-368
行動計画　12-13, 116, 121
行動健康ケア　292-294, 299
行動的診断　69
公平住宅法　114, 116, 117
公民権
　　アクセス可能性の問題　116, 118
　　患者の定義　29-31
　　自立生活と―　170
　　法律と―　83, 85, 87
合理的回復（RR）　321
高齢者　64, 183, 190, 340, 344, 368, 371
　　健常者の研究　41-43, 45
　　在宅でのケア　183, 195
　　地域に根ざした実践と―　342, 355
　　デイケアプログラム　158-159
　　法律による援助の供給　85-86, 88
　　臨床実習教育での―　356, 360, 367-368
高齢者の援助（法律）　85, 87
効力期待　66
コカインの濫用　309, 311, 318, 321
国立健康研究所（NIH）　27, 148
個人開業の役割　13
個人介護者　172, 174, 176
個人サービス計画　176, 229, 292, 345
　　家族と―　265-268, 273
　　　　プロセス　265B
個人的安全性　188-189, 341
子ども　312
　　HIVと―　225
　　健康への影響　229-235
　　在宅でのケアと―　189, 196, 225, 228-239, 257
　　　　評価と介入　237B
　　　　利用を促進する要因　234B
　　早期介入と―　261-271, 355, 370
　　地域に根ざした実践と―　345
　　臨床実習教育での―　360, 364, 366, 370
子どもの虐待　229, 223, 312
子どもの発達　225, 237
コミュニケーション　140
　　アクセス可能性の問題　115, 123, 125
　　在宅でのケアと―　188, 190, 193, 202, 204, 206, 210-211
　　　　慢性疾患の子どもの家族と―　234-235, 237-238
　　作業療法士の役割と―　15-16, 162, 336
　　チャンネル　371
　　発達の遅れ　264-265, 267-270, 273, 278
　　物質使用への介入と―　320, 322

臨床実習教育と— 362, 369, 370
コミュニケーションと交流技能評価（ACIS） 137, 138表, 148
雇用 117-118, 371
　　アクセス可能性の問題 115
　　作業療法士 184
　　障害を持つ勤労者の復帰 133-153
　　自立生活 168-171
　　精神障害と— 289-290, 292, 297, 302
　　地域に根ざした実践と— 337, 346
　　物質使用と— 319, 321
　　臨床実習教育と— 362, 368
雇用者の資金によるプログラム（在宅でのケアにおける） 197-198
雇用選択プログラム 145-152
雇用主 252, 297
　　雇用選択チーム 147-148
　　精神障害と— 289, 294
　　損傷予防プログラムと— 142-145
孤立 233, 263, 294, 309, 367
根拠に基づく実践 366, 371
コンサルタント 175, 232, 336
　　環境再設計 340, 344
　　終末期の患者と— 248, 253
　　精神健康プログラム 217, 301
　　成人デイケア 163
　　発達の遅れと— 265
　　モデル 248表
　　役割（—の） 13-14
　　臨床実習教育と— 356, 360
コントロールの喪失（終末期の患者における） 246, 249-250, 255-256
コンピュータ 122, 123, 321, 367

【さ】

サービス提供 123, 163, 292
　　在宅でのケアと— 183, 200, 233, 239
　　　　終末期の患者と— 247, 253
　　仕事プログラムと— 142, 144-146, 152
　　　　プロトコール 145B
　　嗜癖 317B
　　自立生活と— 168, 173
　　早期介入と— 263-268, 270, 275
　　地域に根ざした— 336, 339, 350
　　プログラム計画立案と— 94, 109
　　法律と— 83, 88
　　臨床実習教育での— 355, 360, 364
サービスコーディネーター 265, 268
　　個別的家族サービス計画（IFSP） 266B
サービスに対する費用 83, 196, 197, 344, 347
サービスの受け手 54, 59, 64
　　パラダイム，関係の枠組み，実践的概念モデルと— 56図
サービスの質 271, 299
災害に関する情報 189
最終評価 107, 219, 238, 272
在宅健康 182, 216
　　OASISが取り組む領域 203B
　　一般的に治療される状態 201表
　　影響を及ぼす要因 183-185
　　介護者の課題 191B
　　記録の例 208表
　　ケーススタディ 211-212
　　ケースマネージャーの役割 162
　　子どもと— 228-239
　　　　作業療法サービスの利用を促進する要因 234B
　　　　評価と介入における考慮 237B
　　　　フィーディングのキーポイント 236B
　　作業療法の機能 183, 370
　　支払い 195-198
　　終末期の患者と— 247, 253-254
　　精神病と— 217-221, 292, 297-298
　　　　介入の例 220表
　　チームの諸メンバー 190-194
　　特有な側面 185-190
　　妊娠女性 222-228
　　　　出産後の介入の例 227表
　　　　出産前ケアにおける作業療法の役割 224B
　　　　出産前の環境調整 224表
　　文化的能力を育むこと 187B
在宅健康助手（HHA） 192, 199, 206, 247
在宅プログラム 172, 342
財団基金 348-350
作業 41-45
　　意味のある— 244-246, 249, 257, 322
　　健康増進の介入 44B
　　終末期の患者 244-247, 249
　　精神健康障害と— 286, 289, 291, 293-294
　　地域に根ざした実践と— 345-346
　　人間—モデル（MOHO） 57-60, 218
　　　　主要な構成概念 59図
　　　　地域に根ざした実践と— 60図
　　パラダイム転換と— 23-25, 27
　　物質使用と— 313, 326
作業安全性と健康管理（OSHA） 205
作業科学 56
作業機能障害 135, 254
作業行動 57-58, 246, 251
作業遂行 6, 152, 193, 340
　　在宅でのケアと— 209, 237, 251-252
　　地域に根ざした実践と— 137, 340, 351
　　物質使用障害と— 309, 316-317, 319, 322, 326
　　モデル 64, 65図
作業遂行歴面接・改訂版（OPHI-Ⅱ） 137, 138表, 148, 151

作業疎外　41, 314
作業適応　57, 62-64, 63図, 218
作業的ケース分析および評定尺度（OCAIRS）　218
作業に関する自己評価（OSA）　138表, 140, 148, 297
作業剥奪　41, 309, 315
作業療法教育認定協議会（ACOTE）　356, 357
　　　　特殊な要求　358B-359B
作業療法実践基準　176
作業療法の役割　140-141, 193, 308, 342
　　　　アクセス可能性の問題　125
　　　　自立生活プログラムにおける—　174-176
　　　　精神健康と—　283-284, 293, 299-301, 300表, 301
　　　　成人デイケアプログラム　161-163
　　　　早期介入と—　264-265, 268-273
　　　　　　最高の実践ガイドライン　272B
　　　　ホスピス　246-247
作業療法倫理綱領　176
差別　117, 171, 248
三次予防　36-37
暫定的支払いシステム　196

【し】

支援システム
　　　　在宅でのケアと—　182, 190, 193, 203
　　　　　　終末期の患者と—　247, 250-251, 255-256
　　　　　　特定の母集団　218, 228
　　　　　　慢性疾患の子どもと—　229, 233
　　　　職場の—　143, 147-150, 296-297
　　　　自立生活と—　168-169, 172-173
　　　　精神健康障害と—　285, 289-290, 292-296, 301
　　　　成人デイケアプログラム　158-159, 162-163
　　　　地域に根ざした実践と—　345, 362
　　　　発達の遅れ　263, 265, 267
　　　　物質使用への介入と—　321, 322, 325, 326
　　　　プログラム計画立案と—　93, 151
支援テクノロジー　45, 87, 123, 205, 372
　　　　自立生活と—　176-177
　　　　選択のために示されたガイドライン　124B
支援に関するテクノロジー（法律と）　83, 88
支援を受けての生活施設（ALF）　342, 370
歯科矯正学　194
視覚障害　225, 235, 236, 276, 367
視覚障害者　85, 116, 123
資格認定　356
時間　289-290, 298, 323
時間的適応　249
自己イメージ　190, 314
嗜好　286, 293, 314, 320, 324
　　　　専門的サービス提供　317B
自己管理　336, 367, 371
自己訓練　125, 176, 285, 322, 339
　　　　在宅でのケア　183, 186, 192, 298
　　　　終末期の患者と—　246, 250, 252, 255
　　　　慢性疾患の子どもと—　235-236, 239
　　　　成人デイケアプログラム　161-162
　　　　特定の母集団　222, 225
　　　　発達の遅れと—　268, 270
自己決定権　88, 169, 290
自己効力性　102, 290, 320, 369
　　　　理論的枠組み　65-67, 72
自己再発見　323
自己充足　192, 200, 209, 371
自己主張　172, 336
自己主張技能　268, 288
自己主導性　169, 171
自己責任　293, 323
仕事環境影響尺度（WEIS）　139表, 140, 148
仕事関連の実践　134-150, 371
　　　　研究における予測的要因　141表
　　　　サービスプロトコール　145B
　　　　使用する評価　138表-139表
仕事支援グループ（精神障害における）　292, 296-297
仕事遂行臨床研究所　368
仕事に特化したパターン（復帰）　141, 150-151
仕事能力評価　137, 140, 143, 216
　　　　精神病と—　219, 221, 293, 297
仕事の機能障害　136-137, 140-141
仕事のコントロール（損傷に関連して）　144
仕事のシミュレーション　143, 219
仕事の遂行　137, 149, 296, 310
仕事の満足度（仕事への復帰と）　135, 140
仕事部門（精神障害における）　291, 296
仕事プログラムへの復帰　142-150, 151-152
　　　　精神障害と—　296-297
　　　　地域に根ざした実践と—　346, 368
仕事への復帰の研究における予測的要因　141表
事故による外傷　211, 312
自己認識　219, 316
自己評価　140, 148, 302
自殺念慮　198, 264-265, 318, 324-326, 346
自傷行為　285, 345
自助技能　235
　　　　自立生活と—　170-171
　　　　物質使用と—　319, 324
システム理論　54, 104, 106, 364
　　　　地域健康と—　38, 355
　　　　能力障害と—　6
　　　　パラダイム転換と—　25-26, 28, 30-31
　　　　ホスピスと—　244, 246, 248
姿勢　370
　　　　発達の遅れと—　271, 275-278
　　　　慢性疾患の子どもと—　236, 238
姿勢のコントロール　235-236
施設（ホームレスのための）　362
施設建設（法律と）　83, 87

自然環境（発達の遅れにおける） 263, 264, 270, 366
事前計画立案 92, 94-96
自然災害 189
自然のままの観察（仕事，課題において） 297, 302
自尊心 345
  在宅でのケアと― 186, 190, 226-228, 250
  精神障害と― 288
実験的デザイン 107-108
実施（プログラム計画立案における） 94, 108, 357, 371
実習者の配置 303, 360-364
  関連するコメント 357B
実践基準 176, 202, 267
実践の概念モデル 54, 57-64
  関連知識，パラダイムと― 55図
  パラダイム，関係の枠組み，サービスの受け手と― 56図
実践場面 12
質的方法 108, 365
疾病コントロール 27
指導教育 226, 229, 364
死の過程 244-251, 255-257
支配するパラダイム 22-23
支払い（診療報酬）
  在宅でのケアと― 183-185, 192, 195-198, 204, 217
   記録 207, 209
   子どもと― 228-229, 232-233
  早期介入と― 267
  地域に根ざした実践と― 343
  法律と― 82-83
  ホスピスと― 245, 252, 273
支払いの却下 210, 233
自分で食事をすること 204, 238
死別 247, 250-251
社会工学の時期（パラダイム転換と） 27
社会的因子 295
  公衆衛生と― 36, 41
  在宅でのケアと― 204, 208, 268
   死の過程 245, 248-250
   精神病と― 218, 219-220, 298
  仕事能力 137, 141, 148, 152
  地域に根ざした実践と― 335, 344-346, 355
  発達の遅れと― 366
  物質使用と― 312, 314, 319, 322
社会的学習理論（SLT） 65-67
  健康信念モデルと行動変容の関係 71図
  社会的マーケティング 104, 253-254
社会的期待（ヘルスケアの供給と） 28-29, 31
社会的技能 172, 274, 345, 370
  在宅でのケアと― 198, 220, 238
  精神健康障害と― 288-291, 293-294, 296-297, 299
社会的システム 321, 357
  新機軸の広がり 371
  成人デイケアプログラム 158-159, 160, 161-162

社会的診断 69
社会的認知理論 65, 102
社会的リハビリテーション（法律と） 83, 86
社会のレベル（プログラム計画立案における） 104
  用いられる方法 105表-106表
社会保証所得（SSI） 233
社会モデルのセンター 160, 161-162
社交的プログラム 189, 291, 297
収穫の家（HH） 342-343
宗教 274, 322
  終末期の患者と― 247, 257
  慢性疾患の患者と家族 257
従業員支援プログラム 316, 320
周産期の在宅健康ケア 222-226
十代 190, 223, 226, 231, 293
住宅 170, 193, 274, 344, 368
  アクセス可能性の問題 114, 117-118, 120, 125
   博物館，劇場，スポーツ施設の調査 126B
  職場への復帰と― 149, 297
  自立生活と― 169, 170, 172-173, 174, 177
  精神障害と― 291, 294, 296
集団過程 97
  作業療法士の役割 163, 345-346
  精神障害と― 291, 293, 295
  物質使用障害と― 308, 321
  臨床実習教育と― 356, 363, 370
集団での機能（発達の遅れにおける） 265, 274
州の補助金 298-299, 347
終末期の診断 246-247, 257
州立病院 283, 289, 295, 300, 340
熟達した介入 196, 199-200, 207, 209
手根管症候群 223, 343
出現率の定義 35
出産後（在宅でのケアにおける） 222, 225-226
  介入の例 227表
出産前（妊娠中）ケア 222, 223-234
  環境の調整 224表
  作業療法の役割 224B
準実験的デザイン 107
紹介 144, 163, 301
  在宅でのケア 183, 194, 206, 225, 240
   ホスピスと― 246, 251, 253
   慢性疾患の子どもと― 234-235, 236
  自立生活プログラムと― 172-176
  早期介入と― 264, 269
障害 355, 371
  アクセス可能性の問題と― 114-128
  在宅でのケアと― 184, 190, 192, 195-196, 197, 200, 216
  仕事への復帰 134-153
  自立生活と― 168-174, 177
  人口統計学 40-41
  精神健康障害と― 285, 295

早期介入と― 316-317
地域に根ざした実践と― 337, 343
デイケアプログラム 158-159
特性 6
ヘルスケアの供給と― 28-29, 31
法律と― 83, 85-89, 115
慢性疾患の子どもと― 225, 229
目的 42B
予防 5-7, 8, 12, 36, 41
臨床実習教育と― 364, 366, 368
生涯教育 125, 127, 237, 274, 343, 371
生涯教育（アクセス可能性の問題） 125, 127
障害者個別教育法（IDEA） 5, 86, 124, 225
早期介入と― 262, 264, 270
障害者社会保障収入（SSDI） 151
障害予防 92
公衆衛生と― 34, 36, 39, 40-41
地域に根ざした実践と― 5, 6, 41, 288
パラダイム転換と― 27
商業施設（アクセス可能性の問題） 120, 121
象徴的喪失 250
情緒的環境 218, 225, 269, 273
情緒的支持 289
作業療法の役割 125, 187
終末期の患者と― 251-252, 255-256
発達の遅れと― 263
小児の評価 236, 274
商売（消費者運営による） 295-296
乗馬療法 345-346
消費者運営の商売（職業リハビリテーションとしての） 295-296
消費者に言及した法律 88
消費者のコントロール 254, 355
自立生活と― 170-172, 176
精神健康障害と― 284, 290-291, 294, 303
消費者モデル（在宅でのケアにおける） 216
照明（光） 117, 123, 143
職業技能 64, 148-149
職業訓練プログラム 118, 149, 295, 345
職業前技能 294, 362, 368
職業的役割 146, 148-149
職業配置専門家 147-149, 289
職業リハビリテーション
精神健康と― 289, 299
地域に根ざした実践と― 346, 368, 370
パラダイム転換と― 29, 135, 153
プログラム 137, 142, 145-155
法律と― 83, 86-88
モデル 168-170, 172, 176
職業リハビリテーションの臨床モデル 29, 135-136
職場 188, 297, 364, 368, 371
アクセス可能性の問題 115-116
身体適正プログラム 343

損傷 134-135, 140, 143, 362
予防 45, 223, 344
地域 144
妊娠 223
調整 224表
職場適応訓練部門 292, 295-296, 299
職務分析（仕事への復帰のための） 150-151
職歴 295, 317
助成金の記載 348, 364, 365
助成プログラム 192, 217, 362, 363
地域に根ざした実践と― 298-299, 347, 350
ジョブコーチ 340, 346
精神健康障害と― 286, 292, 296
物質使用障害と― 322-323
ジョブ調節（精神健康障害における） 286, 296
処理システム 58
自力で排泄すること 238, 268
自律 28, 88, 357
自立 28, 151, 271
在宅でのケアと― 186, 192, 202, 204, 208, 233
終末期の患者と― 250, 253-255
特定の母集団 218, 224
在宅でのケアと― 192, 218
自立生活と― 169, 175, 178
成人デイケアプログラム 159-160, 162
精神健康障害と― 284, 291, 298
地域に根ざした実践と― 339, 342, 345, 364, 368
法律と― 83, 87, 88
自立生活 161, 169-172, 341
アクセス可能性の問題 116, 123, 125
精神障害と― 290, 294, 299
―プログラム 172-174
ケーススタディ 176-178
作業療法の役割（―における） 174-176
自立生活専門家 175, 176
視力低下者 123
新機軸の広がり 371
神経発達学的治療 25, 230, 256
心身の全体論 6, 256
新人レベルの教育課程 357
人生の終わり 249, 252
身体障害 143, 297
終末期の患者と― 250-251
成人デイケアプログラム 159-160, 161-162
地域に根ざした実践と― 343, 345
パラダイム転換と― 24, 28
身体能力 345
仕事への復帰 137, 140, 145, 150-151
診断関連グループ（DRG）（在宅でのケアにおける） 183, 196
信念 58, 249, 317, 368
心理教育的アプローチ 290, 293
心理社会的評価 137

心理社会的要因　125, 161, 335, 337, 346
　　在宅でのケアと―　193, 220, 222, 225
　　　　終末期の患者と―　251, 257
　　仕事への復帰　135, 137, 141, 144, 150
　　精神健康障害と―　284, 293-294, 296
　　物質使用と―　314, 320
心理社会的リハビリテーション　291-292
心理的な機能障害　314, 318

【す】

遂行　31, 66, 94, 123, 175, 265, 343
　　エコロジー（―の）　57, 60-62
　　　　主要な構成要素　61図
　　在宅でのケア　183, 193, 202, 208
　　　　終末期の患者と―　246, 250, 256
　　　　精神病と―　218, 221, 298
　　　　慢性疾患の子どもと―　235, 256
　　作業モデル　58-59
　　仕事能力　137, 140, 143
　　障害　314, 326
　　精神障害と―　292, 300, 301
　　発達の遅れと―　268
　　物質使用障害と―　309, 314, 317, 323
　　モデル　64, 65図, 66
水中セラピー　344-345
スイッチ　123, 239, 272, 277
スーパービジョン　341
　　作業療法士と―　193, 195, 199, 267
　　精神障害と―　291, 294-297, 299, 301
　　臨床実習教育での―　356, 360, 370
スクリーニング　148, 162, 318, 345
　　在宅でのケアと―　200, 232
ストレス
　　管理　221, 344
　　　　精神健康障害と―　285, 286, 291
　　在宅でのケアと―　190, 202, 222, 298
　　仕事への復帰　144, 297
　　発達の遅れと―　268, 273
　　物質使用と―　313, 323, 326
ストレス-脆弱性モデル　286
図表　108, 251, 264
スピリチュアリティ　335
　　死への過程　245, 249, 257
　　物質使用への介入と―　321

【せ】

成果研究　5, 140-141, 371
　　プログラム計画立案と―　94, 107, 109
　　臨床実習教育と―　357, 362-363
生活技能　64, 290, 295, 317
生活経験　161-162, 249

生活における満足　290-291, 294, 322, 346
生活の質　28, 69, 115, 339
　　終末期の患者と―　246, 249, 251, 253, 257
　　精神障害と―　289, 355
　　慢性疾患の子どもと―　229, 231, 257
　　臨床実習教育と―　367
生活役割
　　仕事プログラム　140-141, 147-148
　　精神健康障害と―　288, 295
成果と評価の情報セット（OASIS）　191-193, 202, 222, 233
　　取り組む領域　203B
政策の問題　336, 355, 365
　　アクセス可能性の問題と―　116
　　在宅でのケアと―　183, 185
　　プログラム計画立案と―　96, 104
　　法律と―　81-90
生産的活動（在宅でのケアにおける）　219
精神科リハビリテーション　291, 294, 340, 356
精神健康　192, 340
　　介入アプローチ　288-292
　　ケーススタディ　302-303
　　　　PACT法の利用　290B
　　作業療法の役割　283-288, 299-301
　　障害　318
　　症状　287表
　　地域に根ざしたサービスと―　281-304, 345-346, 364, 370
　　　　財源　298-299
　　　　東ケンタッキー大学のモデル　362
　　治療場面　292-298
精神障害　283-288, 312, 343
　　PACT法　290B
　　介入アプローチ　288-294
　　ケーススタディ　302-303
　　サービスの連続体　292-299
　　症状　287表
精神-身体-魂という全体論　249, 257
成人デイケアプログラム　157-165, 206, 360, 370
　　モデル　159-160
精神的能力（仕事プログラムの評価における）　137, 140
精神的変化（発達の遅れにおける）　270, 367
精神病　41, 170
　　在宅でのケアと―　184, 196, 198, 217-221, 239
　　　　介入の例　220表
　　地域に根ざした実践と―　341, 346
　　治療におけるパラダイム転換　23, 29
　　デイケアプログラム　159, 161-162
　　臨床実習教育と―　356, 360, 362, 366, 368
精神薬理学　285, 367
精神療法　286, 288, 321
生体力学的なフィットネス（仕事への復帰と）　135, 137-138, 145

制度化　28, 30, 109, 263
青年期　311, 346, 360, 367
政府機関（アクセス可能性の問題）　118-121
生物的システム（パラダイム転換と）　26, 300
生命を脅かす疾患　249, 253
責任の定点　289
政府の基金　195-196, 347
積極的コミュニティ治療プログラム（PACT）　284, 289-290
　　作業療法の利用　290B
積極的コミュニティ治療モデル　366
絶望　288, 322
説明責任　109, 124, 216, 267
説明と決定　225, 233
背もたれ　236
セラピーとしての乗馬　345-346
前後比較デザイン　107
全体的ヘルスケア　62, 72, 159, 299
　　在宅での―　218-219
　　地域に根ざした実践と―　6, 335, 345
　　発達の遅れと―　266, 238, 268
　　パラダイム転換と―　24-25
　　ホスピスと―　244-246, 249, 252
選択的非参加　270
選択の自由（自立生活における）　171-172
セントルイス ConnectCare　368
前パラダイム段階　22-23
全般的なケアプラン　209, 245
全米アクセス可能技術支援プログラムセンター　125, 356
全米障害者法（ADA）　5, 87, 114, 116, 125, 126, 170
　　監督官庁　118, 121
　　精神健康障害と―　284, 296
　　ワークサイトプログラムと―　142-143, 145, 148, 149, 223, 297
全米情報インストラクチャー構想　116, 121
専門職間のケアプラン　209-210, 223
専門職教育　354-359
　　創造的戦略　359-371
　　地域実践プログラムの構成要素　365B
　　地域に根ざした臨床実習　357B
　　地域のプログラムのニーズ　355B
　　特殊な要求　358B-359B
専門職の統一性　25, 188-189
専門職の倫理　357, 359B, 370
専門的能力開発　340, 364, 368
前予期の段階　316, 317, 318, 325

【そ】

早期介入　124, 143, 261-268
　　ケーススタディ　275-278
　　個別的家族サービス計画（IFSP）　265B
　　サービスコーディネーター　266B
　　作業療法サービスと―　268
　　　　実践ガイドライン　272B
　　特別な考慮点　273-275
　　　　農村地帯でのサービス供給　274B
　　評価道具　375-381
　　慢性疾患の子どもと―　228-229, 231-233
　　両親の権利の要約　266B
　　臨床実習教育での―　355, 366, 370
早期介入における実践ガイドライン　272B
臓器の欠陥　277
早期発見　35, 124
双極性障害　219, 284, 288, 312, 341
　　症状　287表
相互依存性　335
相互関係性　334
相互交錯的原因　104
相互交差的決定主義　66
早産　223, 225, 230
　　発達の遅れと―　269-270, 275-276
喪失　218, 246, 249-252
創造（遂行レベルの）　61
促進戦略　350
組織変容理論　102, 162
ソブラエティ　315, 321
ソブラエティが私たちを救うという非宗教的団体（SOS）　321
ソブラエティのための女性たち（WFS）　321
損傷　83, 198, 211, 318
　　職業への復帰　140, 142-145, 362
　　地域に根ざした実践と―　339, 343-344, 367
損傷予防　47-48, 225
　　プログラム計画立案と―　143, 145

【た】

大うつ病エピソード　287表, 298
耐久医療機器（DME）　196, 205, 211
耐久性　39, 193, 224
滞在期間　253, 293, 341
第三者支払機関　308, 347
　　在宅でのケアと―　207, 209, 298
代償的戦略　125, 219, 250, 298
対処能力　362
　　在宅でのケアと―　202, 223, 225, 247, 257, 298
　　精神障害と―　289, 293
　　早期介入と―　270, 273
　　物質使用と―　317, 321-324, 326
対人関係　160, 177, 340
　　在宅でのケアと―　186, 188-189, 238
　　職業への復帰　135, 137, 143
　　精神健康障害と―　288, 298
　　物質使用障害と―　310, 317, 323, 362
耐性　309-310, 340

索引 **395**

態度　92, 369, 372
　　アクセス可能性の問題　115-116
　　自立生活と—　169, 171
ダイナミカルシステム理論　27
ダウン症　225, 276
多専門職間モデル　210, 267
多胎妊娠　225, 226-228
脱施設化　83
　　在宅でのケアと—　184, 239
　　精神健康障害と—　284, 291
　　ヘルスケアの供給と—　28-29
多発性硬化症（MS）の健康　367-368
短期介入　318
短期目標（STG）　208, 216, 252, 337
断酒，断薬　314, 321, 326

【ち】

地域（コミュニティ）　61, 172, 263
　　アクセス可能性の問題　114-115, 121-122, 123, 125
　　一般的な建築上のバリア　115B
　　研究と—　370
　　精神障害　292, 298
　　定義　8, 35, 136, 146, 148
　　人間 - 環境 - 作業遂行モデル（PEOPM）　64
　　物質使用の影響と—　312
　　　　介入　316-321
　　　　分析　315表
　　臨床実習教育と—　356, 370
地域機関　312, 346
　　在宅でのケアと—　190, 192, 206, 233
　　作業療法の機会　337表
　　職業リハビリテーション　135, 147-148
　　自立生活と—　168-169, 175
　　精神疾患と—　217, 221, 292, 300-301
　　成人デイケアプログラム　159, 162-163
　　早期介入と—　264-265, 267, 274-275, 292-299
　　臨床実習教育と—　356, 360, 364, 366, 370
地域健康　37-40, 359
　　改善　41
　　定義　9, 35
　　プログラム開発　91-109, 335, 346
地域サービス学習アプローチ　368-371
地域支援プログラム（精神健康障害における）　284, 294, 368
地域実践プログラム（ワシントン大学における）　364-368
地域精神健康センター（CMHC）　86, 283, 343, 356
地域精神健康法　283
地域選択肢　366
地域組織化の理論とモデル　72-75, 102
　　関連する用語　73B
　　段階　74図
地域に根ざした仕事プログラム

一般的特徴　142
影響　134
ケーススタディ　150-151
研究における予測的要因　141表
サービスプロトコール　145B
使用する評価　138表-139表
要因　136-137
例　142-150
地域に根ざした実践　4-7, 123, 234
　　介入の原則　339B
　　機会を作り出すこと　336, 337表
　　基金　347-350
　　　　潜在的な基金源　349表
　　効果的な実践　355B
　　今後の方向性　333-351
　　主要な関連する法律　84B-85B
　　精神健康サービス　281-304
　　特徴　14-15
　　人間遂行のエコロジーの構成要素　61図
　　　　知識と有能性を擁護するためのMillerの理由　51B
　　　　人間作業モデルの主要な構成概念　59図
　　　　理論と実践の関係に関するLevyの見方　57図
　　パラダイム　29-31
　　物質使用障害　307-327
　　母集団の評価　31B
　　ホスピス　252-255
　　マーケティング　350
　　役割　12-13
　　用語の定義　7-9
　　理論的枠組み　49-80
　　臨床実習教育と—　364-368
　　歴史展望　9-12, 172, 354
　　　　年表　10表
地域に根ざした実践における健康の仲介者　12, 15, 335
地域に根ざしたリハビリテーションの定義　8
地域に根ざした臨床実習　356
　　関連するコメント　357B
　　東ケンタッキー大学のモデル　360-364
　　標準的な認可基準　359B
　　ワシントン大学のモデル　364-368
　　　　構成要素　365B
地域の専門センター　123
地域へのアウトリーチ　356
地域モデル　7, 11
　　医学モデルとの対比　29表
知覚 - 運動技能　337, 356
地区の教育機関（LEA）　268
知識　267, 372
　　概念的実践モデル，パラダイムと—　55図
　　プログラム計画立案と—　92, 93, 97, 102, 109
　　擁護するためのMillerの理由　51B
　　理論と組織化　50-56

知的障害　86, 159, 285
注意持続時間　221, 255
中毒　310, 318
聴覚障害　115, 121, 174, 193
　　　　子どもと—　225, 277
長期目標（LTG）　209, 216, 219, 323
調査　97, 108
調整（改変, 適応）　61, 225, 324
　　　在宅でのケアと—　190, 193, 218, 225
　　　　　終末期の患者と—　246, 249, 251-252, 257
　　　　　精神障害と—　298, 299
　　　　　慢性疾患の子どもと—　230, 236, 257
　　　自立生活と—　174-178
　　　早期介入と—　264, 270, 273-275
　　　臨床実習教育と—　360, 362
調整機関　118-121
直接ケアサービス　269, 336
　　　成人デイケアプログラム　161-162
　　　ホスピスと—　248, 253
治療計画立案　175, 360
　　　在宅でのケアと—　199, 204, 205, 207-208, 238
　　　　　終末期の患者と—　248, 248表
　　　　　精神障害と—　292
　　　　　早期介入と—　269, 273
治療的介入　207, 267, 340, 345
　　　精神障害と—　294, 298
　　　理論的枠組み　61, 62
治療的コミュニケーション　187-188
治療的自己の使用　251, 369

【つ】

通訳者　270, 274, 362
付添人のケア　13, 171, 172

【て】

提案の展開　253
定額支払い方式（PPS）　184, 196, 298
デイケア　364
　　　精神障害と—　293, 302
　　　早期介入と—　262, 274, 355
低体重児　230
デイホスピタル　158, 160, 367
　　　精神障害と—　291, 292, 295
　　　地域に根ざした実践と—　340-342
データ　101
　　　収集　97
　　　　　在宅でのケア　193, 204, 208
　　　　　方法　98表-100表
　　　　　ホスピスと—　251, 253
　　　　　プログラム計画立案と—　93-94, 106
　　　分析　101, 106

データ通信表示装置（TDD）　121
テープ（在宅での健康ケアにおける）　219
　　　課題分析　296
　　　標的とする母集団　93, 97
手がかりの反応性　324, 326
適応機器　125, 268
　　　在宅でのケアと—　193, 196, 204, 207, 210, 255
　　　特定の母集団　225, 238
　　　臨床実習教育と—　367, 370
適応技術　123, 161-162, 192, 202, 204, 298
適格性の決定（早期介入における）　264, 269
出来高払いシステム　196
テクノロジー　267
　　　アクセス可能性の問題　114, 121-124
　　　　　選択のために示されたガイドライン　124B
　　　　　結びついた神話（—と）　122B
　　　在宅でのケアと—　188, 216-217, 219-220, 230, 233
手を洗う　188, 205, 273
転勤（早期介入における）　263, 268

【と】

ドア（アクセス可能性の問題）　117, 123
トイレ（洗面所）　121, 125, 169, 196, 201
動機づけ強化療法（MET）　319
統合された計画　210, 218
統合失調症　219, 286-287, 295, 297, 340
　　　物質使用と—　312, 318
統制の所在　185, 249
糖尿病　223, 339
毒気の時期　27
特性（記録における）　208, 211
特定化された移行的・リハビリテーション訓練（START）　368
特定母集団のコーディネーター　174
特定目的財団　348-349
特別教育　238, 276
　　　法律と—　83, 85-88
特別なニーズを持つ子ども　231, 239, 274, 344
独立した実践家　182, 190, 299
トップ・ダウンの評価　202
トラウマ　294, 318, 339, 343

【に】

ニーズの表明（早期介入における）　263-264
ニーズ評価　170, 253, 348
　　　家族　233-234
　　　早期介入と—　263-264, 265
　　　プログラム計画立案と—　94-96, 97
　　　方法　98表-100表
　　　臨床実習教育と—　365, 370
二次資料　97

二重診断プログラム　320, 362
二次予防　36-37
日常生活活動（ADL）　162, 339, 341
　　在宅でのケアと―　192, 194, 202, 204, 208, 212, 223
　　　　終末期の患者と―　247, 251, 255-256
　　　　精神病と―　218, 298
　　　　慢性疾患の子どもと―　236, 256
　　自立生活と―　169, 172, 175
　　精神障害と―　289-290, 291, 293, 295-297, 301, 368
　　地域に根ざした実践と―　339, 341
　　発達の遅れと―　269, 271
　　物質使用と―　314, 317, 322
　　臨床実習教育と―　362, 367-368
乳児
　　在宅でのケアと―　184, 223, 226
　　発達の遅れと―　268, 278
　　発達評価　225, 230
乳幼児症候チェックリスト　269, 276
人間 - 環境 - 作業遂行モデル（PEOPM）　64, 65図, 104, 218
人間工学　343-344, 367
人間作業モデル（MOHO）　57-60, 360
　　仕事への復帰の研究と―　141表
　　主要な構成概念　59図
　　地域に根ざした実践と―　60図
　　仕事プログラムと―　137, 140-141, 145, 148
人間システム（環境と交流した）　58
人間遂行のエコロジー（EHP）　57, 60-62
　　主要な構成要素　61図
人間性のある家　335
妊娠　184, 222-228
　　出産後の介入　227表
　　出産前ケア　224B
　　出産前の環境調整　224表
妊娠前（在宅でのケアにおける）　222
認知行動療法　286, 288, 308, 314
認知症（痴呆）　198, 298, 339
認知制限　41, 173, 367
　　在宅でのケアと―　198, 204, 210, 225, 235, 238
認知知覚（CP）の理論的枠組み　218, 221
認知的技能　86, 251, 264, 336, 342, 371
　　精神障害と―　296, 298, 299
　　物質使用と―　317, 361
認定期間　209

【ね】

ネットワーク　127, 336, 347, 369

【の】

脳性麻痺（CP）　225, 235, 275-276
農村部　229, 231, 267, 273-275, 274B

能力　142
　　社会的学習理論（SLT）　65-67, 341
　　早期介入と―　266, 274
　　知識と有能性を擁護するためのMillerの理由　51B
　　人間 - 環境 - 作業遂行モデル（PEOPM）　64
　　臨床実習教育と―　356, 366
ノーマライゼーション　87, 171

【は】

パーキンソン病　364, 366
廃棄システム　188, 205
配置と訓練モデル　294-295, 340
ハイリスク児　263-264
ハイリスクの妊娠（在宅でのケアにおける）　184, 226-228
働くゾーン　293
発達障害　9, 184, 277
　　精神健康障害と―　285, 286, 295-296
　　デイケアプログラム　159, 364, 370
　　法律と―　86
　　臨床実習教育と―　364, 366
発達段階　64, 346
発達の遅れ　345
　　早期介入と―　262, 264, 266-267, 270, 356
　　慢性疾患の子どもと―　229
　　ケーススタディ　238, 256
発達評価　225, 235-236, 314, 377-381
パニック障害　287表
場面 - 様式評価　265
パラダイム　21, 53, 54
　　Kielhofnerの3要素　53図
　　関連知識, 概念的実践モデルと―　55図
　　知識, 実践的概念モデルと―　55図, 56図
　　変化　335表
パラダイム転換
　　医学モデルから地域モデルへ　29
　　　　曲線　23図
　　　　公衆衛生学と医学　26-28
　　　　作業療法における―　23-26, 24表
　　　　障害者に対するヘルスケアの供給と―　28-29
　　　　対比　29表
　　　　段階　21-23
　　　　地域に根ざした実践と―　6-7, 29-31, 244, 335
　　　　　　パラダイムの対比　29表
　　　　地域に根ざした仕事プログラム　135, 152-153
パラダイム転換の危機　24, 25
パラダイムと価値　335表
　　段階　315-316, 318
　　物質使用障害と―　309, 322, 324-326
パラダイムの出現　24, 28, 31
バランス　193
バリア　267, 284
　　終末期の患者と―　249-250

自立生活と— 170, 172, 175
　　　物質使用と— 313-314, 326
バリアフリーの環境　114-116, 118, 121, 125
反復運動の損傷　343

【ひ】

ピアカウンセリング　302
　　　自立生活と— 170, 172, 174, 177
　　　臨床実習教育と— 364, 368
ピアサポート　187, 238, 250-251, 265, 268
東ケンタッキー大学：教員促進型臨床実習モデル
　360-364
非言語的反応　200, 270
微細運動技能　235, 265, 270, 272
ヒスパニック系住民へのプログラム　362
否定的な結末（物質使用における）　313-314, 318, 322, 323
評価　→ニーズ評価の項も参照　161, 162, 319
　　　在宅でのケアと— 190, 191-192, 200-203, 207-208, 210
　　　　子どもと— 228-239
　　　　終末期の患者と— 244-245, 251-252, 254, 255
　　　　精神病と— 217-219
　　　　妊娠と— 222-223, 225
　　　　慢性疾患の子どもと— 235-236
　　　仕事プログラムと— 136-137, 140, 143-144, 145-146, 150, 297, 302
　　　　道具（—のための）138表-139表
　　　自立生活と— 170, 175-176
　　　精神障害と— 189, 289, 291-292, 293, 295, 396, 399, 301
　　　早期介入と— 264-265, 267, 268-271
　　　　道具　375-381
　　　　臨床実習教育と— 365, 368
　　　地域実践パラダイムでの— 31, 344
　　　　母集団と— 31B
　　　地域に根ざした実践と— 342-343
　　　物質使用と— 314, 318, 323
　　　プログラム計画立案と— 94, 106, 301
　　　　レベル　107表
　　　臨床実習教育と— 360, 362, 366, 368, 378-379
費用効果　232, 254-255, 318
　　　妊娠への介入　222, 223
標準的な予防　188, 204, 272-273
平等の保護　87
費用抑制
　　　勤労者の能力　142-143, 145, 152
　　　物質使用障害と— 308-309

【ふ】

ファウンテンハウス・モデル　284, 291-292, 296
不安　198, 268, 318

　　　精神病と— 219, 284, 285, 298
　　　妊娠と— 224
不安状態特性尺度　219
フィーディング　255
　　　発達の遅れと— 268, 269, 274
　　　慢性疾患の子どもと— 235, 238
　　　　キーポイント　236B
フィードバック　26, 58, 94, 149
　　　在宅でのケアと— 186, 194, 238-239
　　　物質使用と— 320
福祉から仕事へのプログラム　346
服薬管理　202, 339
　　　精神病と— 218, 220, 285, 288, 294, 296
物質依存　309-310, 313-314, 316, 318, 320
物質使用障害　307-327, 346
　　　嗜癖に対する専門的サービス提供　317B
　　　物質の影響分析　315表
物質濫用　219, 230-231, 312
　　　精神健康障害と— 285, 294, 299
　　　地域に根ざした実践と— 335, 346
　　　妊娠と— 223, 226
　　　臨床実習教育と— 360, 366, 370
物理的環境　171, 198, 250, 314
物理的システム（パラダイム転換と）　26
部分的参加　239, 271, 277
部分入院　320
　　　精神障害と— 290, 292-293, 298-299
プレフィーディング・プログラム　276
プログラム計画立案　92-108, 163, 301
　　　開発の循環　96図
　　　作業療法との比較　95表
　　　地域に根ざした実践と— 336, 347, 356
　　　理論的枠組みと— 51, 57, 59, 62
　　　　社会レベル　105表-106表
　　　臨床実習教育と— 360, 365, 370
プログラム計画立案の過程と作業療法過程との比較　95表
プログラムの実施　108-109
プログラム評価　108-109
　　　レベル　107表
プロジェクト管理者　299
文化　30, 61, 335, 341
文化的地域　147, 218, 366
　　　終末期の患者と— 244, 248
　　　早期介入と— 264, 270, 274, 278
　　　物質使用と— 315
　　　慢性疾患の子どもと— 229, 233-234, 237
文化的能力　216, 354
　　　在宅でのケアと— 183, 186, 207
　　　　育むこと（—を）187B

【へ】

ベースライン（基底線）　269

ベッド上での移動　204, 224
ペットセラピー　295
ヘテラルキー　58
ヘルスケア　182
　　過渡期（―における）　6-7, 136, 159, 163-164, 354
ヘロインの使用　309, 311
変化と製作のプロセス　72, 340, 365
片側を用いる技術　210

【ほ】

保育所　264
法医学　340
包括的作業療法評価（COTE）　219-220
法律　81-90, 159, 365
　　アクセス可能性の問題と―　114-117, 124
　　在宅でのケアと―　183, 195-196, 228, 236
　　自立生活と―　170-171, 175
　　精神健康障害　283, 297, 303
　　　　概要　84B-85B
　　　　時間的流れ　171表
　　早期介入と―　263, 266, 268
法律的問題（物質使用障害において）　310, 318, 321
暴力　318, 335, 346, 355
ホームレス　312
　　精神健康障害と―　284
　　地域に根ざした実践と―　335, 346
　　臨床実習教育と―　364, 367-368, 370
　　　　関連するコメント　357B
　　　　東ケンタッキー大学のモデル　360-361
保護とケアに言及した法律　85-86
補助金　298, 347
ホスピス　243-258, 342, 370
ホスピスケアのための基準　245
補聴器互換性法　121
発作　233, 235
ボトム・アップの評価　202
ボランティア　247, 336, 340, 356
　　職業リハビリテーション　291, 295
　　地域に根ざした実践プログラム　365, 368, 379-380

【ま】

マーケティング
　　高齢者のための Mary Ryder ホーム　382
　　作業療法士と―　298, 303
　　地域に根ざしたプログラムと―　350
　　ホスピスと―　253-254
麻薬の濫用　309, 321
マリファナ　311
慢性疾患　159, 292, 342
　　子どもと―　225, 229-239, 263
　　仕事への復帰　146, 149

慢性障害者　25, 199, 229, 371

【み】

ミシガン・アルコール・スクリーニング・テスト（MAST）　319
南アラバマ大学：地域サービス学習アプローチ　368-371
ミネソタ認知評価　297
未来学運動　334, 339
民間保険　264, 347
　　在宅でのケアと―　194, 197, 249, 252
　　地域に根ざした精神健康プログラムと―　298-299

【む】

無料で適切な公教育（FAPE）　262

【め】

瞑想法　323
メインストリーミング（法律と）　87
メディケア　86, 347
　　在宅でのケアと―　183-184, 191-192, 195-196, 202, 217
　　　　記録　209
　　　　終末期の患者と―　252
　　精神健康障害と―　283, 293, 298-299
メディケイド　86, 264, 347
　　在宅でのケアと―　183-184, 192, 195-196
　　　　特定の母集団　217, 229
　　　　慢性疾患の子どもと―　229, 232-233
　　精神健康障害と―　283, 298-299, 303
免許法　195, 268
面接（インタビュー）技法　175, 271, 343, 370
　　家庭環境の評価　200, 207, 218, 237, 251
　　物質使用と―　319, 322, 325

【も】

妄想　198, 286
目的（プログラム計画立案における）　94, 97, 102-103, 106
　　タイプ　103表, 310
目標　371
　　在宅でのケアと―　183, 193, 197, 200, 204, 208-209, 216
　　　　精神病と―　217, 219, 220
　　　　慢性疾患の子どもと―　229, 238
　　作業療法での介入と―　336, 338表, 339
　　仕事への復帰　142, 144-146, 147
　　自立生活と―　172, 175-176
　　精神障害と―　289-290, 294
　　成人デイケアプログラム　158-163
　　早期介入と―　265, 267, 270, 273

地域に根ざした実践と— 344
物質使用障害と— 308, 310, 313-315, 317, 321-324
プログラム計画立案と— 97, 102-103, 106
　　目的　103表
ホスピスと— 244, 248, 251
臨床実習教育と— 366, 368
目標2000年：アメリカ人教育法　124
持ち上げる能力　137
モチベーション（動機づけ）　140-141, 175, 296
物質使用と— 318, 324, 361
モデル
概念— 57-64
　　知識，パラダイムと— 55図
　　人間作業—（MOHO）　57-60, 218
　　理論と— 52, 55図
健康教育と公衆衛生の— 65-72
成人デイケアプログラム　159-160
地域組織化と— 72-75, 370
定義　51, 52, 54
問題飲酒　308, 310, 316, 319
問題解決　163, 176
アクセス可能性の問題　125, 127, 297
在宅でのケアと— 186, 190, 193, 201
職場の— 147
精神健康障害　219, 221, 288, 297-298, 299-301
早期介入と— 267, 270
地域に根ざした実践と— 344, 369
パラダイム転換と— 23, 30
プログラム計画立案と— 101, 356
問題指向型医療記録（POMR）　209

【や】

薬物の使用　309, 311, 312, 317
薬物の手がかり　323
薬物濫用　→物質濫用の項を参照
役割
健康増進　354-356
仕事の場所　136-137
説明（一の）　13-14
早期介入と— 267, 270
地域に根ざした実践の— 12-13, 175, 190, 200, 346
　　精神健康障害と— 284, 293, 299-301
　　慢性疾患の子どもと— 234, 239
変化　185, 190, 246, 250
ホスピスと— 244, 246, 250-252
臨床実習教育と— 361, 363, 370
役割チェックリスト　220, 302

【ゆ】

有意義な作業　291, 323, 367
終末期の患者と— 249, 257

有資格作業療法助手（COTA）
在宅でのケアと— 193
精神障害と— 296, 302
早期介入と— 267, 273
臨床実習教育と— 356
有病率の定義　35

【よ】

要求モデル　67
擁護（者）　162, 232, 247, 320
アクセス可能性の問題　114, 116-117, 122
自立生活と— 170, 171
精神健康障害と— 284-285, 297, 303
地域に根ざした実践における— 5, 12-13, 336, 346, 365
発達の遅れと— 266, 270
プログラム計画立案と— 102, 106
法律と— 83
幼稚園プログラム　263, 268, 370
余暇（レジャー）活動　64, 161
在宅でのケア　183, 193, 202, 204, 208, 238, 253
　　精神病と— 219, 221
精神障害と— 290-291
地域に根ざした実践と— 340, 345, 368
物質使用と— 314, 317, 322
予期　316, 318, 325
予定（スケジュール）を立てる　185, 189, 237, 269, 339
予防　86, 288
妊娠と— 222, 223, 239
公衆衛生と— 36
在宅でのケアと— 185, 193, 196, 201
作業療法の役割と— 61, 356, 372, 354
デイケアプログラム　159-162, 355
必要性　40-41
物質使用と— 316, 319
ワークサイトプログラムと損傷— 145, 344
予防用品　188

【ら】

ライフスタイル　27, 41, 43, 322
再構築　136, 309, 322, 325
在宅でのケアと— 186, 193
選択　315, 316
罹病率と死亡率　38, 249-250, 318
ランダム化比較実験　107
ランプ　117

【り】

リーダーシップ　175, 365, 368
利害関係者（プログラム計画立案における）　93, 95, 97,

106, 109
理学療法（PT） 265, 342, 366
　　在宅でのケアと— 193, 206, 252
離脱症状 309-310, 318, 325
リハビリテーション 233, 252
　　自立生活と— 168-170, 172, 177
　　精神健康と— 289-293, 299
　　地域に根ざした実践と— 338, 341, 368, 372
リハビリテーションテクノロジー 121-124
リハビリテーションの可能性 191
リハビリテーションのパラダイム 170
リハビリテーションプログラム
　　成人デイケアプログラム 158-159, 161-162
　　本質的変化 135-136
　　ワークサイト 142, 145
　　　　サービスプロトコール 145B
リフト 117
両親 189, 346
　　ケアの提供（—への） 189, 225
　　権利 266B
　　早期介入と— 263-265, 266-273, 275-278, 355
　　物質使用と— 317, 325
　　慢性疾患の子どもと— 229
量的データ 108
リラクセーションテクニック 219, 224, 344
　　物質使用障害と— 322-323, 325, 362
理論 101-102
　　地域に根ざした実践と— 49-80
　　　　関係 55図, 56図
　　　　知識と有能性を擁護するためのMillerの理由 51B
　　　　知識の組織化 51
　　　　哲学，実践の関係に関するLevyの見方 57図
　　　　人間作業モデル 59図, 60図
　　　　人間遂行のエコロジーの構成要素 61図

理論，哲学，実践の関係に関するLevyの見方 57図
理論における知識と有能性を擁護するためのMillerの理由 51B
臨床的なケース管理 292, 299
倫理 176, 369

【る】

ルーチン課題インベントリー 203

【れ】

歴史否定的見解 67
レクリエーション場面でのサービス 45, 159-160, 291, 293, 368
連続的サービス 145, 159, 320
　　在宅でのケアと— 197, 229, 231, 246
　　精神健康と— 292-298
　　早期介入と— 263, 238, 270
連邦公的給付金制度 298-299
連邦政府国内支援目録 347
連邦通信委員会（アクセス可能性の問題） 118, 121

【わ】

ワークコンディショニング・プログラム 150-151
ワークサイトプログラム 142-145, 295-296
　　ケーススタディ 150-151
　　サービスプロトコール 145B
ワークハードニング 134-135, 143
若い成人 170, 173, 190, 293
　　障害者のデイケアプログラム 158-159
　　物質使用と— 310-312
ワシントン大学：地域実践プログラム 364-368
　　構成要素 365B

地域に根ざした作業療法
—理論と実践—

2005年7月1日　初版　第1刷発行

編著者　Marjorie E. Scaffa
監訳者　山田　孝
発行者　木下　攝
発行所　株式会社協同医書出版社
　　　　東京都文京区本郷3-21-10　〒113-0033
　　　　電話(03)3818-2361　ファックス(03)3818-2368
　　　　郵便振替 00160-1-148631
　　　　ＵＲＬ　http://www.kyodo-isho.co.jp/
印　刷　株式会社三秀舎
製　本　有限会社永瀬製本所

ISBN4-7639-2112-6　　定価はカバーに表示してあります

JCLS 〈(株)日本著作出版権管理システム委託出版物〉
本書の無断複写は著作権法上での例外を除き禁じられています。複写される場合は、そのつど事前に(株)日本著作出版権管理システム(電話 03-3817-5670, FAX 03-3815-8199)の許諾を得てください。